Kohlhammer

Die Herausgeber

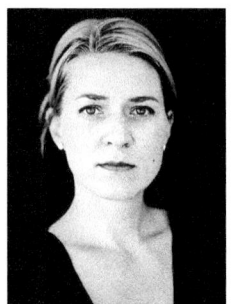

© EMIBLAU – Martin Geyer Media Productions/Wien

Dr. med. Friederike Höfer ist nach einem Studium der Humanmedizin in Berlin, Buneos Aires und Rabat Psychiaterin mit Schwerpunkt Forensische Psychiatrie und Psychotherapie an der Psychiatrischen Universitätsklinik Zürich. Sie leitet das Ambulatorium Erwachsenenforensik sowie ein Spezialangebot zur ambulanten Behandlung suchtkranker Straftäterinnen und Straftäter. Als Dozentin und Herausgeberin bringt sie ihre umfangreiche klinische Erfahrung, fachliche Expertise und ihr Engagement für eine moderne, verantwortungsvolle forensische Versorgung ein.

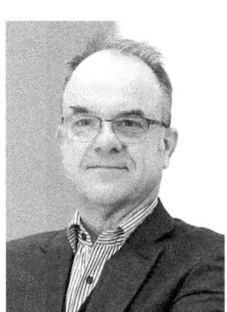

Prof. Dr. med. Christian Huchzermeier ist Direktor des Instituts für Sexualmedizin und Forensische Psychiatrie am UKSH Kiel und Geschäftsführer des Instituts für interdisziplinäre Begutachtung, Ausbildung und Supervision (IiBAS) in Kiel. Als Facharzt für Psychiatrie und Psychotherapie mit Schwerpunkten in Forensischer Psychiatrie und Sexualmedizin verfügt er über langjährige Erfahrungen in der intramuralen und ambulanten Therapie von Sexual- und Gewalttätern sowie in der Gefängnispsychiatrie und erstellt regelmäßig forensisch-psychiatrische Gutachten.

Friederike Höfer
Christian Huchzermeier
(Hrsg.)

Forensisch-Psychiatrische Fallbesprechungen

Ein interdisziplinäres Fallbuch für die Weiterbildung und Praxis

Verlag W. Kohlhammer

Dieses Werk einschließlich aller seiner Teile ist urheberrechtlich geschützt. Jede Verwendung außerhalb der engen Grenzen des Urheberrechts ist ohne Zustimmung des Verlags unzulässig und strafbar. Das gilt insbesondere für Vervielfältigungen, Übersetzungen, Mikroverfilmungen und für die Einspeicherung und Verarbeitung in elektronischen Systemen.

Pharmakologische Daten, d. h. u. a. Angaben von Medikamenten, ihren Dosierungen und Applikationen, verändern sich fortlaufend durch klinische Erfahrung, pharmakologische Forschung und Änderung von Produktionsverfahren. Verlag und Autoren haben große Sorgfalt darauf gelegt, dass alle in diesem Buch gemachten Angaben dem derzeitigen Wissensstand entsprechen. Da jedoch die Medizin als Wissenschaft ständig im Fluss ist, da menschliche Irrtümer und Druckfehler nie völlig auszuschließen sind, können Verlag und Autoren hierfür jedoch keine Gewähr und Haftung übernehmen. Jeder Benutzer ist daher dringend angehalten, die gemachten Angaben, insbesondere in Hinsicht auf Arzneimittelnamen, enthaltene Wirkstoffe, spezifische Anwendungsbereiche und Dosierungen anhand des Medikamentenbeipackzettels und der entsprechenden Fachinformationen zu überprüfen und in eigener Verantwortung im Bereich der Patientenversorgung zu handeln. Aufgrund der Auswahl häufig angewendeter Arzneimittel besteht kein Anspruch auf Vollständigkeit.

Die Wiedergabe von Warenbezeichnungen, Handelsnamen und sonstigen Kennzeichen in diesem Buch berechtigt nicht zu der Annahme, dass diese von jedermann frei benutzt werden dürfen. Vielmehr kann es sich auch dann um eingetragene Warenzeichen oder sonstige geschützte Kennzeichen handeln, wenn sie nicht eigens als solche gekennzeichnet sind.

Es konnten nicht alle Rechtsinhaber von Abbildungen ermittelt werden. Sollte dem Verlag gegenüber der Nachweis der Rechtsinhaberschaft geführt werden, wird das branchenübliche Honorar nachträglich gezahlt.

Dieses Werk enthält Hinweise/Links zu externen Websites Dritter, auf deren Inhalt der Verlag keinen Einfluss hat und die der Haftung der jeweiligen Seitenanbieter oder -betreiber unterliegen. Zum Zeitpunkt der Verlinkung wurden die externen Websites auf mögliche Rechtsverstöße überprüft und dabei keine Rechtsverletzung festgestellt. Ohne konkrete Hinweise auf eine solche Rechtsverletzung ist eine permanente inhaltliche Kontrolle der verlinkten Seiten nicht zumutbar. Sollten jedoch Rechtsverletzungen bekannt werden, werden die betroffenen externen Links soweit möglich unverzüglich entfernt.

1. Auflage 2026

Alle Rechte vorbehalten
© W. Kohlhammer GmbH, Stuttgart
Gesamtherstellung: W. Kohlhammer GmbH, Heßbrühlstr. 69, 70565 Stuttgart
produktsicherheit@kohlhammer.de

Print:
ISBN 978-3-17-045533-7

E-Book-Formate:
pdf: ISBN 978-3-17-045534-4
epub: ISBN 978-3-17-045535-1

Inhalt

Vorwort 9

A   Allgemeine Fälle

1   Aus der Gutachtenpraxis: Wenn es keine sinnvolle Empfehlung gibt 14
Elmar Habermeyer

2   Aus dem forensischen Ambulatorium: Wie gelingt eine unfreiwillige Psychotherapie? 28
Nicole Hauser

3   Häusliche Gewalt verhindern 45
May Beyli und Reinhard Brunner

4   Eine Intimpartnertötung und die Behandlung des Täters 59
Michael Katzfuß

5   Forensifizierung verhindern: Überlegungen zur Betreuung schwieriger Patientinnen und Patienten ... 72
Simon Kurzhals

6   Übergangsmanagement bei forensischen Patientinnen und Patienten 88
Michèle Rubli und Alessio Rubli

7   Behandlung eines substanzabhängigen Patienten durch die Anwendung der DBT-Forensik 105
Christina Berger und Deniz Cerci

B   Schwere psychische Störungen

8   Die Behandlung schizophrener Rechtsbrecherinnen und Rechtsbrecher im Schweizer Maßnahmenvollzug   123
Friederike Boudriot

9	Begleitende Psychotherapie bei schizophrener Psychose: Aus der stationären Forensik	138
	Andrea Aemmer	
10	Herausforderungen in der forensischen Nachsorge bei Doppeldiagnose Schizophrenie und Cannabisabhängigkeit	156
	Carolin Opgen-Rhein	
11	Schwere Fälle in der ambulanten Nachsorge: Aus der Forensischen Ambulanz Berlin	174
	Tatjana Voß	
12	Eine Systemsprengerin in der Jugendforensik	191
	Anne Wettermann und Christin Krüger	

C Sexuelle Störungen und Sucht

13	Eine brutale Vergewaltigung: Sexueller Sadismus als paraphile Störung oder kein Sadismus?	209
	Christian Huchzermeier	
14	Begleitende Psychotherapie bei antihormoneller Behandlung paraphiler Sexualstraftäter	227
	Raphaela Basdekis-Jozsa	
15	Die Behandlung von Personen mit pädophiler Störung im Dunkelfeld (»Kein Täter werden Suisse«)	244
	Fanny de Tribolet-Hardy und Simon Veitz	
16	ADHS und Amphetaminabhängigkeit in der Forensischen Suchtmaßnahme	262
	Friederike Höfer unter freundlicher Mitarbeit von Martin Bischof	
17	Paraphile Störungen in der ambulanten Behandlung	279
	Andreas Hill	
18	Aus der deutschen Suchtmaßregel	298
	Daniel Passow und Friederike Höfer	
19	Ein substanzabhängiger Sexualstraftäter in der ambulanten forensischen Behandlung	313
	Friederike Höfer	

Verzeichnisse

Verzeichnis der Autorinnen und Autoren 335

Sachwortverzeichnis 341

Vorwort

Männer, die betrunken ihre Frauen verprügeln, psychisch kranke Personen, die im Wahn auf Passantinnen und Passanten einstechen, Sexualstraftäter, die wiederholt Kinder missbrauchen – die forensische Psychiatrie ist sicher die herausforderndste Subdisziplin des gesamten psychiatrischen Fachgebiets.

Aber (wie) kann man sich Täterinnen und Tätern therapeutisch nähern und was kann man tun, um gewalttätiges und/oder sexuell übergriffiges Verhalten zu verändern? Gibt es Behandlungsmöglichkeiten oder ist »Wegsperren für immer« die einzige Lösung, wie es der damalige Kanzler Gerhard Schröder einmal behauptet hat?[1] Hilft Reden oder ein Medikament? Arbeitet man in der forensischen Psychiatrie für das Wohl der Täterin bzw. des Täters oder ist man Handlanger der staatlichen Sanktionierungen und Restriktionen?

Diese und ähnliche Fragen begleiten die Expertinnen und Experten aus der Schweiz und Deutschland, die in diesem Werk mit ihren Kasuistiken einen einzigartigen Einblick in die forensisch-psychiatrische Praxis gewähren. Anhand von realen Fallbeispielen werden die Spannungsbögen verdeutlicht, die in der Begutachtung und Behandlung an der Schnittstelle von Recht, Psychiatrie und gesellschaftlichen Ansprüchen entstehen können. Zugleich werden in beeindruckender Weise innovative Lösungsansätze aufgezeigt, die auch in komplizierten diagnostischen Situationen und bei komplexen Therapieprozessen möglich sind.

Die *Forensisch-psychiatrischen Fallbesprechungen* sind in drei Teile untergliedert: *allgemeine Fälle, schwere psychische Störungen* sowie *sexuelle Störungen und Sucht*. Dies ermöglicht es, die facettenreiche Vielfalt der forensischen Psychiatrie systematisch zu betrachten. Jeder dieser Bereiche stellt seine eigenen Anforderungen an die Fachleute und eröffnet gleichzeitig eine Fülle von Fragestellungen, die Anlass zu tiefgreifenden Diskussionen und kritischen Reflexionen geben können:

Allgemeine Fälle

Im ersten Teil des Buches werden allgemeine Fragestellungen adressiert, die die verschiedenen forensischen Tätigkeitsbereiche von der Gutachtens-

---

1 https://www.spiegel.de/politik/deutschland/gerhard-schroeder-sexualstraftaeter-le benslang-wegsperren-a-144052.html

praxis über Behandlung im Zwangskontext, Forensifizierung und Gewaltprävention bis hin zur Gefängnisversorgung illustrieren. Sie verdeutlichen zum einen, wie wichtig es ist, eine präzise Diagnose zu stellen, die das Verhalten der Täterin bzw. des Täters im Zusammenhang mit der zugrunde liegenden Erkrankung erklärt, zum anderen aber auch, wie diese Erkenntnisse in den rechtlichen Kontext übersetzt werden müssen. Für die Leserschaft wird hier ein umfassendes Bild von den Herausforderungen der forensischen Psychiatrie vermittelt – sowohl in Bezug auf die Diagnostik als auch auf die Entscheidungen, die im Rahmen der rechtlichen Beurteilung getroffen werden müssen.

Schwere psychische Störungen

Der zweite Teil des Buches befasst sich mit der Begutachtung und Behandlung von schweren psychischen Störungen in verschiedenen Settings – immer mit der führenden Zielsetzung, weitere Straftaten zu verhindern und eine Resozialisierung möglich zu machen. Gerade diese Kasuistiken verdeutlichen die hohe Verantwortung, die forensische Psychiaterinnen und Psychiater im Umgang mit psychisch kranken Straftäterinnen und Straftätern tragen.

Sexuelle Störungen und Sucht

Der letzte Teil des Buches widmet sich einem besonders sensiblen Bereich der forensischen Psychiatrie: den sexuellen Störungen und der Suchtproblematik. Die Fallbesprechungen in diesem Abschnitt machen deutlich, wie vielschichtig diese Störungen, aber auch wie eng sie mit gesellschaftlichen und kulturellen Normen verknüpft sind. Im Umgang mit sexuellen Störungen und Sucht spielen im forensischen Kontext neben der exakten Differenzialdiagnostik auch therapeutische und präventive Ansätze eine zentrale Rolle. Hier werden nicht nur die klinischen Besonderheiten der Störungen, sondern auch die praktischen Herangehensweisen der Behandlung und Rehabilitation vermittelt.

Somit ist dieses Buch eine Sammlung von eindrucksvollen Fallbesprechungen, die vom Einzelfall ausgehend ein übergeordnetes Verständnis der forensisch-psychiatrischen-psychotherapeutischen Tätigkeit ermöglichen. Dadurch werden die Leserinnen und Leser eingeladen, sich mit einem der anspruchsvollsten und gleichzeitig gesellschaftlich relevantesten Bereiche der Psychiatrie auseinanderzusetzen: Vielleicht betrachten Sie die Einblicke und Überlegungen in die forensisch-psychiatrische Arbeit nicht nur als theoretische Erkenntnisse, sondern nutzen die zahlreichen Anregungen und Hinweise, um diese in ihre tägliche Praxis einfließen zu lassen.

Die Beiträge unserer Autorinnen und Autoren mit unterschiedlichen Akzentsetzungen vermitteln ein sehr lebendiges Bild der forensischen Psychiatrie und verdeutlichen mit ihren Fallbeispielen, mit welch dynamischen, abwechslungsreichen, gleichzeitig faszinierenden und herausfordernden Arbeitsfeldern der forensisch-forensische Alltag befasst ist.

Wir bedanken uns bei allen Autorinnen und Autoren für ihre kenntnisreichen Falldarstellungen und ihre kompetente Mitarbeit.

Zürich und Kiel, Dezember 2025
Friederike Höfer und Christian Huchzermeier

A Allgemeine Fälle

1 Aus der Gutachtenpraxis: Wenn es keine sinnvolle Empfehlung gibt

Elmar Habermeyer

1.1 Einleitung

Anhand eines Falles, bei dem keine sachgerechte Behandlung der deliktrelevanten psychischen Störung möglich wurde, werden Überlegungen dazu angestellt, wann eine Behandlung nicht (mehr) Erfolg versprechend ist. Das Fallbespiel dient außerdem dazu, die unterschiedlichen Behandlungsmöglichkeiten in Deutschland und der Schweiz darzustellen und die jeweiligen gesetzlichen Grundlagen des Maßnahmenrechts in beiden Ländern zu erörtern.

1.2 Fallbeispiel

> Herr T. war von einem Schweizer Gericht im Alter von 20 Jahren wegen Online-Kontaktaufnahmen mit Kindern und Jugendlichen, in deren Rahmen der damals 18-/19-Jährige diese zur Masturbation vor der Kamera bzw. zum Übersenden von Nacktbildern aufgefordert hatte, zu einer Freiheitsstrafe von sieben Monaten verurteilt worden. Im Verfahren war er psychiatrisch begutachtet worden, es wurden eine Persönlichkeit mit unreifen, selbstunsicheren, aber auch narzisstischen Zügen, ein missbräuchlicher Cannabis- und Alkoholkonsum und eine pädosexuelle Neigung diagnostiziert. Diese wurde im initialen Gutachten vor dem Hintergrund nicht erfüllter sexueller Wünsche/Bedürfnisse und der Unreife des Probanden als kompensatorisch eingeordnet. Herr T. habe unter Einfluss von Alkohol und aufputschenden Substanzen den Kontakt zu Kindern über das Internet gesucht bzw. diese Kontakte unter Einfluss der Substanzen sexuell ausgestaltet. Ihm wurden eine geringe Offenheit, eine emotionale Unzugänglichkeit und eine Tendenz zur Bagatellisierung attestiert, was als Ausdruck seiner Unreife bewertet wurde. Empfohlen wurde eine Maßnahme für junge Erwachsene nach Art. 61 StGB, die vom Gericht auch angeordnet wurde. Nachdem er im Maßnahmenzentrum eine Ausbildung absolvierte und begleitend psychotherapeutisch behandelt wurde, wurde er mit 24 Jahren mit Ablauf der Höchstdauer dieser Maßnahme entlassen.

Die Maßnahme für junge Erwachsene nach Art. 61 CH-StGB ist eine Besonderheit des Schweizerischen Maßnahmensystems, d. h. es gibt dazu kein Pendant in Deutschland. Sie kann bei Straftätern im Altersbereich zwischen 18 und 25 Jahren angeordnet werden, wenn eine »Störung der Persönlichkeitsentwicklung« vorliegt, die mit der Tat in Zusammenhang steht. Das zugehörige Rückfallrisiko soll in einer spezialisierten Einrichtung durch sozialpädagogische und therapeutische Hilfe vermindert werden. Die Maßnahme für junge Erwachsene adressiert einen Altersbereich, in dem die Kriminalitätsbelastung am höchsten ist (Kriminalstatistik, 2018), und berücksichtigt, dass die Delinquenz Heranwachsender in besonderem Maße mit Defiziten der Persönlichkeitsentwicklung verbunden ist, die auch mit Aus- und Weiterbildung beeinflusst werden können.

Die Maßnahme für junge Erwachsene nach Art. 61 ist eine Schweizer Besonderheit.

Somit handelt es sich um eine sonderpädagogisch-therapeutische Maßnahme, die vom Erziehungsgedanken geprägt ist, der das Schweizerische Kinder- und Jugendstrafrecht beherrscht. Entsprechend werden die zugehörigen Maßnahmenzentren mit einer sozialpädagogisch-therapeutischen Haltung geführt. Eine Maßnahme nach Art. 61 kann unabhängig von der Frage der Schuldfähigkeit angeordnet werden. Die Maßnahme ist auf vier Jahre angelegt, es besteht keine Möglichkeit einer Verlängerung.

Sonderpädagogisch-therapeutische Maßnahme geprägt vom Erziehungsgedanken

> **Fallbeispiel – Fortführung**
>
> Zwei Jahre nach der Entlassung aus der Maßnahme kam es zu einem Hands-on-Delikt zum Nachteil eines Kindes. Der mittlerweile 26-jährige Herr T. hatte sich gegenüber einem 10-jährigen Mädchen als Polizist ausgegeben und dieses aufgefordert, seinen Penis in den Mund zu nehmen. Beim zweiten Gutachten wurde von einer Pädophilie ausgegangen, außerdem wurden eine narzisstische Persönlichkeitsstörung und nun auch ein Abhängigkeitssyndrom von multiplen Substanzen (insbesondere Cannabis und Kokain) diagnostiziert. Im zweiten Gutachten wurde ausgeführt, dass Herr T. die pädophile Problematik abgestritten habe, die Tat führe er ausschließlich auf Substanzeinflüsse zurück. Er sei nicht bereit, sich mit seiner sexuellen Neigung therapeutisch auseinanderzusetzen, was hinsichtlich der Behandlungsprognose Bedenken aufwerfe.

1.3 Diagnose

Schon bei der ersten Begutachtung war ein Zusammenspiel von Substanzmissbrauch, -abhängigkeit, Persönlichkeitsauffälligkeiten und den Sexualdelikten aufgefallen. Die initiale Zurückhaltung ist hinsichtlich der Diagnose einer Persönlichkeitsstörung und einer Störung der Sexualpräferenz inhaltlich nachvollziehbar. Bei einem 19-Jährigen besteht nämlich einerseits die Möglichkeit, dass narzisstische Merkmale noch Ausdruck

Zurückhaltung bei Diagnose einer Störung der Persönlichkeit und/oder Sexualpräferenz

einer Unreife sind, andererseits ist der Altersunterschied zum Schutzalter von in der Schweiz unter 16 Jahren noch nicht so deutlich ausgeprägt, dass die Missachtung dieser Vorgabe, die Diagnose einer Pädophilie rechtfertigt. Eine deutlich größere Beurteilungssicherheit ergibt sich im Verlauf und dies war auch bei Herrn T. der Fall:

Bei der Untersuchung räumte Herr T. eine sexuelle Anziehung durch Kinder ebenso wenig ein wie entsprechende Fantasien. Er berichtete, die früheren und das aktuelle Delikt unter Substanzeinfluss begangen zu haben. Außerdem sei er im Deliktzeitraum des Hands-on-Deliktes durch Beziehungskonflikte belastet gewesen. Er könne sich vorstellen, dass der pädosexuelle Übergriff damit in Zusammenhang gestanden habe, dass er sich in einer Trennungsphase befunden habe und von seiner Freundin enttäuscht gewesen sei, eventuell habe er seine Ohnmacht und Wut an dem Kind ausagieren müssen.

Nicht-ausschließliche Pädophilie

Der pädosexuelle Übergriff sprach in Verbindung mit den Vordelikten für das Vorliegen einer Pädophilie bzw. einer Hebephilie, da bei den online begangenen Straftaten auch pubertierende Kinder zum Opfer geworden waren. Da die wiederholten einschlägigen Delikte über einen längeren Zeitraum von mindestens sechs Monaten begangen wurden sowie ungewöhnliche, sexuell erregende Fantasien, sexuell dranghafte Bedürfnisse oder Verhaltensweisen auftraten, die sich auf Kinder oder andere nicht einwilligungsfähige oder -willige Personen bezogen, war nun vom Vorliegen einer Pädophilie gemäß ICD-10 (WHO, 2004) auszugehen. Bei Herrn T. wurde, da es ihm gelang, intime Beziehungen zu Gleichaltrigen aufzubauen, von einem nicht-ausschließlichen Typus der Pädophilie ausgegangen, der sexuelle Erregung und Befriedigung sowohl durch pädophile wie durch nicht pädophile Reize erlangen kann. Eine massive Progredienz pädosexueller Interessen bzw. Verhaltensweisen konnte allerdings nicht festgestellt werden, außerdem keine Verhaltenseinengung im Sinne einer Kernpädophilie.

Weitere konstellative Faktoren relevant

Das Vorliegen einer Pädophilie sagt zunächst nichts über das realisierte sexuelle Verhalten einer Person aus, sondern lediglich über die sexuellen Präferenzen. Dabei ist insbesondere das Zusammenspiel von Sexualdelinquenz und Persönlichkeitsauffälligkeiten bzw. -störung relevant (Hörburger & Habermeyer, 2020). Entsprechend zeigten sich bei der zweiten Begutachtung narzisstische Persönlichkeitseigenschaften, die nun auch die Diagnose einer narzisstischen Persönlichkeitsstörung ermöglichen, da Herr T. deutliche Auffälligkeiten im Bereich Kognition, Affektivität, Beziehungsgestaltung und Impulskontrolle aufwies. Gleichermaßen war die berufliche Situation unbefriedigend geblieben, es gelang Herrn T. nicht, seine Arbeitsstellen über längere Zeit zu halten. Ihm sei wiederholt gekündigt worden, da er in Konflikte mit Vorgesetzten bzw. Kolleginnen und Kollegen geraten war. Auch gelang es ihm nicht, Beziehungen mit gleichaltrigen Partnerinnen zu führen. Vielmehr waren Beziehungsversuche durch emotionale Turbulenzen, Eifersucht und massive Konflikte gekennzeichnet. Herr T. beschrieb seine Beziehungen als ein Auf und Ab, wobei er stets versucht habe, seinen emotional-labilen Partnerinnen eine

Die Maßnahme für junge Erwachsene nach Art. 61 CH-StGB ist eine Besonderheit des Schweizerischen Maßnahmensystems, d. h. es gibt dazu kein Pendant in Deutschland. Sie kann bei Straftätern im Altersbereich zwischen 18 und 25 Jahren angeordnet werden, wenn eine »Störung der Persönlichkeitsentwicklung« vorliegt, die mit der Tat in Zusammenhang steht. Das zugehörige Rückfallrisiko soll in einer spezialisierten Einrichtung durch sozialpädagogische und therapeutische Hilfe vermindert werden. Die Maßnahme für junge Erwachsene adressiert einen Altersbereich, in dem die Kriminalitätsbelastung am höchsten ist (Kriminalstatistik, 2018), und berücksichtigt, dass die Delinquenz Heranwachsender in besonderem Maße mit Defiziten der Persönlichkeitsentwicklung verbunden ist, die auch mit Aus- und Weiterbildung beeinflusst werden können.

Die Maßnahme für junge Erwachsene nach Art. 61 ist eine Schweizer Besonderheit.

Somit handelt es sich um eine sonderpädagogisch-therapeutische Maßnahme, die vom Erziehungsgedanken geprägt ist, der das Schweizerische Kinder- und Jugendstrafrecht beherrscht. Entsprechend werden die zugehörigen Maßnahmenzentren mit einer sozialpädagogisch-therapeutischen Haltung geführt. Eine Maßnahme nach Art. 61 kann unabhängig von der Frage der Schuldfähigkeit angeordnet werden. Die Maßnahme ist auf vier Jahre angelegt, es besteht keine Möglichkeit einer Verlängerung.

Sonderpädagogisch-therapeutische Maßnahme geprägt vom Erziehungsgedanken

Fallbeispiel – Fortführung

Zwei Jahre nach der Entlassung aus der Maßnahme kam es zu einem Hands-on-Delikt zum Nachteil eines Kindes. Der mittlerweile 26-jährige Herr T. hatte sich gegenüber einem 10-jährigen Mädchen als Polizist ausgegeben und dieses aufgefordert, seinen Penis in den Mund zu nehmen. Beim zweiten Gutachten wurde von einer Pädophilie ausgegangen, außerdem wurden eine narzisstische Persönlichkeitsstörung und nun auch ein Abhängigkeitssyndrom von multiplen Substanzen (insbesondere Cannabis und Kokain) diagnostiziert. Im zweiten Gutachten wurde ausgeführt, dass Herr T. die pädophile Problematik abgestritten habe, die Tat führe er ausschließlich auf Substanzeinflüsse zurück. Er sei nicht bereit, sich mit seiner sexuellen Neigung therapeutisch auseinanderzusetzen, was hinsichtlich der Behandlungsprognose Bedenken aufwerfe.

1.3 Diagnose

Schon bei der ersten Begutachtung war ein Zusammenspiel von Substanzmissbrauch, -abhängigkeit, Persönlichkeitsauffälligkeiten und den Sexualdelikten aufgefallen. Die initiale Zurückhaltung ist hinsichtlich der Diagnose einer Persönlichkeitsstörung und einer Störung der Sexualpräferenz inhaltlich nachvollziehbar. Bei einem 19-Jährigen besteht nämlich einerseits die Möglichkeit, dass narzisstische Merkmale noch Ausdruck

Zurückhaltung bei Diagnose einer Störung der Persönlichkeit und/oder Sexualpräferenz

einer Unreife sind, andererseits ist der Altersunterschied zum Schutzalter von in der Schweiz unter 16 Jahren noch nicht so deutlich ausgeprägt, dass die Missachtung dieser Vorgabe, die Diagnose einer Pädophilie rechtfertigt. Eine deutlich größere Beurteilungssicherheit ergibt sich im Verlauf und dies war auch bei Herrn T. der Fall:

Bei der Untersuchung räumte Herr T. eine sexuelle Anziehung durch Kinder ebenso wenig ein wie entsprechende Fantasien. Er berichtete, die früheren und das aktuelle Delikt unter Substanzeinfluss begangen zu haben. Außerdem sei er im Deliktzeitraum des Hands-on-Deliktes durch Beziehungskonflikte belastet gewesen. Er könne sich vorstellen, dass der pädosexuelle Übergriff damit in Zusammenhang gestanden habe, dass er sich in einer Trennungsphase befunden habe und von seiner Freundin enttäuscht gewesen sei, eventuell habe er seine Ohnmacht und Wut an dem Kind ausagieren müssen.

Der pädosexuelle Übergriff sprach in Verbindung mit den Vordelikten für das Vorliegen einer Pädophilie bzw. einer Hebephilie, da bei den online begangenen Straftaten auch pubertierende Kinder zum Opfer geworden waren. Da die wiederholten einschlägigen Delikte über einen längeren Zeitraum von mindestens sechs Monaten begangen wurden sowie ungewöhnliche, sexuell erregende Fantasien, sexuell dranghafte Bedürfnisse oder Verhaltensweisen auftraten, die sich auf Kinder oder andere nicht einwilligungsfähige oder -willige Personen bezogen, war nun vom Vorliegen einer Pädophilie gemäß ICD-10 (WHO, 2004) auszugehen. Bei Herrn T. wurde, da es ihm gelang, intime Beziehungen zu Gleichaltrigen aufzubauen, von einem nicht-ausschließlichen Typus der Pädophilie ausgegangen, der sexuelle Erregung und Befriedigung sowohl durch pädophile wie durch nicht pädophile Reize erlangen kann. Eine massive Progredienz pädosexueller Interessen bzw. Verhaltensweisen konnte allerdings nicht festgestellt werden, außerdem keine Verhaltenseinengung im Sinne einer Kernpädophilie.

Nicht-ausschließliche Pädophilie

Das Vorliegen einer Pädophilie sagt zunächst nichts über das realisierte sexuelle Verhalten einer Person aus, sondern lediglich über die sexuellen Präferenzen. Dabei ist insbesondere das Zusammenspiel von Sexualdelinquenz und Persönlichkeitsauffälligkeiten bzw. -störung relevant (Hörburger & Habermeyer, 2020). Entsprechend zeigten sich bei der zweiten Begutachtung narzisstische Persönlichkeitseigenschaften, die nun auch die Diagnose einer narzisstischen Persönlichkeitsstörung ermöglichen, da Herr T. deutliche Auffälligkeiten im Bereich Kognition, Affektivität, Beziehungsgestaltung und Impulskontrolle aufwies. Gleichermaßen war die berufliche Situation unbefriedigend geblieben, es gelang Herrn T. nicht, seine Arbeitsstellen über längere Zeit zu halten. Ihm sei wiederholt gekündigt worden, da er in Konflikte mit Vorgesetzten bzw. Kolleginnen und Kollegen geraten war. Auch gelang es ihm nicht, Beziehungen mit gleichaltrigen Partnerinnen zu führen. Vielmehr waren Beziehungsversuche durch emotionale Turbulenzen, Eifersucht und massive Konflikte gekennzeichnet. Herr T. beschrieb seine Beziehungen als ein Auf und Ab, wobei er stets versucht habe, seinen emotional-labilen Partnerinnen eine

Weitere konstellative Faktoren relevant

verlässliche Stütze zu sein, was diese jedoch missachtet hätten. Er habe sich nicht wertgeschätzt gefühlt und sei vom Verhalten der Partnerinnen enttäuscht gewesen.

Insgesamt waren eine auffällige Selbstbezogenheit und ein instabiler Selbstwert bedeutsam, der ihn 1) eigene Leistungen betonen ließ. Er erwartete von anderen 2) Bewunderung und 3) eine bevorzugte Behandlung. Er war massiv gekränkt, wenn diese ausblieb. Auf andere Menschen wirkte er 4) arrogant und überheblich, in seinen Schilderungen anderer Personen wertete er diese ab und hatte 5) massive Schwierigkeiten, deren Bedürfnisse zu erkennen bzw. als legitim anzuerkennen. Vielmehr wurde deutlich, dass er 6) seine Partnerinnen ausbeutete. Somit waren die Kriterien einer narzisstischen Persönlichkeitsstörung nach DSM-5 (APA, 2015) erfüllt.

Dazu kommt ein intensiver Alkohol-, Kokain- und Cannabismissbrauch, dem Herr T. selbst eine herausragende Bedeutung für die Sexualdelikte zuwies. Dazu passend wurde das sexuelle Nötigungsdelikt während der Rückkehr aus einem bis in den Morgen andauernden Ausgang begangen, in dem er Kokain- und Alkohol konsumiert hatte.

> Beeinträchtigung der Steuerungsfähigkeit durch Substanzgebrauchsstörungen

In der tatzeitnah durchgeführten Haaranalyse fanden sich Konzentrationen, die auf einen mittelstarken bis starken und auch chronischen Kokain-, Alkohol- und Cannabiskonsum in den drei bis sechs Monaten vor der Tat hindeuten. Nach seiner Verhaftung, die zwei Stunden nach dem Nötigungsdelikt erfolgt war, hatte sich eine Blutalkoholkonzentration von 1,2 ‰ gezeigt, außerdem ließ sich Kokain im Blut von Herrn T. nachweisen. Die ärztliche Untersuchung bei der Blutentnahme blieb jedoch ohne Anhaltspunkte für eine Intoxikation, Herr T. hatte sich voll orientiert gezeigt, keine Koordinationsstörungen aufgewiesen, die Begehung des Delikts hatte er bestritten bzw. keine näheren Angaben zu den Umständen gemacht. Eine psychomotorische Unruhe war nicht aufgefallen.

Bei Herrn T. war nun auch eine Alkohol-, Cannabis- und Kokainabhängigkeit zu diagnostizieren. Er erfüllte 1) mit seinem starken Wunsch/Zwang psychotrope Substanzen zu konsumieren, 2) der verminderten Kontrollfähigkeit (Konsum trotz sich selbst gegebener Versprechen) und 3) dem anhaltenden Substanzkonsum trotz Nachweis eindeutig schädlicher Folgen (Konsum im Rahmen der Arbeit mit verminderter Konzentrationsfähigkeit, Herr T. weiß um die erhöhte deliktische Rückfallgefahr unter Drogenkonsum, Drogendelinquenz etc.) die von der WHO geforderten Kriterien für eine Abhängigkeitserkrankung. Außerdem bestand 4) eine Toleranzentwicklung.

1.4 Forensische Aspekte

Bei dem erneuten Delikt stellte sich die Frage einer Maßnahme für junge Erwachsene nicht mehr, da Herr T. bei Deliktbegehung 26 Jahre alt war.

> Alter bei Deliktbegehung in der Schweiz relevant

Außerdem hatte der Verlauf gezeigt, dass sich problematische Aspekte, die Persönlichkeit und die Sexualität von Herr T. betrafen, in Richtung einer psychischen Störung im engeren Sinne verfestigt hatten. Entsprechend wurden eine Pädophilie, eine narzisstische Persönlichkeitsstörung mit dissozialen Zügen und ein Abhängigkeitssyndrom von multiplen Substanzen (Alkohol, Kokain, Cannabis) diagnostiziert.

Hinsichtlich der Schuldfähigkeit wurde für das vorgeworfene sexuelle Nötigungsdelikt jedoch nicht von relevanten Einbußen der Einsichts- oder Steuerungsfähigkeit ausgegangen. Herr T. hatte bei der Tatbegehung zwar unter Substanzeinfluss gestanden, jedoch keine Intoxikationszeichen aufgewiesen, dies auch vor dem Hintergrund einer erheblichen Toleranz gegenüber Substanzwirkungen infolge seines regelmäßigen Konsums.

Mindestanforderungen für die Beurteilung einer schweren anderen seelischen Störung

Sowohl hinsichtlich der Pädophilie als auch der narzisstischen Persönlichkeitsproblematik war anhand der Vorgaben von Bötticher et al. (2007) nicht von einer Schwere auszugehen, die eine Einordnung als schwere andere seelische Störung hätte rechtfertigen können. Hinsichtlich der Persönlichkeitsstörung bestanden insbesondere keine erheblichen Auffälligkeiten der affektiven Ansprechbarkeit bzw. der Affektregulation und keine Einengung der Lebensführung bzw. Stereotypisierung des Verhaltens. Zwar kam es zu wiederholten Beeinträchtigungen der Beziehungsgestaltung und auch der psychosozialen Leistungsfähigkeit, jedoch waren diese nicht mit einer durchgehenden Störung des Selbstwertgefühls und auch nicht mit einer deutlichen Schwäche von Abwehr- und Realitätsprüfungsmechanismen verbunden.

Außerdem hatte sich Herr T. bei dem Delikt gegenüber dem Kind kontrolliert verhalten, er wies bei der Tatbegehung auch die Fähigkeit auf, zu warten bzw. in einem mehrschrittigen Vorgehen eine Durchführung des Tatgeschehens zu ermöglichen und sich dann auch vom Tatort zu entfernen. Im Vorfeld des Delikts hatte es zwar eine Zuspitzung durch einen partnerschaftlichen Konflikt gegeben, jedoch hatten sich keine Vorgestalten eines sexuellen Übergriffs gezeigt und Herr T. beschrieb für das Vorfeld des Delikts auch keine intensivere Beschäftigung mit pädosexuellen Materialen, z. B. Kinderpornografie bzw. gar eine Verhaltenseinengung auf dieses Thema. Insofern waren weder die Voraussetzungen des § 21 StGB in Deutschland noch des Art. 19 StGB in der Schweiz gegeben und es wurde von Schuldfähigkeit ausgegangen.

> **Merke**
>
> Bei gegebener Schuldfähigkeit kommt in Deutschland die Anordnung einer stationären Maßnahme nach § 63 StGB nicht in Betracht.

Welche Maßnahmen kommen infrage?

Bei schuldfähigen Täterinnen und Tätern mit einer Substanzabhängigkeit kann eine Entwöhnungsmaßnahme nach § 64 StGB angeordnet werden.

Diese war im Fall von Herrn T. jedoch nicht indiziert, da die Substanzproblematik eine begünstigende, keinesfalls aber die entscheidende Rolle bei der Deliktgenese gespielt hatte. Vor diesem Hintergrund kommt die Anordnung einer Entwöhnungsmaßregel nach Reform des § 64 StGB nicht mehr in Betracht, denn nunmehr soll die Straftat »überwiegend« auf den Hang zum Konsum psychotroper Substanzen zurückgehen (Schwarz et al., 2024). Dies war bei Herrn T. nicht der Fall, da die sexuelle Präferenz bzw. insbesondere die Persönlichkeitsproblematik als wesentlich relevanter für die Übergriffe eingeschätzt wurde.

> **Merke**
>
> In der Schweiz ist die Anordnung von Behandlungsmaßnahmen nicht an das Vorliegen von Einbußen der Schuldfähigkeit bzw. gar einer Aufhebung derselben gekoppelt. Entscheidend bleibt hier die Frage, ob ein hohes Risiko hinsichtlich weiterer Delikte besteht und ob es Möglichkeiten gibt, auf dieses Risiko therapeutisch Einfluss nehmen zu können.

Diesbezüglich ergab sich in der statistischen Analyse des Falles mittels Static-99 ein deutlich erhöhtes Rückfallrisiko, da Herr T. einen Punktwert von 8 aufwies, was gegenüber dem durchschnittlichen Sexualstraftäter mit Kindesmissbrauch ein 12-fach erhöhtes Rückfallrisiko indiziert (Eher & Haubner-MacLean, 2011). Auch in der individuellen Analyse zeigten sich Anhaltspunkte dafür, dass ohne eine Behandlung weitere einschlägige Delikte zu erwarten waren. Dies begründete sich zum einen durch die fehlende Einsicht in die pädosexuelle Problematik und insbesondere die fehlende Bereitschaft, sich mit dieser auseinanderzusetzen. Zum anderen hatte sich in der Zeit zwischen den Delikten die narzisstische Persönlichkeitsproblematik verdeutlicht. Außerdem hatte Herr T. den Substanzkonsum zwischenzeitlich entgegen initialer Beteuerungen fortgeführt.

In Betracht kommt in der Schweiz zunächst eine ambulante Maßnahme nach Art. 63 StGB (vgl. ▶ Kap. 16 und ▶ Kap. 18), die entweder unter Aussetzung des Vollzugs oder vollzugsbegleitend durchgeführt werden kann. In Deutschland wird eine Maßregelbehandlung nach § 63 StGB in der Regel stationär durchgeführt. In Ausnahmefällen kann diese Maßregel aber mit dem Urteil zur Bewährung ausgesetzt (§ 67d und e) und mit der Auflage einer ambulanten Behandlung verbunden werden. Eine stationäre Maßnahme nach Art. 59 StGB kann in der Schweiz nicht nur in Kliniken, sondern auch in spezialisierten Behandlungseinrichtungen des Vollzugs angeboten werden. Diese Option wird vorwiegend bei Sexualdelinquenten bzw. Straftätern mit Persönlichkeitsstörungen genutzt. Das Gericht kann die Maßnahmen nach Art. 59 und 63 StGB anordnen, wenn eine Straftat in Zusammenhang mit einer schweren psychischen Störung begangen wurde.

Ambulante Maßnahme n. Art. 63 StGB Besonderheit im Schweizer Sanktionenrecht

Ziel der Behandlung ist in erster Linie die Verminderung des Rückfallrisikos durch geeignete therapeutische Interventionen.

Maßnahmekriterien: Verhältnismäßigkeit, Durchführbarkeit und Erfolgsaussichten

Die Entscheidung für eine Maßnahme soll sich zunächst daran ausrichten, welche als am wenigsten einschneidend einzuordnen ist und dennoch Erfolgsaussichten hat. Dabei kann das Gericht den Vollzug einer zugleich ausgesprochenen unbedingten Freiheitsstrafe zugunsten einer ambulanten Behandlung aufschieben, für die Dauer der Behandlung Bewährungshilfe anordnen und flankierende Auflagen, wie regelmäßige Abstinenz- oder Medikamentenspiegelkontrollen, erteilen. Dies kam bei Herrn T. angesichts des hohen Rückfallrisikos und der fehlenden Einsicht in die Problematik nicht in Betracht. Insofern wurde zunächst eine Empfehlung ausgesprochen, die erforderliche Behandlung vollzugsbegleitend ambulant durchzuführen. Jedoch wurde im Gutachten auch dargelegt, dass sich aufgrund der bisherigen Widerstände von Herrn T. gegen eine Psychotherapie erhebliche Herausforderungen für eine Behandlung ergeben und daher mit einem Zeitraum von mehreren Monaten zu rechnen wäre, bis Herr T. überhaupt in eine Behandlung einsteigen könne bzw. bereit sein werde, aktiv an der Therapie mitzuwirken. Relevant für diese Einschätzung war, dass er auch bei dieser Begutachtung energisch jede pädosexuelle Neigung bestritten hatte. Außerdem zeigte er keinen Zugang zu den ebenfalls deliktrelevanten narzisstischen Persönlichkeitsproblemen.

Dualistisch-vikariierendes Prinzip von Strafe und Maßnahme

Das Gericht ordnete vor dem Hintergrund der ausgefällten Haftstrafe von 24 Monaten eine stationäre Maßnahme nach Art. 59 StGB an, da nur diese geeignet sei, der komplexen Problematik adäquat und Erfolg versprechend Rechnung zu tragen. Die Dauer der stationären Maßnahme nach Art. 59 StGB ist nämlich nicht durch die Haftstrafe begrenzt, sondern zunächst auf fünf Jahre beschränkt. Außerdem kann das Gericht die Maßnahme jeweils um fünf Jahre verlängern, wenn die Voraussetzungen einer bedingten Entlassung noch nicht erfüllt sind. Somit ist auch die stationäre Maßnahme nach Art. 59 StGB Schweiz ähnlich wie die Maßnahme nach § 63 StGB in Deutschland potenziell zeitlich unbegrenzt.

Wie erwähnt, wäre in Deutschland, da keine Einschränkung der Schuldfähigkeit vorlag, keine Klinikeinweisung nach §. 63 StGB möglich gewesen.

> **Beachte**
>
> In Deutschland wäre im Fall von Herrn T. aufgrund des hohen Rückfallrisikos die vorbehaltliche Anordnung einer Sicherungsverwahrung nach § 66 StGB in Betracht gekommen.

In diesem Fall würde der Versuch unternommen, vollzugsbegleitend therapeutisch dahingehend zu arbeiten, dass die Rückfallgefahr vermindert und die Anordnung einer Sicherungsverwahrung nachfolgend überflüssig wird. In Fällen, in denen dies nicht vorgenommen wird, kommt die Unterbringung in einer sogenannten sozialtherapeutischen Anstalt in Betracht, in der Sexualdelinquenten ein auf sie zugeschnittenes Therapieangebot erhalten.

1.5 Therapie

> **Beachte**
>
> Unabhängig von den gesetzlichen Vorgaben war es in beiden Ländern möglich und angesichts des Risikoprofils auch sinnvoll, Herrn T. Behandlung anzubieten.

In der Schweiz konnte dies im Rahmen der Anordnung einer stationären Maßnahme nach Art. 59 StGB geschehen, wodurch auch die Möglichkeit entstand, trotz einer kurzen Zeitdauer der ausgefällten Haftstrafe intensiver mit Herrn T. zu arbeiten. Dies wäre im Rahmen einer vollzugsbegleitenden Maßnahme nicht ähnlich gut umsetzbar gewesen. Die kurze Haftdauer wäre auch als ein Hindernisgrund für die Erfolgsaussichten einer vorbehaltenen Sicherungsverwahrung bzw. der damit verbundenen Therapieaussichten einzuordnen gewesen und auch dafür, dass eine sozialtherapeutische Behandlung hätte wirksam sein können. Die eingeschränkten Erfolgsaussichten einer Sozialtherapie hatten sich im Fall von Herrn T. bereits durch die ausbleibenden Effekte der Jugendmaßnahme verdeutlicht.

> **Fallbeispiel – Fortführung**
>
> Jedoch stellte sich auch im Rahmen der mehrjährigen stationären Maßnahme in der Schweiz heraus, dass die Behandlung von Herrn T. ausgesprochen herausfordernd war. Dies war nach vier Jahren der Anlass einer Verlaufsbegutachtung, um die Erfolgsaussichten einer Verlängerung der stationären Maßnahme zu beurteilen bzw. die Voraussetzungen einer bei Erfolglosigkeit in Betracht kommenden Verwahrung zu skizzieren.

1.5.1 Kasuistik

Relevant für diese Verlaufsbegutachtung war der Therapieverlauf, der initial von einer grundsätzlichen Therapiebereitschaft gekennzeichnet gewesen war. Herr T. beteiligte sich an Therapiegesprächen, zeigte mit der Zeit jedoch immer mehr Schwierigkeiten dabei, sich auch selbstkritisch mit seinen Delikten auseinanderzusetzen. Vielmehr bestand er darauf, dass seine eigene Erklärung für die Delikte relevant sei: Diese seien ausschließlich Fehltritte infolge von Substanzintoxikationen gewesen. In Kontakt mit den Therapeutinnen und Therapeuten trat er ausgesprochen selbstsicher und überheblich, z.T. auch provozierend und herablassend auf. In der Gruppentherapie für Sexualdelinquenten äußerte er sich abfällig über die anderen Gruppenteilnehmenden, die er als »Pädos« bezeichnete und zu denen er sich ausgesprochen distanziert verhielt. Die Dynamik seiner pädosexuellen Handlungen habe daher nicht ansatzweise thematisiert werden können.

Nachdem ihm nach eineinhalb Jahren mitgeteilt wurde, dass auf diese Weise nicht mit ihm gearbeitet werden könne, sei er zunächst etwas kooperativer und nun auch bereit gewesen, sich mit möglichen pädosexuellen Hintergründen seiner Delinquenz auseinanderzusetzen. In den Gruppenangeboten habe er sich konstruktiver verhalten und zumindest formal anerkannt, dass er ähnliche Probleme aufweise wie andere Gruppenteilnehmende. In der Einzeltherapie sei er zum Arbeiten am Thema Pädosexualität bereit gewesen; die Auseinandersetzung damit sei für ihn schmerzhaft gewesen, entsprechende Fantasien habe er für die Gegenwart verneint und in der Vergangenheit auf seinen Substanzkonsum zurückgeführt. Von der Einzeltherapeutin wurden seine großen Widerstände von Herrn T. gegenüber der Diagnose auf starke Scham- und Schuldgefühle zurückgeführt.

Lockerungen zur Erprobung der Stabilität erreichter Therapieziele

Nach drei Jahren wurde angesichts der überschaubaren Zeitstrafe und der mittlerweile mehr als dreijährigen Behandlungsdauer beschlossen, den Versuch zu unternehmen, Herrn T. in eine offene Behandlungseinrichtung zu verlegen. Schon kurz nach Verlegung sei es dort zu erheblichen Schwierigkeiten gekommen, da Herr T. dortige Vorgaben infrage gestellt und mit großer Anspannung auf Grenzsetzungen reagiert habe. Nach wenigen Monaten kam es zu einem erneuten Substanzkonsum, den Herr T. damit begründet habe, dass er selbst lernen müsse, einen adäquaten Umgang mit Substanzen zu finden. Die Abstinenzauflagen der Justiz seien weltfremd, und er sehe nicht ein, warum er sich daran halten müsse. Es handle sich um einen bewussten und kontrollierten Konsum, der nicht vergleichbar sei mit demjenigen im Deliktzeitraum.

Vor diesem Hintergrund wurde die Behandlung im offenen Setting abgebrochen und Herr T. wurde in eine Vollzugseinrichtung zurückversetzt. Bei der Begutachtung machte Herr T. von Anfang an deutlich, dass er die Rückversetzung als überzogen und eine weitere Behandlung als unnötig erachte. Auf kritische Fragen reagierte er schmallippig und z.T. mit wütenden verbalen Angriffen. Andererseits konnte er sich aber auch freundlich, zugänglich und auskunftsbereit verhalten, wobei er durch langatmige Erklärungen und eigenlogische Überlegungen hinsichtlich seines Substanzkonsums und der pädosexuellen Übergriffe auffiel. Durchgängig wurden eigene Fähigkeiten und Leistungen übertrieben dargestellt, es ergaben sich deutliche Diskrepanzen zwischen der in den Therapieberichten dokumentierten Fremdwahrnehmung und der eigenen Wahrnehmung von vermeintlichen Therapiefortschritten. Eine sexuelle Anziehung durch Kinder wurde ebenso wenig eingeräumt wie entsprechende Fantasien, die Delikte habe er begangen, da er infolge eines Beziehungskonflikts gestresst gewesen sei und Substanzen konsumiert habe. Diesbezüglich wurde eine ausgesprochene unkritische, bagatellisierende Haltung gegenüber dem aktuellen Drogenkonsum deutlich, den Herr T. durchgängig als kontrolliert beschrieb und laut eigenen Aussagen »im Griff« habe.

1.6 Prognose

Im nunmehr dritten Gutachten über Herrn T. wurde davon ausgegangen, dass im Rahmen der bislang vierjährigen stationären Behandlung keine nachhaltig erfolgversprechende deliktpräventive Therapie habe durchgeführt werden können. Der Proband sei vorwiegend durch manipulatives und undurchsichtiges Verhalten aufgefallen, habe sich lediglich extrinsisch bedingt auf Gespräche eingelassen und sei gelockert worden, obwohl er sich selbst nicht von den therapeutischen Inhalten überzeugt gezeigt habe. Kaum habe er das Ziel eines offeneren Settings erreicht gehabt, habe er wieder offenen Widerstand gegen die Maßnahme gezeigt und z. B. seinen Suchtmittelkonsum wieder aufgenommen. Pädosexuelle Anteile habe er durchgängig verneint bzw. nur vordergründig akzeptiert, um sie bei der eigenen Begutachtung dann wieder energisch abzustreiten. Solang die Pädophilie nicht besprechbar sei, könne eine Therapie sich nur mit Nebenkriegsschauplätzen, d. h. konstellativen Faktoren (emotionale Dysregulation, kognitive Verzerrung, narzisstische und dissoziale Persönlichkeitsanteile, Kränkbarkeit, Selbstbezogenheit, Impulsivität und Rationalisierung etc.) befassen. Diesbezügliche dezente Verbesserungen hätten sich nach Lockerungen nicht als stabil erwiesen.

Somit konnten weder die 1) deliktrelevant erachtete Substanzproblematik noch 2) die pädosexuellen Anteile bearbeitet werden. Diesbezüglich fehlte es an rückfallpräventiven Strategien. Insbesondere der wiederaufgenommene Substanzkonsum ließ daran zweifeln, dass die bisherigen Veränderungen deliktpräventiv wirksam sein könnten. Die Wiederaufnahme des Substanzkonsums verdeutlichte außerdem, dass deliktfördernde persönlichkeitsimmanente Faktoren (Selbstbezogenheit, Empathiemangel, Impulsivität, problematische Affektregulation) fortbestehen und durch kognitive Verzerrungen aufrechterhalten bleiben. Insofern wurde von einem mangelnden Behandlungserfolg ausgegangen.

Bisherigen Therapieverlauf berücksichtigen

Auch die Kriminalprognose wurde als ähnlich ungünstig wie bei der Vorbegutachtung eingeordnet. Diesbezüglich relevant waren ein PCL-R (Psychopathie-Checkliste-Revised)-Wert von 26 Punkten und ein Static-99-Wert von 8. Angesichts des hohen PCL-Wertes wurde davon ausgegangen, dass die therapeutische Beeinflussbarkeit von Herrn T. gering sei. Die Maßnahmebedürftigkeit bestehe, die Maßnahmewilligkeit fehle hingegen, die Rückversetzung in den Maßnahmevollzug oder eine Verlängerung der stationären Maßnahme sei nicht erfolgversprechend.

Insofern ergab sich im Fall des Herrn T. eine Konstellation, die sowohl im deutschen als auch im schweizerischen System der Maßregeln bzw. Maßnahmen die Frage der Verwahrung aufwarf.

Beachte

In der Schweiz kann das Gericht eine Verwahrung nach Art. 64 StGB anordnen, wenn die Täterin oder der Täter eine Straft begangen hat, die im Strafgesetz mit einer Höchststrafe von mindestens fünf Jahren bedroht ist (z. B. vorsätzliche Tötung, schwere Körperverletzung, Vergewaltigung, Raub, Mord, Geiselnahme, Brandstiftung oder sexuelle Handlungen mit Kindern) und die Täterin oder der Täter mit dieser Tat eine Person in ihrer körperlichen, psychischen oder sexuellen Integrität schwer verletzt hat oder verletzen wollte. Als weitere Voraussetzung muss ein hohes Rückfallrisiko aufgrund einer psychischen Störung oder der Lebens- oder Tatumstände bestehen. Drittens muss der Erfolg einer Behandlung zumindest unwahrscheinlich oder aussichtslos erscheinen. Die Verwahrung ist zeitlich unbefristet und kann bis zum Tod der oder des Verwahrten dauern. Allerdings muss sie oder er regelmäßig durch die Vollzugsbehörde überprüft werden: zunächst zwei Jahre nach der Anordnung, danach jährlich. Die oder der Verwahrte kann bedingt entlassen werden, wenn zu erwarten ist, dass sie oder er sich in Freiheit bewährt.

In Deutschland muss, um eine Sicherungsverwahrung nach § 66 StGB anordnen zu können, ein in der Persönlichkeit der straffälligen Person begründeter Hang zur Begehung gefährlicher Straftaten vorliegen. Dabei sind kriminologische Prädiktoren der Rückfallkriminalität wie Frühkriminalität, Vorstrafenbelastung, Rückfallintervall und Rückfallschwere und selbstverständlich auch die Prinzipien der forensisch-psychiatrischen Risikoerfassung (Mokros et al., 2021) zu beachten. Hierbei muss geprüft werden, ob aufgrund persönlicher Einflussgrößen die Gefahr besteht, dass eine schuldfähige Tatperson in eigener Verantwortung erneut kriminell handeln wird, wenn sich die Gelegenheit dazu bietet. Der Hang wird dabei als zeitlich stabile persönlichkeitsgebundene Bereitschaft zu aktivem kriminellem Handeln, aber auch dazu, situativen Tatanreizen zu folgen, verstanden (Habermeyer & Saß, 2004).

Ungünstige Prognose wegen hohen Rückfallrisikos und mangenden Therapieerfolgs

Bei Herrn T. bestand ein hohes Rückfallrisiko in Bezug auf sexuelle Übergriffe zum Nachteil von Kindern bei gleichzeitig fehlenden Therapieeffekten. Letztlich ist dann zu beurteilen, ob diese ausgebliebenen Therapieeffekte darin begründet sind, dass keine geeignete Behandlung durchgeführt wurde oder ob es Folge einer fehlenden Behandelbarkeit ist. Aber nach welchen Kriterien lassen sich Aspekte der Behandelbarkeit im oben genannten Fall beurteilen?

Hierzu ist zunächst einmal relevant, dass Herr T. eine pädosexuelle Neigung bzw. auch nur eine pädosexuelle Ansprechbarkeit über einen

Zeitraum von fünf Jahren der intensiven Therapie stets abgestritten hat. Insofern ist eine deutliche oder sehr hoch ausgeprägte Alienation (Entfremdung von grundlegenden innerpsychischen Motiven, Prozessen und Affekten) zu registrieren, die für Borchard und Urbaniok (2012) als ein Negativkriterium für das Ansprechen auf psychotherapeutische Behandlungsmaßnahmen definiert wurde. Hinsichtlich seiner Abwehr therapeutischer Ratschläge zeigte sich außerdem im Maßnahmenverlauf eine »deutliche oder sehr hoch ausgeprägte psychische Rigidität« (Borchard &. Urbaniok, 2012, S. 176) mit einer insgesamt sehr geringen Ansprechbarkeit auf therapeutische Beziehungsangebote und spezifische deliktorientierte und persönlichkeitszentrierte Interventionen, die sich im Fall von Herrn T. auch in unterschiedlichen Therapiesettings offenbarte. Dies verdeutlicht, dass weniger die Passung in einer spezifischen Einrichtung, sondern vielmehr eine überdauernde Problematik von Herrn T. relevant war.

Herrn T. wurden geeignete Therapieverfahren bzw. Therapieprogramme angeboten. Ihm fehlten Ansätze von Introspektion und Reflektionsfähigkeit, die Bereitschaft und Fähigkeit zu passivem und aktivem Feedback, ein im Therapiekontakt authentisches Gefühlserleben und Gefühlsausdruck, letztlich insbesondere aber eine intrinsische Behandlungsmotivation bzw. eine zumindest teilweise entsprechende Motivierbarkeit sowie eine konstruktive Haltung gegenüber den Settings und dem Behandlungsangebot mit Entwicklung von Absprachefähigkeit und Ansätzen zur Veränderungsbereitschaft. Auch gelang es ihm über die gesamte Unterbringungszeit nicht, entsprechende Behandlungsbedingungen für sich zu akzeptieren. Somit waren wesentliche Merkmale gegeben, die gegen einen Behandlungserfolg sprechen.

Hinweise für einen mangelnden Therapieerfolg

Dazu kommt die hohe Ausprägung von Faktor-1-Merkmalen in der PCL. Herr T. wies diesbezüglich 14 Punkte auf, wobei bereits 9 Punkte eine mangelnde Ansprechbarkeit auf Therapien indizieren (Hare et al., 2009). Da es sich bei diesen Faktor-1-Merkmalen um sehr zeitstabile Aspekte handelt, war auch nicht zu erwarten, dass sich diesbezüglich relevante Veränderungen ergeben können, die z. B. Anlass dafür hätten sein können, die Maßnahme nach Art. 59 StGB den Möglichkeiten entsprechend um weitere fünf Jahre zu verlängern.

Aussagen zum weiteren Vorgehen bzw. zur Indikation einer Verwahrung gemäß schweizerischem Strafgesetzbuch oder der Sicherungsverwahrung gemäß § 66 StGB in Deutschland sind dann nicht gutachterlich, sondern vorwiegend juristisch-normativ zu treffen.

Merke

Die psychiatrische Begutachtung kann sich diesbezüglich lediglich auf die Feststellung einer deliktrelevanten Persönlichkeitsproblematik, die im deutschen Strafrecht Ausdruck des Hanges nach § 66 StGB wäre, die Feststellung einer ungünstigen Kriminalprognose bzw. eines Risiko-

> profils, das Wiederholungstaten wahrscheinlich macht, und Aussagen zu
> den fehlenden Erfolgsaussichten der Therapie beschränken.

Hierbei können bestimmte Merkmale zur Feststellung einer stabilen und persönlichkeitsgebundenen Bereitschaft zur Begehung von Straftaten (Habermeyer & Saß, 2004) führen, wie z. B. eine zustimmende, ich-syntone Haltung zur Delinquenz, Schuldzuweisung an Opfer, Außenstehende und Umwelteinflüsse, fehlende psychosoziale Auslösefaktoren bzw. begünstigende Konflikte, Phasen der Delinquenz, die gegenüber unauffälligen Lebensphasen überwiegen, eine progrediente Rückfallneigung, Missachtung von Auflagen, aktive Gestaltung der Tatumstände bzw. der Tat, Spezialisierung auf einen bestimmten Delinquenztyp, Integration in eine kriminelle Subkultur, hohe Ausprägung von Psychopathie-Merkmalen, Reizhunger, sozial unverbundene, augenblicksgebundene Lebensführung sowie antisoziale Denkstile, die eine situative Verführbarkeit bedingen oder kriminelle Verhaltensstile legitim erscheinen lassen.

Im Fall von Herrn T. waren bezüglich der fehlenden Erfolgsaussichten der Therapie die mangelnde Einsicht in die pädosexuelle, aber auch in die Substanzproblematik, die durchgängige Externalisierungstendenz, die hohe Ausprägung von Faktor-1-Psychopathiemerkmalen und die über Jahre hinweg durchgängige Ablehnung der Psychotherapie relevant. Daher wurde die Fortführung der stationären Behandlung als nicht erfolgversprechend eingeordnet.

1.7 Diskussion und Zusammenfassung

Konsequenzen einer fehlenden therapeutischen Erreichbarkeit

Der Fall zeigt die *Grenzen der therapeutischen Erreichbarkeit* von Maßregelpatientinnen und -patienten, die sich im Laufe auch mehrjähriger Therapien nicht auf die Behandlung einlassen können. Er verdeutlicht außerdem, dass *auf den ersten Blick ähnlich erscheinende Maßregeln in der Praxis sehr unterschiedlich ausgestaltet sein können*. Ebenfalls deutlich wird das *bei Anordnung von Maßregeln bestehende Primat der Justiz*: Schon die Anordnung der stationären Maßnahme war aus juristischen Überlegungen heraus erfolgt und auch das für die Umwandlung der stationären Behandlung in eine Verwahrung zuständige Gericht fällte einen Entscheid, der aus forensisch-psychiatrischer Sicht nicht nahe lag. Da die initial ausgesprochene Haftstrafe von 24 Monaten längst verbüßt war, wurde eine Verwahrung als unverhältnismäßig beurteilt und Herr T. aus der stationären Maßnahme entlassen.

1.8 Literatur

APA. (2015). *DSM-5. Diagnostisches und Statistisches Manual Psychischer Störungen*. Herausgeber: Döpfner, M., Gaebel, W., Maier, W. et al. Hogrefe.

Borchard, B., Urbaniok, F. (2012). Das Zürcher Konzept zur intensiven Behandlung gefährlicher Straftäter im Rahmen einer Vollzugsanstalt. In: Müller, J. et al. (Hrsg.), *Sicherungsverwahrung – wissenschaftliche Basis und Positionsbestimmung: was folgt nach dem Urteil des Bundesverfassungsgerichts vom 04.05.2011?* (S. 163–179). Med.-Wiss. Verl.-Ges.

Boetticher, A., Nedopil, N., Bosinski, H. A. et al. (2007). Mindestanforderungen für Schuldfähigkeitsgutachten. *Forensische Psychiatrie, Psychologie, Kriminologie*, 1(1), 3–9.

Eher, R., Haubner-MacLean, T. (2011). *Anwenderhandbuch und Normwerttabellen Static-99 und Stable-2007 Revised.*

Habermeyer, E., Saß, H. (2004). Maßregel der Sicherungsverwahrung nach § 66 StGB. *Der Nervenarzt*, 75(11), 1061–1067.

Habermeyer, E. (2021) Sicherungsverwahrung gemäß § 66 StGB. In: Dressing, H., Habermeyer, E. (Hrsg.), *Psychiatrische Begutachtung. Ein praktisches Handbuch für Ärzte und Juristen* (7. Auflage, S. 451–458). Urban & Fischer.

Hare, R. D., Clark, D., Grann, M. et al. (2000). Psychopathy and the Predictive Validity of the PCL-R: An International Perspective. *Behavioral Sciences and the Law*, 18, 623–645.

Harris, A., Phenix, A., Hanson, R. K. et al. (2003). *STATIC-99 Coding Rules Revised 2003.*

Höfer, F., Urwyler, T., Habermeyer, E. (2025). Das System der Schweizer Maßnahmen – eine Übersicht. In: Müller J., Koller, M. (Hrsg.), *Maßregeln auf dem Prüfstand. Ist die Unterbringung im psychiatrischen Krankenhaus nach § 63 StGB reformbedürftig?* (S. 37–59). Kohlhammer.

Hörburger, T., Habermeyer, E. (2020). Zu den Zusammenhängen zwischen paraphilen Störungen, Persönlichkeitsstörungen und Sexualdelinquenz. *Forensische Psychiatrie, Psychologie, Kriminologie*, 14, 149–157.

Schwarz, M., Stübner, S. (2023). Die Novellierung von § 64 StGB – potenzielle Auswirkungen auf den Maßregelvollzug. *Forensische Psychiatrie, Psychologie, Kriminologie*, 17, 421–435. https://doi.org/10.1007/s11757-023-00801-8.

Mokros, A., Dressing, H., Habermeyer, E. (2021). Die Begutachtung der Kriminalprognose (Risikobeurteilung und -handhabung). In: Dressing, H., Habermeyer, E. (Hrsg.), *Psychiatrische Begutachtung. Ein praktisches Handbuch für Ärzte und Juristen* (7. Auflage, S. 459–485). Urban & Fischer.

Mokros, A., Hollerbach, P., Nitschke, J. et al. (2017). *PCL-R Hare Psychopathy Checklist Revised. Deutsche Version.* Hogrefe.

WHO. (2004). *Internationale Klassifikation psychischer Störungen. ICD-10. Diagnostische Kriterien für Forschung und Praxis* (3., korrigierte Auflage). Hans Huber.

2 Aus dem forensischen Ambulatorium: Wie gelingt eine unfreiwillige Psychotherapie?

Nicole Hauser

2.1 Einleitung

Wo ein Wille ist, ist noch lange kein Weg

Psychotherapie wird gemeinhin als freiwilliger Prozess von erwünschten Veränderungen wahrgenommen, an dessen Anfang die Einsicht in die eigene Problematik und in den eigenen Leidensdruck steht. In Realität ist die Motivation, sich in eine psychotherapeutische Behandlung zu begeben aber sowohl in der Allgemeinpsychiatrie als auch in der forensischen Psychiatrie und Psychotherapie höchst individuell und mannigfaltig. Nicht an jedem Anfang eines erfolgreichen psychotherapeutischen Prozesses steht ein starker Veränderungswunsch oder ein Behandlungswille und nicht überall, wo ein starker Wille vorangeht, entsteht auch ein Weg. Wurde beispielsweise eine Straftat in schuldunfähigem oder schuldvermindertem Zustand auf der Basis einer schweren psychischen Störung verübt, steht als Ziel zur künftigen Verhinderung erneuter Straftaten die Behandlung der psychischen Erkrankung im Zentrum. So beginnt eine psychotherapeutische Behandlung auf unfreiwilliger Basis, deren Auftrag nicht von der Patientin oder dem Patienten ausgeht.

2.2 Fallbeispiel

Anschließend an eine zweimonatige stationäre Behandlung zur Einleitung seiner ambulanten therapeutischen Maßnahme nach Art. 63 StGB stellt sich der wortkarge, schüchtern wirkende Herr R. in einem forensisch-psychiatrischen Ambulatorium im Kanton Zürich (CH) vor. Er berichtet im Erstgespräch, nicht genau zu wissen, was ihm diese Therapie bringen solle. Er mache aber mit, weil eine Freiheitsstrafe für ihn noch sinnloser sei, sechs Monate Haft in der Vergangenheit hätten für ihn gereicht. Er leide immer noch ab und zu an Suizidgedanken und empfinde sein Leben als sinnlos. Seine antidepressive Medikation nehme er ein, auch wenn er nicht an deren Wirkung glaube, immerhin hätten sie keine Nebenwirkungen und er wolle darüber keine Diskussionen mehr führen.

Vor knapp einem Jahr habe er ein gerichtliches Urteil wegen Drohung erhalten. Rückblickend könne er es verstehen, damals habe er es aber als übertrieben empfunden und nicht nachvollziehen können. Er sei wütend und frustriert gewesen über seine kürzlich erfolgte Trennung und habe sich mit seinen Drohungen rächen wollen.

2.3 Diagnose

Fallbeispiel – Fortführung

Nachdem sich seine Freundin von ihm getrennt hatte, verließ Herr R. die gemeinsame Wohnung und mietete sich allein in einem Studio ein. Da es ihm aufgrund des Auszugs und der Trennung nicht gut ging, kam es auch am Arbeitsplatz vermehrt zu Konflikten und er verlor seine Anstellung. Er entwickelte eine Schlafstörung, wurde zunehmend gereizt und wütend und fühlte sich grundsätzlich allein gelassen und benachteiligt. Durch die Pandemie waren außerdem jegliche sozialen Kontakte eingeschränkt, und Herr R. wälzte sich in seinen Gedanken. Als einziger Ausweg, um wieder Gerechtigkeit herzustellen, erschien es ihm logisch, sich selbst und seine Ex-Freundin umbringen zu müssen. Sein Vorhaben teilte er ihr mit, wonach er wegen Drohung polizeilich verhaftet wurde.

Im Rahmen der forensisch-psychiatrischen Begutachtung erhielt Herr R. die Diagnosen einer depressiven Episode und einer Autismus-Spektrum-Störung (ASS).

2.3.1 Autismus-Spektrum-Störung

In den gängigen Klassifikationssystemen zur Erfassung psychischer Störungen unterscheiden sich sowohl Kriterien als auch Begriffsbezeichnungen für autistische Störungen. So führt die ICD-10 als Varianten von »tiefgreifenden Entwicklungsstörungen« einen frühkindlichen und einen atypischen Autismus und – als hochfunktionale Form von Autismus – das Asperger-Syndrom auf. Das DSM-5-System hingegen geht von einem dimensionalen Verständnis eines Störungsspektrums aus. Die überarbeitete und erneuerte Version des ICD-Klassifikationssystems (ICD-11) hat dem aktuelleren Forschungsstand entsprechend die Begrifflichkeit an ein dimensionales Störungsverständnis angepasst und hat die Bezeichnung einer Autismus-Spektrum-Störung (nachfolgend: ASS) übernommen. Differenziert wird dazu noch, ob intellektuelle Entwicklungsstörungen und sprachliche Einschränkungen bestehen.

Krankheitsbegriff des Autismus im Wandel der Zeit

> **Merke**
>
> Neuere Klassifikationsansätze gehen bei Autismus von einer dimensionalen Störung aus und sprechen daher von einem Spektrum der Symptomatik.

Fallbeispiel – Fortführung

Aufgrund seiner ASS hat Herr R. Schwierigkeiten damit, in Beziehungen zu treten und diese gegenseitig befriedigend aufrechtzuerhalten. In seinem sozialen Leben ist er daher von Einsamkeit und Isolation betroffen. Obwohl Herr R. sehr intelligent ist, weist er ebenfalls störungsbedingt eine gedankliche Rigidität auf, die es ihm manchmal verunmöglicht, von seinem Standpunkt abzurücken oder die Perspektive anderer zu erkennen. Sowohl beruflich als auch in seinem privaten Umfeld hat dies für Herrn R. bereits zu zahlreichen Problemen wie Kontaktabbrüchen und Kündigungen geführt, die ihn immer einsamer zurückließen.

Tab. 2.1: Autismus in den verschiedenen Diagnose-Manualen (APA, 2015; WHO, 2004; WHO, 2022)

ICD-10: Asperger-Syndrom (F84.5)	ICD-11: Autismus-Spektrum-Störung ohne intellektuelle Entwicklungsstörung und mit leichter oder ohne Beeinträchtigung der sprachlichen Fähigkeiten (6 A02)	DSM-5: Autismus-Spektrum-Störung (299.0)
Qualitative Beeinträchtigungen der wechselseitigen sozialen Interaktion in mind. zwei der Bereiche: • Nonverbale Auffälligkeiten in Blickkontakt, Mimik und Gestik • Schwierigkeiten im Aufbau und Aufrechterhalten wechselseitiger sozialer Beziehungen • Fehlende sozial-emotionale Gegenseitigkeit • Mangelhafte spontane Gefühls- und Interessensäußerung Intensive, begrenzte oder Spezialinteressen, beschränkte, repetitive und stereotype Verhal-	Anhaltende Defizite in • der wechselseitigen sozialen Beziehungsgestaltung • dem Beginn und Aufrechterhalten sozialer Kommunikation • eingeschränkten, repetitiven, rigiden Verhaltensmustern, Interessen oder Aktivitäten (für Alter und soziokulturellen Kontext untypisch oder exzessiv) Der Störungsbeginn liegt • in der Entwicklungsphase und typischerweise der frühen Kindheit • oder wenn die sozialen Anforderungen die be-	Qualitative Beeinträchtigung der sozialen Interaktion in mind. zwei der folgenden Bereiche • Deutliche Beeinträchtigung bei vielfältigen nonverbalen Verhaltensweisen, wie in Mimik und Gestik • Unvermögen, altersentsprechende Beziehungen zu entwickeln • Fehlender Wunsch, mit anderen Menschen Interessen zu teilen • Fehlende soziale oder emotionale Gegenseitigkeit Begrenzte repetitive und stereotype Verhaltensmuster, Interessen und Aktivitäten, in mind.

ICD-10: Asperger-Syndrom (F84.5)	ICD-11: Autismus-Spektrum-Störung ohne intellektuelle Entwicklungsstörung und mit leichter oder ohne Beeinträchtigung der sprachlichen Fähigkeiten (6 A02)	DSM-5: Autismus-Spektrum-Störung (299.0)
tensmuster mit mind. einem der Kriterien: • Umfassende Beschäftigung mit stereotypen Verhaltensmustern, ungewöhnlich in Inhalt/Intensität/Begrenztheit • Rigides Festhalten an spezifischen, nicht funktionalen Routinen und Ritualen • Stereotype und repetitive Bewegungen oder komplexe Bewegungen des gesamten Körpers • Vorherrschende Beschäftigung mit Teil-Objekten Keine allgemeine, kognitive und sprachliche Entwicklungsverzögerung Die Störung kann nicht durch eine andere tiefgreifende Entwicklungsstörung, schizophrene Störung sowie zwanghafte Persönlichkeitsstörung oder eine Zwangsstörung erklärt werden.	grenzten Fähigkeiten übersteigen. Die Symptomschwere • führt zu Beeinträchtigungen in persönlichen, familiären, sozialen, beruflichen oder anderen wichtigen Funktionsbereichen und • tritt kontextunabhängig auf. Ohne Einschränkungen oder mit breitem Spektrum in intellektuellen und Sprachfähigkeiten	einem der folgenden Merkmale: • Konzentrierte Beschäftigung mit begrenzten Interessen, die im Inhalt oder in der Intensität abnorm sind • Sture Befolgung spezieller, nicht funktionaler Routinen • Stereotype und repetitive motorische Manierismen • Anhaltende Beschäftigung mit einzelnen Teil-Objekten Die Symptomschwere • führt zu bedeutenden Beeinträchtigungen auf sozialem, beruflichem oder einem anderen wichtigen Gebiet. Ohne klinisch relevante Sprachverzögerung in der Sprachentwicklung und Verzögerung in der kognitiven Entwicklung Die Kriterien einer weiteren tiefgreifenden Entwicklungsstörung oder der Schizophrenie werden nicht erfüllt.

Tab. 2.1: Autismus in den verschiedenen Diagnose-Manualen (APA, 2015; WHO, 2004; WHO, 2022) – Fortsetzung

Fallbeispiel – Fortführung

Herr R. zeigte keinerlei intellektuellen oder sprachlichen Einschränkungen, womit ihm seine Alltagsbewältigung größtenteils gelang. Allerdings wies er deutliche Beeinträchtigungen im Bereich der nonverbalen Verhaltensweisen auf. Ihm erklärten sich soziale oder emotionale Reaktionen seines Gegenübers nicht intuitiv und er kam nicht auf die

Idee, daran ein Interesse zu äußern. So seien seine Beziehungen üblicherweise abgebrochen oder gar nicht erst vertieft worden. Am liebsten beschäftigte er sich mit Modellflugzeugbau sowie Einzelsportarten. Zudem zeigte er eine Fixierung auf spezifische Reizquellen in Form einer Hyperreaktivität auf gewisse Lärmquellen.

Auch wenn Herr R. damit an einer vergleichsweise leichten Form der ASS litt, bei der ihm viel Funktionalität erhalten geblieben war, stieg der Leidensdruck, als die sozialen Anforderungen durch die Pandemie, die Trennung und die Kündigung in verschiedenen Lebensbereichen seine begrenzten Fähigkeiten und Bewältigungsstrategien überstiegen. Herr R. entwickelte depressive Symptome, die ihn zusätzlich überforderten.

2.3.2 Depressive Episode

Die gängigen Diagnosesysteme gehen bei depressiven Erkrankungen (▶ Kap. 19) von Abstufungen im Schweregrad der psychischen Störung aus. Gemäß dem Klassifikationssystem der ICD-10 (WHO, 2004) gibt es eine leichte, mittelgradige und schwere Ausprägung mit entsprechend weniger bis mehr erfüllten Symptomen. Zum Beispiel liegt eine mittelgradige depressive Episode vor, wenn mindestens vier der folgenden Kriterien über mehrere Wochen bzw. Monate erfüllt sind:

1. Depressive, niedergeschlagene Stimmung
2. Freud- und Interessenverlust
3. Gedanken über die eigene Wertlosigkeit sowie Schuld- und Insuffizienzgefühle bis zum Verlust des Selbstwertgefühls
4. Verminderter Antrieb
5. Schlafstörungen, Appetit- und Libidoverlust (»somatische« Symptome).

Depressionen mit Feindseligkeit gegenüber anderen

Bei einer schweren Episode liegen typischerweise zusätzlich somatische Symptome, ein Verlust des Selbstwertgefühls und starke Schuldgefühle vor. Herr R. erfüllte damit die Kriterien für eine schwere depressive Episode nach ICD-10. Die depressive Symptomatik von Herrn R. war insbesondere durch innere Unruhe und Agitiertheit gekennzeichnet.

Bei erhöhter Angespanntheit und insbesondere bei männlichen Betroffenen mündet diese Kombination von Symptomen häufig in einer erhöhten Reizbarkeit, in selbst-, aber auch fremdaggressiven Handlungen und in zwischenmenschlichen Konflikten (Steinau et al., 2020). Da klinisch relevante Depressionen lange als internalisierende Störungen mit Gehemmtheit und Selbstentwertungen galten, wurden aggressiv-impulsive Komponenten lange nicht als Symptome einer klinisch relevanten Depression erachtet. Allerdings wurden in der Forschung auch bereits gender-spezifische Differenzierungen vertreten, gemäß denen sich depressive Symptome der Selbstkritik, des Interessensverlust und der Verstimmung bei Männern häufig in Form von Ärger und Impulsivität äußern, und sich die symptomatische innere Unruhe nicht selten abwechselnd zwischen Feindseligkeit gegenüber anderen und einem sozialen Rückzug manifestiert (Möller-Leimkühler et al., 2009).

Fallbeispiel – Fortführung

Herr R. hatte schon mehrfach in seinem Leben depressive Episoden erlebt, bei denen er, insbesondere durch soziale Anforderungen überfordert, sich stark zurückgezogen und an lebensmüden Gedanken gelitten hatte. Eine besonders belastende Situation ergab sich für ihn nach der Trennung seiner Freundin, weil er sich immer stärker isolierte. Mit dem Wegfall der Arbeit erlitt er erneut eine Selbstwertkrise. Die depressive Symptomatik verstärkte sich wechselwirkend mit den Einschränkungen durch die ASS. Herrn R. war es aufgrund seiner gedanklichen Rigidität nicht mehr möglich, Ziele und Pläne anzupassen und Alternativmöglichkeiten zu seinen destruktiven Gedanken zu erkennen. Es ergab sich eine Negativspirale von Suizidgedanken kombiniert mit Rachefantasien.

2.3.3 Ätiologie, Pathogenese und Epidemiologie

Die Forschung zeigt bislang, dass sowohl genetische Prädispositionen mit spezifischen Genvarianten sowie epigenetische Faktoren als auch prä-, peri- und postnatale Umweltfaktoren bei der Entstehung von ASS eine Rolle spielen können (Kumar et al., 2019). Genaue Ursachen für die Ätiologie bleiben allerdings auch beim aktuellen Forschungsstand unklar.

Auch die Prävalenzraten von ASS variieren je nach Studie, wobei Metaanalysen von abweichenden Zahlen in verschiedenen Ländern berichten (bspw. 64 von 10.000 Betroffene in Europa vs. 82 von 10.000 in den USA) oder auch beim Geschlecht der Betroffenen unterscheiden, mit höheren Prävalenzraten bei Jungen als bei Mädchen (siehe bspw. Zeidan et al., 2022). Zudem wird die Entwicklung einer höheren Vergabe der Diagnose in den letzten Jahren festgestellt mit Prävalenzraten von ca. 1 % in der britischen Bevölkerung (Brugha et al., 2011) und den USA (Elsabbagh et al., 2012), was einerseits mit einem geschärften Bewusstsein von Gesundheitsversorgern, andererseits mit der Erweiterung diagnostischer Kriterien begründet wird.

ASS immer häufiger diagnostiziert

Nicht selten treten im Lebensverlauf von Betroffenen einer ASS weitere psychische Erkrankungen auf, wie beispielsweise komorbide Stimmungs- und Angststörungen. So zeigte sich in einer Kohortenstudie von über 31.000 Teilnehmenden ein im Vergleich zu gesunden Personen fast dreifach erhöhtes Risiko bei ASS-Patientinnen und -Patienten, innerhalb von knapp 23 Jahren an einer Depression zu leiden, und ein fast 3,5-fach erhöhtes Risiko, an einer Angststörung zu erkranken (Kirsch et al., 2019). Die Inzidenzrate für die Entwicklung einer Depression bis zum Alter von 30 Jahren lag unter Betroffenen einer ASS bei ungefähr 54 %, bei der Vergleichsstichprobe lediglich bei knapp 29 %. Damit wird deutlich, dass eine De-

Vulnerabilität für die Entwicklung weiterer psychischer Erkrankungen

pression bereits in der Allgemeinbevölkerung eine häufig auftretende psychische Störung ist, Betroffene einer ASS allerdings für die Entwicklung einer depressiven Symptomatik eine besonders vulnerable Gruppe bilden.

Das ist kaum erstaunlich, denn in der Pathogenese von depressiven Episoden wird von einem biopsychosozialen Modell ausgegangen, das für das Verständnis der Entwicklung von psychischen Störungen am meisten verwendet wird (Petzold, 2003). Das heißt, Belastungsfaktoren im psychosozialen Bereich treffen auf biologische Vulnerabilitäten, die eine Krankheitsentwicklung begünstigen.

Fallbeispiel – Fortführung

Durch die ASS haben sich besondere Herausforderungen im Lebenslauf von Herrn R. überwiegend in Form sozialer Schwierigkeiten ergeben, nämlich Isolation und Ausgrenzungserfahrungen. Trotz dieser Defizite pflegte er sporadisch Kontakte und führte eine romantische Beziehung, was ihm lange half, depressive Symptome und Suizidgedanken zu kompensieren. Nach der Trennung und Kündigung fehlten ihm jedoch die nötigen sozialen, kommunikativen und emotionalen Strategien, um Konflikte und aufwühlende Situationen zu bewältigen. Dadurch isolierte er sich zunehmend, und seine depressive Symptomatik verstärkte sich.

Empathiedefizite, aber Bedürfnis nach Nähe und sozialem Anschluss

Die chronische Erfahrung von Missverständnissen in sozialen Kontakten und Beziehungen, wie sie häufig von Menschen mit einer ASS erlebt werden, stellt damit eine defizitäre psychosoziale Lernerfahrung dar. Das Erlernen von sozialen Kompetenzen, wie beispielsweise das Erkennen von Emotionen und Bedürfnissen sowie der Perspektive anderer und infolgedessen auch das Respektieren dieser, ist für Betroffene einer ASS eine störungsbedingte Herausforderung. Trotzdem besteht bei diesen Menschen ein Bedürfnis nach Nähe und sozialem Anschluss. In Kombination mit der häufigen Überforderung, die Personen mit einer ASS aber in emotionalen und sozialen Kontexten erleben, bleiben diese Bedürfnisse bei Betroffenen häufig frustriert und führen zu sekundären Erkrankungen mit hoher Ängstlichkeit oder depressiver Symptomatik (Kirsch et al., 2019; Sauer et al., 2021).

Fallbeispiel – Fortführung

Die Interaktion zwischen seiner ASS und den depressiven Symptomen zeigt die Komplexität der Situation von Herrn R. Die ASS bildet einerseits eine vulnerable Grundlage, vor deren Hintergrund sich kommunikative und soziale Konfliktsituationen ergeben, die zu Folgeerkrankungen wie Depressionen führen können. Umgekehrt beeinflusst die depressive Symptomatik auch die Wahrnehmung und Bewältigung der durch die ASS bedingten Schwierigkeiten (z.B. Rigidität), was bei

Herrn R. zu einer wechselseitigen Verstärkung beider Problembereiche und fehlenden korrektiven Lernerfahrungen führte.

2.4 Forensische Aspekte

2.4.1 Delinquenzfördernde Risikofaktoren

Das Vorliegen von psychischen Störungen gilt als delinquenzfördernder Risikofaktor, insbesondere auch bei der Begehung von Gewaltstraftaten (Cavelti & Habermeyer, 2022; De Tribolet & Habermeyer, 2022). Allerdings sei vor monokausalen Zusammenhängen gewarnt, ebenso wie vor Kausalschlüssen. Es ist immer notwendig, die spezifische Konstellation zu betrachten, die eine Person zu einer Straftat geführt hat, auch wenn statistische Normwerte zur Einschätzung herangezogen werden. So stellt sich auch nur dann die Frage, ob die betreffende Person zum Zeitpunkt der Tatbegehung überhaupt als schuldfähig galt oder ob die Einsichts- und Steuerungsfähigkeit eingeschränkt bis aufgehoben war, wenn eine schwere psychische Störung in kausalem Zusammenhang mit der Deliktbegehung steht.

Psychische Störungen als Risikofaktor für Straftaten

Fallbeispiel – Fortführung

Die depressive Symptomatik von Herrn R. hat deutliche psychosoziale Leistungseinbußen verursacht, weshalb im Gutachten eine schwere psychische Störung festgestellt wurde. Ein zwingender Zusammenhang zur Delinquenz ergibt sich daraus jedoch nicht, denn weder die ASS noch Depressionen sind regelhaft mit Drohungen verknüpft und auch nicht per se mit einer eingeschränkten Fähigkeit verbunden, diese als Straftaten zu erkennen und solche zu unterlassen. Es ergaben sich im individuellen Fall von Herrn R. aber genügend Argumente dafür, dass die depressive Symptomatik mit Suizidalität, Agitiertheit und Hoffnungslosigkeit in Kombination mit dem fehlenden Erkennen von Alternativen und emotionaler wie auch gedanklicher Inflexibilität durch die ASS einen großen Einfluss auf die vorgeworfenen Delikte gehabt hatte. Herr R. wurde daher im Gutachten als schwer vermindert steuerungsfähig eingeschätzt mit folglich mittelgradiger Minderung der Schuldfähigkeit aufgrund seiner ausgeprägten Psychopathologie.

Der Zusammenhang von Depressionen und Gewalt wurde beispielsweise in einer großangelegten schwedischen Kohortenstudie an über 47.000 Probandinnen und Probanden mit diagnostizierter depressiver Episode untersucht (Fazel et al., 2015). Die Diagnose einer depressiven Episode war insbesondere bei Männern mit einem dreifach höheren Risiko verbunden,

Dreifach erhöhtes Risiko für Gewaltdelikte bei Depressionen

innerhalb von 3,2 Jahren ein Gewaltdelikt zu begehen. Während nämlich nur 1,2 % der Männer aus der Kontrollgruppe innerhalb dieser Zeitspanne ein Gewaltdelikt begingen, waren es unter den depressiv erkrankten Männern 3,7 %.

> **Good to know**
>
> Depressive Episoden werden üblicherweise eher mit selbst- als mit fremdschädigenden Aspekten in Verbindung gebracht. Gerade bei männlichen Betroffenen können sich Symptome wie Gleichgültigkeit, Schuldgefühle und sozialer Rückzug allerdings im Zusammenhang mit einer ausgeprägten Agitiertheit zu fremdaggressiven Impulsen steigern, die forensische Relevanz erhalten.

Eine nochmal spezifischere Risikokonstellation ergibt sich, wenn sich Suizidgedanken mit homizidalen Ideen verknüpfen (▶ Kap. 18). In Zusammenhang mit dem sogenannten »Last Resort Thinking«, also einem »Letzter-Ausweg-Denkstil«, wird vor diesem suizidal-homizidalen Hintergrund von einem hohen Risiko für Gewaltanwendung gewarnt (Meloy et al., 2015). Bei einem solch suizidal-homizidalen Zustand wird der Suizid als letzter Ausweg erkannt und mit dem Bedürfnis verbunden, den vermeintlichen Verursacher der Notlage ebenfalls zu beseitigen (siehe auch Steinau et al., 2020).

Gegenseitiger Einfluss verschiedener delinquenzfördernder Faktoren

In der Forschung werden neben dem Vorliegen einer psychiatrisch relevanten Krankheit das männliche Geschlecht, mangelnde soziale Fertigkeiten, geringe Empathiefähigkeit, dysfunktionale Problemlösestrategien und starre Denkmuster als delinquenzfördernde Faktoren aufgeführt, die solche Zuspitzungen in der Risikoentwicklung begünstigen können (Hermeyer & Cavelti, 2022). Dabei fällt auf, dass bei Herrn R. bedingt durch die ASS bereits mehrere delinquenzfördernde Risikofaktoren bestanden, die durch die depressive Symptomatik noch weiter verstärkt wurden.

> **Fallbeispiel – Fortführung**
>
> Bedingt durch seine ASS liegt bei Herrn R. eine ausgeprägte gedankliche Rigidität mit Schwarz-Weiß-Denken vor, was durch die depressive Symptomatik nochmal verstärkt wurde. Das »Last-Resort-Denken« wurde durch die rigide Denkweise gefördert. Herrn R. gelang es in dieser empfundenen Ausweglosigkeit entsprechend nicht mehr, sich von Gewalt als subjektiv einzigem Schritt, seine Notlage zu beheben, zu distanzieren, und es kam zum Anlassdelikt, in dem er seiner Ex-Freundin drohte, erst sie und dann sich selbst umzubringen.

2.4.2 Legalprognostische Einschätzung

Zur standardisierten Erfassung von kriminalprognostisch relevanten Risikomerkmalen für die Legalprognose dienen im forensisch-psychiatrischen Kontext verschiedene Messinstrumente. Eines der am häufigsten verwendeten Assessments zur Vorhersage resp. Einschätzung künftiger Gewaltstraftaten (inkl. Drohungen) psychisch kranker Personen bildet das History-Clinical-Risk-20^{V3}-Schema (HCR-20^{V3}; Douglas et al., 2014). Nach dem Leitsatz, dass der beste Prädiktor für künftiges Verhalten vergangenes Verhalten ist, werden in diesem Ansatz verschiedene Aspekte der Vergangenheit berücksichtigt. Zudem werden gegenwärtige und potenzielle künftige Problembereiche eingeschätzt, die sich in der Forschung als risikorelevant für die Rückfälligkeit mit Straftaten herausgestellt hatten. Das Verfahren bietet damit eine strukturierte Einschätzung von allfälligen Problembereichen und Risiken, die außerdem für die Therapieplanung und Interventionsmöglichkeiten aufschlussreich sein können.

Bearbeitung strukturierter kriminalprognostischer Verfahren

Fallbeispiel – Fortführung

Die Bearbeitung des HCR-20^{V3} der Vergangenheit von Herrn R. betonte insbesondere seine Schwierigkeiten in der Beziehungsgestaltung sowohl im privaten als auch im beruflichen Umfeld. Protektiv zeigte sich in seiner Anamnese zum Beispiel, dass er keinen Substanzmissbrauch betrieb und mit keinen weiteren antisozialen Verhaltensweisen auffiel. In den klinischen Items zeichnete sich eine gewisse Problemeinsicht in seine ASS ab und Herr R. äußerte einen Behandlungsbedarf in Bezug auf seine depressiven Symptome. Entsprechend begann er mit einer antidepressiven Medikation. Dadurch reduzierte sich die gedankliche Einengung auf seine suizidalen und homizidalen Ideen, er äußerte aber weiterhin, eine Sinnlosigkeit dem Leben gegenüber zu empfinden.

Die Items eines strukturierten Instruments wie dem HCR-20^{V3} zeigen die enge Verknüpfung der legalprognostischen Einschätzung mit der Delinquenzhypothese. Die Deliktdynamik ist vor dem Hintergrund der psychosozialen und psychopathologischen Belastungsfaktoren zu betrachten. Herr R. im Fallbeispiel wies störungsbedingt durch seine depressiv-autistische Symptomatik dysfunktionale und limitierte Bewältigungsstrategien auf, um mit erhöhtem Stress umzugehen.

Die Legalprognose bedeutet in diesem Zusammenhang, wenn dem Delikt eine psychische Störung zugrunde liegt, auch zu planen und einzuschätzen, inwiefern eine therapeutische Behandlung die psychische Erkrankung lindern und damit das Rückfallrisiko für eine erneute Straftat senken kann.

Legalprognose ist hilfreich für die Therapieplanung

2.4.3 Maßnahmen

Bei psychischer Störung ggf. verbesserte Legalprognose mit forensischer Therapie

Um Rückfälligkeit mit erneuten Straftaten möglichst zu verhindern und damit die Legalprognose zu verbessern, können in der Schweiz anstelle von Strafen therapeutische Maßnahmen angeordnet werden. Die rechtliche Grundlage für eine gerichtlich angeordnete ambulante Behandlung bei Erwachsenen bietet beispielsweise der Art. 63 nach dem Schweizerischen StGB, diejenige für eine stationäre Maßnahme Art. 59–60 StGB.

Ein differenziertes Verständnis der Delinquenzhypothese ist hilfreich, um die geeignete Maßnahme empfehlen zu können. Sind die Hintergründe, mitsamt Risiko- und Schutzfaktoren, einer straffällig gewordenen Person nämlich hinreichend identifiziert, kann daraus eine für die betroffene Person geeignete und spezifische Behandlung ausgerichtet werden (siehe dazu ▶ Kap. 2.5).

Fallbeispiel – Fortführung

In der Kategorie Risikomanagement des HCR-20^{V3} wurde im Gutachten eine stationäre Behandlung nach Art. 59 StGB als professionelle Betreuung und Strukturierung sowie zur Stabilisierung der ausgeprägten Symptomatik von Herrn R. vorgeschlagen. Herr R. sollte demgemäß hochstrukturiert unterstützt werden, sowohl medikamentös als auch psychotherapeutisch und mit sozialdienstlicher Unterstützung. Im Sachverständigengutachten wurde damit der ausgeprägten Psychopathologie Herrn R. und seinem hohen Behandlungsbedarf Rechnung getragen.

Vorteile von ambulanten Maßnahmen

Bei vorhandener Therapiemotivation kann die Durchführung der ambulanten Therapie zur Reduktion deliktbegünstigender Faktoren als erfolgsversprechend erachtet werden. Eine ambulante Maßnahme nach Art. 63 kann dabei den Vorteil bieten, eine nachhaltige Änderungsmotivation aufzubauen und einer Person zu erlauben, neu erlernte Problembewältigungsmechanismen aus der Therapie im alltäglichen Leben zu erproben. Gerade für ein Selbstwirksamkeitserleben in der Behandlung der depressiven Symptomatik und dem Erlernen von sozialen Kompetenzen im Rahmen einer ASS, kann diesbezüglich auch der Einbezug des sozialen Netzwerks in Alltagssituationen von zentraler Bedeutung sein. Dazu stellt sich eine ambulante Behandlung häufig als zielführender dar als eine stationäre Unterbringung, die in solchen Fällen eher als »Trockenübung« betrachtet werden kann.

Fallbeispiel – Fortführung

Das Gericht nahm die Empfehlung der Gutachterin ernst und sah den Behandlungsbedarf der psychischen Störung von Herrn R. Dazu erschien aus juristischer Perspektive eine stationäre Maßnahme allerdings nicht als verhältnismäßig. Trotzdem sollte Herr R. eine stationäre Behandlung mit hoher Strukturierung erhalten, und zwar in Form einer zweimonatigen stationären Einleitung der daran anknüpfenden ambulanten therapeutischen Maßnahme nach Art. 63 StGB.

2.5 Therapie

Wissenschaftliche Grundlagen für eine forensische, deliktpräventive Therapie finden sich beispielsweise im *Risk-Need-Responsivity*-Prinzip von Andrews und Bonta (RNR, 2010). Dieses besagt, dass therapeutische Interventionen auf das individuell ermittelte Rückfallrisiko (*Risk*) abgestimmt sein (je höher das Risiko, desto größer der Bedarf an Interventionen), die Therapieziele bedürfnisorientiert (*Need*) festgelegt werden (unter Berücksichtigung deliktrelevanter und kriminogener Faktoren) und die Interventionen die Ansprechbarkeit (*Responsivity*) der Person beachten sollten.

Forensische Psychotherapie nach Risk-Need-Responsivity-Prinzip

Fallbeispiel – Fortführung

Da Herr R. sich lange nicht von seinen Rachefantasien distanzieren konnte und ihm alternative Strategien im Umgang mit seinen Belastungen fehlten, wurde in der Behandlung gemäß dem RNR-Prinzip anfänglich von einem hohen Risiko ausgegangen (*Risk*). Günstig fiel für Herrn R. in der Therapieplanung aus, dass er wenige deliktrelevante, kriminogene Bedürfnisse (*Need*) aufwies (wie bspw. Alkohol- und Drogenmissbrauch oder kriminelle Vorgeschichte). Für die Erarbeitung von Therapiezielen zeigte sich vor allem das Scheitern in seinem beruflichen Weg sowie seiner romantischen Beziehung als deliktrelevant und behandlungsbedürftig. Im Bereich der Ansprechbarkeit (*Responsivity*) galt es insbesondere, die Herausforderungen von Herrn R. im zwischenmenschlichen Kontakt durch die ASS und seine logisch-abstrakte Herangehensweise und mangelhafte Sprache für emotionale Sachverhalte zu beachten.

2.5.1 Therapeutischer Rahmen und Auftrag

Eine Besonderheit, die sich aus dem forensischen Kontext ergibt, ist der unfreiwillige Rahmen, in dem die Therapie stattfindet. Herr R. hatte sich nicht bei einer Psychotherapeutin gemeldet, weil er unter seinen depressiven Symptomen litt und aus seinem Zustand herauskommen wollte. Dass er eine Behandlung benötigte, haben primär andere Personen für ihn entschieden und aus juristischer Perspektive mit dem Ziel, weitere Straftaten zu verhindern. Anders als in einem allgemeinpsychiatrischen Setting, geben daher die Behörden (bspw. die Bewährungs- und Vollzugsdienste oder das Gericht) den Auftrag an ein ambulantes forensisch spezialisiertes Versorgungsangebot zur Durchführung der therapeutischen Behandlung. Herr R. erscheint demnach nicht als Hilfesuchender aus eigenem Antrieb zur Therapie. In einer Behandlungsvereinbarung wird festgehalten, welche Auflagen Herr R. erfüllen muss und welche Therapieziele gemeinsam und interdisziplinär bearbeitet werden sollen.

2.5.2 Therapeutischer Verlauf

Verschränkung von psychotherapeutischen und juristischen Zielen

Die therapeutischen Gespräche dienen anfänglich der Zieldefinition gemäß Behandlungsvereinbarung sowie Aufbau einer therapeutischen Beziehung. Anders als in einer allgemeinpsychiatrischen Behandlung beinhalten die Therapieziele nicht nur den übergeordneten Zweck der Verbesserung psychischen Wohlbefindens und möglicher Symptomfreiheit der Patientin oder des Patienten. Ein Fokus wird im forensisch-psychiatrischen Setting auf ein gemeinsames Verständnis der Delikthypothese gelegt. Dies hilft im Verlauf dabei, die Therapieziele nicht nur festzulegen, sondern auch zu überprüfen und die Behandlung entsprechend auszurichten.

Fallbeispiel – Fortführung

Herrn R. gelang es in der ambulanten Behandlung, einen Zusammenhang zwischen Belastungsfaktoren, seinem rigiden Denkstil und der Deliktbegehung zu erkennen. Ihm wurde empathisch und sachlich die stimmungsstabilisierende Funktion der medikamentösen Behandlung erklärt und es wurden gemeinsam Situationen identifiziert, die ihm aufgrund der ASS schwerfielen. Um einer Abwärtsspirale entgegenzuwirken, strukturierte er seinen Alltag, setzte Ablenkungen mit Sport, Arbeitseinsätzen sowie wohltuenden Tätigkeiten um und nahm regelmäßig seine antidepressive Medikation. Sein logisches Verständnis wurde therapeutisch als Ressource genutzt, um psychoedukative Ansätze zu vermitteln.

Entwicklung von Therapiemotivation

Am Beispiel von Herrn R. wird deutlich, dass eine Therapiemotivation auch im Verlauf einer therapeutischen Behandlung entstehen kann. Wo Herr R. anfänglich den Sinn in der Therapie noch nicht erkennen konnte, äußerte er im Verlauf immer häufiger, dass ihm die regelmäßige Überprüfung guttue und er viele Phänomene aus seinem Leben einordnen könne, um die er sich andernfalls nicht gekümmert hätte. In Bezug auf die ASS konnten in diesem Rahmen soziale Fertigkeiten regelmäßig eingeübt und erprobt, Emotionsdifferenzierung erarbeitet, Perspektivenübernahme geübt und Handlungsalternativen ausprobiert werden, die er freiwillig nicht absolviert hätte, nachgängig aber als stabilisierend empfand. Psychosozial wurde außerdem darauf fokussiert, Herrn R. bei der Erweiterung und Anreicherung seines sozialen Netzwerks zu unterstützen, bspw. mit dem Beitritt zu einer Wandergruppe und der Unterstützung bei der Jobsuche.

Fallbeispiel – Fortführung

Im ersten Behandlungsjahr zeigte Herr R. einen förderlichen Umgang mit seinen Belastungen und sprach proaktiv belastende Themen wie Schlafprobleme und soziale Isolation an. Es gelang ihm zunehmend, frühzeitig Situationen zu erkennen, die ein Gefühl von Sinnlosigkeit auslösten und die in der Vergangenheit zu verstärktem Rückzug oder aggressiver Agitation führten.

2.5.3 Ambulante Risikobearbeitung

Fallbeispiel – Fortführung

Im Verlauf der Behandlung kam es zu einer Krise, als Herr R. seine Medikation absetzte und sich auf eine zweiwöchige Wandertour begab. Er geriet erneut in eine gedankliche Abwärtsspirale und fokussierte sich auf Ungerechtigkeitserleben. Im Kriseninterventionsgespräch wurden seine Gefühle validiert und psychoedukativ gearbeitet, wodurch er sich beruhigte und erkannte, dass seine Anspannung mit destruktiven Gedanken zusammenhing. Die Krise verdeutlichte sowohl für die Risikobearbeitung als auch für Herrn R. die Notwendigkeit der antidepressiven Medikation, um seine gedankliche Einengung und Anspannung zu verringern.

Gerade bei der Behandlung von Symptomen im Zusammenhang mit ASS wie gedanklicher Rigidität und der verwandten depressiven Symptomatik von Grübeln, Gedankenkreisen und Einengung auf negative Thematiken ist der regelmäßige soziale Abgleich zentral, um Abwärtsspiralen zu durchbrechen und Realitätsüberprüfungsmechanismen zu stärken (Lipinski et al., 2019). Wie bei Herrn R. kann hier der verpflichtende Rahmen einer ambulanten Maßnahme die besondere Chance für Betroffene bieten, nicht vollständig dem sozialen Rückzug zu verfallen und regelmäßige Kontakte zu anderen Personen, wie der Therapeutin, der Bewährungshelferin oder dem Spitex-Mitarbeiter (resp. dem ambulanten Pfleger) zu halten. Krisen können so frühzeitig erkannt und interdisziplinär aufgefangen werden, beispielsweise durch höherfrequenten Kontakt wie auch regelmäßige kurze telefonische Gespräche.

Frühzeitiges Erkennen von Krisen

2.6 Prognose

Fallbeispiel – Fortführung

Herr R. zeigte neue Bewältigungsstrategien im Umgang mit seiner depressiv-agitierten Symptomatik und der gedanklichen Einengung im Rahmen der ASS. Er kam zuverlässig zu den therapeutischen Gesprächen, nahm zusätzliche kriseninterventiven Sitzungen wahr und nahm seine Medikation wie anfänglich verordnet wieder ein. Auf der Basis der tragfähigen therapeutischen Beziehung stabilisierten sich krisenhafte Entwicklungen rasch.

Verlaufskontrolle anhand kriminalprognostischer Instrumente

Der positive Verlauf der ambulanten Behandlung von Herrn R. kann auch in der erneuten Bearbeitung des HCR-20^{V3} nachvollzogen werden. Während sich die historischen Items verfahrensbedingt nicht ändern, zeigen sich deutliche Verbesserungen in den klinischen und den Risiko-Items. Gespiegelt wurde dieser Verlauf darin, dass Herr R. mit keinerlei weiteren Delikten mehr auffiel und sich während der gesamten Behandlung deutlich von entsprechenden Gedanken distanzierte.

So konnte ihm unter Einbezug der lange anhaltenden historischen Risikofaktoren und dem verhältnismäßig kurzen Therapieverlauf von zwei Jahren prognostisch als Rahmen für die Gewährleistung einer kriminoprotektiven Behandlung, für die psychopathologische Stabilisierung und die Aufrechterhaltung einer guten Therapie- und Medikamentenadhärenz die ambulante Maßnahme als weiterhin zielführend empfohlen werden.

2.7 Diskussion

Am Verlauf der Behandlung von Herrn R. kann nachvollzogen werden, wie sinnvoll ambulante therapeutische Interventionen, in der Schweiz in Form der Maßnahme nach Art. 63 CH-StGB sein können, um Personen unter hohen Belastungen eine kontrollierte Unterstützung und einen sozialen Bezug anzubieten, die diesen unter freiheitlicheren Umständen nicht in Anspruch nehmen würden oder könnten. In krisenhaften Zuspitzungen von psychopathologischen Entwicklungen würden Personen wie Herr R. entsprechend denkbar stärker Gefahr laufen, sich immer weiter in ihren destruktiven Gedanken zu winden. Die Stabilisierung und Aufrechterhaltung des psychopathologischen Zustands von Herrn R. werden als Fortschritt in der ambulanten Behandlung bewertet und als Grundlage für die deliktpräventive Therapie verstanden.

2.8 Zusammenfassung

Am Beispiel von Herrn R. wird deutlich, wie eine ambulante Maßnahme nach Art. 63 des Schweizerischen StGB durch die Behörden initiiert, um weitere Straftaten zu verhindern, und durch eine therapeutische Fachstelle durchgeführt wird, um die Psychopathologie der Patientin oder des Patienten zu stabilisieren. Darin zeigt sich die enge Verzahnung von juristischen Grundlagen mit Implikationen im psychiatrischen Feld und der psychotherapeutischen Praxis. Die Therapie im forensischen Kontext zielt entsprechend auf die Bearbeitung von Delikthintergründen und die Entwicklung von prosozialen und funktionalen Bewältigungsstrategien. Trotz anfänglicher Widerstände gelang es Herrn R. so beispielsweise, zunehmend positive Veränderungen zu erleben und neue Strategien im Umgang mit seinen störungsbedingten Herausforderungen entwickeln zu können.

2.9 Literatur

Andrews, D. A., Bonta, J. (2010). Rehabilitating criminal justice policy and practice. *Psychology, Public Policy, and Law*, 16(1), 39–55.

APA. (2015). DSM-5. Diagnostisches und Statistisches Manual Psychischer Störungen. Herausgeber: Döpfner, M., Gaebel, W., Maier, W. et al. Hogrefe.

Brugha, T. S., McManus, S., Bankart, J. et al. (2011). Epidemiology of autism spectrum disorders in adults in the community in England. *Archives of General Psychiatry*, 68(5), 459–465.

De Tribolet-Hardy, F., Krause, C., Habermeyer, E. (2022). Mental disorders and (violent) offending. *Swiss Archives of Neurology, Psychiatry and Psychotherapy*, 173, w03246.

Douglas, K. S., Hart, S. D., Webster, C. D. et al. (2014). Historical-clinical-risk management-20, version 3 (HCR-20[V3]): development and overview. *International Journal of Forensic Mental Health*, 13(2), 93–108.

Elsabbagh, M., Divan, G., Koh, Y. J. et al. (2012). Global prevalence of autism and other pervasive developmental disorders. *Autism Research*, 5(3), 160–179.

Habermeyer, E., Cavelti, L. (2022). Psychische Störungen und Gewalt. In: C. Schwarzenegger, R. Brunner (Hrsg.), *Gefährdung durch psychisch auffällige Personen: Fachtagung Bedrohungsmanagement – Tagungsband 2021* (S. 31–50). EIZ Publishing.

Fazel, S., Wolf, A. (2015). A systematic review of criminal recidivism rates worldwide: Current difficulties and recommendations for best practice. *PloS One*, 10(6), e0130390.

Kirsch, A. C., Huebner, A. R., Mehta, S. Q. et al. (2020). Association of comorbid mood and anxiety disorders with autism spectrum disorder. *JAMA Pediatrics*, 174(1), 63–70.

Kumar, S., Reynolds, K., Ji, Y. et al. (2019). Impaired neurodevelopmental pathways in autism spectrum disorder: a review of signaling mechanisms and crosstalk. *Journal of Neurodevelopmental Disorders*, 11, 1–14.

Lipinski, S., Blanke, E. S., Suenkel, U. et al. (2019). Outpatient psychotherapy for adults with high-functioning autism spectrum condition: Utilization, treatment satisfaction, and preferred modifications. *Journal of Autism and Developmental Disorders, 49*(3), 1154–1168.

Möller-Leimkühler, A. M. (2009). Männer, Depression und »männliche Depression«. *Fortschritte der Neurologie· Psychiatrie, 77*(07), 412–422.

Petzold, H. G. (2003): *Integrative Therapie. 3 Bde* (überarb. und ergänzte Neuauflage von 1991a/1992a/1993a). Junfermann.

Reid Meloy, J., Hoffmann, J., Guldimann, A. et al. (2012). The role of warning behaviors in threat assessment: An exploration and suggested typology. *Behavioral Sciences & the Law, 30*(3), 256–279.

Sauer, A. K., Stanton, J., Hans, S. et al. (2021). Autism spectrum disorders: etiology and pathology. *Exon Publications*, 1–15.

Steinau, S., Brackmann, N., Habermeyer, E. (2020). Depression und Gewalt: Ein Widerspruch? *Praxis, 109*(6).

WHO. (2004). Internationale Klassifikation psychischer Störungen. ICD-10. Diagnostische Kriterien für Forschung und Praxis (3., korrigierte Auflage). Hans Huber.

WHO. (2022). *ICD-11: International classification of diseases* (11th revision). https://icd.who.int/

3 Häusliche Gewalt verhindern

May Beyli und Reinhard Brunner

3.1 Einleitung

Häusliche Gewaltereignisse zählen zu den häufigsten Gewalthandlungen. Sie reichen von Hands-off-Delikten wie Drohungen, bis hin zu schweren Gewaltdelikten wie Körperverletzungen und (versuchten) Tötungen. Häusliche Gewalt spielt sich nicht nur als unmittelbarer Konflikt in Intimpartnerbeziehungen ab, sondern betrifft »alle Handlungen körperlicher, sexueller, psychischer oder wirtschaftlicher Gewalt, die innerhalb der Familie oder des Haushalts oder zwischen früheren oder derzeitigen Eheleuten oder Partnerinnen beziehungsweise Partnern vorkommen, unabhängig davon, ob der Täter beziehungsweise die Täterin denselben Wohnsitz wie das Opfer hat oder hatte« (Art. 3 lit. b der Istanbul-Konvention; Europarat, 2011).

Häusliche Gewalt betrifft nicht nur Intimpartner

Die statistischen Zahlen sind seit Jahren mehr oder weniger auf einem ähnlich hohen Niveau stabil. So zählte die polizeiliche Kriminalstatistik in der Schweiz 19.918 Straftaten im häuslichen Bereich für das Jahr 2023. Tätlichkeiten (32 %), Drohung (21 %), Beschimpfung (19 %) und einfache Körperverletzung (10 %) machen insgesamt 82 % aller polizeilich registrierten Straftaten im häuslichen Bereich aus. Eine traurige Bilanz ist bei den vollendeten Tötungsdelikten zu verzeichnen. 2023 wurden 25 Tötungen registriert (2022: 25) – das entspricht 47,2 % aller 2023 vollendeten Tötungsdelikte in der Schweiz (Total: 53). Von den 25 Opfern wurden 16 innerhalb einer aktuellen oder ehemaligen Partnerschaft getötet (14 Frauen und 2 Männer). Innerhalb einer Familien- oder anderen Verwandtschaftsbeziehung wurden 4 Mädchen sowie 5 erwachsene Personen (2 Frauen, 3 Männer) getötet. Alle Straftaten im häuslichen Bereich verteilten sich auf 11.479 geschädigte Personen, die zu 70,1 % weiblich sind.

Ähnliche Zahlen finden sich in Deutschland. So wurden gemäß Bundeskriminalamt im Jahr 2023 167.639 Fälle von Gewalt in Partnerschaften gezählt. In 59,1 % der Fälle kam es dabei zu einfacher Körperverletzung, in 24,6 % zu Bedrohung, Stalking und Nötigung. Bei 11,4 % kam es zu gefährlicher Körperverletzung, bei 2,6 % zu Vergewaltigung, sex. Nötigung sowie sex. Übergriffe und bei 2,3 % zu Mord und Totschlag. Deutschland unterscheidet dabei zwischen Partnerschaftsgewalt (65,5 %) und innerfamiliärer Gewalt (34,5 %). Insgesamt waren von den 256.276 deutschen Opfern häuslicher Gewalt 70,5 % weiblich (180.715) und 29,5 % männlich (75.561).

Häusliche Gewalt stellt somit ein gesamtgesellschaftliches Problem dar, das es mit allen verfügbaren Mitteln anzugehen und einzudämmen gilt. Hierzu kann das Bedrohungsmanagement einen wichtigen Beitrag leisten.

3.2 Fallbeispiel

Der Dienst Gewaltschutz der Kantonspolizei Zürich ist durch eine Häufung an Missachtung von angeordneten Maßnahmen gestützt auf das Gewaltschutzgesetz (GSG) – kurz GSG-Maßnahmen –, wiederholte Polizeieinsätze sowie Eingriffe der Kindes- und Erwachsenenschutzbehörde (KESB; in Deutschland: Betreuungsbehörden) auf das Verhalten des aktuell 47-jährigen Herrn G. aufmerksam geworden. Herr G. wurde erneut in ein Bedrohungsmanagement aufgenommen, nachdem er drei Jahre zuvor nach Todesdrohungen zum Nachteil seiner aktuell 39-jährigen Ehefrau und Mutter der drei gemeinsamen Kinder (15, 13 und 8 Jahre alt) das erste Mal mit dem Dienst Gewaltschutz zu tun gehabt hatte. Es stellt sich aktuell die Frage nach einer von ihm ausgehenden Fremdgefährdung.

3.2.1 Aufgaben des Bedrohungsmanagements

Gemäß Brunner (2017) besteht eine der Kernaufgaben des Dienstes Gewaltschutz und des Bedrohungsmanagements allgemein darin, im Einklang mit dem Polizeigesetz Maßnahmen zur Verhinderung von Straftaten – insbesondere Gewaltdelikten – zu treffen. Dabei geht es auf der Tatpersonenseite darum, Risikoeinschätzungen vorzunehmen und gezielte Maßnahmen gegen gefährdende Personen einzuleiten. Auf der gefährdeten Personenseite bedarf es einer Schwachstellenanalyse und der Durchführung von Schutzmaßnahmen für potenzielle Opfer. Dabei stellt das Bedrohungsmanagement immer eine Verbundaufgabe dar und gründet auf einem Netzwerk von Fachpersonen und Institutionen. Im Kanton Zürich besteht der Kern des Kantonalen Bedrohungsmanagements aus den drei polizeilichen Bedrohungsmanagementfachstellen bei der Kantonspolizei sowie den Stadtpolizeien Zürich und Winterthur. Sie sind zentrale Ansprechstellen für die Frontpolizei, für die Ansprechpersonen im behörden- und institutionenübergreifenden Netzwerk und für die Bevölkerung (▶ Abb. 3.1). Sie leisten beratend Unterstützung, fördern die Vernetzung mit Partnerorganisationen, koordinieren die Abstimmung von Maßnahmen und übernehmen Fallbearbeitungen bei gefährlichen, komplexen Gefährdungssituationen. Eng damit verbunden ist die bei der Psychiatrischen Universitätsklinik Zürich angesiedelte Fachstelle Forensic Assessment & Risk Management, welche die polizeilichen Bedrohungsmanagementfachstellen, die Staatsanwaltschaften und die allgemeinpsychiatrischen Versorgungskliniken im Kanton Zürich bei der Einschätzung von und im Umgang mit gewaltbereiten Personen unterstützt.

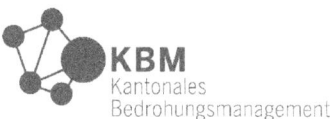
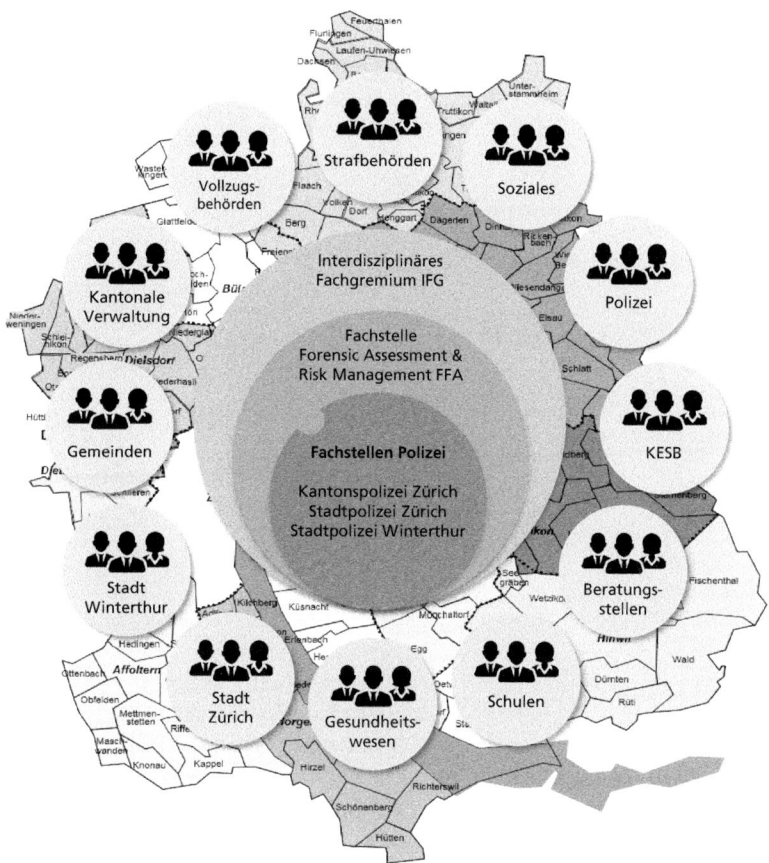

Abb. 3.1: Organisation des Kantonalen Bedrohungsmanagements im Kanton Zürich (Brunner, 2017)

Merke

Bevor es darum geht, sich über etwaige Risikoszenarien und Interventionsempfehlungen Gedanken zu machen, muss zuerst ein gemeinsames Fallverständnis erarbeitet werden. Insbesondere beim Bedrohungsmanagement geht es darum zu überlegen, ob es Arbeitspartner gibt, die zu einer Entschärfung der Situation beitragen können. Bedrohungsmanagement ist nie ein Alleingang.

3.3 Diagnose

Für die Feststellung, ob eine behandlungsbedürftige psychische Störung vorliegt und somit eine Diagnose zu vergeben ist, braucht es zuerst ein (gemeinsames) Fallverständnis (▶ Abb. 3.2).

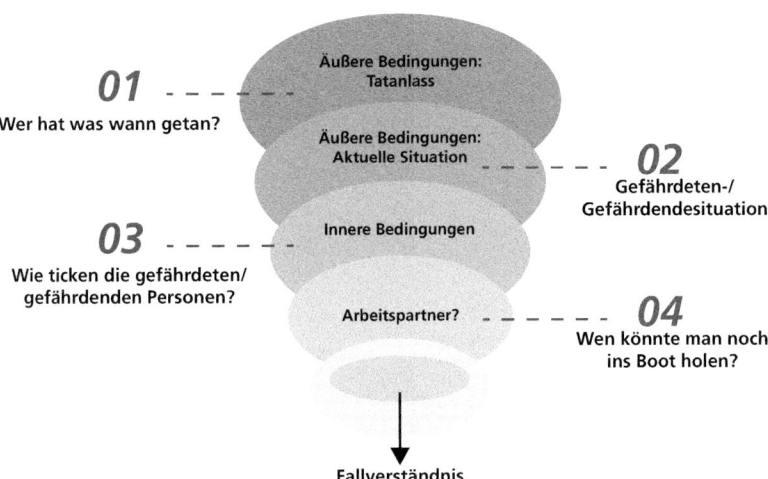

Abb. 3.2: Elemente eines Fallverständnisses

Für das Fallverständnis ist es relevant festzuhalten, was objektiv passiert ist, um daraus erste Hypothesen abzuleiten. Es stellt sich dann die Frage, wer potenziell gefährdet sein könnte, ob sich diese Person gefährdet fühlt und wie sie zur aktuellen Situation steht. Was wünschen sich alle Beteiligten, stehen gewichtige Veränderungen an und wer könnte gegebenenfalls mit einbezogen werden, um eine möglichst gute Klärung der Situation herzustellen und schwere zielgerichtete Gewalt zu verhindern?

Fallbeispiel – Fortführung

Seit der ersten Aufnahme in das Bedrohungsmanagement vor drei Jahren kam es zu acht Polizeieinsätzen, die in Zusammenhang mit dem auffälligen, teilweise bedrohlichen und aggressiven Verhalten von Herrn G. sowie mit seinem Alkoholkonsum standen. Bei jeder polizeilichen Intervention wirkte er alkoholisiert und musste deswegen teilweise ärztlich versorgt werden. Die Promillewerte variierten dabei zwischen

0,64 ‰ (Sturz beim Sozialamt, Äußerung von suizidalen Gedanken) und 3,4 ‰ (gegen GSG verstoßen, sich selbst einnässen). Unter dem Einfluss von Alkohol kam es auch einmalig, vor ca. einem Jahr, zu Gewalthandlungen zum Nachteil seiner Frau und seinem 15-jährigen Sohn. Dabei entbrannte ein Streit u. a. um seinen Alkoholkonsum, in dessen Verlauf er sowohl den Sohn als auch die Frau gegen den Kopf geschlagen und der Geschädigten Haarbüschel ausgerissen hatte.

Im dargestellten Fall geht es somit vorwiegend um Partnerschaftsgewalt, wobei auch der 15-jährige Sohn von Herrn G. betroffen ist. Für die Risikoszenarien gilt es deswegen sowohl die geschädigte Ehefrau als auch den geschädigten Sohn mit zu berücksichtigen. Hinsichtlich Herrn G. gilt es zu fragen, ob bei ihm ein problematischer Alkoholkonsum vorliegt. Sollte dies der Fall sein, ist dies ein maßgeblich relevanter Risikofaktor für häusliche Gewalt.

3.4 Forensische Aspekte

Neben der Erarbeitung eines (gemeinsamen) Fallverständnisses geht es im Bedrohungsmanagement auch darum, forensisches Fachwissen im Sinne eines Verständnisses der Zusammenhänge einzelner potenzieller Risikofaktoren zu kennen und diese auf den Einzelfall anzuwenden. So macht es bspw. im Bereich von Stalking für das Fallverständnis und die Interventionsempfehlungen einen Unterschied, ob es sich bei der stalkenden Person um einen (ehemaligen) Intimpartner bzw. eine (ehemalige) Intimpartnerin oder eine fremde Person handelt. Es braucht somit auch phänomenologisches Wissen über das potenzielle Zieldelikt.

3.4.1 Risikofaktoren häusliche Gewalt

Im Zusammenhang mit häuslicher Gewalt lohnt es sich, die nachfolgenden fünf übergeordneten Themen in die Risikoeinschätzung einzubeziehen (Übersicht z. B. in Beyli et al., 2023):

- Drohungen (z. B. Konkretisierungsgrad, Warnverhalten)
- Psychische Störung (z. B. Depression, Persönlichkeitsstörung)
- Beziehung (zwanghafte Kontrolle, Trennung, Stalking)
- Substanzmittelproblematik
- Situative Faktoren (z. B. Waffenverfügbarkeit, kritische Lebensereignisse)

Dabei kann davon ausgegangen werden, dass, je mehr Risikofaktoren zutreffen, desto eher eine konkrete Gefahr für schwere zielgerichtete Gewalt droht.

> **Fallbeispiel – Fortführung**
>
> Im Falle von Herrn G. lässt sich festhalten, dass er seit 15 Jahren mit der Geschädigten verheiratet ist und sie drei gemeinsame Kinder im Alter von 8 bis 15 Jahren haben. Er ist aktuell arbeitslos und befindet sich gegen seinen Willen in einer psychiatrischen Klinik (Fürsorgerische Unterbringung). Ein Zusammenleben der Familie mit Herrn G. ist von Seiten der Kindes- und Erwachsenenschutzbehörde in Anbetracht des Kindeswohls nicht mehr tragbar, weswegen die Geschädigte aufgefordert wurde, sich zumindest räumlich von ihm zu trennen. Herr G. macht die Geschädigte für seine aktuelle Situation verantwortlich, möchte aber dennoch wieder mit ihr zusammenleben, da er sie liebe. Beide gaben übereinstimmend an, dass es bis vor ca. vier Jahren kaum Probleme in der Beziehung gegeben habe, bis es zu den ersten, wenig konkretisierten Drohungen und der ersten Tätlichkeit gekommen sei. Für die Geschädigte ist Herr G. lediglich aggressiv, wenn er Alkohol getrunken habe, was er seit ca. vier Jahren vermehrt mache.

Herr G. muss persönlich angesprochen werden, um etwaige Unsicherheiten aus dem Weg zu räumen und das Fallverständnis zu komplementieren.

3.5 Therapie

Im Bedrohungsmanagement wird nicht klassisch therapeutisch gearbeitet, sondern versucht, über das (gemeinsame) Fallverständnis zu einer Risikoeinschätzung und damit zu Interventionsempfehlungen zu kommen. Dazu ist es nötig, sich sowohl von den gefährdenden als auch von den gefährdeten Personen ein Bild zu verschaffen und idealerweise im Tandem zwischen polizeilicher und psychologischer Fachperson ein Gespräch zu suchen.

In 80–90 % der Fälle stimmen gefährdende Personen dem Gespräch zu

Gefährderansprachen stützen sich im Kanton Zürich auf das Polizeigesetz. Die Polizei darf Betroffene formlos zu Sachverhalten befragen. Für sie besteht jedoch keine Mitwirkungspflicht. Es bedarf außerdem derer Zustimmung und Aufklärung über die Rechtslage und Dokumentationspflicht.

Gefährderansprachen dienen drei übergeordneten Zielen (Beyli et al., 2020):

1. Informationsgewinnung: Stellt die gefährdende Person ein Risiko für jemanden dar?
2. Anbieten von Unterstützung: Wie kann das Risiko gesenkt bzw. eine Eskalation verhindert werden?
3. Verdeutlichung der Normverletzung und etwaiger Konsequenzen bei Fortführung des Verhaltens

> **Good to know**
>
> Prinzipiell finden Gefährderansprachen bei der gefährdenden Person zu Hause, an einem öffentlichen Ort oder in den Räumlichkeiten von Kooperationspartnern (z. B. Regionalpolizei, Klinik) statt.

Fallbeispiel – Fortführung

Herr G. gab in der mit ihm durchgeführten Gefährderansprache in der Klinik an, dass er heute entlassen werde und zu seiner Familie nach Hause gehe. Wenn er eine andere Unterkunft hätte, würde er nicht nach Hause gehen, aber so bleibe ihm nichts anderes übrig. Die Empfehlung der Klinik, sich weiter stationär therapeutisch behandeln zu lassen, lehne er ab, weil er sich nichts dadurch erhoffe. Er selbst relativierte einen problematischen Alkoholkonsum und gab an, dass er im letzten halben Jahr sechs bis sieben Mal »extrem viel« getrunken habe. Er sei jedoch kein Alkoholiker, da diese nach seiner Aussage 24 Stunden trinken müssen. Er sei in letzter Zeit »nicht so belastbar und nehme alles persönlich«. Seit ca. drei Jahren trinke er vermehrt und denke, dass Alkohol helfe, aber schon im nächsten Moment gehe es ihm schlechter. Er könne den Stress schlecht in sich »hineinfressen« und trinke, um seine Probleme zu vergessen. Alles habe vor ca. drei Jahren angefangen, als seine Frau zusehends unzuverlässig geworden sei. Die einzige Person auf der Welt, mit der er streite, sei seine Frau. Wenn er sie brauche, lasse sie ihn im Stich. Solange er für sie, ihre Familie und seine Familie zahle, sei alles gut. Nun, da er Hilfe benötige, rufe sie einfach die Polizei. Zudem mache seine Frau nun mit seinen Geschwistern gemeinsame Sache. Sie haben sich gegen ihn verschworen und reden schlecht über ihn. Dabei gehe es allen nur ums Geld.

Aufklärung über Rechte und Dokumentationspflicht

Merke

Um mit den behandelnden Fachpersonen Informationen auszutauschen, muss die Rechtsgrundlage vorhanden sein. Es braucht entweder die Einwilligung der gefährdenden Person, eine (amtliche) Entbindung von der Verschwiegenheitspflicht oder ein Melderecht/eine Meldepflicht. Dabei gilt es u. a., eine Güterabwägung zwischen den Persön-

> lichkeitsrechten der betroffenen Person und der Notwendigkeit des Informationsaustausches vorzunehmen.

Herr G. wollte keine Entbindung von der Schweigepflicht für die ihn stationär behandelnden Fachpersonen unterschreiben, weswegen mit ihnen kein Gespräch stattfinden konnte. Die Sachlage begründete (noch) kein Melderecht bzw. eine Meldepflicht.

Die Erkenntnisse aus der Gefährderansprache führten zur Annahme, dass sich die Konflikte aus einem dynamischen Geschehen heraus entwickeln, bei welchem der Alkoholkonsum von Herrn G. in zweierlei Hinsicht einen zentralen Stellenwert einnimmt. Einerseits führt er, aufgrund der von der gefährdeten Ehefrau beschriebenen Wesensveränderung, zu vermehrten Streitigkeiten. Andererseits scheint der Alkoholkonsum bei Herrn G. zu einer vermehrten Reizbarkeit und verminderten Handlungskontrolle zu führen, sodass es in diesem Zusammenhang auch zu körperlichen Angriffen gegenüber der Ehefrau (und dem Sohn) kommen kann. Sein Verhalten führt ferner dazu, dass die gesamte Familie Angst vor ihm hat und sich der 15-jährige Sohn Sorgen um seine Mutter macht.

Der problematische Alkoholkonsum von Herrn G. ist somit aus risikoorientierter Sicht der zentrale negative Faktor. Dabei wird von einer Alkoholabhängigkeit (ICD-10: F10.2) gemäß ICD-10 (WHO, 2004) ausgegangen, weil Herr G. u.a. Mühe damit hat, seinen Alkoholkonsum zu kontrollieren, sodass die Fähigkeit sowohl den Beginn des Konsums als auch dessen Beendigung sowie die Einhaltung einer Abstinenz (z.B. nach trinkfreien Tagen mehr trinken bzw. kompensieren) zu steuern, eingeschränkt scheint. Des Weiteren soll er sich teilweise in seinem Wesen verändert (von freundlich zu verbal ausfällig und aggressiv, Selbstgefährdung wie Unterkühlung, Einschlafen auf öffentlichen Plätzen, Stürze) und sozial negative Folgen durch den Alkoholkonsum erlebt haben (z.B. GSG-Maßnahmen, Einschreiten der KESB, Auseinandersetzungen mit der Ehefrau, Rückzug der Verwandten).

Eng damit vergesellschaftet ist der ungeordnete soziale Empfangsraum von Herrn G. Derzeit ist er arbeitslos und hat, bis auf die eheliche Wohnung, keinen festen Wohnsitz. Erschwerend kommt hinzu, dass er sich auch nicht um Alternativen zu bemühen scheint und sozial zunehmend isolierter wirkt. So äußerte er bspw. im Gespräch, dass seine Familie gemeinsame Sache mit seiner Ehefrau mache und er sich rechtliche Schritte überlege (z.B. wegen Rufschädigung sowie Geldproblemen/Schulden, die sie bei ihm hätten).

Fallbeispiel – Fortführung

Aufgrund der mangelnden Problemeinsicht, des bestehenden Kontakt- und Rayonverbots[2] (GSG-Maßnahme) und der vermuteten Überforde-

---

2 Fernhaltemaßnahmen dienen dazu, das Zusammentreffen mit der gefährdeten

rung von Herrn G. wurde mit dem Sozialdienst der zuständigen Gemeinde Kontakt aufgenommen, um für ihn einen Termin unmittelbar nach der Klinikentlassung zu vereinbaren. Dies stellte neben der Gefährderansprache eine der weiteren Interventionen in diesem Fall dar.

Neben der Sichtweise von Herrn G. muss im Bedrohungsmanagement unbedingt auch die Sicht der gefährdeten Person beachtet werden.

3.5.1 Gefährdetenansprachen

Ziele einer Gefährdetansprache sind u.a. weitere Informationen über Risiko- und Schutzfaktoren zu erhalten, Meldehürden niedriger zu machen und das Vertrauen in Behörden zu stärken, Betroffene über rechtliche Möglichkeiten zu informieren, Sicherheitsmaßnahmen zu besprechen, Verhaltensempfehlungen zu geben und nicht zuletzt die Situation zu objektivieren und normalisieren.

Fallbeispiel – Fortführung

Die Geschädigte schilderte, dass Herr G. nur aggressiv und gewalttätig werde, wenn er zu viel Alkohol getrunken habe. Seit ca. drei Jahren trinkt Herr G. übermäßig Alkohol. Seit dieser Zeit hat er auch keine Vollzeitstelle mehr, was ihn belastet. Sie selbst ist in der Gemeinde gut integriert, auch wenn sie wenig Deutsch spricht. Sie wird nun einen Deutschkurs besuchen, damit sie sich besser verständigen kann. Als Familie haben sie keine finanziellen Probleme. Sie sieht die Not von Herrn G. und will ihn nicht im Stich lassen, wurde aber von der KESB dazu aufgefordert, einen Schlussstrich zu ziehen. Da ihr ihre Kinder wichtig sind, wird sie das umsetzen. Sie hat Herrn G. immer wieder aufgenommen, weil er ihr leidgetan und Besserung versprochen hat.

Beachte

Gefährdetenansprachen sind freiwillig und bedürfen der Zustimmung der Betroffenen. Auch sie müssen über ihre Rechte und die Dokumentationspflicht aufgeklärt werden.

Im Gespräch mit der gefährdeten Ehefrau stellte sich heraus, dass sie einer Trennung nach wie vor ambivalent gegenübersteht. Diese Ambivalenz ist nicht unüblich und den gefährdeten Personen keineswegs vorzuwerfen. Gründe, die eine Trennung erschweren, sind oft vielfältig (z.B. Jocher, 2020). So können soziale Isolation, Misstrauen in die eigene Wahrneh-

---

Person zu verhindern (z.B. das Verbot sich in einem bestimmten Umkreis der Wohnung der gefährdeten Person aufzuhalten oder bestimmte andere Orte aufzusuchen, an denen sich die gefährdete Person regelmäßig aufhält).

mung, massive Selbstwertverletzungen durch die andauernde Gewalt, Erschöpfung, Verzweiflung, Angst vor Einsamkeit, Angst vor neuer Gewalt bzw. Versuche, diese zu verhindern, Existenzängste und finanzielle Motive, Reaktionen des Umfelds, Schuld- und Schamgefühle (z. B. die Familie zu zerstören; an der Gewalt selbst schuld zu sein) und Sprachbarrieren eine Rolle spielen.

> **Merke**
>
> Im Zusammenhang mit dem Bedrohungsmanagement geht es nicht nur primär darum, was idealtypisch die richtige Lösung darstellt, sondern, was real auch erreichbar ist.

Betroffene von häuslicher Gewalt wollen oft, dass die Gewalt aufhört. In einer Studie von Ott und Schwarzenegger (2017) gaben 69 % der Betroffenen an, dass sie sich wünschen, dass die Gewalt sofort aufhört. 65 % wollten, dass sie und ihre Kinder oder andere Personen geschützt werden; 41 % wünschten eine nachhaltige Lösung des Problems, wobei sich nur 18 % der Geschädigten für eine Bestrafung aussprachen. Dies spiegelt sich auch darin wider, dass fast die Hälfte der Strafverfahren (48,8 %) eingestellt werden, weil die Betroffenen ihr Desinteresse an der Strafverfolgung äußern, sie den Strafantrag zurückziehen oder von ihrem Zeugnisverweigerungsrecht Gebrauch machen. Dabei sind wiederum mannigfaltige Faktoren ursächlich, wie die ▶ Tab. 3.1 zeigt.

Tab. 3.1: Gründe für Desinteresse-Erklärung, gemäß Ott und Schwarzenegger (2020). Mehrfachantworten möglich.

Gründe	%
Gemeinsamer Weg/Versöhnung	24,7
Lösung auf anderem Weg (z. B. zivilrechtliches Verfahren, Vergleich, Therapie/Mediation, Trennung)	22,6
Weitere negative Konsequenzen für beschuldigte Person vermeiden wollen	12,3
Erlebte Verhaltensbesserung der beschuldigten Person	8,5
Belastung durch Strafverfahren zu groß	8,1
Ziel nicht Bestrafung, sondern Verhaltensänderung der beschuldigten Person (z. B. Wachrütteln, Grenzen aufzeigen, Therapie/Lernprogramm).	8,1
Vorfall sei nicht so schlimm gewesen	4,7
Angst/Wunsch, weitere Probleme mit der beschuldigten Person/deren Familie zu vermeiden	1,7
Strafe hätte finanzielle Konsequenzen für geschädigte Person	0,9
Fehlende Begründung	36,6

> **Good to know**
>
> Die Erkenntnisse aus diesen Studien führten u. a. dazu, die Relevanz präventiver und therapeutischer resp. beraterischer Ansätze (z. B. Lernprogramme) zu erkennen, da bereits bei der Alarmierung der Polizei der Wunsch nach Schutz und nachhaltiger Problemlösung im Vordergrund steht, wobei das Strafverfahren auf Seiten der Betroffenen häufig nicht als geeignetes Mittel zur Problemlösung bewertet wird. Auf juristischer Ebene führten die Erkenntnisse u. a. dazu, dass das am 1. Juli 2020 in Kraft getretene Bundesgesetz über die Verbesserung des Schutzes gewaltbetroffener Personen die Möglichkeit vorhält, an der Strafuntersuchung trotz Desinteresseerklärung des Opfers festzuhalten.

Sistierung muss begründet werden, im Wiederholungsfall nicht anwendbar

Fallbeispiel – Fortführung

> Frau G. wurde motiviert, erneut mit der Opferberatungsstelle Kontakt aufzunehmen, um für sich eine Klärung der Situation vornehmen und Entlastung erfahren zu können. Außerdem wurden mit ihr die Konsequenzen ihres Verhaltens thematisiert und sie über die negativen Auswirkungen von häuslicher Gewalt auf die Kinder aufgeklärt.

Im Zusammenhang mit partnerschaftlicher Gewalt werden Kinder oft übersehen, wobei mittlerweile als belegt gilt, dass das Miterleben elterlicher Paargewalt zumindest eine psychische Form von Gewalt an den Kindern darstellt. Daneben haben Kinder, die in gewalttätigen Partnerschaften aufwachsen ein erhöhtes Risiko, selbst Opfer körperlicher Gewalt zu werden, wobei zu konstatieren bleibt, dass ca. 40–60 % der Kinder, die häusliche Gewalt miterleben, selbst nicht körperlich misshandelt werden. Psychische Misshandlung und Vernachlässigung spielen aber für fast alle dieser Kinder eine Rolle (z. B. Kindler, 2023). Neben der eigenen Viktimisierung tragen sie auch ein erhöhtes Risiko, selbst zu Tatpersonen zu werden (z. B. Stiller & Neubert, 2021).

Im Fall der Familie G. äußerte sich die Mitbetroffenheit am deutlichsten beim ältesten 15-jährigen Sohn, weil er mehrmals in den elterlichen Konflikt eingreifen musste, seinen Vater/Herrn G. in betrunkenem und desolatem Zustand erlebt hatte (z. B. nicht ansprechbar im Keller liegend aufgefunden) und sich große Sorgen um seine Mutter machte. Um seine weitere Entwicklung nicht zu gefährden, wurde ihm psychotherapeutische Unterstützung vermittelt.

> **Good to know**
>
> Die Relevanz der Beachtung der Anliegen und Bedürfnisse von Gewalt mitbetroffenen Kindern und Jugendlichen führte am 1. Juli 2024 im

> Kanton Zürich zu einer Anpassung des Gewaltschutzgesetzes. Dabei geht es darum, dass Kinder/Jugendliche, die von häuslicher Gewalt mitbetroffen sind, von spezialisierten Opferberatungsstellen angesprochen und unterstützt werden.

3.6 Prognose

Häusliche Gewaltereignisse bergen auf einen 5-Jahreszeitraum gesehen eine hohe Rückfallgefahr. So liegen die Zahlen international gesehen zwischen 17,7 % in einer deutschen Stichprobe (Sentürk et al., 2016) und 30–32 % in einer kanadischen (Hilton et al., 2004) und schweizerischen (Gerth et al., 2017) Stichprobe.

Fallbeispiel – Fortführung

Herr G. nahm zwar den für ihn vereinbarten Termin beim Sozialdienst wahr, zeigte sich dort jedoch enttäuscht darüber, dass man ihm nicht unmittelbar eine Wohnung besorgen konnte. Er gab an, weder mit der KESB noch mit dem Sozialdienst zusammenzuarbeiten. Zwei Tage danach wurde er betrunken in der Garage der Familie aufgefunden und musste ins Spital gebracht werden. Einen Tag darauf wurde durch Passantinnen und Passanten gemeldet, dass er betrunken (2,6 Promille) auf Zuggleisen gefunden wurde. Danach wurde er erneut per fürsorgerischer Unterbringung in eine psychiatrische Klinik gebracht.

Interventionsempfehlungen orientieren sich an den Risikofaktoren

Die aktuelle Entwicklung spricht dafür, dass Herr G. (noch) nicht in der Lage ist, freiwillig etwas an seiner Situation zu verändern. Die Unveränderbarkeit seiner Situation wird zu weiteren Kontaktaufnahmen mit der Familie führen, wobei auch leichte bis mittlere Gewaltdelikte zu erwarten sind. Dabei werden insbesondere dann Vorfälle zu erwarten sein, wenn Herrn G. in alkoholisiertem Zustand konsequent Grenzen gesetzt werden und er sich dadurch ungerecht behandelt oder im Stich gelassen fühlt. Diesen Teufelskreis gilt es zu durchbrechen, weswegen gemeinsam mit der KESB ein runder Tisch anberaumt wurde, bei dem beschlossen wurde, an den Maßnahmen hinsichtlich des Kindeswohls festzuhalten (u. a. Aufforderung an die Ehefrau, Herrn G. nicht mehr aufzunehmen, Flucht ins Frauenhaus, drohende Fremdplatzierung der Kinder). Herr G. ist ferner auf sozialarbeiterische Hilfe angewiesen (u. a. finanzielle Unterstützung, Wohnort finden, Besuchsrecht regeln, Aufnahme Psychotherapie), weswegen eine Beistandschaft (Deutschland: Betreuung) zu prüfen ist. Je nach Therapieverlauf und sozialer Situation von Herrn G. müsste auch eine Verlängerung des Klinikaufenthalts gegen seinen Willen geprüft werden.

3.7 Diskussion

Fallbeispiel – Fortführung

Mit Herrn G. wurde erneut in der Klinik gesprochen, wobei er angab, sich auf eine weitere stationäre Behandlung einzulassen und sein Leben ordnen zu wollen. Die Unterstützung durch die Beistandsperson erlebt er als hilfreich. Mittlerweile sind auch begleitete Besuche mit den Kindern möglich, wobei sich vor allem der älteste Sohn zurückgezogen hat. Herr G. hofft immer noch auf eine Versöhnung mit der gefährdeten Ehefrau, wobei er verstanden hat, dass sie erst darüber reden werden, wenn er längere Zeit abstinent ist und selbstständig für sich sorgen kann.

Dieser Fall führt eindrücklich vor Augen, wie viel Leid häusliche Gewalt ausmachen kann und wie viele Personen schlussendlich davon betroffen und auf etwaige Unterstützung angewiesen sind. Das Bedrohungsmanagement gewinnt hier insofern an Bedeutung, als es darum geht, risikohafte Entwicklungen möglichst frühzeitig zu erkennen und Chronifizierungen der Probleme gar nicht erst entstehen zu lassen. Zudem gilt es, schwere Gewalt zu verhindern und möglichst allen Beteiligten gerecht zu werden. Das gemeinsame Fallverständnis und die Abstimmung von Maßnahmen im Rahmen der interdisziplinären Zusammenarbeit sind von zentraler Bedeutung. Es gilt dabei, sogenannte positive und negative Kompetenzkonflikte zu vermeiden, um Wirkung zu erzielen.

3.8 Zusammenfassung

Häusliche Gewalt ist und bleibt ein gesellschaftlich relevantes Problem, weil nicht nur die Direktbetroffenen darunter leiden, sondern sie auch dazu führt, dass potenziell weitere Opfer und Täterinnen bzw. Täter geschaffen werden (z. B. Stiller & Neubert, 2021; Spencer et al., 2022). Die dadurch entstandenen Schäden wiedergutzumachen, braucht eine interdisziplinäre Kraftanstrengung, wobei dem Bedrohungsmanagement eine wichtige Aufgabe zuteilwird. Wenn Fälle möglichst frühzeitig erkannt werden, kann rechtzeitig interveniert und so schwere zielgerichtete Gewalt mit all ihren Folgen verhindert oder zumindest minimiert werden. Das Bedrohungsmanagement trägt dazu seinen Teil bei, indem es risikohafte Entwicklungen früh erkennt und im Auge behält, sich mit den beteiligten Parteien auseinandersetzt, Fachpersonen miteinander vernetzt und für ein einheitliches Fallverständnis sorgt, sodass gemeinsam an einem Strang gezogen werden kann.

Gewalt kann Gegengewalt erzeugen

3.9 Literatur

Beyli M., Habermeyer, E. & Schmidt C. (2023). Prävention häuslicher Gewaltdelikte Risikoeinschätzungen und Interventionsempfehlungen aus psychiatrisch-psychologischer Sicht. *R & P, 41(4)*, 198–205. DOI: 10.1486/rp-04-2023_01

Beyli-Helmy, M., Habermeyer, E. & Guldimann, A. (2020). Was kann die Forensische Psychologie und Psychiatrie im Bedrohungsmanagement beitragen? Erkenntnisse aus der interdisziplinären Zusammenarbeit im Kanton Zürich. *RPsych, 6(3)*, 357–370. DOI:10.5771/2365–1083–2020–3–357.

Brunner, R. (2017). Bedrohungsmanagement im Kanton Zürich – Praxisbericht zum Stand der Projekte und Entwicklungen. In: C. Schwarzenegger, R. Brunner (Hrsg.), *Bedrohungsmanagement – Gewaltprävention* (1. Aufl., S. 15–50). Schulthess.

Bundesamt für Statistik. (2024). *Polizeiliche Kriminalstatistik 2023.* https://www.bfs.admin.ch/bfs/de/home/statistiken/kriminalitaet-strafrecht.assetdetail.30887700.html (Zugriff am 28.06.2024).

Bundeskriminalamt. (2024). Häusliche Gewalt. Bundeslagebild 2023. https://www.bka.de/DE/Presse/Listenseite_Pressemitteilungen/2024/Presse2024/240607_PM_BLB_Haeusliche_Gewalt.html (Zugriff am 28.06.2024).

Europarat. (2011). Übereinkommen des Europarats zur Verhütung und Bekämpfung von Gewalt gegen Frauen und häuslicher Gewalt und erläuternder Bericht. https://rm.coe.int/1680462535 (Zugriff am 01.07.2024).

Gerth, J., Rossegger, A. Bauch, E. et al. (2017). Assessing the discrimination and calibration of the Ontario Domestic Assault Risk Assessment in Switzerland. *Partn Abus, 8(2)*, 168–189. https://doi.org/10.1891/1946-6560.8.2.168

Hilton, N. Z., Harris, G. T., Rice, M. E. et al. (2004). A brief actuarial assessment for the prediction of wife assault recidivism: the Ontario domestic assault risk assessment. *Psychol Assess, 16(3)*, 267–275. https://doi.org/10.1037/1040-3590.16.3.267

Jocher, B. (2020). Arbeit im Frauenhaus – Herausforderungen und Möglichkeiten. In M. Büttner (Hrgs.), *Handbuch Häusliche Gewalt* (S. 147–155). Schattauer.

Kindler, H. (2023). Kinder und Jugendliche im Kontext häuslicher Gewalt – Risiken und Folgen. In J. M. Fegert, T. Meysen, H. Kindler et al. (Hrgs.), *Gute Kinderschutzverfahren: Tatsachenwissenschaftliche Grundlagen, rechtlicher Rahmen und Kooperation im familiengerichtlichen Verfahren* (S. 321–335). Springer.

Ott, R. & Schwarzenegger, Chr. (2017). Erste Ergebnisse der Studie »polizeirechtliche und strafrechtliche Maßnahmen gegen häusliche Gewalt- Praxis und Wirkungsevaluation«. In *Bedrohungsmanagement – Gewaltprävention* (S. 87–114). Schulthess.

Ott, R. & Schwarzenegger, Chr. (2020). Praxis- und Wirkungsevaluation polizeilicher und strafrechtlicher Maßnahmen gegen häusliche Gewalt – Ergebnisse der Strafaktenanalyse. In: *Gewalt gegen Frauen: Fachtagung Bedrohungsmanagement. Tagungsband 2019* (S. 89–132.). EIZ Publishing.

Sentürk, A. B., Wesemüller, M. & Rettenberger, M. (2016). Kriminalprognose bei häuslicher Gewalt – Validierung der deutschsprachigen Version des Ontario Domestic Assault Risk Assessment (ODARA) an weiblichen und männlichen häuslichen Gewalttätern. *Rechtspsychologie, 2(3)*, 330–344. https://doi.org/10.5771/2365-1083-2016-3-330

Spencer, C. M., Stith, S. M., & Cafferky, B. (2022). What puts individuals at risk for physical intimate partner violence perpetration? A meta-analysis examining risk markers for men and women. *Trauma, Violence, & Abuse, 23(1)*, 36–51. doi.org/10.1177/1524838020925776

Stiller, A. & Neubert, C. (2021). Handlungsempfehlungen für das Jugendamt zum Umgang mit Fällen partnerschaftlicher Gewalt in Familien mit Kindern 2021. https://kfn.de/wp-content/uploads/2021/12/HandlungsempfehlungenV7.pdf (Zugriff am 30.06.2024).

WHO. (2004). *Internationale Klassifikation psychischer Störungen. ICD-10. Diagnostische Kriterien für Forschung und Praxis* (3., korrigierte Auflage). Hans Huber.

4 Eine Intimpartnertötung und die Behandlung des Täters

Michael Katzfuß

4.1 Einleitung

Die Ermordung eines Menschen stellt die extremste Form von Gewalt dar. Wenn Frauen Opfer von Tötungsdelikten werden, ist der Täter in den meisten Fällen der (aktuelle oder frühere) Intimpartner oder ein anderes Familienmitglied. Dieser Befund zeigt sich weltweit in unterschiedlich wohlhabenden Ländern (UNODC, 2018). Für Tötungsdelikte in Paarbeziehungen wurde der Begriff Intimizid geprägt (Marneros, 2008).

> Intimizid: Tötung des aktuellen oder früheren Intimpartners

4.2 Fallbeispiel

> In einer Nacht von Samstag auf Sonntag taucht ein 28-jähriger Mann in einer Luzerner Polizeistation auf. Zitternd und tränenüberströmt teilt er mit, dass etwas Schlimmes passiert sei; draußen stehe sein Auto, seiner Freundin gehe es nicht gut. In dem Auto des Mannes findet die Polizei seine getötete 21-jährige Partnerin vor, zudem befindet sich die unverletzte Tochter, vor Kurzem ein Jahr alt geworden, schlafend in einem Kindersitz auf der Rückbank.
> Bereits in der ersten Befragung gesteht Herr F., die Tat begangen zu haben. Seine Freundin Isabella sei für ihn die Liebe auf den ersten Blick gewesen. Für sie habe er seine Ehefrau mit zwei Kindern sitzengelassen. Er habe sich mit Isabella ein neues Leben aufbauen wollen und zwei Jobs gleichzeitig angenommen. Isabella sei sofort schwanger geworden, aber spätestens nach der Geburt der Tochter sei ihnen alles über den Kopf gewachsen. Auch die Familie von Isabella habe ihn eigentlich von Anfang an abgelehnt.
> Herr F. spricht von heftigen Streitereien, Schlafmangel und Alkoholkonsum, der ihm außer Kontrolle geraten sei. Im Beruf sei er unkonzentriert, dünnhäutig und unzuverlässig geworden, weshalb ihm der Haupterwerb gekündigt worden sei. Er habe sich als Versager gefühlt, der nicht einmal seine Familie ernähren könne – zumal er auch die Unterhaltszahlungen für seine beiden älteren Kinder nicht mehr geleistet habe.

Als er erfahren habe, dass Isabella Kontakt mit einem anderen Mann gehabt habe, habe er eine massive Eifersucht entwickelt. Am Abend vor der Tat seien sie auf einer Familienfeier gewesen, wo er zu viel getrunken habe. Auf der Rückfahrt habe er Isabella zur Rede gestellt und sich »aussprechen« wollen. Nach ihrer Ankündigung, ihn zu verlassen und die Tochter mitzunehmen, sei es zu dem Delikt gekommen.

Da Herr F. immer wieder in heftiges Weinen ausbricht und einen Sterbewunsch äußert, wird ein Notarzt auf die Polizeistation gerufen. Dieser veranlasst gleichentags die Einweisung in eine forensisch-psychiatrische Klinik. Kurz darauf wird vom Gericht Untersuchungshaft angeordnet.

4.3 Diagnose

Fallbeispiel – Fortführung

Herr F. bleibt vier Wochen lang in der forensischen Klinik, ehe er in ein Untersuchungsgefängnis verlegt wird. In der Klinik werden eine mittelgradige depressive Episode und ein schädlicher Alkoholgebrauch diagnostiziert.

Da in anderen Kapiteln dieses Buches ausführlich auf Substanzkonsumstörungen eingegangen wird, legen wir hier das Augenmerk auf Depressionen und deren forensische Bedeutung.

4.3.1 Anpassungsstörungen und Depressionen

Fallbeispiel – Fortführung

Herr F. hatte in den Monaten vor der Tat an depressiven Symptomen gelitten: Er war in einem Stimmungstief, verlor das Interesse an Aktivitäten, die ihm bisher Freude bereitet hatten, hatte Mühe, sich zu konzentrieren, und fühlte sich wertlos. Es kam bei ihm jedoch zu keiner Antriebsminderung, sondern er wurde zunehmend hektisch, unruhig und gereizt. Da er auch Schlafstörungen und Suizidgedanken entwickelte, erfüllte er gemäß ICD-10 die Kriterien einer mittelgradigen depressiven Episode (▶ Tab. 4.1).

Wenn depressive Symptome im Rahmen einer psychosozialen Belastungssituation auftreten – beispielsweise nach einer Trennung, dem Verlust einer nahestehenden Person oder dem Verlust des Arbeitsplatzes –, aber unter der

Diagnoseschwelle einer depressiven Episode bleiben, liegt unter Umständen gemäß ICD-10 eine Anpassungsstörung vor.

Tab. 4.1: Depressive Episode in den verschiedenen Diagnosemanualen (WHO 2004, APA 2015, WHO 2024) Ähnliche Definition der depressiven Episode in ICD und DSM

ICD-10: Depressive Episode	DSM-5: Major Depression	ICD-11: Depressive Episode
Mindestens zwei Hauptsymptome und mindestens ein Nebensymptom über einen Zeitraum von mindestens zwei Wochen	Mindestens fünf Symptome, davon mindestens ein Hauptsymptom, über einen Zeitraum von mindestens zwei Wochen	Mindestens fünf Symptome, davon mindestens ein Symptom aus dem affektiven Cluster, über einen Zeitraum von mindestens zwei Wochen
Hauptsymptome: A) Gedrückte Stimmung B) Interessen- oder Freudeverlust C) Verminderter Antrieb oder gesteigerte Ermüdbarkeit Nebensymptome: D) Konzentrationsschwierigkeiten oder Unentschlossenheit E) Verlust des Selbstwertgefühls F) Selbstvorwürfe oder Schuldgefühle G) Suizidgedanken H) Schlafstörungen I) Verminderter oder erhöhter Appetit J) Psychomotorische Agitiertheit oder Hemmung	Hauptsymptome: A) Gedrückte Stimmung B) Interessen- oder Freudeverlust Nebensymptome: C) Konzentrationsschwierigkeiten oder Unentschlossenheit D) Vermindertes Selbstwertgefühl, Schuldgefühle E) Suizidgedanken F) Schlafstörungen G) Appetitverlust oder -steigerung H) Psychomotorische Agitiertheit oder Hemmung I) Erschöpfung oder Energielosigkeit	Affektives Cluster: A) Gedrückte Stimmung B) Interessen- oder Freudeverlust Kognitives Cluster: C) Konzentrationsschwierigkeiten oder Unentschlossenheit D) Vermindertes Selbstwertgefühl, Schuldgefühle E) Hoffnungslosigkeit F) Suizidgedanken Neurovegetatives Cluster: G) Schlafstörungen H) Verminderter oder erhöhter Appetit I) Psychomotorische Unruhe oder Verlangsamung J) Energielosigkeit, Erschöpfung oder Müdigkeit

Merke

- Bei der Diagnostik einer depressiven Störung sollten organische Ursachen ausgeschlossen werden. Dazu gehören eine körperliche Untersuchung, eine Laboruntersuchung des Blutes und (zumindest einmalig) eine Bildgebung des Kopfes.
- Bei der Exploration und Anamneseerhebung muss auch auf das Vorliegen psychotischer und (früherer) manischer Symptome geachtet werden.

Organische Ursachen ausschließen, Differenzialdiagnosen mitdenken

> **Beachte**
>
> Eine Schlafstörung ist häufig das erste Symptom einer Depression, das auftritt, und das letzte, das wieder weggeht. Sie ist für die Betroffenen in der Regel mit erheblichem Leidensdruck verbunden. Eine Mitbehandlung der Schlafstörung im Rahmen der Depressionstherapie ist daher geboten.

Depressionen gehören zu den häufigsten Krankheiten und sind unter den psychischen Störungen weltweit für den höchsten Verlust an gesunden Lebensjahren verantwortlich. Sie verursachen – insbesondere bei ausbleibender Behandlung – große persönliche Probleme und hohe volkswirtschaftliche Kosten (Ferrari et al., 2024).

4.3.2 Das Konzept der »männlichen Depression«

Fallbeispiel – Fortführung

In den Wochen und Monaten vor der Tat war es Herrn F. sehr schlecht gegangen. Verschiedene Kolleginnen und Kollegen und Bekannte hatten ihm geraten, professionelle Unterstützung in Anspruch zu nehmen. Er wollte davon jedoch nichts wissen und erklärte verärgert, er habe einfach eine stressige Zeit. Überzeugt, seine Probleme allein lösen zu müssen, grübelte er nächtelang, wie er sich selbstständig machen, genug Geld verdienen und seine Beziehung retten könnte. Seiner inneren Unruhe begegnete er mit einem immer stärkeren Alkoholkonsum.

»Male Depression«: spezifische Depressionsverläufe bei Männern

In der Medizin werden zunehmend genderspezifische Faktoren berücksichtigt. In der Depressionsforschung zeigt sich, dass sich Depressionen bei Frauen und Männern oft unterschiedlich darstellen. Auf psychologischer Ebene neigen Männer dazu, Unzulänglichkeiten nach außen nicht zu zeigen. Stattdessen werden die unterdrückten Gefühle auf andere Art ausagiert: Traurigkeit oder Verletzlichkeit wird verleugnet und in Getriebenheit oder Dominanzgebahren umgekehrt. Dies führt dazu, dass das soziale Umfeld nicht die Depression selbst sieht, sondern die Abwehrmechanismen des Betroffenen. Dies können Aggression, übermäßiger Substanzgebrauch oder Risikoverhalten sein. Solche Abwehrmechanismen haben ihre Funktion in der kurzfristigen Erleichterung, können sich aber langfristig ungünstig auf den Erkrankungsverlauf auswirken. Man geht davon aus, dass Depressionen bei Männern häufiger undiagnostiziert bleiben, was sich in deutlich niedrigeren Behandlungszahlen widerspiegelt (Martin et al., 2013).

> **Merke**
>
> - »Männliche Depression« ist keine eigene Diagnose nach ICD oder DSM. Vielmehr werden unter diesem Schlagwort in der Fachliteratur geschlechtsspezifische Unterschiede in der klinischen Manifestation von depressiven Störungen diskutiert.
> - Im Gegensatz zu Frauen treten bei Männern mit Depressionen häufiger Wutanfälle, Aggressionen, Substanzmissbrauch und Risikoverhalten auf.
> - Der Gebrauch von Alkohol und anderen psychotropen Substanzen kann als Bewältigungsstrategie zu verstehen sein, verschlechtert aber den Erkrankungsverlauf von Depressionen.

4.4 Forensische Aspekte

4.4.1 Depression und Gewalt

Lange Zeit ging man davon aus, dass Depressionen aufgrund der Antriebsminderung und weiterer typischer Eigenschaften Depressiver generell vor delinquentem Verhalten schützen würden. Mittlerweile ist man zu einer differenzierteren Betrachtungsweise gekommen. Auch wenn kriminelle Handlungen von depressiven Personen insgesamt selten sind, können bestimmte schwere Straftaten wie Kindstötungen durch Depressionen sogar begünstigt werden.

Durch eine depressiv gefärbte Sicht auf die Lebensumstände und die Zukunft können nämlich Gedanken auftreten, wonach der Tod naher Angehöriger für diese eine Erlösung wäre. Daneben können in Einzelfällen Rachefantasien gegenüber Personen, die für die eigene Notlage verantwortlich gemacht werden, gemeinsam mit Selbsttötungsgedanken entstehen. Man spricht von einem homizidal-suizidalen Syndrom (Habermeyer, 2021).

Homizidal-suizidales Syndrom: gleichzeitige Tötungs- und Selbsttötungsfantasien

Der veraltete Begriff »erweiterter Suizid« beschreibt die Tötung mindestens einer weiteren Person mit anschließender Selbsttötung. In vielen Fällen eines geplanten »erweiterten Suizids« wird nur der erste Teil vollständig umgesetzt.

4.4.2 Affektdelikte

Fallbeispiel – Fortführung

Der Verteidiger von Herrn F. weist darauf hin, dass es sich bei der Tat um ein typisches Affektdelikt handle, und machte eine erhebliche Schuldminderung geltend. Allerdings wurde bei der Durchsuchung von Herrn F.s elektronischen Geräten ein Abschiedsbrief gefunden, den er nachweislich eine Woche vor der Tat geschrieben hatte. In diesem Dokument hatte er angekündigt, seine Freundin und sich selbst umzubringen. Die Tochter könne dann bei den Großeltern aufwachsen, was für alle das Beste wäre.

Bei Affektdelikten handelt es sich um plötzliche Straftaten, die aus einem vorübergehenden affektiven Ausnahmezustand heraus begangen werden. Sie entstehen üblicherweise als Reaktion auf ein massives, außergewöhnliches Konfliktereignis im Rahmen einer vorbestehenden emotionalen Beziehung zum Opfer. Diese Taten kommen für das Umfeld überraschend, da man die Täterin bzw. den Täter vorher nicht auf diese Weise kannte und das Delikt auf den ersten Blick »sinnlos« erscheinen kann. Die Abgrenzung, ob es sich im Einzelfall um ein Affektdelikt handelt oder nicht, kann unter Fachpersonen zu langen Diskussionen führen. Als erster Anhalt kann die Kriterienliste von Saß dienen (▶ Tab. 4.2).

Tab. 4.2: Kriterien, die für bzw. gegen eine schwere affektive Erschütterung des Täters sprechen (Saß, 1985)

Kriterien für ein Affektdelikt	Kriterien gegen ein Affektdelikt
Spezifische Vorgeschichte und Tatanlaufzeit	Vorbereitungshandlungen für die Tat
Affektive Ausgangssituation mit Tatbereitschaft	Konstellation der Tatsituation durch die Täterin bzw. den Täter
Psychopathologische Disposition der Persönlichkeit	Zielgerichtete Gestaltung des Tatablaufs durch die Täterin bzw. den Täter
Konstellative Faktoren	Komplexer Handlungsablauf in unterschiedlichen Etappen
Enger Zusammenhang zwischen Provokation, Erregung und Tat	Länger hingezogenes Tatgeschehen
Abrupter Tatablauf ohne Sicherungstendenzen	Exakte, detailreiche Erinnerungen
Einengung des Wahrnehmungsfeldes	Vorgestaltung in der Fantasie, Tatankündigungen und aggressive Handlungen in der Tatanlaufzeit
Vegetative und psychische Begleiterscheinungen heftiger Affekterregung	
Charakteristischer Affektauf- und -abbau	

Kriterien für ein Affektdelikt	Kriterien gegen ein Affektdelikt
Folgeverhalten mit schwerer Erschütterung	

Tab. 4.2: Kriterien, die für bzw. gegen eine schwere affektive Erschütterung des Täters sprechen (Saß, 1985) – Fortsetzung

Fallbeispiel – Fortführung

Die psychiatrische Sachverständige kommt in ihrem Gutachten über Herrn F. zu dem Schluss, dass es sich nicht um ein Affektdelikt gehandelt habe. Dabei stützt sie sich unter anderem auf den Abschiedsbrief, durch den nachgewiesen wurde, dass Herr F. bereits im Vorfeld Pläne gemacht hatte, seine Partnerin zu töten, da diese angekündigt hatte, ihn zusammen mit der Tochter zu verlassen. Aufgrund von depressiver Einengung, Alkoholisierung und Schlafmangel geht die Gutachterin aber von einer leichtgradigen Minderung der Steuerungsfähigkeit aus.

4.5 Therapie

4.5.1 Akutbehandlung der depressiv-suizidalen Krise

Fallbeispiel – Fortführung

In der forensisch-psychiatrischen Klinik, in die Herr F. nach seiner Festnahme eingewiesen wird, benötigt er anfänglich regelmäßig Benzodiazepine, um die Entzugssymptome des schädlichen Alkoholgebrauchs zu kupieren. Im Verlauf wird er auf ein Antidepressivum und ein augmentierendes[3] Antipsychotikum eingestellt.

Nach der Verhaftung eines Täters sollte abgeklärt werden, ob dieser einer psychiatrischen Behandlung bedarf. Im Zweifelsfall ist dafür eine ärztliche Untersuchung nötig. Bei der Beurteilung der Haftfähigkeit (Schweizerdeutsch: Hafterstehungsfähigkeit) wird geprüft, wie sich der Gesundheitszustand der inhaftierten Person darstellt und welche Auswirkungen durch die Haftsituation zu erwarten sind. Dabei sind die konkreten Bedingungen am Haftort zu berücksichtigen (Urwyler et al., 2022).

Ggf. ärztliche Überprüfung der Haftfähigkeit

Wenn eine inhaftierte Person desorientiert, verwirrt, wahnhaft oder schwer desorganisiert ist, kann in einem gewöhnlich ausgestatteten Gefängnis in der Regel keine adäquate Betreuung gewährleistet werden. Auch suizidale Syndrome sind Zustandsbilder, die häufig eine Klinikeinweisung

---

3 Ziel des Augmentierens ist die Wirkungssteigerung eines Medikaments durch die Gabe einer weiteren Substanz.

erforderlich machen. Diese sollte möglichst schnell vonstattengehen, damit eine Behandlung zeitnah erfolgen kann.

4.5.2 Therapiemöglichkeiten in der Untersuchungshaft

Während der Untersuchungshaft klärt die Staatsanwaltschaft das mutmaßliche Delikt ab. Die Haftbedingungen sind in dieser Zeit besonders restriktiv, da die inhaftierte Person nicht nur festgehalten wird, sondern auch verhindert werden soll, dass es zur Beeinflussung von Zeuginnen bzw. Zeugen oder Absprachen mit Komplizen kommt. Damit dies sichergestellt wird, sind die Kommunikationsmöglichkeiten der inhaftierten Person stark eingeschränkt. Telefonate und Besuche bedürfen oft langwieriger Bewilligungen. Die psychische Belastung der inhaftierten Person durch die teils plötzliche Inhaftierung, lange Zelleneinschlusszeiten und fehlende Sozialkontakte ist nicht zu unterschätzen. Unter Umständen gehen Arbeitsplatz und Wohnung verloren, während die inhaftierte Person anfangs wenig direkten Einfluss auf den Fortgang des Verfahrens nehmen kann.

Inhaftierte Personen stark betroffen von psychischen Störungen

Gefängnisinsassen sind stark von psychischen Störungen betroffen. Internationale Studien weisen darauf hin, dass über die Hälfte der Häftlinge an einer Persönlichkeitsstörung, ca. 40 % an einer Drogengebrauchsstörung und jeder vierte Häftling an einer Alkoholgebrauchsstörung leidet. Bei etwa jeder zehnten inhaftierten Person ist eine Depression zu diagnostizieren, ähnlich viele Inhaftierte erfüllen die Kriterien für eine posttraumatische Belastungsstörung. Etwa 4 % der Gefängnisinsassen leiden an einer Psychose (Fazel & Danesh, 2002; Favril et al. 2024). Diese Prävalenzen sind um ein Mehrfaches höher als in der Allgemeinbevölkerung.

Überproportional häufig Suizide in der Untersuchungshaft

Vor diesem Hintergrund ist es wenig verwunderlich, dass auch die Suizidraten in Gefängnispopulationen im Vergleich zur Allgemeinbevölkerung drei- bis sechsfach erhöht ist (Fazel et al., 2017). Sowohl in Deutschland als auch in der Schweiz zeigt sich, dass Suizide häufiger in der Untersuchungshaft als in späteren Haftformen vorkommen (Opitz-Welke et al., 2013; BFS, 2024). Daher sind leistungsfähige psychiatrische Versorgungsstrukturen gerade für die Untersuchungshaft wichtig. In diesem Stadium steht nicht ein deliktpräventiver Behandlungsansatz im Vordergrund, zumal bis zur rechtskräftigen Verurteilung die Unschuldsvermutung gilt. Es geht vielmehr um die Verbesserung oder den Erhalt der Gesundheit der inhaftierten Personen. Diese ist später auch für die Resozialisierung und somit indirekt für das Risiko künftiger Straftaten von Bedeutung.

Im Kanton Zürich wurde zu diesem Zweck eine Kriseninterventionsabteilung eröffnet, die ein niederschwelliges Behandlungsangebot für psychisch stark belastete Untersuchungshäftlinge bietet. Dort können Patientinnen und Patienten beiderlei Geschlechts aufgenommen werden. Die Betreuung erfolgt durch Pflege- anstelle von Aufsichtspersonal. Es besteht ein milieutherapeutisch ausgerichtetes Wochenprogramm mit psychiatrisch-psychologischen Visiten mehrmals pro Woche (Gerth et al., 2022).

Fallbeispiel – Fortführung

Nach einem Monat in der forensischen Klinik geht es Herrn F. etwas besser. Die anfangs ausgeprägte depressive Symptomatik hat nachgelassen. Es ergeben sich keine Hinweise auf eine psychotische Erkrankung. Herr F. weist ein höheres Funktionsniveau auf als seine Mitpatienten in der forensisch-psychiatrischen Aufnahmestation. Er wird aber noch als zu instabil eingeschätzt, um in ein gewöhnliches Untersuchungsgefängnis überstellt zu werden. Deshalb wird seine Verlegung in die Kriseninterventionsabteilung für Untersuchungshäftlinge veranlasst.

Auf der Kriseninterventionsabteilung teilt Herr F. seine Gedanken bezüglich seiner getöteten Freundin, deren Hinterbliebenen und seinen Kindern mit. Schuldgefühle, aber auch Ohnmacht und die Unmöglichkeit der Wiedergutmachung beschäftigen ihn sehr. Er versucht, einen Umgang damit zu finden und Zukunftsperspektiven zu entwickeln. Vom Behandlungsteam wird als zusätzliche Diagnose eine emotional instabile Persönlichkeitsstörung festgestellt. Die Benzodiazepine können allmählich ausgeschlichen werden, die antidepressive Medikation (Antidepressivum + Augmentation) wird fortgeführt.

Auch wenn viele Patientinnen und Patienten von einer solchen niederschwelligen haftinternen Einrichtung profitieren, kann und soll sie eine stationäre Behandlung in einer psychiatrischen Klinik nicht ersetzen. Bei psychotischen Krankheitsbildern, akuter Fremdaggressivität oder fehlender Absprachefähigkeit bezüglich Suizidalität kann eine Klinikunterbringung unumgänglich sein.

4.5.3 Die forensisch-psychiatrische Behandlung begleitend zum Vollzug der Freiheitsstrafe

Fallbeispiel – Fortführung

Als die Staatsanwaltschaft ihre Untersuchung abgeschlossen hat, klagt sie Herrn F. vor Gericht an. Das Gericht verurteilt ihn wegen Mordes zu einer langjährigen Freiheitsstrafe und ordnet zusätzlich eine ambulante therapeutische Maßnahme an.

Herr F. akzeptiert das Urteil und wird in den Strafvollzug versetzt. Dort wird die vom Gericht angeordnete deliktpräventive Therapie in Form ambulanter Termine im Gefängnis durchgeführt.

Vor dem eigentlichen Beginn einer forensischen Therapie werden auf Grundlage des Gutachtens und eigener Erhebungen ein Behandlungsplan mit Rahmenbedingungen und Zielen festgelegt. Dies kann auch die Einnahme von Medikamenten beinhalten.

> **Merke**
>
> - Leitliniengemäß (AWMF, 2022) soll nach Remission einer Depression die antidepressive Medikation für sechs bis zwölf Monate in unveränderter Dosis fortgeführt werden (Erhaltungstherapie).
> - Wenn bereits in der Vergangenheit mindestens eine depressive Episode aufgetreten war, sollte die Medikation sogar für zwei Jahre oder länger beibehalten werden (Rezidivprophylaxe).

Alle sechs Monate wird ein Verlaufsbericht an die Bewährungs- und Vollzugsdienste geschickt. Von diesen wird jährlich überprüft, ob die Maßnahme noch erforderlich und zweckmäßig ist. Nach spätestens fünf Jahren muss ein Gericht über den Abschluss oder die Fortführung der ambulanten Maßnahme entscheiden.

Fallbeispiel – Fortführung

Herr F. hat in der Justizvollzugsanstalt wöchentliche Sitzungen mit seinem Einzeltherapeuten. Zudem besucht er etwa ein Jahr lang zusammen mit anderen Inhaftierten eine Gruppentherapie mit dem Fokus auf Konfliktlösung und Aggressionsprävention. Nach anfänglich großen Unsicherheiten sowie Hadern mit dem Delikt und der Vollzugssituation kann sich Herr F. im Laufe der Zeit zunehmend besser auf den therapeutischen Prozess einlassen. Die Therapie wird für ihn zu einem wichtigen Halt und Orientierungspunkt in seinem neuen Lebensalltag nach der Verurteilung.

Er ist bereit zur kritischen Selbstreflexion in Bezug auf eigene Persönlichkeitsanteile und Beziehungsmuster. Dysfunktionale Einstellungen, eine Neigung zu Schwarz-Weiß-Denken sowie die Angst, von nahestehenden Personen verlassen zu werden, kommen zur Sprache. Herr F. gewinnt an Selbstwirksamkeit und beginnt, konstruktive Konfliktlösestrategien und Verhaltensalternativen einzuüben.

4.6 Prognose

Fallbeispiel – Fortführung

Herr F. wird noch einige Jahre im Strafvollzug verbringen. Trotzdem macht er sich schon jetzt viele Gedanken, wie sein Leben nach der Haft aussehen könnte. Er plant, in die Nähe seines Geburtsortes zurückzuziehen. Seine Schwester hat den Kontakt zu ihm gehalten und bietet an, ihn bei der Wohnungssuche und den ersten Schritten in der Freiheit zu unterstützen.

Ein heikler und für Herrn F. sehr belastender Aspekt bleibt der Umgang mit seinen Kindern. Der Kontakt zur jüngsten Tochter wurde ihm untersagt, da er von den Hinterbliebenen nicht gewünscht wird. Den beiden älteren Kindern hat Herr F. Briefe geschrieben, weiß aber nach wie vor nicht, wie er ihnen vor die Augen treten und ihnen erklären soll, was er getan hat.

Wegen dieser und anderer Herausforderungen möchte er sich auch nach seiner Entlassung aus dem Gefängnis psychotherapeutisch begleiten lassen. Neben dem Umgang mit Alkohol wird dort weiter zu thematisieren sein, wie er zukünftige Partnerschaften gestalten will.

4.7 Diskussion

Schützen Depressionen vor kriminellem Verhalten oder sind sie sogar ein Risikofaktor? Sind Depressionen bei Männern und Frauen überhaupt ein- und dieselbe Krankheit? Ist Herr F. ein kaltblütig planender Mörder oder wurde er von seinen Affekten geleitet? Welche Rolle spielte der Alkohol? Die Antworten auf solche Fragen sind oft schwierig und uneindeutig.

In diesem Fallbericht kann das komplexe Zusammenwirken von Persönlichkeit, sozialen Faktoren, Lebenssituation und psychischer Verfassung, das einer jungen Frau auf grausame Art das Leben kostete, nur grob skizziert werden.

Herr F. zeigte nach seiner Tat jedenfalls seine Bereitschaft, sich behandeln zu lassen. Es ist ihm ein Anliegen, dass von ihm nie wieder Gewalt ausgeht. Wie er sein Leben langfristig gestalten wird, ist zum jetzigen Zeitpunkt jedoch noch nicht absehbar.

4.8 Zusammenfassung

Wenn Frauen Opfer von Gewalt werden, findet dies in den meisten Fällen innerhalb der eigenen Partnerschaft oder Familie statt. Ein Faktor für die Gewalttätigkeit von Männern kann eine depressive Störung sein, die sich auf untypische Art zeigt. Depressive Männer sprechen weniger offen über ihre Probleme und sind weniger bereit, Hilfe anzunehmen. Stattdessen kann es zu Alkoholmissbrauch und Aggressivität kommen.

Je vorbereiteter, komplexer und aktiver eine Tat gestaltet wird, desto weniger ist von einem Affektdelikt auszugehen. Affektdelikte laufen eher abrupt und chaotisch ab. Die sorgfältige forensisch-psychiatrische Beurteilung ist sowohl für die Schuldfähigkeit als auch für die Prognose von Bedeutung.

Wichtig ist ein Informationsfluss über verschiedene Behandlungsetappen

Nach der Verhaftung eines Täters ist es wichtig, abzuklären, ob dieser psychiatrisch behandelt werden muss. Akut oder schwer psychisch Erkrankte sind in einem gewöhnlichen Gefängnis nicht richtig aufgehoben, sondern sollten in ein klinisches Setting überwiesen werden. In der ersten Zeit stehen die psychische Stabilisierung und Diagnostik im Vordergrund. Später wird, wenn es sinnvoll erscheint, eine deliktpräventive Therapie angegangen. Diese kann in der Schweiz in einer stationären Behandlungseinrichtung oder ambulant (im Gefängnis oder auf freiem Fuß) vollzogen werden.

4.9 Literatur

APA. (2015). *DSM-5. Diagnostisches und Statistisches Manual Psychischer Störungen.* Döpfner, M., Gaebel, W., Maier, W. et al. (Hrsg.), American Psychiatric Association. Hogrefe.

AWMF – Arbeitsgemeinschaft der Wissenschaftlichen Medizinischen Fachgesellschaften. (2022). *Nationale Versorgungsleitlinie Unipolare Depression – Langfassung*, Version 3.2. doi: 10.6101/AZQ/000505.

BFS – Bundesamt für Statistik. (2024). Statistik des Freiheitsentzugs – Freiheitsentzug, Todesfälle und Suizide. https://www.bfs.admin.ch/asset/de/31445940 (Zugriff am 22.07.2024).

Favril, L., Rich, J. D., Hard, J. et al. (2024). Mental and physical health morbidity among people in prisons: an umbrella review. *Lancet Public Health*, 9(4), e250–e260.

Fazel, S., Danesh, J. (2002). Serious mental disorder in 23 000 prisoners: a systematic review of 62 surveys. *The Lancet*, 359(9306), 545–550.

Fazel, S., Ramesh, T., Hawton, K. (2017). Suicide in prisons: an international study of prevalence and contributory factors. *The Lancet Psychiatry*, 4(12), 946–952.

Ferrari, A. J., Santomauro, D. F., Aali, A. et al. (2024). Global incidence, prevalence, years lived with disability (YLDs), disability-adjusted life-years (DALYs), and healthy life expectancy (HALE) for 371 diseases and injuries in 204 countries and territories and 811 subnational locations, 1990–2021: a systematic analysis for the Global Burden of Disease Study 2021. *The Lancet*, 403(10440), 2133–2161.

Gerth, J., Endrass, J., Weber, M. et al. (2022). Exploring the mental healthcare needs of Swiss pre-trial detainees: A pilot investigation of an on-site psychiatric day clinic. *Frontiers in Psychiatry*, 13, 924861.

Habermeyer, E. (2021). Affektive Störungen (und Anpassungsstörungen). In: Dreßing, H., & Habermeyer, E. (Hrsg.), *Psychiatrische Begutachtung: Ein praktisches Handbuch für Ärzte und Juristen.* Elsevier Health Sciences.

Marneros, A. (2008). Intimizid, die Tötung des Intimpartners: Ursachen, Tatsituationen und forensische Beurteilung; mit 12 Tabellen. Schattauer.

Martin, L. A., Neighbors, H. W., Griffith, D. M. (2013). The experience of symptoms of depression in men vs women: analysis of the National Comorbidity Survey Replication. *JAMA Psychiatry*, 70(10).

Opitz-Welke, A., Bennefeld-Kersten, K., Konrad, N. et al. (2013). Prison suicides in Germany from 2000 to 2011. *International Journal of Law and Psychiatry, 36*(5–6), 386–389.

Sass, H. (1985). Handelt es sich bei der Beurteilung von Affektdelikten um ein psychopathologisches Problem? *Fortschritte der Neurologie-Psychiatrie, 53*(2), 55–62.

UNODC. (2018). Global Study on Homicide. UNODC Research.

Urwyler, T., Endrass, J., Hachtel, H. et al. (2022). *Handbuch Strafrecht-Psychiatrie-Psychologie.* Helbing Lichtenhahn.

WHO – Weltgesundheitsorganisation. (2004). Internationale Klassifikation psychischer Störungen – ICD-10 Kapitel V (F): Diagnostische Kriterien für Forschung und Praxis (3., korrigierte Aufl.). Hans Huber.

WHO – World Health Organization. (2024). Clinical descriptions and diagnostic requirements for ICD-11 mental, behavioural and neurodevelopmental disorders. Geneva.

5 Forensifizierung verhindern: Überlegungen zur Betreuung schwieriger Patientinnen und Patienten

Simon Kurzhals

5.1 Einleitung

Konfrontation mit stetigem Belegungszuwachs

Für NRW als bevölkerungsreichstes Bundesland zeigte sich im Maßregelvollzug ein Belegungsanstieg von 22 % innerhalb der letzten zehn Jahre, wobei die durchschnittliche Behandlungsdauer mit sieben bis zehn Jahren über dem Durchschnitt anderer Bundesländer liegt. Aufgrund des steigenden Behandlungsbedarfs befinden sich gegenwärtig weitere Einrichtungen im Bau. Jedes fünfte psychiatrische Bett in Deutschland befindet sich mittlerweile in einer forensischen Klinik. Personen mit psychotischer Störung machen im Maßregelvollzug mittlerweile einen Anteil von 70 % aus. Drei von vier Personen im Maßregelvollzug wurden vor dem Indexdelikt in der Allgemeinpsychiatrie behandelt (Hodgins, 2004). Bei Betrachtung des Längsschnitts wird deutlich, dass die gleichen Patientinnen und Patienten zu unterschiedlichen Zeitpunkten in den beiden Fachabteilungen behandelt werden. Daher erscheint die Identifizierung von Möglichkeiten der Kooperation nicht nur naheliegend, sondern auch notwendig, um bestenfalls bereits in der Allgemeinpsychiatrie primärpräventiv risikomindernd einwirken zu können.

> **Good to know**
>
> Forensifizierung beschreibt den Prozess, an dessen Ende aufgrund unterschiedlicher systemischer Entwicklungen Personen mit (überwiegend) allgemeinpsychiatrischen Merkmalen (verfrüht) in eine Behandlung in den Maßregelvollzug übertreten.

5.2 Das Problem der Forensifizierung

Erklärungsansätze zum Phänomen Forensifizierung zielen sowohl auf Entwicklungen in der Allgemeinpsychiatrie (u. a. zu kurze, unzureichend wirksame und nicht nachhaltige stationäre Behandlungen), innerhalb des Justizsystems (Tendenz zur Verhängung einer Maßregel, geringe Bereitschaft zur Aussetzung einer stationären Maßregel bzw. Fehlen einer ambulanten Maßregel analog der ambulanten Maßnahme nach Art. 63 CH-StGB in der Schweiz) sowie der gesellschaftspolitischen Sichtweise auf Menschen mit psychischen Erkrankungen ab. Unzureichende Vermittlungsmöglichkeiten aus dem Maßregelvollzug in nachbetreuende Einrichtungen begünstigen zudem längere Verweildauern in forensischen Kliniken, was ihnen den unrühmlichen Beinamen »Lebenszeitversickerungsanstalt« eingebracht hat. An unterschiedlichen Stellen wurde in den letzten Jahren vermehrt kritisiert, dass neben der Reduktion allgemeinpsychiatrischer Bettenkapazitäten sowie gesunkener stationärer Behandlungsdauer vor allem eine kurze und unzureichend konsequente Behandlungsgestaltung in den allgemeinpsychiatrischen Kliniken – und damit verbunden das Zustandekommen verhinderbarer Delinquenz – für die Übersiedelung von Personen in die Kliniken des Maßregelvollzuges und damit dessen zunehmende Überbelegung verantwortlich sei. Weitere Kritik besteht hinsichtlich einer vermeintlich selektiven Ablehnung schwer zu integrierender Personen im Sinne einer Umverteilung aus dem gemeindepsychiatrischen System heraus in den Maßregelvollzug.

Unrühmlicher Spitzname: Lebenszeitversickerungsanstalt

Anhand wissenschaftlicher Untersuchungen lassen sich diese Überlegungen nicht vollständig belegen. Ein Vergleich von Merkmalen allgemeinpsychiatrischer Behandlung vor und nach dem Anstieg der Fallzahlen im Maßregelvollzug erbrachte keine Unterschiede hinsichtlich Dauer der stationären Behandlung oder Einsatz antipsychotischer Medikation (Seliger & Kröber, 2008). Längsschnittuntersuchungen zeigen, dass der Abbau allgemeinpsychiatrischer Betten mit einer Zunahme forensischer Betten zwar in denselben Zeitraum fällt, die Anzahl der reduzierten allgemeinpsychiatrischen Betten jedoch mengenmäßig in keinem kausalen Verhältnis zu den Entwicklungen im Maßregelvollzug steht (Chow, 2016). Eine gezielte Verschiebung von Personen aus der Allgemeinpsychiatrie in den Maßregelvollzug erscheint weniger plausibel. Vielmehr stellen Trends innerhalb des Maßregelvollzugs selbst sowie eine gesellschaftliche Entwicklung hin zu gesteigertem Sicherheitsbewusstsein und sinkender Risikotoleranz einen Erklärungsansatz für steigende Zahlen im Maßregelvollzug dar (Priebe, 2005).

5.3   Merkmale der Risikogruppe

Hinlänglich bekannte Risikofaktoren für forensisch relevante Gewaltdelikte stellen neben psychotischen Störungen unter anderem eine komorbide Substanzkonsumstörung, insbesondere durch Alkohol, regelmäßige Behandlungen im Rahmen von Unterbringungen, Migrationshintergrund sowie unzureichende bzw. ausbleibende nachstationäre Folgebehandlung

Risikofaktor Drehtürpsychiatrie

dar. Auch unzureichende Kommunikation und Einbindung des familiären Netzwerks in die Behandlung sind relevante Faktoren in der Prävention von Gewalttaten (Nitschke, 2011). Aggressives Verhalten und Ablehnung der Behandlung begünstigen außerdem Drehtüreffekte bei Risikopersonen. In der Regel erfolgen im allgemeinpsychiatrischen Setting mehrzeitige stationäre Behandlungsversuche mit gleichartigem Verlauf. Personen mit entsprechender diagnostischer Kombination und Gewaltdelikten in der Anamnese erleben häufig eine geringere Einbindung in das gemeindepsychiatrische System (Piontek, 2012) und sollten daher eine möglichst intensive Nachbetreuung erfahren.

5.4 Fallbeispiel

Ein 37-jähriger Mann mit vordiagnostizierter paranoider Schizophrenie wurde durch den Rettungsdienst in der zuständigen psychiatrischen Klinik in Essen aufgrund konkreter Suizidabsichten vorgestellt. Der Mann habe während einer Taxifahrt seinen Suizid angedroht. Des Weiteren gab er an, dass er den Zweiten Weltkrieg verhindern hätte können, wenn er nur gewollt hätte. Er könne mit dem Propagandaminister der NSDAP kommunizieren. Insgesamt bestand ein wahnhaftes Verhalten mit suizidaler Gefahr, sodass eine stationäre Aufnahme zur Krisenintervention auf freiwilliger Rechtsgrundlage erfolgte. Der Mann verweigerte zunächst eine medikamentöse Behandlung. Weitergehende diagnostische Untersuchungen, beispielsweise zum Nachweis von Substanzkonsum, wurden abgelehnt.

Nach der im Behandlungsverlauf eingetretenen Bereitschaft, sich auf einen medikamentösen Behandlungsansatz einzulassen, wurde Olanzapin verordnet. Die zur Aufnahme führende Symptomatik zeigte sich unter Einnahme der Medikation entaktualisiert. Der Mann war im weiteren Verlauf jedoch nicht bereit, die stationäre Behandlung fortzuführen. Das Angebot einer antipsychotischen Depotmedikation wurde abgelehnt, sodass nach wenigen Tagen die Entlassung aus der stationären Behandlung erfolgte. Ein Termin zur ambulanten Weiterbehandlung wurde in der Institutsambulanz vereinbart.

Nach Kontaktaufnahme mit dem Sozialpsychiatrischen Dienst war zu erfahren, dass der ledige Mann seit seinem 18. Lebensjahr an Schizophrenie erkrankt sei und sich in den letzten Monaten in einem anderen Bundesland aufgehalten habe. Dort habe er sich mehrfach aufgrund von Erregungszuständen, wahnhafter Verkennung und suizidaler Verhaltensweisen auf Rechtsgrundlage von Unterbringungen in stationärer psychiatrischer Behandlung befunden. Insgesamt sei es in den letzten Jahren zu mehreren Dutzend Krankenhausaufenthalten in psychiatrischen Kliniken gekommen, welche teilweise einige Tage oder wenige

Wochen andauerten. Unter anderem wurden durch den Mann zuletzt mehr als ein Dutzend PKWs beschädigt. Auch gab er an, Schusswaffen zu besitzen und diese einsetzen zu wollen. Eine Behandlung nach BayPsychK(H)G war bis zum Vortag der Vorstellung erfolgt. Nach Aufhebung der Unterbringung hatte sich der Mann per Bahn auf den Weg nach NRW gemacht.

Die eingesetzte gesetzliche Betreuerin berichtete, gegenwärtig weder über einen Zugang zu dem Mann zu verfügen noch durch äußere Beeinflussung der Umstände eine Stabilität herstellen zu können. Aufgrund wiederholter Androhung von Gewalt gegenüber der Betreuerin plane diese nun, die Betreuung an das zuständige Amtsgericht in Essen abzugeben. Die Betreuerin nahm an, dass der Mann seine antipsychotische Medikation nicht mehr eingenommen und psychotrope Substanzen konsumiert habe. Eine ambulante psychiatrische Behandlung sei zwar etabliert gewesen, werde durch den Mann jedoch seit längerer Zeit nicht mehr wahrgenommen. Er sei zuvor aufgrund verschiedener Delikte im Rahmen des Betäubungsmittelgesetzes inhaftiert gewesen, aktuell bestehe eine Bewährungsstrafe. Ein bisher nicht umgesetztes Vorhaben sei die Installation einer ambulanten Wohnbetreuung, hierzu fehle es neben einer fachärztlichen Stellungnahme noch an der Kostenzusage des Leitungsträgers.

5.5 Allgemeinpsychiatrische Perspektive

Die zunehmende Öffnung der Allgemeinpsychiatrie hin zu mehr Raum für Selbstbestimmung, Partizipation und Autonomie, der Abbau stationärer Bettenkapazitäten zugunsten teilstationärer oder ambulanter Behandlungsangebote sowie Ansätze zur Verhinderung von Zwang (S3-Leitlinie zur Verhinderung von Zwang) haben für einen großen Teil der Personen mit psychischen Erkrankungen zu positiven Entwicklungen geführt. Im Nachgang der Psychiatrie-Enquete hat sich die Anzahl der allgemeinpsychiatrischen Betten innerhalb der letzten 50 Jahre auf nahezu 55.000 halbiert. Während die mittleren Verweildauern in den allgemeinpsychiatrischen Kliniken auf gegenwärtig etwa 23 Tage gesunken sind, ist die Anzahl der Unterbringungen nach dem Psychisch-Kranken-Gesetz (PsychKG) sukzessive angestiegen. Insgesamt erfolgen etwa 8 % der gesamten psychiatrischen Behandlungsfälle in NRW im Rahmen einer PsychKG-Unterbringung. In NRW liegt die durchschnittliche Dauer von PsychKG-Unterbringungen in drei von vier Fällen bei höchstens zwei Wochen, häufig jedoch bei weniger als sieben Tagen (MAGS, 2021). Von den untergebrachten Personen werden wiederum 8 % zwangsweise medikamentös behandelt. Die Anzahl der medikamentösen Zwangsbehandlungen, insbesondere ohne vorherige richterliche Genehmigung, ist in den

Situation in der Allgemeinpsychiatrie

letzten Jahren angestiegen. Zu bemerken ist hierzu, dass es sich überwiegend um eine notfallmäßige oder kurzfristige medikamentöse Behandlung handelt, die im Gegensatz zu betreuungsrechtlichen Rahmenbedingungen nicht über einen Zeitraum von mehreren Wochen hinausgeht.

5.6 Behördliche Gefahrenabwehr

Fallbeispiel – Fortführung

Aufgrund der zurückliegenden Androhung von Waffengewalt und der Einstufung als möglicher Gefährder wurde der Mann von der Bayerischen Polizei an das Projekt PeRiskoP (vgl. nachfolgender »Good to know«-Kasten) gemeldet. Kriminalbeamte suchten den Mann nach der Entlassung aus der Klinik in seiner Wohnung zu einem Beratungsangebot auf. Die Wohnung des Mannes machte einen verwahrlosten Eindruck. Es waren weder Lebensmittel vorhanden noch verfügte er über finanzielle Mittel oder Ausweispapiere. In eine betreute Wohneinrichtung wolle er nicht ziehen, gab der Mann an. Den von der gesetzlichen Betreuerin geplanten Termin mit einem Anbieter des ambulant betreuten Wohnens habe er nicht wahrgenommen. Der Mann gab an, dass er seinen Zustand selbst als nicht lebenswert empfinde und nicht wisse, wie er an Geld komme. Sollte er über finanzielle Mittel verfügen, werde er umgehend Marihuana und Amphetamine kaufen.

Good to know

Bei PeRiskoP handelt es sich um ein 2021 pilotiertes und seit 2022 flächendeckend im Einsatz befindliches Konzept zur Früherkennung von und zum Umgang mit **Pe**rsonen mit **R**isiko**P**otenzial. Das Konzept wurde bundeslandweit in sämtlichen Kreispolizeibehörden sowie dem Landeskriminalamt (LKA) in NRW als Reaktion auf die Amokfahrten von Münster, Trier und Volkmarsen eingesetzt. Ergeben sich Hinweise auf gewaltbereite oder waffenaffine Personen, von denen eine Gefährdung für die Allgemeinheit ausgehen könnte, ist das Ziel von PeRiskoP neben der Risikoprüfung und Bewertung ein behörden- und institutionsübergreifender Austausch. Psychische Erkrankungen können einen Risikofaktor darstellen. Das alleinige Vorliegen einer entsprechenden Erkrankung löst jedoch keinen Prüffall aus. In gemeinsamen Fallkonferenzen beraten Polizei und weitere Behörden wie Schulen, Gesundheitsämter oder psychiatrische Einrichtungen über das Risikopotenzial und besprechen das best- und schnellstmögliche Vorgehen. PeRiskoP bemüht sich hierbei im Wesentlichen um den Austausch zwischen den

Projektpartnern. Personen mit Risikopotenzial werden gezielt zu sog. Präventivgesprächen aufgesucht, um Informationen zur Risikoeinschätzung zu gewinnen und die Bereitschaft zur Annahme von Hilfsangeboten zu steigern.

5.6.1 Zusammenarbeit von Behörde und Klinik

Nach Abschluss der stationären Behandlung wurde die Klinik von einem Kriminalbeamten mit einer Schilderung polizeilicher Erkenntnisse kontaktiert. Der betroffene Mann hatte bei einem erfolgten Hausbesuch mit dem Ziel eines Präventivgesprächs eine Schweigepflichtentbindung unterzeichnet, sodass ein Informationsaustausch zwischen Behörde und Klinik ermöglicht wurde. Die Erkenntnisse aus der stationären Behandlung konnten mit den behördlichen Erkenntnissen abgeglichen und ausgetauscht werden. Die Beamten standen bereits im Vorfeld mit dem für die Betreuung zuständigen Gericht in Kontakt. Aufgrund eines zwischenzeitlichen Umzugs des betroffenen Mannes war eine Überleitung der Betreuungssache an das nun örtlich zuständige Gericht vorgesehen, was sich aufgrund unterschiedlicher Gründe verzögerte. Zudem wurde hinsichtlich der Abgabe der Betreuung durch die vormalige Betreuerin eine neue Betreuungsperson gesucht.

Notwendigkeit eines institutionsübergreifenden Casemanagements

Fallbeispiel – Fortführung

Die erneute Vorstellung des nun 38-jährigen Mannes erfolgte aufgrund aggressiver Verhaltensweisen und psychischer Auffälligkeit durch Rettungsdienst und Polizei. Nach Angaben der Beamten habe der Mann in einem Essener Einkaufszentrum randaliert und mit Gegenständen um sich geworfen. Der Polizei gegenüber habe der Mann angegeben, dass er sich von einem Dach habe stürzen wollen. Er habe mehrere Tage nicht ausreichend geschlafen. Er werde vom amerikanischen Geheimdienst verfolgt, seine Gedanken würden wiederum durch den israelischen Geheimdienst manipuliert. Er halte das Leben so nicht mehr aus und benötige Sterbehilfe. Falls seinem Wunsch nicht entsprochen werde, kündigte er an, Amok laufen zu wollen. In der Aufnahmeuntersuchung gab er an, dass er Stimulanzien konsumiert habe. Zudem habe er seine Wohnungsschlüssel verloren und sich am Vortag an die Polizei gewandt, um Unterstützung zu erhalten. Dort habe man ihm jedoch nicht weiterhelfen können. Aufgrund des paranoid-verworrenen Zustandsbildes und hinreichender Behandlungsbereitschaft erfolgte eine Aufnahme zur Behandlung auf freiwilliger Rechtsgrundlage.

Eine durchgeführte urinchemische Untersuchung erbrachte den Befund einer Mischintoxikation mit THC und Amphetaminen. Unter der erneut initiierten antipsychotischen Medikation mit Olanzapin ließ sich rasch eine Zustandsbesserung erreichen. Die serologische Wirkstoffspiegelbestimmung zeigte einen Wert knapp unterhalb des therapeutischen Spiegels an, sodass eine Dosiserhöhung vereinbart wurde. Der Mann nahm im Behandlungsverlauf an den angebotenen Therapien teil, Ausgangsregelungen wurden vereinbart und die entsprechenden Ausgänge absprachegerecht durchgeführt. Hinsichtlich der zwischenzeitlich von der gesetzlichen Betreuerin niedergelegten Betreuung war durch das zuständige Gericht zu erfahren, dass sich das Verfahren gegenwärtig im Übergang zwischen zwei Gerichtszuständigkeiten befinde und noch keine Person für die Übernahme der Betreuungssache gefunden worden sei. Nach zwei Wochen entschied sich der Mann gegen die Fortführung der stationären Behandlung. Mit Unterstützung des Sozialdienstes wurde der Zugang zur Wohnung ermöglicht, zudem wurde ein ambulanter Pflegedienst zur Gewährleistung der Medikamenteneinnahme implementiert.

5.6.2 Krisenintervention

Darstellung mehrerer Problemebenen

Neben einer psychotischen Störung sowie anzunehmender komorbider Substanzkonsumstörung scheint der Betroffene erkrankungsbedingt weder in der Lage zu sein, eine regelmäßige ambulante Behandlung wahrzunehmen, noch über ein stabilisierendes Netz zu verfügen, durch das die notwendigen Hilfemaßnahmen installiert und aufrechterhalten werden könnten. Die Bereitschaft zur stationären Behandlung war lediglich vorübergehend herzustellen, eine tiefergehende nachstationäre Behandlungsplanung gelang bei Abbruch der Behandlung nicht. Die Bemühungen der gesetzlichen Betreuerin hinsichtlich der Implementierung eines ambulant betreuten Wohnens verliefen kleinschrittig, zudem müssen prozedurale Aspekte beachtet werden (Einhalten von Verabredungen, Einholung fachärztlicher Stellungnahme etc.). Daneben hatte er einige Straftaten begangen, die zu konsekutiven Haftstrafen geführt haben. Das Unterbringungsrecht im Rahmen des PsychKG ermöglicht eine Behandlung von psychisch erkrankten Personen insofern krankheitsbedingt eine gegenwärtige und anderweitig nicht abwendbare Gefahr besteht. Personen mit behandlungsbedingt gebesserter Psychopathologie erfüllen häufig nur für einen kurzen Zeitraum die Grundlagen für eine Fortführung der Unterbringung nach PsychKG. Auch wenn aus psychiatrischer Perspektive Weiterbehandlungsbedarf besteht, sieht das Unterbringungsrecht bei abgewendeter Gefahr eine Beendigung der Unterbringung gegen den Willen der Betroffenen vor. Die Behandlung des Mannes erfolgte zunächst auf Rechtsgrundlage der Freiwilligkeit.

5.6.3 Interdisziplinäre Fallkonferenz

Überinstitutioneller Austausch verbessert Outcome und Ressourceneinsatz

Zur Umsetzung der notwendigen psychosozialen Unterstützung erfolgte noch während der erneuten stationären Behandlung des Mannes eine fallbezogene Videokonferenz, an der Mitarbeitende von PeRiskoP, dem

Sozialpsychiatrischen Dienst sowie des ärztlichen und sozialen Diensts der behandelnden Klinik teilnahmen. Vereinbart wurde, dass an einem raschen Einsatz von Leistungen der Eingliederungshilfe gearbeitet werden muss und der Mann regelmäßig sowohl von den Kriminalbeamten als auch vom Sozialpsychiatrischen Dienst im häuslichen Rahmen aufgesucht werden soll. Der Stand des betreuungsrechtlichen Verfahrens befand sich unverändert in der Schwebe, sodass hier keine Hilfestellung zu erreichen war. Es zeigte sich, dass zwei Tage vor der stationären Aufnahme im Rahmen eines Gerichtsverfahrens wegen Verstößen gegen die Betäubungsmittelverordnung sowie Beleidigung von Amtsträgern eine Freiheitsstrafe ohne Bewährung verhängt worden war. Das Gericht sah eine ungünstige Sozialprognose. Der Mann gab während der Verhandlung an, durch die vormaligen Aufenthalte in der Justizvollzugsanstalt (JVA) stabilisiert worden zu sein. Dort habe er Gespräche mit Psychologinnen und Psychologen geführt und eine aus Antipsychotikum und Sedativum bestehende Medikation eingenommen. Er formulierte zudem den Wunsch, einen neuen gesetzlichen Betreuer zu erhalten und dass ein Betreutes Wohnen (BeWo) eingerichtet werde.

Fallbeispiel – Fortführung

Zweieinhalb Monate nach Entlassung wurde der Patient erneut in Begleitung von Rettungsdienst und Polizei in Handfesseln fixiert auf Rechtsgrundlage einer vorläufigen PsychKG-Unterbringung in der psychiatrischen Klinik vorgestellt. Laut Anamnese habe sich der Mann vor der Polizeiinspektion in der Innenstadt aufgehalten, sei mit einem Messer bewaffnet über das Gelände gelaufen und habe einen bedrohlichen Eindruck gemacht. Auf Nachfrage gab er an, dass er die Polizei dazu habe bewegen wollen, die Leiche einer vermissten Person zu finden. Er könne entsprechende Hintergrundinformationen liefern und wolle eine feierliche Beerdigung ermöglichen. Im Rahmen der Aufnahmeuntersuchung gab der Mann an, am Vortag Amphetamine konsumiert zu haben. Eine antipsychotische Medikation habe er im Vorfeld nicht mehr eingenommen. Aufgrund des paranoid-psychotischen Zustandsbildes sowie im weiteren Verlauf auftretenden bedrohlichen und aggressiven Verhaltensweisen erfolgte nach richterlicher Anhörung die Unterbringung für vier Wochen. Unter regelmäßiger Einnahme von Olanzapin ließ sich ein sukzessiver Rückgang der psychotischen Symptomatik erreichen. Nach einigen Überzeugungsversuchen erklärte sich der Mann mit der Injektion eines langwirksamen Depotantipsychotikums einverstanden, das etwa eine Woche nach Aufnahme verabreicht wurde. Bei hinreichender Adhärenz und Wegfall akuter Gefährdungsaspekte wurde die Aufhebung der Unterbringung beim zuständigen Amtsgericht beantragt. Es erfolgte die Verlegung des Mannes auf eine offene Therapiestation. Im kurzen zeitlichen Intervall beendete der Mann die stationäre Behandlung. Ein Follow-up wurde vereinbart.

5.7 Medikamentöse Adhärenz und Substanzkonsumstörungen

Wenn Risikofaktoren zusammen kommen

Unzureichende medikamentöse Adhärenz ist bei psychotischen Störungen von erheblicher Relevanz, multifaktoriell bedingt und stellt bekanntermaßen einen Risikofaktor für gewalttätiges Verhalten dar (Witt, 2013). Fehlende Krankheitseinsicht ist bei der Entstehung von Non-Adhärenz ebenso bedeutsam wie medikationsbezogene Aspekte oder das Ausmaß an psychosozialer Unterstützung. Komorbide Substanzkonsumstörungen stellen einen wichtigen und aufrechterhaltenden Faktor für medikamentöse Non-Adhärenz dar (Guo, 2023) und weisen eine Prävalenz von über 40 % auf (Hunt, 2018). Präventive Maßnahmen sollten in der entsprechenden Personengruppe daher das Risikoscreening, eine ausreichend lange Behandlung mit gezielten Angeboten zu antisozialen Verhaltensweisen, Substanzkonsum und medikamentöser Adhärenz sowie die Sicherstellung der Nachsorge umfassen (Tribolet-Hardy, 2016).

Fallbeispiel – Fortführung

Drei Monate nach der Entlassung erfolgte die neuerliche Vorstellung in der psychiatrischen Klinik auf Grundlage einer vorläufigen Unterbringung. Der Mann habe in seiner Wohnung randaliert und Gegenstände aus dem Fenster geworfen, woraufhin die Nachbarn den Rettungsdienst verständigten. Der Mann habe sich wahnhaft und aggressiv verhalten, sei den Anweisungen der Rettungskräfte jedoch gefolgt. Die vereinbarten Termine zur ambulanten Weiterbehandlung in der Institutsambulanz wurden von dem Mann nicht wahrgenommen. Letztlich imponierte ein desorganisiert-agitiertes Zustandsbild mit paranoiden und teils megaloman gefärbten Denkinhalten. Hinsichtlich zunehmender Agitation und Aggressivität wurde eine vorübergehende Isolationsmaßnahme notwendig. Urinchemisch konnte eine Mischintoxikation mit THC, Amphetamin und Kokain nachgewiesen werden. Die vorbestehende antipsychotische Medikation mit Olanzapin wurde erneut aufgenommen. Nach richterlicher Anhörung wurde eine Unterbringung für vier Wochen genehmigt. Medikamentös wurde um Risperidon im Sinne einer Kombinationstherapie erweitert. Während der Behandlung drohte der Mann bei der Essener Polizei mehrfach telefonisch Amoktaten an, sodass der Zugang zu Kommunikationsmitteln eingeschränkt wurde. Nach Aufdosierung von Risperidon ließ sich der Patient erneut auf eine Depotmedikation ein. Die orale Medikation mit Olanzapin wurde fortgeführt. Insgesamt ließ sich im stationären Setting eine zunehmende Distanzierung zu wahnhaften Denkinhalten erreichen. Innerhalb der vergangenen Monate war ein ambulant betreutes Wohnen installiert worden. Der zuständige BeWo-Betreuer suchte den Mann während der Behandlung in der Klinik auf und unterstützte ihn beim Aufsuchen der

Wohnung. Nach Ablauf der genehmigten Unterbringungsdauer bestand keine weitere Behandlungsbereitschaft des Mannes, sodass nach einmonatigem Aufenthalt die Entlassung auf eigenen Wunsch erfolgte. Zur Fortführung der Depotmedikation sowie der ambulanten Behandlung wurden Folgetermine vereinbart.

5.8   Die Freiheit zur Krankheit

Die juristische Sichtweise und Bewertung psychischer Erkrankungen sowie die hieraus hervorgegangene Annahme, dass eine Freiheit zur Krankheit bestehe, stellt aus der allgemeinpsychiatrischen Perspektive eine von mehreren Gründen für eine Verschlechterung von Behandlungsgrundlagen für einen Teil der betroffenen Personen dar (BVerfG, 2021). Aus psychiatrischer Perspektive kann bei etwaigem Vorliegen psychotischer Symptomatik die freie Willensbildung betroffener Personen erheblich eingeschränkt sein, sodass hier von einer Freiheit zur Krankheit oftmals nicht ausgegangen werden kann. Personen, die gesetzlich betreut werden und bei denen sich eine erhebliche psychopathologische Zustandsverschlechterung entwickelt, werden so mitunter erst spät im zeitlichen Verlauf in einer Klinik untergebracht, da sich sowohl prozedurale Abläufe der Unterbringungssache (Benachrichtigung über Verfahren, Antreffen der Person etc.) als auch die ärztliche Begutachtung zur Notwendigkeit einer Unterbringung (bzw. im Verlauf ggf. zwangsweiser Behandlung) häufig in die Länge zieht. In der Zwischenzeit geraten stabilisierende Faktoren wie beispielsweise ein bis dahin sicherer Wohnraum derart in Bedrohung, dass der persönliche Schutzraum nach einer Krankenhausbehandlung mitunter nicht mehr zur Verfügung steht. In vielen allgemeinpsychiatrischen Kliniken finden sich mittlerweile sog. Verwahr- oder Nicht-Behandlungsfälle, welche aufgrund ihrer Häufigkeit 2024 erstmals seitens des Ministerium für Arbeit, Gesundheit und Soziales (MAGS) NRW erhoben wurden. Die Personengruppe weist die hier bereits vorgenannten Risikomerkmale in Kombination auf. Es handelt sich überwiegend um junge Personen, die neben selbst- und fremdgefährdenden Verhaltensweisen entweder eine psychotische Störung und/oder eine Substanzkonsumstörung aufweisen und teilweise wohnungslos sind. Faktisch gesehen bedeutet für diese Gruppe die Freiheit zur Erkrankung, dass Personen von einem Behandlungsangebot exkludiert werden.

Fehlen sinnvoller Strategien für Systemsprenger

Fallbeispiel – Fortsetzung

Zwei Wochen nach der Entlassung erfolgte die erneute Vorstellung des 38-Jährigen im fixierten Zustand, nachdem er sich einer Polizeiinspektion genähert und die dort tätigen Beamten bedroht und mit Gegenständen beworfen habe. Hierbei kam es zu leichten Verletzungen von Polizeibeamten. Aufgrund fremdaggressiver Verhaltensweisen, der Androhung, sämtlichen Personen ins Gesicht schießen zu wollen, sowie der Angabe, dass er vom Auslandsnachrichtendienst verfolgt wurde, erfolgte eine vorläufige Unterbringung nach PsychKG. In der Aufnahmesituation nahm der Mann oral Haloperidol ein, hinsichtlich des enthemmten und aggressiven Verhaltens erfolgte eine vorübergehende Fixierungsmaßnahme, die nach Wirkeintritt der Medikation beendet werden konnte. Urinchemisch ließ sich eine Amphetaminintoxikation nachweisen. Im Behandlungsverlauf kam es zu mehrmaligen Bedrohungsereignissen von Mitarbeiterinnen und Mitarbeitern sowie Aufrufen zu Gewalt über das Internet. Wie bereits zuvor wurde die Verfügbarkeit von Telekommunikationsmitteln beschränkt. Die vorbestehende Medikation wurde erneut aufgenommen. Unter Kenntnis der zuvor subtherapeutischen Blutspiegel wurde die Olanzapindosis angepasst. Im Behandlungsverlauf ließ sich wiederholt die Bereitschaft zur Applikation einer antipsychotischen Depotmedikation erreichen.

Unter der eingesetzten Medikation sowie Abstinenz von psychoaktiven Substanzen ließ sich eine Zustandsbesserung erreichen. Im Rahmen psychoedukativer Gesprächsführung wurde der Zusammenhang von Aufnahmesymptomatik und Intoxikation mit psychoaktiven Substanzen dargestellt. Wahnhafte Denkinhalte waren im Behandlungsverlauf zwar weiterhin objektivierbar, standen jedoch nicht im Vordergrund. Bei hinreichender Absprachefähigkeit und vordergründiger Behandlungsbereitschaft wurde die Aufhebung der Unterbringung beantragt. Im stationären Rahmen erfolgte ein Runder Tisch mit Behandlerinnen und Behandlern, dem gesetzlichen Betreuer sowie der Bewährungshelferin, um den weiteren Unterstützungsbedarf zu evaluieren. Es bestand Einigkeit darüber, dass geklärt werden müsse, ob längerfristige PsychKG-Unterbringungen mit der Möglichkeit von Beurlaubungen zur Sicherstellung medikamentöser Adhärenz sinnvoll erscheinen könnten. Zudem wurde vereinbart, den Betreuungsrahmen durch die Erhöhung ambulanter Leistungen zu optimieren. Eine längerfristige stationäre Behandlung wurde durch den Betroffenen jedoch abgelehnt, sodass drei Wochen nach Aufnahme die Entlassung im stabilisierten Zustand erfolgte.

5.9 Prognose: Ausschöpfung der Behandlungsmöglichkeiten

Behandlungserfolge müssen konsolidiert werden

Das Vorliegen von Residualsymptomen bei Entlassung, wiederholte stationäre Behandlungen sowie das Alter bei Erkrankungsbeginn stellen unabhängige Risikofaktoren für eine erneute Hospitalisierung dar (Hou, 2024). Eine gesicherte antipsychotische Behandlung stellt die Grundlage für eine nachhaltige Symptomreduktion bzw. Remission dar. Die Vermittlung in Nachsorgestrukturen für Personen mit psychotischen Störungen ist oft von der Symptomschwere und weiteren Faktoren wie dem Vorliegen ungünstiger diagnostischer Konstellationen abhängig.

Anhand der Fallvignette zeigt sich, dass innerhalb eines Zeitraumes von 18 Monaten insgesamt fünf stationäre Aufenthalte erfolgten. Nicht berücksichtigt sind hierbei die bereits im Vorhinein erfolgten Unterbringungen nach dem BayPsychKHG, sodass unter ressourcenökonomischen Aspekten diskutiert werden sollte, ob die Unterbringungsgesetze nach PsychK(H)G lediglich zur Gefahrenabwehr oder vermehrt zur Einleitung nachhaltiger Behandlungen von betroffenen Personen dienen sollten. Die Gründe sind jedoch eher im rechtlichen Behandlungsrahmen sowie der damit einhergehenden Behandlungsgestaltung als in motivationalen Aspekten zu vermuten. Behandlungsauflagen wie beispielsweise verpflichtende Teilnahme an Therapie oder Beibehaltung medikamentöser Adhärenz existieren in der Allgemeinpsychiatrie, anders als im Maßregelvollzug, nicht. Wissenschaftliche Erkenntnisse sind hinsichtlich Effektivität ambulanter Behandlungsweisungen gegenwärtig nicht ausreichend belegt. Ob bei einem Anteil betroffener Personen die Notwendigkeit für entsprechende Maßnahmen sinnvoll sein kann, sollte in die Diskussion mit einbezogen werden (O'Reilly, 2019). Geht ein erhöhtes Risiko für Gewaltstraftaten von betroffenen Personen aus, sollten Behandlungsmöglichkeiten umfassend ausgeschöpft werden, bevor es zu einem Delikt kommen und letztlich eine Unterbringung im Maßregelvollzug erfolgen muss.

5.10 Zusammenfassung

Gewalt gegen Mitarbeiterinnen und Mitarbeiter stellt in der Allgemeinpsychiatrie einen relevanten Faktor dar und erschwert die Integration entsprechender Risikopersonen (di Giacomo, 2018). Die Behandlung dieser Personengruppe erfolgt überwiegend auf Basis einer Unterbringung nach PsychKG für eine überwiegend kurze Krisenintervention mit oftmals wenig nachhaltigem Behandlungserfolg. Nach Einführung des Richtervorbehalts sowie Novellierung des PsychKG NRW haben Auflagen zur Fortführung von Unterbringungen zunehmend an Bedeutung gewonnen. Die rechtlichen Rahmenbedingungen, unter denen eine Behandlung gegen den Willen von Personen erfolgen kann, wurden verschärft. Das Ziel, mittels Richtervorbehalt eine Reduktion von Zwangsmaßnahmen zu erreichen, ließ sich zumindest für Fixierungsmaßnahmen erreichen. Die Anzahl der Unterbringungen sowie medikamentöser Zwangsbehandlun-

Personen mit Gefährdungspotenzial: Alltag in allgemeinpsychiatrischen Kliniken

gen steigt jedoch an (MAGS, 2021). Die ursprünglich als Hilfe konzipierten Unterbringungsgesetze der Länder scheinen hinsichtlich der restriktiven Behandlungsmöglichkeit einen eher ungünstigen Einfluss auf die Behandlung einer bestimmten Personengruppe (sog. Systemsprenger) zu haben. Aus medizinischer Perspektive sind längere Behandlungen unter Einhaltung der gegenwärtigen rechtlichen Rahmenbedingungen oftmals schwer zu rechtfertigen, obwohl gerade diese Personengruppe bei unzureichender Behandlung ein hohes Risiko birgt, kriminogen in Erscheinung zu treten. Wichtig erscheint demnach die frühzeitige Identifikation von Hochrisikopersonen.

Fehlen einer Strategie zur Verhinderung einer Forensifizierung

Trotz der zurückliegenden Entwicklung hat eine flächendeckende, überregionale bzw. länderübergreifende Strategie zur Verhinderung von Forensifizierung durch eine gezielte Kooperation zwischen Forensik und Allgemeinpsychiatrie bisher keine Umsetzung gefunden. Forensifizierung stellt ein komplexes Phänomen dar. Die Entwicklungen der Allgemeinpsychiatrie allein sind für den Anstieg forensischer Fallzahlen jedoch nicht verantwortlich. Forensische Kompetenz ist in allgemeinpsychiatrischen Kliniken nicht verbreitet. Daneben besteht ein Mangel am gemeinsamen Austausch und gegenseitiger Prozesstransparenz, um durch Identifizierung und genauere Beleuchtung von Schnittstellen überhaupt die Basis für ein hinreichendes Ineinandergreifen von Ressourcen zu ermöglichen. Durch engere und erkenntnisbasierte Zusammenarbeit an der Schnittstelle Allgemeinpsychiatrie und Maßregelvollzug ließe sich positiv auf Prävention, Evaluation und Management von Risikopersonen sowie Transinstitutionalisierungsaspekte einwirken.

5.11 Diskussion

5.11.1 Etablierung forensischer Konsilberatungen in Allgemeinpsychiatrien

Forensifizierung entgegenwirken

Die forensische Konsilberatung in allgemeinpsychiatrischen Kliniken scheint einen sinnvollen Ansatz darzustellen, sowohl hinsichtlich einer Befähigungsvermittlung als auch um den Blick für Risikokonstellationen zu schärfen und Risikoeinschätzungen sowie ein entsprechendes Management zu ermöglichen (Schmidt, 2023). Im Rahmen forensischer Konsile könnten allgemeinpsychiatrische Behandlerinnen und Behandler im günstigsten Fall in die Lage versetzt werden, die vielfach kritisierte unzureichende Auseinandersetzung mit »unliebsamen Personen« als Möglichkeit eines erweiterten therapeutischen Verständnisses strategisch anzupassen. Multidisziplinäre forensische Fallkonferenzen oder Fallsupervision können dabei unterstützen, ein Verständnis von forensischer Fallkonzeptualisierung zu entwickeln.

5.11.2 Implementierung eines Case Managements bzw. einer Task force

Obwohl betreuungsintensive Personen mit Gewaltpotenzial neben der Psychiatrie in weiteren Institutionen auffallen, fehlt es an übergeordneten und koordinierenden Stellen, an denen relevante Informationen zu Risikopersonen zusammenfließen. Durch Schaffung von Verantwortlichkeiten ließen sich bedarfsgerechte Interventionen gezielt umsetzen. Die Zusammenarbeit im Rahmen des PeRiskoP-Modells zeigt, dass bereits allein durch gebündelte Information sowie feste Ansprechpartnerinnen und -partner ein vertieftes Verständnis von individuellen Bedarfen und Problemstellungen entsteht, auf deren Basis (präventive) Interventionen möglich erscheinen. Ob PeRiskoP sich auf lange Sicht als geeignetes Instrument der Gefährdungsabwendung erweist, oder ob eine gezielte Installation einer »Task Force« mit Kompetenzen aus Forensik, Staatsanwaltschaft und Gericht analog zum kantonalen Bedrohungsmanagement in Zürich sinnvoll erscheint, muss zur Diskussion stehen.

Case Management

5.11.3 Ausbau forensischer Präventionsambulanzen

Aufgrund der Erkenntnisse um unzureichende psychiatrische Behandlung von Risikopersonen wurde nach mehrjähriger Erprobung einer Forensischen Präventionsambulanz am Bezirksklinikum Mittelfranken ein flächendeckender Ausbau des Angebots beschlossen und im Rahmen des Bayerischen PsychK(H)G umgesetzt (Nitschke, 2020). Eine Verknüpfung mit der Allgemeinpsychiatrie und Angeboten der Gemeindepsychiatrie erscheint hier ebenso sinnvoll wie ein Ausbau ähnlicher Angebote in weiteren Bundesländern, um das Risiko einer Forensifizierung zu reduzieren. Alternativ wäre in Deutschland ein ambulanter forensischer Rahmen für psychisch kranke Straftäter mit geringfügigen Delikten, ähnlich der Maßnahme nach Art. 63 CH-StGB, wünschenswert (vgl. ▶ Kap. 16, ▶ Kap. 18; Höfer, 2020).

Präventionsambulanzen zur Gewaltprävention?

5.11.4 Förderung von Ambulantisierung

Entsprechend der Entwicklung in der Allgemeinpsychiatrie sollte evaluiert werden, ob unter Berücksichtigung unterschiedlicher Faktoren eine Behandlung im Maßregelvollzug durchgehend im stationären Setting erfolgen muss. Behandlungen ließen sich beispielsweise nach Anwendung von § 67b mit entsprechenden Anordnungen auch ambulant durchführen. Der Ausbau forensischer Nachsorgeambulanzen könnte dazu beitragen, geeignete Personen unter Berücksichtigung relevanter Prognosefaktoren früher

Ambulantisierung

aus dem stationären Setting entlassen zu können (Schmidt-Quernheim, 2014). Die vermehrte Nutzung der Aussetzung einer stationären Maßregel könnte sich ressourcenschonend auswirken und scheint unter dem Aspekt der Verhältnismäßigkeit geboten. Außerdem ließe sich ein gesellschaftliches als auch juristisches Umdenken hinsichtlich der Vermeidung von Institutionalisierung bei der Behandlung psychisch kranker Straftäter fördern.

5.11.5 Fortwährende Institutionalisierung vermeiden

Hospitalisierung verhindern

Wenig sinnvoll erscheint hingegen die strategische Überlegung, Personen aus dem Maßregelvollzug im Sinne einer Re-Institutionalisierung in die Allgemeinpsychiatrie zu verlegen, um Ressourcen und Kosten zu sparen. Hierdurch würde das Fortbestehen zweier unzureichend kommunizierender Röhren zementiert, ohne einen echten Mehrwert für die betroffenen Personen zu bieten. Eine Optimierung der gegenwärtig unzureichenden Zusammenarbeit von Forensik und Allgemeinpsychiatrie würde sich unter diesen Umständen ebenfalls nicht einstellen. Angesichts der ohnehin häufig bestehenden Kapazitätsprobleme geschützter allgemeinpsychiatrischer Stationen erscheint eine Umverteilung entsprechender Personen ohnehin als wenig nachhaltiger Ansatz.

5.12 Literatur

Chow, W. S., Priebe, S. (2016). How has the extent of institutional mental healthcare changed in Western Europe? Analysis of data since 1990. *BMJ open*, 6(4), e010188. https://doi.org/10.1136/bmjopen-2015-010188

de Tribolet-Hardy, F., Habermeyer, E. (2016). Schizophrenic patients between general and forensic psychiatry. *Frontiers in public health*, 4, 135.https://doi.org/10.3389/fpubh.2016.00135

di Giacomo, E., Iozzino, L., Ferrari, C. et al. (2020). Prevalence and risk factors of violence by psychiatric acute inpatients: Systematic review and meta-analysis—A 2019 update. *Violence and mental disorders*, 181–202. https://doi.org/10.1007/978-3-030-33188-7_10

Guo, J., Lv, X., Liu, Y. et al. (2023). Influencing factors of medication adherence in schizophrenic patients: a meta-analysis. *Schizophrenia*, 9(1),31. https://doi.org/10.1038/s41537-023-00356-x

Hodgins, S., Müller-Isberner, R. (2004). Preventing crime by people with schizophrenic disorders: the role of psychiatric services. *The British Journal of Psychiatry*, 185(3), 245–250. https://doi.org/10.1192/bjp.185.3.245

Hou, M., Wu, Y., Xue, J. et al. (2024). A predictive model for readmission within 1-year post-discharge in patients with schizophrenia. *BMC psychiatry*, 24(1), 573. https://doi.org/10.1186/s12888-024-06024-3

Höfer, F., Caflisch, C., Herdener, M. et al. (2020). *Das schweizerische System ambulanter Massnahmen als Alternative zum geschlossenen Vollzug gemäss § 64 StGB*. Reformansätze zur Unterbringung nach § 64, 137–161. https://www.researchgate.net/pu

blication/348184689_42_Das_schweizerische_System_ambulanter_Massnahmen_als_Alternative_zum_geschlossenen_Vollzug_gemass_64_StGB

Hunt, G. E., Large, M. M., Cleary, M. et al. (2018). Prevalence of comorbid substance use in schizophrenia spectrum disorders in community and clinical settings, 1990–2017: Systematic review and meta-analysis. *Drug and alcohol dependence*, *191*, 234–258. https://doi.org/10.1016/j.drugalcdep.2018.07.011

Nitschke, J., Osterheider, M., Mokros, A. (2011). Schizophreniforme Erkrankungen, Psychose und Tötungsdelikte: Die Bedeutung sozialtherapeutischer Maßnahmen zur Prävention von Delikten. *Psychiatrische Praxis*, *38*(02), 82–86.

Nitschke, J., Sünkel, Z., Mokros, A. (2020). Die forensische Präventionsambulanz Ansbach: Evaluation des Modellprojekts zur Behandlung psychiatrischer Risikopatienten. *Der Nervenarzt*, *91*(5).

O'Reilly, R. L., Hastings, T., Chaimowitz, G. A. et al. (2019). Community treatment orders and other forms of mandatory outpatient treatment. *The Canadian Journal of Psychiatry*, *64*(5), 356–374.

Piontek, K., Kutscher, S. U., König, A. et al. (2013). Prädeliktische Behandlungswege schizophrener Patienten der forensischen Psychiatrie. *Der Nervenarzt*, *84*(1). https://doi.org/10.1007/s00115-011-3409-1

Priebe, S., Badesconyi, A., Fioritti, A. et al. (2005). Reinstitutionalisation in mental health care: comparison of data on service provision from six European countries. *BMJ*, *330*(7483), 123–126. https://doi.org/10.1136/bmj.38296.611215.AE

Seliger, M., Kröber, H. L. (2008). Wurden schizophrene Maßregelpatienten zuvor in der Allgemeinpsychiatrie unzureichend behandelt? *Forensische Psychiatrie, Psychologie, Kriminologie*, *2*(2), 46–53. https://doi.org/10.1007/s11757-008-0072-x

Schmidt, C., Seeger, N. A., Brackmann, N. et al. (2023). Forensisch-psychiatrisches Konsilangebot für die Allgemeinpsychiatrie. *Fortschritte der Neurologie Psychiatrie*. https://doi.org/10.1055/a-2182-6606

Schmidt-Quernheim, F., Seifert, D. (2014). Evaluation of outpatient aftercare of forensic patients (§ 63 StGB) in North Rhine-Westphalia, Germany. *Der Nervenarzt*, *85*, 1133–1143. https://doi.org/10.1007/s00115-013-3932-2

Steinert, T., Hirsch, S. (Hrsg.). (2019). *S3-Leitlinie Verhinderung von Zwang: Prävention und Therapie aggressiven Verhaltens bei Erwachsenen*. Springer. https://www.dgppn.de/_Resources/Persistent/154528053e2d1464d9788c0b2d298ee4a9d1cca3/S3%20LL%20Verhinderung%20von%20Zwang%20LANG%2BLITERATUR%20FINAL%2010.9.2018.pdf

Witt, K., Van Dorn, R., Fazel, S. (2013). Risk factors for violence in psychosis: systematic review and meta-regression analysis of 110 studies. *PloS one*, *8*(2), e55942. https://doi.org/10.1371/journal.pone.0055942

6 Übergangsmanagement bei forensischen Patientinnen und Patienten

Michèle Rubli und Alessio Rubli

6.1 Einleitung

Die ersten Monate nach der Entlassung sind besonders risikobehaftet

Eine erfolgreiche Resozialisierung forensisch-psychiatrischer Patientinnen und Patienten erfordert ein umfassendes Übergangsmanagement, das weit über den Entlassungszeitpunkt hinausgeht. Diese Phase des Übergangs von stationären Einrichtungen zurück in die Gesellschaft ist besonders anfällig, da sie eine der kritischsten Perioden für Rückfälle und erneutes delinquentes Verhalten darstellt. Es zeigt sich, dass in allgemeinpsychiatrischen Populationen der Großteil der Rückfälle innerhalb der ersten zwölf Monate nach einer stationären Behandlung auftritt (Schennach et al., 2012). Bei Patientinnen und Patienten mit Schizophrenien, Alkoholabhängigkeit oder Substanzabhängigkeit sind diese Risiken besonders hoch. Diese Störungsbilder sind auch für die forensische Psychiatrie von großer Relevanz, was die Bedeutsamkeit eines gut strukturierten Übergangsmanagements und fortlaufender Nachsorge unterstreicht.

Fehlendes Übergangsmanagement verlängert Aufenthaltszeiten

Ein fehlendes oder unzureichendes Übergangsmanagement kann zu verlängerten Aufenthalten in stationären Einrichtungen führen, was sowohl medizinethische als auch rechtliche Fragen aufwirft. Daher ist die Implementierung eines strukturierten Übergangsmanagements nicht nur therapeutisch notwendig, sondern auch rechtlich sowie ökonomisch von Bedeutung. Gelingt es, ein stabiles System für Übergangsmanagement und Nachsorge zu etablieren, profitieren alle Beteiligten: Patientinnen und Patienten, Institutionen und letztlich auch die Gesellschaft durch eine verbesserte Langzeitprognose und geringere Rückfallquoten.

6.2 Übergangsmanagement: Schlüssel zur erfolgreichen Reintegration

Übergangsmanagement ist ein zentrales Konzept in der forensischen Psychiatrie, das den Übergang von stationärer Behandlung hin zu einem selbstbestimmten Leben in der Gesellschaft begleitet. Es zielt darauf ab, eine kontinuierliche Betreuung sicherzustellen, die an die individuellen

Bedürfnisse der Patientinnen und Patienten angepasst ist und das Risiko von Rückfällen minimiert.

Ein wesentlicher Bestandteil ist die schrittweise und individuelle Lockerung der Bedingungen, unter denen die Patientinnen und Patienten im Zwangskontext leben. Dies ermöglicht es ihnen, die Anforderungen eines freien Lebens zu erproben und gleichzeitig weiter Unterstützung durch die Institution zu erhalten. Dazu zählen begleitetes Wohnen, strukturierte Freizeitaktivitäten und die allmähliche Wiedereingliederung in die Arbeitswelt. Diese Maßnahmen helfen, die Belastbarkeit und Verlässlichkeit der Betroffenen zu testen und eine langfristige Stabilität zu fördern.

Stufenweise Entlassung als Schlüssel zur Wiedereingliederung

Ebenso wichtig ist die Vorbereitung des sozialen Umfelds der Patientinnen und Patienten. Eine erfolgreiche Resozialisierung setzt voraus, dass die Betroffenen nach der Entlassung ein stabiles Netzwerk vorfinden, das sie unterstützt. Dazu gehören nicht nur geeignete Wohnmöglichkeiten, sondern auch realistische Arbeits- und Lebensperspektiven. Erfolgreiche und aktive Teilnahme am Arbeitsmarkt erfolgt erst durch die Entstehung von Motivation durch erste Erfolge (Kerner, 2004). Prosoziale Kontakte, der Zugang zu Therapien und die enge Zusammenarbeit mit der Bewährungshilfe schaffen tragfähige Strukturen für den Übergang. Eine kontinuierliche ambulante Nachsorge kann dazu beitragen, bestehende Risiken frühzeitig zu erkennen und geeignete Maßnahmen zu ergreifen, um erneute Straffälligkeit zu verhindern.

Stabilität durch ein tragfähiges soziales Netzwerk

Besonders riskant ist die Gefahr eines »Entlassungslochs« (Matt, 2014), also eines abrupten Wechsels von der strukturierten, betreuten Umgebung in ein eigenständiges Leben. Solche Übergänge ohne vorbereitende Maßnahmen erhöhen das Rückfallrisiko erheblich, da die Neustrukturierung des Alltags und die Anpassung an neue Lebensumstände oft Schwierigkeiten bereiten. Gerade die erste Zeit nach Entlassung ist mit einem hohen Rückfallrisiko verbunden. Daher sollte die Reintegration als schrittweiser, begleiteter Prozess gestaltet werden, um einen möglichst reibungslosen Übergang zu ermöglichen (Padfield & Shadd, 2006).

Entlassungsloch als Risiko der Rückfälligkeit

Ein gut durchdachtes Übergangsmanagement ist die Grundlage für eine stabile und langfristige Reintegration in die Gesellschaft. Es hilft, das Rückfallrisiko zu senken, und stärkt das Vertrauen in die forensische Psychiatrie als therapeutisches Fachgebiet. Nur eine gemeinsame Politik aller beteiligten Institutionen kann langfristig erfolgreich sein (Matt, 2014, S. 29). Ziel ist es, die während der stationären Behandlung erzielten Fortschritte zu sichern und weiterzuentwickeln, sodass die Fähigkeit zur Wiedereingliederung gefördert wird. Damit wird ein wichtiger Beitrag geleistet, den Kreislauf von Straftat und Strafe zu durchbrechen und die Chancen auf ein eigenständiges, straffreies Leben zu erhöhen.

6.3 Fallbeispiel

Im Herbst 2015 geriet Herr W. bei einer Polizeikontrolle in eine aggressive Auseinandersetzung, bei der er zwei Beamte angriff und verletzte. Bereits zuvor kam es zu Vorfällen mit Drohungen und Gewalt gegen Behörden. Nach seiner Festnahme zeigte Herr W. in der Untersuchungshaft bedrohliches Verhalten und wurde aufgrund seines akut psychotischen Zustands auf die Sicherheitsstation des Zentrums für stationäre forensische Therapie der Psychiatrischen Universitätsklinik Zürich verlegt. Die diagnostische Abklärung ergab eine paranoide Schizophrenie (ICD-10 F20.0) sowie Hinweise auf psychische Störungen durch schädlichen Cannabiskonsum (ICD-10 F12.2).

Im August 2016 ordnete das Bezirksgericht eine stationäre therapeutische Maßnahme nach Art. 59 CH-StGB an. Zu Beginn der leitliniengerechten kombinierten medikamentösen und psycho- bzw. soziotherapeutischen Behandlung zeigte Herr W. nur langsam Fortschritte. Er war angespannt, misstrauisch und schwer zugänglich. Mit der Zeit stabilisierte sich sein Zustand, sodass im Sommer 2017 eine Verlegung auf eine geschlossene, weniger gesicherte Maßnahmestation möglich wurde. Nach anfänglicher Skepsis gelang es ihm, sich einzugewöhnen. Zwei Jahre später konnte er auf die offene Maßnahmestation wechseln.

Doch bald verschlechterte sich seine Symptomatik: Misstrauen, distanziertes Verhalten und verbale Angriffe führten zu einer Rückverlegung auf die geschlossene Station. 2020 musste Herr W. erneut auf die Sicherheitsstation, nachdem es zu einer psychotischen Dekompensation und verweigerter Medikation gekommen war. Trotz Stabilisierung hielten paranoide Wahnideen an, weshalb die Maßnahme verlängert werden musste.

Mitte 2022 eskalierte die Situation, als Herr W. massive Todesdrohungen gegen das Betreuungspersonal aussprach. Er verschanzte sich in seinem Zimmer, bedrohte jeden, der sich näherte, und musste schließlich von der Polizei überwältigt werden. Nach Fixierung und Zwangsmedikation zeigte er weiterhin psychotische und aggressive Episoden.

In den letzten drei Jahren konnten im hochsicherheitsorientierten Stationsmilieu nur bedingte Fortschritte erzielt werden. Bis Frühjahr 2023 zeigten sich Ansätze besserer Selbstkontrolle und ein teilweise konstruktiverer Umgang mit Frustration.

> Zunehmende Maßnahme-Müdigkeit beeinträchtigt Wirksamkeit und Bereitschaft

Es wurde keine relevante Risikosenkung in Bezug auf das Anlassdelikt erreicht, und nachhaltige Behandlungserfolge blieben aus. Eine Verbesserung der Legalprognose erscheint im stationären Setting unrealistisch, da eine langfristige psychopathologische Stabilität trotz Medikation nicht erreicht werden konnte. Zudem zeigt Herr W. tiefes Misstrauen gegenüber dem Behandlungsteam, was regelmäßig zu Exazerbationen und potenzieller Fremdgefährdung führt, die Fixierungen und Zwangsmedikationen erfordern.

In diesem Kontext und unter Berücksichtigung des rechtlichen Rahmens erscheint eine Verlegung in ein forensisch-psychiatrisches Wohnheim, im hiesigen Fall in die Pension Occasio, sinnvoll, auch wenn eine direkte Überführung aus der Sicherheitsabteilung in den offenen Vollzug ungewöhnlich ist.

Das Wohnheim Occasio bietet ein Setting, das individueller auf die Bedürfnisse des Patienten eingehen kann. Das dortige Personal verfügt über fundierte Expertise im Umgang mit Patientinnen und Patienten im Maßnahmevollzug nach Art. 59 CH-StGB, und eine etablierte Behandlungskette gewährleistet kontinuierliche Betreuung. Durch die engere Anpassung der Betreuung könnte nicht nur eine Grundlage für langfristige Stabilisierung geschaffen, sondern auch Motivation zur Verhaltensänderung gefördert werden.

Merke

Übergangsmanagement wird in der Literatur oft als Vorbereitung auf den Wechsel von einem hochstrukturierten Umfeld in das Leben in Freiheit beschrieben – von maximaler Einschränkung hin zu mehr Eigenverantwortung. Am Fallbeispiel von Herrn W. wird ersichtlich, dass Übergangsmanagement bereits innerhalb des Maßnahmevollzugs eine zentrale Rolle spielt.

Innerhalb der Maßnahme wechseln Patientinnen und Patienten zwischen Settings mit erheblich unterschiedlichen Strukturen und Anforderungen. Die Untersuchungshaft ist durch Isolation und minimale Entscheidungsfreiheit geprägt, während die Sicherheitsstation strikte Kontrollen bietet. Auf der geschlossenen Maßnahmestation erhalten Patientinnen und Patienten hingegen mehr Entscheidungsmöglichkeiten und Verantwortung. Im offenen Maßnahmevollzug werden Freiheiten schrittweise erweitert, um die Teilnahme am gesellschaftlichen Leben zu fördern.

Mit jedem Übergang ändern sich die Wohnumgebung, die therapeutischen Angebote, die Mitbewohnerinnen und Mitbewohner und die Tagesstruktur – potenzielle Stressoren, die hohe Anpassungsfähigkeit erfordern. Ein eng begleitetes Übergangsmanagement ist daher entscheidend für eine langfristige und stabile Reintegration.

Settingwechsel als Herausforderung

Am Fallbeispiel von Herrn W. wird nachfolgend verdeutlicht, wie Übergangsmanagement in der Praxis konzipiert und umgesetzt wird. In den nächsten Abschnitten führen wir die Lesenden durch die einzelnen Schritte des Übergangsprozesses, den Herr W. erlebt, und erläutern die zugrunde liegenden Überlegungen. Ziel ist es, aufzuzeigen, wie eine erfolgreiche Resozialisierung konkret gestaltet werden kann.

Der Übergang für Herrn W. wird in diesem Fall von der Occasio GmbH begleitet, einem sozialpsychiatrischen Wohnheim, das stationäre Maßnahmen nach Art. 59 CH-StGB, den offenen Vollzug sowie die Möglichkeit von externen Beschäftigungen anbietet. Occasio setzt auf einen integrativen Ansatz, wie ihn auch Freese und Schmidt-Quernheim (2014, S. 191–198) in den Standards der ambulanten Nachsorge formulierten, und arbeitet mit einem multiprofessionellen Team, das sozialarbeiterische, pflegerische und pädagogische Fachkräfte umfasst und einen intensiven Austausch mit den Justizbehörden pflegt. Die ärztliche und psychologische Betreuung wird in enger Zusammenarbeit mit dem Zentrum für Ambulante Forensische Therapie der Psychiatrischen Universitätsklinik Zürich sichergestellt. So vereint das Wohnheim Occasio alle relevanten Fachbereiche zu einer organisatorischen Einheit, um eine nachhaltige, deliktfreie und verantwortungsvolle Lebensgestaltung nach der Entlassung zu ermöglichen.

6.3.1 Juristischer Rahmen

Fallbeispiel – Fortführung

Herr W. erhielt nach den Anlassdelikten ein forensisch-psychiatrisches Gutachten, das eine erhebliche Schuldminderung aufgrund seiner schizophrenen Erkrankung bescheinigte. Die diagnostizierte Schizophrenie äußerte sich in erhöhter Gewaltbereitschaft, situativen Fehlinterpretationen und einer Impulskontrollschwäche, begleitet von Feindseligkeit und Misstrauen. Das Gutachten stellte eine erhebliche Rückfallgefahr für Gewalttaten fest und empfahl eine stationäre Maßnahme nach Art. 59 CH-StGB, da diese die besten Erfolgsaussichten versprach.

Stationäre Maßnahmen zur Rückfallprävention

Ziel einer stationären Maßnahme nach Art. 59 CH-StGB ist es, weitere Taten zu verhindern, die mit der psychischen Störung der Tatperson in Zusammenhang stehen. Diese Maßnahmen sind für schwer psychisch gestörte Straftäterinnen und Straftäter vorgesehen und sollen die Rückfallgefahr durch Behandlung senken. Die Unterbringung erfolgt in einer geeigneten psychiatrischen Einrichtung oder einer Maßnahmevollzugseinrichtung und wird in der Regel für fünf Jahre angeordnet. Verlängerungen sind möglich, wenn eine bedingte Entlassung nicht gewährleistet werden kann.

Fallbeispiel – Fortführung

Fünf Jahre nach Beginn der Maßnahme stellte ein weiteres Gutachten fest, dass keine ausreichende Besserung erreicht worden war. Es sprach sich für eine Verlängerung der Maßnahme aus, um den bisherigen Fortschritt zu sichern und weitere Schritte zur Rückfallprävention zu ergreifen. Dem Antrag wurde stattgegeben.

Um ein schrittweises Belastungstraining zu ermöglichen, wurde der Übergang aus der geschlossenen Sicherheitsabteilung zu einer offenen

Maßnahme-Institution eingeleitet. Aufgrund der Umstände verzichtete man auf kleinere Lockerungsschritte und initiierte direkt den Übergang in ein offenes Wohnsetting – ein bedeutender Schritt, der in der Übertrittsvorbereitung besondere Beachtung fand.

> **Good to know**
>
> »Stationär« heißt nicht immer »geschlossen« – Im Rahmen der stationären Maßnahme nach Art. 59 CH-StGB wird betont, dass die Unterbringung in einer »geeigneten Einrichtung« erfolgen soll. Die Maßnahme muss also nicht zwingend in einem strikt stationären oder geschlossenen Setting stattfinden, wie der vorliegende Fall zeigt. Ein Übergang in ein offenes Setting kann sinnvoll sein, um Fortschritte zu festigen und deliktpräventive Fähigkeiten zu üben.

Die darauffolgenden Vollzugsöffnungen erfolgen in einem strukturierten Rahmen, der eine allmähliche Reintegration ermöglicht und jederzeit eine Rückkehr in stationäre Betreuung vorsieht, falls sich während der Vollzugslockerungen ein Rückfallrisiko zeigt.

> **Beachte**
>
> Statistisch-aktuarische Instrumente spielen eine wesentliche Rolle bei der Entscheidungsfindung zu Lockerungen. Diese Verfahren unterstützen die Präzisierung des Betreuungs- und Kontrollbedarfs sowie die Indikationsstellung für weiterführende Maßnahmen. Gemäß dem Risk-Need-Responsivity-Modell (Andrews & Bonta, 2010) und auch dem Good-Lives-Modell von Ward und Gannon erfordern Risikofälle intensive individuelle Unterstützung, da das hohe Rückfallrisiko selbst durch optimale Vorbereitung und Nachsorge nicht verringert werden kann. Ergebnisse aus Instrumenten wie VRAG (Quinsey et al., 2006) oder Static-99 (Hanson & Thornton, 1999) bleiben unverändert relevant und betonen die Notwendigkeit gezielter Kontrollmaßnahmen. Gleichzeitig bleiben die Antizipation möglicher Rückfälle und das Management manifester Rückfälle anspruchsvoll, da potenzielle Rückfälle Kritik an den beteiligten Fachkräften nach sich ziehen können, was eine besonders sorgfältige Planung und Dokumentation erfordert.

Statistisch-aktuarische Aspekte im Übergangsmanagement

6.4 Übergangsmanagement in der Praxis: Konkrete Umsetzung und Strategien

6.4.1 Eintrittsprozedere

Fallbeispiel – Fortführung

Die einweisende Behörde stellt ein Aufnahmegesuch für Herrn W. in das sozialpsychiatrische Wohnheim Occasio. Nach Eingang des Gesuchs prüft die Pflegedienstleistung des Wohnheims, ob das Angebot den Bedürfnissen des Patienten und den Erwartungen der Behörde entspricht. Die Entscheidung fällt positiv aus, da Herr W. sich im Stationsmilieu angepasst hat und unter der aktuellen Medikation stabil ist, was auf eine positive Entwicklung schließen lässt.

Lange Wartezeiten durch mangelnde Kapazitäten

Vor dem Eintritt werden die Patientenakten sorgfältig studiert und ein Fallkonzept erstellt, das alle relevanten Informationen zum bisherigen Verlauf und den spezifischen Bedürfnissen umfasst. Dieses Konzept wird im Vorfeld der Aufnahme an das Team weitergegeben, um eine fundierte Vorbereitung zu gewährleisten.

Ein Erstgespräch mit der Pflegedienstleitung ermöglicht eine persönliche Einschätzung und ein gegenseitiges Kennenlernen. Künftige Veränderungen, Herausforderungen sowie beidseitige Erwartungen werden besprochen. Basierend auf diesen Gesprächen wird das Fallkonzept aktualisiert und Besonderheiten des aktuellen Settings berücksichtigt.

Fallbeispiel – Fortführung

Mit Herrn W. fanden Gespräche zu deliktrelevanten Problembereichen und früheren Aggressionsvorfällen statt. Erwartungen und Grenzen für die Zusammenarbeit wurden geklärt. Ein Fokus lag auf der Einschätzung seiner Beziehungsfähigkeit und Reaktionen auf Problembereiche. Transparenz bezüglich der Angebote, Rollen und Einschränkungen erleichterte die Planung.

> **Good to know**
>
> *Setting-Verständnis*
>
> Neben individuellen Faktoren wie Anamnese und Risikobeurteilung spielt das vorangehende Setting eine wesentliche Rolle. Oft mangelt es Mitarbeitenden an Kenntnissen über Abläufe und Anforderungen anderer Settings, was den Eintritt erschweren kann. Ein gegenseitiges Verständnis ist essenziell, um den individuellen Bedarf der Patientin oder des Patienten zu berücksichtigen.

> **Beachte**
>
> Ein erfolgreiches Übertreten erfordert ein gewisses Maß an Flexibilität seitens der Institutionen, um den Übergang bedarfsgerecht und angepasst an die Belastbarkeit der Patientin oder des Patienten gestalten zu können.
> Idealerweise sollte die Flexibilität aller beteiligten Institutionen gewährleistet sein, um die Übergangsschritte optimal zu gestalten. In der Praxis scheitern Übertritte jedoch oft an starren Strukturen, Finanzierungsmöglichkeiten und unflexiblen Abläufen des Eintrittsprozesses. Dadurch gehen wertvolle Chancen auf eine effiziente Resozialisierung verloren, da der Eintrittsprozess für die spezifischen Fähigkeiten und Ressourcen der Patientin oder des Patienten nicht bewältigbar ist.

Flexibilität als Grundlage für einen gelungenen Übergang

Um ein effektives Übergangsmanagement zu gewährleisten, erfolgt nach einem positiven Entscheid eine umfassende Planung der nächsten Schritte. Das vorherige und das zukünftige Behandlungsteam koordinieren mit der einweisenden Behörde, welche konkreten Maßnahmen erforderlich sind.

Zur Vorbereitung auf den Wechsel in das neue Setting und zum Vertrauensaufbau dienen je nach Bedarf Besuche der künftigen Bezugsperson in der aktuellen Institution, Erkundungsbesuche der Patientin oder des Patienten am neuen Wohnort, regelmäßige wiederholte Besuche sowie mehrtägige Schnupperwochen. Häufigkeit und Art der Besuche werden individuell an den Bedarf der Patientin oder des Patienten angepasst. Diese Einschätzung erfolgt durch das Behandlungsteam und orientiert sich an der Belastbarkeit der Patientin oder des Patienten sowie an den erwarteten Anpassungsschwierigkeiten. Auf diese Weise lernen Betroffene das neue Umfeld, einschließlich Mitarbeitenden und Mitbewohnern, bereits vor dem Übertritt kennen.

Schrittweise Annäherung an das neue Setting

> **Fallbeispiel – Fortführung**
>
> In der Schnupperwoche zeigte sich Herr W. gut integriert und positiv angepasst. Er arbeitete in der Werkstatt, nahm am Kreativatelier teil und erledigte Aufgaben selbstständig. Begleitete Ausflüge verliefen ruhig, und er äußerte eigene Bedürfnisse. Tägliche Zimmerzeiten halfen bei Reizüberflutung und wurden eingehalten. Die Medikation nahm er problemlos ein.

Am Ende des Prozesses findet eine Austrittsrunde statt, an der das Behandlungsteam, die einweisende Behörde und das neue Helfernetzwerk teilnehmen. Themen sind Weisungen, Tagesstruktur, Finanzen und Beistandschaft. Frühwarnzeichen und bewährte Strategien werden an das neue Team weitergegeben. Zudem wird über Frühwarnzeichen und bewährte Strategien im Umgang mit deliktrelevanten Symptomen, Medikation und somatischen Beschwerden gesprochen, um diese Informationen an das

Erhalt der Behandlungsstabilität durch Austausch wichtiger Informationen

Frühwarnzeichen

zukünftige Team weiterzugeben und eine fundierte Übergabe zu gewährleisten.

Ein wesentlicher Bestandteil der Austrittsrunde sind auch die Erfassung der Bedürfnisse und Ängste der Patientin oder des Patienten, die Klärung gegenseitiger Erwartungen und das Festlegen klarer Vereinbarungen für die Zusammenarbeit im neuen Setting. So können offene Fragen besprochen und die finalen Schritte für einen erfolgreichen Übertritt vorbereitet werden.

6.4.2 Eintritt

Vorbereitung schafft Sicherheit beim Eintritt

Der Eintritt ins neue Wohnumfeld ist eine entscheidende Phase des Übergangsmanagements und wird sorgfältig strukturiert. Dabei wird, im Rahmen der Möglichkeiten und unter Berücksichtigung der Sicherheitsvorgaben, auf das individuelle Belastungserleben der Patientin oder des Patienten eingegangen, um eine möglichst reibungslose Anpassung zu gewährleisten. Am Tag des Einzugs erfolgt eine Einführung in die grundlegenden Strukturen und Abläufe des Hauses.

Intensive Begleitung für stabile Integration

In den ersten Wochen liegt der Fokus darauf, eine Tagesstruktur zu etablieren und eine tragfähige Beziehung aufzubauen. Vertrauen und Sicherheit stehen im Vordergrund, damit sich die Bewohnerin oder der Bewohner an das neue Umfeld gewöhnt. Die individuellen Bedürfnisse werden berücksichtigt, um eine professionelle Arbeitsbeziehung zu fördern.

> **Good to know**
>
> Ziele der ersten Wochen im neuen Setting:
>
> - Stabilisierung der Beziehung zwischen Mitarbeitenden und Betroffenen
> - Beobachtung des Umgangs mit dem Settingwechsel und Erkennung von Überforderung, Bedürfnissen oder unerwartetem Verhalten
> - Transparente Besprechung von behördlichen Weisungen und Zusammenarbeit mit Behörden
> - Sicherheit schaffen:
>   - Klärung von Abläufen, Zuständigkeiten und Erwartungen
>   - Schaffung eines verlässlichen Kontaktangebots
>   - Thematisierung des Settingwechsels
> - Klärung der Rollen und Zuständigkeiten im neuen Setting
> - Beantwortung von Rückfragen, Aufnahme von Bedürfnissen und direkte Rückmeldung
> - Besprechung von Budgetfragen und Klärung des Unterstützungsbedarfs
> - Erprobung erster Abmachungen im neuen Umfeld

- Regelmäßiger, strukturierter Austausch mit der Therapeutin oder dem Therapeuten und der einweisenden Behörde, um Arbeitsweisen und Beziehungen der verschiedenen Anspruchsgruppen kennenzulernen

In den ersten Wochen nach Eintritt findet ein Austausch zwischen der neuen Bezugsperson und der zuständigen Therapeutin oder dem zuständigen Therapeuten statt, um die Akten (Fallkonzept, Fallübersicht, ROS-Konzept) zu besprechen und Problembereiche festzulegen. In einem gemeinsamen Gespräch mit dem oder der Betroffenen und dem Team werden zentrale Problembereiche und Behandlungsziele besprochen. Dabei werden auch die Erwartungen des oder der Betroffenen an die Zusammenarbeit aufgenommen.

Zielvereinbarungen stärken die Therapiekooperation

Eine Standortbestimmung dient zur Auswertung der Probezeit und zeigt den Verlauf der ersten zwei Monate. Die Erarbeitung des individuellen Behandlungsplans wird parallel eingeleitet, um Problemfelder zielgerichtet zu bearbeiten.

Während der Anfangsphase werden die Erwartungen des oder der Betroffenen erfasst und reflektiert. Nach der Probezeit wird der Behandlungsplan auf Basis der Eintrittsakten, Beobachtungen und Entwicklungsziele finalisiert. Konkrete Maßnahmen werden formuliert und mit der einweisenden Behörde abgestimmt.

Am Ende des Eintrittsprozesses sollte die Bewohnerin oder der Bewohner sich sicher und orientiert im neuen Setting bewegen sowie die geltenden Regeln verstehen und einhalten. Eine stabile therapeutische Arbeitsbeziehung zu den Teammitgliedern ist dabei entscheidend.

Sicherer Einstieg als Basis für die Resozialisierung

6.4.3 Fallmanagement und Behandlungsrahmen

Das zentrale Ziel der Behandlung besteht darin, deliktrelevante Verhaltensweisen zu verändern und die Kompetenzen der Bewohnerin oder des Bewohners zu stärken. Die Lebensfelder im Übergangssetting dienen als Lern- und Übungsfelder, um die deliktpräventiven Ziele des Behandlungsplans zu erreichen und alltagsnahe Fortschritte zu ermöglichen. Die Behandlung fokussiert darauf, dass die oder der Betroffene ihre oder seine Fähigkeiten, angepasst an die Erkrankung, weiterentwickelt, um Stabilität zu erlangen.

Lernfelder für deliktpräventive Ziele

Die Umsetzung des Behandlungsplans erfolgt praxisorientiert im Alltag und wird durch die abgestimmten Lockerungsschritte im offenen Setting ergänzt. Die oder der Betroffene ist durch die Mitarbeit bei der Behandlungsplanung und den regelmäßigen Austausch mit Bezugspersonen sowie Therapeutinnen und Therapeuten informiert, welche Hauptbereiche prioritär zu bearbeiten sind.

> **Beachte**
>
> Kann die Behandlungsplanung nicht gemeinsam mit der betroffenen Person erarbeitet werden, sind die Gründe festzuhalten, und die Bewohnerin oder der Bewohner ist darüber zu informieren. Gründe können kognitive Beeinträchtigungen, fehlende Problemakzeptanz oder mangelnde Krankheitseinsicht sein.

Stärkung als Rückfallschutz

Der Erhalt und der Aufbau von Kompetenzen stellen wichtige Schutzfaktoren gegen Rückfälle dar. Gleichzeitig erhöht der Erwerb dieser Fähigkeiten die Chancen auf eine langfristige Reintegration.

> **Good to know**
>
> Zu entwickelnde Kompetenzen für den Behandlungserfolg:
>
> - Soziale Kompetenzen
> - Persönliche Kompetenzen
> - Emotionsregulation
> - Alltagsregulation
> - Kompetenzen im Bereich Arbeit, Beschäftigung und Tagesstrukturierung
> - Umgang mit Sucht und/oder der eigenen Krankheit und deren Intervention

Diese Kompetenzen bieten im Alltag des offenen Settings wertvolle Übungsmöglichkeiten, die deliktpräventive Ziele unterstützen und stabilisieren.

Förderung deliktpräventiver Verhaltensänderung

Die Betroffenen sollen dabei begleitet werden, deliktrelevante Verhaltensweisen durch verhaltensorientierte und kompetenzfördernde Interventionen zu verändern. Besteht zu Beginn keine Veränderungsmotivation, arbeiten die Bezugspersonen daran, diese zu entwickeln. Der Nutzen einer Verhaltensänderung wird gemeinsam erarbeitet, und notwendige Schritte für ein selbstbestimmtes Leben werden definiert.

Die kompetenzorientierten und verhaltensstärkenden Interventionen umfassen:

- *Beziehungsgestaltung:* Aufbau eines Arbeitsbündnisses, das Vertrauen und Offenheit fördert
- *Fördernde und unterstützende Interventionen:* Regelmäßiges Feedback, Bestärkung prosozialen Verhaltens, motivierende Gespräche und Unterstützung bei Problemlösungen
- *Regelmäßige Zwischenevaluation:* Fortschritte werden überprüft und gegebenenfalls angepasst, um die Zielerreichung sicherzustellen.

- *Kontrollierende Interventionen:* Klare Grenzen und Konsequenzen bei Nichteinhaltung von Vereinbarungen. Urin- und Alkoholtests sowie Kontrollen der Medikationstherapie gehören dazu. Zimmerkontrollen und Überwachung von Ausgängen bieten zusätzliche Sicherung.

Eine sorgfältige Balance zwischen den Einschränkungen durch die Grunderkrankung und der Förderung erreichbarer Behandlungsziele ist entscheidend. Ziel ist es, die Stabilität aus dem bisherigen Verlauf aufrechtzuerhalten, Über- und Unterforderung zu vermeiden und Belastungsgrenzen frühzeitig zu erkennen. Die medikamentöse Therapie wird dabei regelmäßig überprüft, wobei eine realistische Zielgestaltung und die Bereitschaft der oder des Betroffenen zu Medikamenteneinnahme berücksichtigt werden.

6.4.4 Forensisch-psychiatrische Behandlung

Eine erfolgreiche deliktpräventive Therapie erfordert eine detaillierte Behandlungsplanung. Im vorliegenden Fall umfasst das Behandlungssetting eine strukturierte Wohnumgebung zur Förderung prosozialer und deliktpräventiver Faktoren sowie regelmäßige 50-minütige Einzelgespräche. Das Übergangssetting im Wohnheim Occasio bietet diese Gespräche in Zusammenarbeit mit dem Team für ambulante forensische Psychiatrie der Psychiatrischen Universitätsklinik Zürich, das hierfür Räumlichkeiten bereitstellt. Die Therapie beginnt im Wohnheim, bis der psychische Zustand, die Belastbarkeit und richterliche Genehmigungen eine Verlagerung nach Zürich ermöglichen.

Stetiger Austausch zwischen Wohnumgebung und Therapie

Im Übergangssetting können alltagsrelevante Probleme im Austausch mit dem Betreuungsteam besprochen und in der Psychotherapie vertieft werden, um passende Bewältigungsstrategien zu entwickeln. Hilfreich ist, dass das Setting eigene Ressourcen für chemische Laboruntersuchungen bietet oder mit medizinischen Laboren kooperiert. So können pharmakologische Parameter und Abstinenz über Urinproben überwacht werden. Diese Maßnahmen minimieren das Risiko von Rückfällen in Substanzkonsum, die häufig Exazerbationen der psychischen Erkrankung auslösen. Verlaufskontrollen der Vollzugslockerungen und der Krankheit sind dabei besonders gewichtig (Leygraf, 2006).

Darüber hinaus schafft das Setting unterstützende psychosoziale Rahmenbedingungen, die der Patientin oder dem Patienten den schrittweisen Übergang in einen strukturierten Lebensalltag erleichtern und eine passende Arbeitstätigkeit ermöglichen.

6.4.5 Entlassungsvorbereitung

Die Vorbereitung auf die Entlassung einer Bewohnerin oder eines Bewohners aus dem Übergangssetting erfordert eine sorgfältige Planung, die an die künftige Lebenssituation angepasst ist und auf individuelle Bedürfnisse eingeht. Ziel des Übergangsmanagements ist es, einen sozialen Empfangsraum zu schaffen (Rasch, 1985), der fehlende persönliche Beziehungen und Kompetenzen kompensiert, etwa durch eine betreute Wohnform, die Teilnahme an einem Beschäftigungsprogramm oder die Vernetzung mit relevanten Organisationen.

> **Good to know**
>
> Die Zeit nach der Entlassung stellt für viele Patientinnen und Patienten eine Phase hoher Risiken dar. Selbst nach deliktpräventiven Fortschritten sind die Bedingungen für eine erfolgreiche Reintegration oft schwierig: Eine belastete Lebenssituation, die häufig bereits vor der Inhaftierung bestand, erschwert den Zugang zu Wohnraum und Beschäftigung. Viele Betroffene sind hoch verschuldet oder von Sozialhilfe abhängig, und familiäre Beziehungen sind oft konfliktbelastet.
>
> Trotz des Normalisierungsprinzips unterscheidet sich das Setting des Wohnheims Occasio stark von einem eigenständigen Leben in Freiheit. Die während des Maßnahmevollzugs erlernten sozialen und deliktpräventiven Kompetenzen müssen in die Gesellschaft übertragen und gefestigt werden. Dieser Praxistransfer kann im Rahmen von Vollzugslockerungen geübt werden, um die sozialen Verhaltensweisen auch im neuen Umfeld aufrechtzuerhalten.

Planung und Koordination durch Absprache mit Vollzugsbehörde

Die Vollzugsbehörde legt den Entlassungszeitpunkt aus dem Wohnheim Occasio fest und koordiniert die Vollzugsplanung bis zur endgültigen Entlassung. Empfehlungen werden vom Behandlungsteam ausgesprochen, wobei das zukünftige Setting gemeinsam mit der Bewohnerin oder dem Bewohner, der Bezugsperson, der einweisenden Behörde und der therapeutischen Leitung festgelegt wird. Im Vordergrund stehen dabei die langfristige Stabilität und die nachhaltige Reintegration.

> **Beachte**
>
> Der soziale Empfangsraum wird so gestaltet, dass fehlende Beziehungen oder Kompetenzen ausgeglichen werden. Dies erfolgt durch eine geeignete Wohnform, eine unterstützende Tagesstruktur und die Vernetzung mit passenden Organisationen.

Wichtige Aspekte der Entlassungsvorbereitung:

- *Wohnkompetenz:* Wenn erforderlich, kann diese Kompetenz in Studios (Nebenhaus von Occasio) vorab erprobt und gefördert werden.
- *Betreuungsbedarf:* Klärung des Unterstützungsbedarfs im Umgang mit der psychischen Erkrankung, bei der Tagesstrukturierung und in sozialen Beziehungen

- *Unterstützung bei administrativen Angelegenheiten:* Bedarf an Hilfe bei der Bewältigung finanzieller und organisatorischer Aufgaben
- *Tagesstruktur:* Planung einer Tagesstruktur im Anschlusssetting, angepasst an die Belastungsgrenzen der Patientin oder des Patienten
- *Medikamenten-Compliance:* Sicherstellung des verantwortungsbewussten Umgangs mit Medikamenten im zukünftigen Umfeld
- *Gesundheitsverhalten:* Stärkung der Fähigkeit, für die eigene Gesundheit zu sorgen
- *Kontrolle und Auflagen:* Gewährleistung eines institutionellen Rahmens, der Auflagen der einweisenden Behörde erfüllt und umsetzt

Die Vorbereitung einer Entlassung umfasst erste Gespräche, die Besichtigung der neuen Wohnform sowie, falls erforderlich, ein Probewohnen. Administratives wie die Finanzierung wird, sofern gegeben, durch die Beistandschaft koordiniert. Persönliche Gegenstände werden zusammen mit der Bezugsperson für den Übergang vorbereitet, und während der Schnupperphase bleibt das Wohnheim Occasio für Rückfragen ansprechbar. Bei Bedarf ist eine Rückkehr ins Occasio jederzeit möglich.

Übergangsschritte zur Stabilisierung

Das individuelle Bezugspersonensystem ist in den übergeordneten Vollzugsprozess integriert und stellt sicher, dass alle benötigten Informationen an die neu zuständige Institution weitergeleitet werden. Dabei wird transparent über die bisherigen deliktrelevanten Problembereiche informiert und ein Verlaufsbericht beigefügt, der Fortschritte und erlernte Strategien dokumentiert. Ebenfalls werden bewährte Interventionen und hilfreiche Unterstützungsangebote an das zukünftige Team weitergegeben.

Ablauf der Übergabe und Sicherstellung der Kontinuität

Im Falle eines direkten Wechsels in eine eigenständige Wohnform wird eng mit der Beiständin oder dem Beistand (falls vorhanden) kooperiert. Die Bezugsperson unterstützt bei der Wohnungssuche und begleitet auf Wunsch zu Besichtigungsterminen. Auch wird eine therapeutische Nachbetreuung initiiert und, wenn notwendig, eine ambulante Betreuungsform zur weiteren Stabilisierung des Bewohners aufgegleist.

Merke

Mindestziele der Entlassungsvorbereitung für eine erfolgreiche Reintegration:

- Der Bewohner hat eine realistische Perspektive für sich entwickelt.
- Er verfügt über eine Unterkunft und hat eine geregelte Tagesstruktur oder Beschäftigung.
- Seine finanzielle Existenz ist gesichert.
- Er verfügt über ein belastbares soziales Netzwerk, sei es privat oder durch professionelle Begleitung.
- Die therapeutische und medizinische Nachbetreuung ist, wenn angezeigt, sichergestellt.

- Klärung, ob Bewährungshilfe erforderlich ist; wenn ja: Einbindung der Bewährungshilfe in die Entlassungsvorbereitungen.

> **Good to know**
>
> *Ausschaffung*
>
> Für Bewohnerinnen und Bewohner, die nach der Entlassung ins Heimatland zurückkehren müssen, unterstützt die Bezugsperson die Vorbereitung des sozialen Empfangsraums im Rahmen der vorhandenen Möglichkeiten. Auch steht die Rückkehrberatung des Schweizerischen Roten Kreuzes als weitere Unterstützung zur Verfügung.

6.4.6 Vorgehen bei deliktrelevanten Verhaltensweisen

Fallbeispiel – Fortführung

Im aktuellen Setting konnten bei Herrn W. bislang keine deliktrelevanten Verhaltensweisen beobachtet werden.

Zeigen sich im Übergangssetting deliktrelevante Verhaltensweisen, erfolgt eine zeitnahe Rückmeldung durch das Betreuungsteam. Das Verhalten wird direkt angesprochen und transparent an alle relevanten Stellen kommuniziert, darunter zuständige Therapierende sowie die einweisende Behörde. Bereits bei Eintritt in das Setting sind Betroffene über diese Form der Zusammenarbeit informiert.

Risiken und ihr Management müssen im ganzen Helfernetz bekannt sein.

In Rücksprache mit dem Helfernetz werden geeignete Maßnahmen bestimmt. Der Fokus liegt darauf, eine Balance zwischen Sicherheitsanforderungen, therapeutischen Zielen und langfristiger Resozialisierung zu finden. In Abhängigkeit von der Schwere des Verhaltens und der individuellen Situation werden folgende Schritte in Betracht gezogen:

- therapeutische Bearbeitung im aktuellen Setting,
- Krisenintervention in einer allgemeinpsychiatrischen Einrichtung,
- Rückversetzung in ein forensisches Setting.

6.5 Prognose

Der Verlauf von Herrn W. kann derzeit als positiv bewertet werden. Er zeigt Vertrauen in das Behandlungsteam und profitiert von den vorhandenen Strukturen. Es gelingt zunehmend, risikorelevante Problembereiche zu erkennen und gelernte Coping-Strategien im Alltag anzuwenden. Weitere Behandlungserprobungen, etwa durch angepasste Tagesstrukturen, sind geplant. Ein Wechsel in eine weniger betreute Wohnform erscheint realistisch, vorausgesetzt, der Unterstützungsbedarf wird weiter reduziert. Herausfordernd bleibt die migrationsrechtliche Situation, die langfristig geklärt werden muss.

6.6 Diskussion

Der Fall zeigt, wie entscheidend gut koordinierte Übergänge im Sanktionenvollzug sind. Diese erfordern eine enge Zusammenarbeit zwischen Institutionen, die jedoch oft durch organisatorische und strukturelle Hürden erschwert wird.

Präzise Risikoanalysen und abgestimmte Maßnahmen können Herausforderungen im Übergangsprozess bewältigen. Wichtig ist, Betroffene in dieser sensiblen Phase eng zu begleiten und flexibel auf Veränderungen zu reagieren

6.7 Zusammenfassung

Der Fall von Herrn W. verdeutlicht die Relevanz eines individuell abgestimmten und strukturierten Übergangsmanagements für die langfristige Resozialisierung. Trotz einer komplexen Ausgangslage konnte er Vertrauen in die Strukturen entwickeln, Coping-Strategien erlernen und seine Bereitschaft zur Zusammenarbeit zeigen.

Die Bedeutung einer gut organisierten Nachsorge ist nicht zu unterschätzen und wird von Fachexperten betont (Urwyler et al., 2020). Leider sind adäquate Nachsorgemöglichkeiten, insbesondere im deutschen Raum, immer noch zu selten verfügbar, wodurch Chancen auf eine nachhaltige Senkung der Rückfallraten vertan werden.

Wesentliche Voraussetzungen für eine erfolgreiche Resozialisierung bleiben eine präzise Planung, eine enge institutionelle Kooperation und ein kontinuierlicher Informationsfluss. Diese Maßnahmen erfordern hohen Einsatz und eine individuelle Anpassung der Betreuung an die Bedürfnisse der Patientin bzw. des Patienten.

Der Fall unterstreicht, dass selbst in schwierigen Fällen Fortschritte möglich sind, wenn Therapie, Betreuung und institutionelle Zusammenarbeit optimal abgestimmt werden. Ein lückenloses Übergangsmanagement ist der Schlüssel zu einer nachhaltigen Reintegration.

6.8 Literatur

Andrews, D., Bonta, J. (2010). *The psychology of criminal conduct* (Bd. 5.Aufl). New Peovidence: LexisNexis.

Freese, R., Schmidt-Quernheim, F. (2014). Mindeststandards forensicher Nachsorge. *Forensische Psychiatrie, Psychologie, Kriminologie, 8*(3).

Hanson , R., Thornton, D. (1999). *Static 99: Improing actual risk assessments for sex offenders.* Ottawa Ontario: Solicitor General Canada.

Kerner , H.-J. (2004). Freiheit und Unfreiheit. Zum Verlauf der Karrieren von Straftätern. In G. Rehn , R. Nanninga, & A. Thiel (Hrsg.), *Freiheit und Unfreiheit. Arbeit mit Straftätern innerhalb und ausserhalb des Justizvollzugs* (S. 3–52). Centaurus.

Leygraf, N. (2006). Psychiatrischer Massregelvollzug. In H.-J. Kröber, D. Dölling, N. Leygraf & H. Sass (Hrsg.), *Handbuch der Forensischen Psychiatrie. Band 3: Kriminalprognose und Kriminaltherapie* (S. 193–221). Steinkopff.

Matt, E. (2014). Übergangsmanagement und der Ausstieg aus Straffälligkeit. Wiedereingliederung als gemeinschaftliche Aufgabe (Bd. 221). Centaurus.

Padfield , N., Shadd, M. (2006). The revolving door at the prison gate: Exploring the dramatic increase in recalls to prision. *Criminology and criminal justice, 6*(3), 329–352.

Quinsey, V., Harris, A., Rice, M. et al. (2006). *Violent Offenders: Appraising and Managing Risk.* Amarican Psychologigal Association.

Rasch, W. (1985). Die Prognose im Massregelvollzug als kalkuliertes Risiko. In H.-D. Schwind & U. Berz (Hrsg.), *Festschrift für Günter Blau zum 70. Geburtstag am 18. Dezember* (S. 309–326). De Gruyter.

Schennach, R., Obermeier, M., Meyer, S. et al. (2012). Predictors of relapse in the year after hospital discharge among patinets with schizophrenia. *Psychiatric Service, 63*(1), 87–90.

Urwyler, T., Noll, T., Bürgi, S. et al. (Februar 2020). Die Führungsaufsicht und ihre potenziellen Alternativen. *Jusletter.*

Ward, T., Gannon, T. (2006). Rehabilitation, etiology, and self-regulation: The Good-Lives-Modell of sexual offender treatment. *Aggression and Violent Behavior, 11*, 77–94.

7 Behandlung eines substanzabhängigen Patienten durch die Anwendung der DBT-Forensik

Christina Berger und Deniz Cerci

7.1 Einleitung

Kriminalität und Substanzkonsum hängen miteinander zusammen (Bennett et al., 2008), was sich auch in den hohen Belegungszahlen der Maßregelvollzugskliniken in Deutschland widerspiegelt. Neben Straftaten während einer akuten Intoxikation spielen bei den Ursachen für Kriminalität auch psychosoziale Folgen durch eine Substanzabhängigkeit eine zentrale Rolle. Dies betrifft u. a. konsumbedingte Veränderungen der Persönlichkeit, den Verlust des sozialen Umfelds oder des Arbeitsplatzes sowie die Identifizierung mit dem kriminellen Milieu. Hinzu kommen hohe Kosten für die Beschaffung von Drogen, welche oft in Beschaffungskriminalität münden. Ziel der Behandlung im Maßregelvollzug bildet die Wiedereingliederung in die Gesellschaft auf der Grundlage der Befähigung der Untergebrachten, ein konsumkontrolliertes und straffreies Leben zu führen. Durch die Behandlung der Substanzkonsumstörung soll das Risiko für weitere Kriminalität gesenkt werden. Für die Behandlung von substanzbezogenen Störungen im Maßregelvollzug gemäß § 64 StGB gibt es bislang kein allgemein anerkanntes Therapiekonzept (Völlm & Cerci, 2021). Im deutschen Maßregelvollzug finden derzeit insbesondere die Mentalisierungsbasierte Psychotherapie, die Schematherapie, die Übertragungsfokussierte Psychotherapie sowie die Dialektisch-Behaviorale Therapie-Forensik (DBT-F) Anwendung (Müller et al., 2017).

DBT-F im Maßregelvollzug

Die Dialektisch-Behaviorale Therapie (DBT) wurde in den 1980er Jahren von Marsha Linehan für die Therapie von Menschen mit Suizidalität und selbstverletzendem Verhalten entwickelt und hat sich als Behandlungsmethode bei Borderline-Persönlichkeitsstörung etabliert (Linehan, 1993). Im forensischen Kontext wurde diese Behandlung in den 1990er Jahren in den USA für das intramurale Setting modifiziert und bei Menschen mit Borderline-Persönlichkeitsstörung und/oder antisozialer Persönlichkeitsstörung angewendet (McCann et al., 2000). Als besonders hilfreich erwiesen hat sich die DBT-F bei Personen, die impulsives, emotional-instabiles und/oder dissoziales Verhalten zeigen (Cerci, 2023). Mit der Dialektisch-Behavioralen Therapie-Sucht (DBT-S) liegt eine weitere Modifizierung für Menschen mit Persönlichkeits- und Substanzkonsumstörung vor (Zimmermann et al., 2021), deren Inhalte bei der Behandlung von Menschen im Maßregelvollzug ergänzend zum Einsatz gebracht werden können.

Indiziert bei impulsiv-aufbrausendem und emotional-instabilem Verhalten

7.2 Fallbeispiel

Der 32-jährige Patient Herr M. ist in einer deutschen Maßregelvollzugsklinik gemäß § 64 StGB untergebracht. Neben einer Freiheitsstrafe von drei Jahren und zehn Monaten wegen schweren Raubes wurde bei ihm gerichtlich eine Unterbringung in einer Entziehungsanstalt angeordnet.

Herr M. gebraucht bereits langjährig Amphetamine, Kokain und Cannabis. Sein Bundeszentralregisterauszug weist 13 Eintragungen auf, u. a. Diebstähle, Vergehen gegen das Betäubungsmittelgesetz und Körperverletzungsdelikte. In den letzten Jahren befand er sich in einer Abwärtsspirale bestehend aus Substanzkonsum, wiederholten Straftaten sowie Inhaftierungen.

Vor seiner aktuellen Inhaftierung hatte Herr M. bereits mehrere Monate zunehmend psychotrope Substanzen gebraucht. Er lebte in seiner Wohnung und finanzierte sich überwiegend durch Leistungen des Jobcenters. Am Tattag konsumierte Herr M. bereits morgens Kokain und Amphetamine. Am Vortag hatte er Streit mit seiner damaligen Partnerin. Als er bemerkte, dass er kein weiteres Kokain mehr hatte, beschloss er, zum nächsten Laden zu gehen und diesen zu überfallen, um sich Geld zu beschaffen. Mit einem großen Küchenmesser bewaffnet und mit einer Maske vor dem Mund brach er auf. Im Laden angekommen, packte Herr M. zunächst Waren in einen Einkaufskorb. An der Kasse holte er das Messer heraus und bedrohte die Kassiererin. Die Kassiererin wich zurück, Herr M. nahm sich selbst das Geld aus der Kasse und floh. Er wurde später in seiner Wohnung von der Polizei festgenommen.

In der Untersuchungshaft fühlt sich Herr M. schuldig. Im Prozess erfuhr er, dass die Kassiererin nicht mehr allein das Haus verlassen kann und an Angstzuständen leidet. Herr M. hat in der Vergangenheit bereits einige Entgiftungen hinter sich gebracht, aber noch keine Entwöhnungsbehandlung in Anspruch genommen. Es macht ihm zu schaffen, dass er sein Umfeld durch sein aufbrausendes Verhalten und seinen Konsum immer wieder in Schwierigkeiten bringt und möchte sich ändern.

7.3 Diagnose

Fallbeispiel – Fortführung

Nach der Verlegung des Patienten aus dem Justizvollzug in den Maßregelvollzug wird Herr M. zunächst der Aufnahmestation zugeführt. Es liegt ein ausführliches Gutachten vor, in dem die Gutachterin die Diagnose einer Kokain-, Amphetamin- und Cannabisabhängigkeit stellt. Auch besteht ihr zufolge eine emotional-instabile Persönlichkeitsakzentuierung. Auf der Aufnahmestation wird eine eingehende Anamnese erhoben sowie eine körperliche Untersuchung vorgenommen. Eine Speichelprobe ist positiv auf Cannabis, andere Substanzen werden bei Aufnahme nicht nachgewiesen. Herr M. unterschreibt eine Schweigepflichtentbindung, damit die Maßregelvollzugsklinik ärztliche Berichte über Vorbehandlungen anfordern kann. Es erfolgt eine eingehende psychologische Testdiagnostik.

7.3.1 Substanzgebrauchsstörung

Bei der Diagnose einer Substanzgebrauchsstörung werden in der 11. Version der *International Statistical Classification of Diseases and Related Health Problems* (ICD-11) ein riskanter Gebrauch, ein schädlicher Gebrauch und eine Abhängigkeit unterschieden (Bundesinstitut für Arzneimittel und Medizinprodukte, 2025). Für die Diagnose einer Abhängigkeit müssen zwei oder mehr der drei zentralen Kriterien über mindestens zwölf Monate bestehen oder die Substanz muss über einen Monat lang kontinuierlich konsumiert werden. Als zentrale Kriterien werden die beeinträchtigte Kontrolle über den Substanzkonsum, physiologische Merkmale (Toleranz, Entzugserscheinungen oder wiederholter Konsum, um Entzugserscheinungen zu vermindern) und die fortschreitende Priorität des Substanzkonsums im Leben der Person genannt. In der fünften Auflage des *Diagnostic and Statistical Manual of Mental Disorders* (DSM-5) wird die Substanzgebrauchsstörung dimensional verstanden und es kann eine leichte, mittelgradige und schwere Form der Störung diagnostiziert werden (Falkai et al., 2018).

Diagnostik gemäß ICD-11

Fallbeispiel – Fortführung

Herr M. rauchte mit elf Jahren das erste Mal Cannabis. Er bekam seinen ersten Joint von seinem älteren Bruder. Dieser konsumierte zu dieser Zeit bereits regelmäßig Drogen. Danach hat Herr M. immer mal wieder Cannabis geraucht. Im Alter von 14 Jahren kam er mit Amphetaminen in Kontakt. In der damaligen Clique von Herrn M. wurde der Konsum von Amphetaminen als cool angesehen, um ausgedehnt feiern zu gehen. Den Gebrauch steigerte Herr M. schnell in den nächsten Jahren, später kam der Konsum von Kokain dazu. Mit 18 Jahren probierte es Herr M. erstmalig und empfand die stimulierende Wirkung direkt als positiv. Später nutzte Herr M. das Kokain vorwiegend dazu, um im Alltag leistungsfähig zu bleiben.

Nach seiner letzten Entlassung aus der Haft schaffte es Herr M. zunächst, für einige Zeit abstinent zu bleiben. Er suchte sich eine neue Wohnung, fand eine Partnerin und einen Aushilfsjob auf einer Baustelle. In den folgenden Monaten nahmen jedoch Streitigkeiten in der Partnerschaft zu, die Arbeit gestaltete sich zunehmend anstrengender. Herr M. fühlte sich angespannt, innerlich wie leer. Innerhalb kurzer Zeit griff Herr M. wieder zu Kokain. Aufgrund der steigenden Kosten war schnell auch der Wiedereinstieg in die Kriminalität geschaffen. Zuletzt konsumierte Herr M. vorrangig, um seine Probleme zu unterdrücken. Durch die Wirkung psychotroper Substanzen fühlte er sich kurzfristig besser und er konnte die innere Anspannung vorübergehend ertragen. Herr M. verlor zunehmend die Kontrolle über seinen Konsum, und es gelang ihm nicht, damit aufzuhören. Zum Zeitpunkt des Anlassdelikts war er bereits wieder »voll drin in der Abwärtsspirale«.

In den Anamnesegesprächen berichtet Herr M. detailliert über anhaltendes Craving und eine Toleranzentwicklung für die Substanzen Kokain, Amphetamin und Cannabis über die letzten Jahre. Auch hat er bei vorübergehendem Einstellen des Konsums eine ausgeprägte Reizbarkeit und körperliche Unruhe bemerkt. Der Substanzgebrauch ist für Herrn M. zum zentralen Lebensinhalt geworden, während er Partnerschaft und Arbeit zunehmend vernachlässigte. Bei Herrn M. sind die Kriterien einer Abhängigkeit für die Substanzen Kokain, Amphetamin und Cannabis nach ICD-11 erfüllt.

7.3.2 Borderline-Persönlichkeitsstörung

Fallbeispiel – Fortführung

Neben seinem langjährigen Substanzgebrauch leidet Herr M. bereits seit seiner Jugend an Stimmungsschwankungen, wodurch es regelmäßig zu impulsiven Durchbrüchen kommt, auch in Phasen, in denen er keine Substanzen konsumiert hat. Die für ihn kaum kontrollierbare Aggressivität beeinträchtigt seine sozialen Beziehungen. In seiner letzten Partnerschaft kam es auch zu Handgreiflichkeiten während eines Streits. Die Kontrolle über sich und seine Anspannung zu behalten, fällt Herrn M. schwer. Auch fühlt er sich häufig innerlich leer. Er schämt sich, dass es mit der Beziehung zur Partnerin nicht geklappt hat und dass es ihm nicht gelingt, ein »bürgerliches Leben« zu führen »wie all die anderen«. Oft denkt Herr M., dass sein Leben sinnlos ist. Wenn die Anspannung zu groß wird, kommt es zu selbstverletzenden Handlungen. Er schlägt mit der Faust gegen die Wand oder wirft mit Gegenständen. Zuletzt hat der Substanzgebrauch dabei geholfen, sich kurzzeitig innerlich zu entspannen, und stellte für Herrn M. somit einen Versuch dar, unangenehme Emotionen zu regulieren. Sobald die Wirkung der Droge jedoch nachlässt, wird seine erneute Anspannung umso stärker.

Boderline-Persönlichkeitsstörung als Störung der Affektregulation

Die Borderline-Persönlichkeitsstörung stellt vorrangig eine Störung der Affektregulation dar. Sie wird begleitet von Schwierigkeiten im zwischenmenschlichen Verhalten sowie einer Instabilität im Selbstbild. Während die ICD-10 und das DSM-IV noch eine kategoriale diagnostische Konzeption der Persönlichkeitsstörung beinhalteten, verwendet die ICD-11 ein dimensionales Störungskonzept. So sind in der ICD-11 fünf pathologische Persönlichkeitsmerkmale (negative Affektivität, Distanziertheit, Dissozialität, Enthemmung und Anankasmus) aufgeführt, anhand derer ein Profil einer Persönlichkeitsstörung beschrieben werden kann. Ausnahme bleibt die Diagnose der Borderline-Persönlichkeitsstörung, die weitgehend unverändert beibehalten wurde.

Laut ICD-11 ist eine Persönlichkeitsstörung gekennzeichnet durch eine Störung von Aspekten des Selbst und des zwischenmenschlichen Bereichs. Sie äußert sich in maladaptiven Denk- und Verhaltensmustern und einem gestörten emotionalen Erleben, was sich in einer Reihe von persönlichen und sozialen Situationen zeigt. Die Verhaltensmuster, die die Störung charakterisieren, sind der Entwicklung nicht angemessen und können nicht durch soziale oder kulturelle Faktoren erklärt werden. Die Störung geht mit erheblicher Belastung oder einer signifikanten Beeinträchtigung in persönlichen, familiären, sozialen, schulischen, beruflichen oder anderen wichtigen Funktionsbereichen einher.

Für die Borderline-Persönlichkeitsstörung ist gemäß ICD-11 ein tiefgreifendes Muster kennzeichnend, das charakterisiert ist von Instabilität in zwischenmenschlichen Beziehungen, Selbstbild, Affekten und Impulsivität. Erkennbar wird dieses an deutlichen Versuchen, reales oder vorgestelltes Verlassenwerden zu vermeiden, instabilen und intensiven zwischenmenschlichen Beziehungen, einer Identitätsstörung im Sinne eines ausgeprägten und persistierenden instabilen Selbstbildes und einer Tendenz, bei starken negativen Emotionen impulsiv zu handeln. Letztere hat häufig potenziell selbstschädigendes Verhalten zur Folge. Betroffene leiden an einer emotionalen Instabilität aufgrund von deutlicher Reaktivität der Stimmung, einem chronischen Gefühl der Leere und der Situation unangemessenem, intensivem Ärger bzw. Schwierigkeiten, diesen zu kontrollieren. Auftreten können des Weiteren vorübergehende dissoziative Zustände oder psychoseähnliches Erleben bei hoher emotionaler Anspannung.

7.3.3 Ätiologie und Pathogenese

Fallbeispiel – Fortführung

In der Familienanamnese lässt sich feststellen, dass bereits der Vater von Herrn M. alkoholabhängig war, sodass von einer genetischen Disposition ausgegangen werden kann. Herr M. selbst kann sich nur lückenhaft an seinen Vater erinnern, da dieser in seiner Kindheit oft inhaftiert gewesen ist. Laut Erzählungen der Mutter wies der Vater auch impulsive Züge auf. Er wurde schnell aufbrausend und aggressiv, zuletzt auch gewalttätig gegenüber der Familie. Später starb er an den Folgen seines Alkoholkonsums, als Herr M. noch ein Kind war.

Biosoziales Erklärungsmodell der DBT

In der Forschung existieren verschiedene Erklärungsmodelle zur Ätiologie von Persönlichkeits- und Substanzkonsumstörungen; am ehesten ist von einer multifaktoriellen Genese auszugehen. In der DBT wird ein biosoziales Ätiologiemodell der Borderline-Persönlichkeitsstörung angenommen. Linehan geht davon aus, dass eine biologische Disposition besteht, die zu einer erhöhten Sensibilität auf emotionale Reize, einem erhöhten emotionalen Erregungsniveau und einer verlangsamten Rückkehr auf das emotionale Ausgangsniveau führt. Hinzu kommt auf sozialer Ebene das Aufwachsen in einem invalidierenden Umfeld, in dem die Gefühle des Kindes nicht ernst genommen oder abgetan werden. Biologische und soziale Faktoren führen bei den Betroffenen zu einer Störung der Emotionsregulation (Stiglmayr & Gunia, 2017). Das Erklärungsmodell lässt sich auch für die Entstehungsbedingungen anderer Persönlichkeitsstörungen sowie der Substanzkonsumstörung nutzen, zumal davon ausgegangen werden kann, dass sich die Störungen wechselseitig beeinflussen.

Fallbeispiel – Fortführung

Die Mutter von Herrn M. litt an einer Depression. Schon immer erlebte sie Herr M. als kühl und distanziert, was sich in depressiven Phasen verstärkte. Wenn die Mutter nach der Arbeit nach Hause kam, wirkte sie niedergeschlagen und wollte kaum etwas von Herrn M. wissen. Wenn er sich von ihr Aufmerksamkeit wünschte, schickte sie ihn oft weg. Herr M. wandte sich vermehrt seinem Bruder zu, der aber Zeit mit seiner Clique verbringen wollte.

7.3.4 Epidemiologie

Prädiktoren für Strafrückfälligkeit

Bei Menschen, die wegen einer Konsumstörung behandelt werden, liegt die Prävalenz von Persönlichkeitsstörungen zwischen 34,8 % und 73,0 %, wobei sie bei Drogenkonsum höher ist als beim Konsum von Alkohol (Parmar & Kaloiya, 2018). Eine Konsumstörung von Alkohol liegt bei 26 % aller männlichen und 20 % aller weiblichen Inhaftierten und eine Konsumstörung von Drogen bei 30 % aller männlichen und 51 % aller weiblichen Inhaftierten vor (Fazel et al., 2017). Drogengebrauch ist ein starker Prädiktor für allgemeine Strafrückfälligkeit; Alkoholgebrauch ein starker Prädiktor für das Wiederauftreten von Gewaltdelikten (Bonta et al., 2014). Bei 65 % aller männlichen Inhaftierten lässt sich eine Persönlichkeitsstörung feststellen, bei 47 % eine dissoziale Persönlichkeitsstörung. Bei weiblichen Inhaftierten beträgt der Anteil mit einer Persönlichkeitsstörung 42 % und einer dissozialen Persönlichkeitsstörung 21 % (Fazel & Danesh, 2002). Bei Erfassung mittels eines diagnostischen Interviews liegt die Prävalenz der Borderline-Persönlichkeitsstörung bei inhaftierten Männern bei 18,8 % und bei Frauen bei 27,4 % (Dahlenburg et al., 2024).

7.4 Forensische Aspekte

Ursprünglich entwickelte Linehan die DBT basierend auf der kognitiven Verhaltenstherapie als Behandlungsmethode für Personen mit chronischer Suizidalität und selbstverletzendem Verhalten im ambulanten Setting. Die Übertragung der DBT auf die Behandlung von Menschen, die Straftaten begangen haben und gesichert untergebracht sind, erfordert einige Anpassungen. Bei forensischen Patientinnen und Patienten ist nicht immer eine ausgeprägte Veränderungsmotivation erkennbar. Gerade im forensischen Setting entsteht eine Einsichtsänderung aber häufig erst nach einer Verhaltensänderung, weshalb eine intrinsische Therapiemotivation nicht zur unbedingten Voraussetzung für eine Therapieteilnahme gemacht werden sollte. Störungsbedingt zeigen sich die Betroffenen oft misstrauisch, weshalb der Aufbau einer tragfähigen therapeutischen Beziehung schwerfällt. Auch stellt impulsiv-dissoziales Verhalten im Zusammenleben mit Mitpatientinnen und -patienten und im Kontakt mit dem Behandlungsteam eine therapeutische Herausforderung dar (Oermann, 2013).

Forensische Modifizierung der DBT

7.5 Therapie

Fallbeispiel – Fortführung

Auf der Aufnahmestation ist die Diagnostikphase mittlerweile abgeschlossen. Bei Herrn M. werden die Diagnosen Substanzabhängigkeit von Kokain, Amphetamin und Cannabis und Borderline-Persönlichkeitsstörung gestellt. Im Behandlungsalltag fällt Herr M. durch aufbrausendes Verhalten auf. So ist er oft verärgert, wenn das Behandlungsteam seinen Wünschen nicht sofort nachkommt, und er kann sich dann nur schwer beruhigen. An einem Tag fühlte er sich so angegriffen, dass er mit seiner Faust gegen die Wand boxte und medizinisch versorgt werden musste. Das Behandlungsteam erklärt Herrn M. die Diagnosen anhand des biosozialen Modells und empfiehlt ihm eine Behandlung mit DBT-F auf der Therapiestation. Die Inhalte der Behandlung werden ihm erläutert, und er erhält schriftliche Informationen dazu. Im Rahmen einer Probewoche nimmt er an verschiedenen DBT-F-Gruppen teil, um die Behandlung kennenzulernen. Herr M. ist schnell überzeugt, dass er vor allem von den Behandlungsinhalten zur Stresstoleranz und zur Emotionsregulation profitieren kann. Er unterschreibt eine Behandlungsvereinbarung und erklärt sich bereit, an allen Angeboten mitzuwirken.

Zu Beginn der Behandlungsplanung wird in der DBT-F eine Therapievereinbarung mit der Patientin oder dem Patienten geschlossen. Diese orientiert sich an der individuellen Delikthypothese und der Risikokonzeptualisierung und hält die Behandlungsziele fest. Die DBT-F folgt einer festen Hierarchie von Therapiezielen, welche seitens des Behandlungsteams berücksichtigt werden muss. Dabei widmet sich die Behandlung grundsätzlich dem höchstrangigen Therapieziel in der Hierarchie. Solange also beispielsweise fremdaggressives Verhalten (Stufe 1) auftritt, ist dieses Inhalt der Therapie. Erst wenn es diesbezüglich zu einer Stabilisierung gekommen ist, werden nachrangige Therapieziele angegangen, beispielsweise das Versäumen von Therapieeinheiten (Stufe 2) oder – sobald auch dieses Ziel erreicht ist – finanzielle Probleme (Stufe 3). Die Deliktbearbeitung wird in der DBT-F üblicherweise als Stufe-3-Ziel gewertet.

> **Good to know**
>
> Therapieziel-Hierarchie in der DBT-F:
>
> 1. *Verhaltensweisen, die das eigene Leben oder das Leben anderer bedrohen:* Fremdaggressives Verhalten, exzessiver Substanzkonsum, selbstverletzendes Verhalten, Suizidalität, Ablehnen medizinisch notwendiger Maßnahmen etc.
> 2. *Verhaltensweisen, die die Therapie schädigen:* Mangelnde Behandlungsadhärenz, Substanzkonsum, Beleidigungen etc.
> 3. *Verhaltensweisen, die die Lebensqualität beeinträchtigen:* Psychische Probleme, finanzielle Probleme, soziale Probleme etc.

Dialektik von Akzeptanz und Veränderung

Im Zentrum der DBT steht die Einnahme einer dialektischen Betrachtungsweise, wenn unterschiedliche, oftmals konträre Standpunkte auftreten. So bedeutet Dialektik von Akzeptanz und Veränderung, dass die durch eine Situation verursachte Belastung akzeptiert und validiert wird und gleichzeitig therapeutisch daran gearbeitet wird, Veränderungen einzuleiten. Mithilfe einer Vielzahl an therapeutischen Strategien kann das Behandlungsteam einerseits das Erleben der behandelten Person validieren (was jedoch nicht bedeuten muss, dass das daraus resultierende Verhalten gutgeheißen wird). Gleichzeitig kann sie dabei unterstützt werden, Veränderungen vorzunehmen. Diese Haltung hilft in Konfliktsituationen auch dem Behandlungsteam, da sie ein Verständnis dafür vermittelt, dass verschiedene Perspektiven nebeneinander bestehen und wahr und berechtigt sein können. Gerade für den forensischen Bereich ist ein dialektisches Verständnis hilfreich, wenn einerseits das therapeutische Fortkommen der behandelten Person, andererseits die Sicherheit der Allgemeinheit berücksichtigt werden muss (Cerci, 2023).

> **Merke**
>
> Die DBT-F versteht sich als Gesamtkonzept, das aus verschiedenen Behandlungselementen besteht und von allen Berufsgruppen gleichermaßen getragen wird.

Fallbeispiel – Fortführung

> Herr M. wird auf die Therapiestation verlegt. Ihm wird eine Bezugspflegekraft zugewiesen, die regelmäßig Gespräche mit ihm führt. Auch finden wöchentliche Einzelgespräche mit der Stationstherapeutin statt. Herr M. nimmt am gruppentherapeutischen Programm der Station teil. Unter anderem besucht er die Skills-Gruppe, die Achtsamkeitsgruppe und die Basisgruppe. Ihm wird erklärt, dass er täglich ein Wochenprotokoll (»diary card«) führen soll. Dabei hat Herr M. mithilfe seiner Therapeutin erarbeitet, dass vor allem impulsiv-aufbrausendes Verhalten und Konsumverlangen zu seinen Problemfeldern zählen, auf die er mithilfe des Wochenprotokolls verstärkt sein Augenmerk richten wird. Herrn M. wird die Rolle der Verhaltensanalyse in der DBT-F erläutert.

Die Kernelemente der DBT-F-Behandlung gleichen im Wesentlichen der DBT-Standardbehandlung. Im Mittelpunkt der Behandlung stehen regelmäßige therapeutische Einzelgespräche, deren Grundlage das Wochenprotokoll ist. Anhand dieses Instruments führt die Patientin oder der Patient täglich Buch über das Auftreten von dysfunktionalem Verhalten, damit dieses in der Therapiestunde nachbesprochen werden kann. Dabei kann es sich beispielsweise um aufbrausendes Verhalten, Selbstverletzungen, Konsumverlangen oder auch andere dysfunktionale Verhaltensweisen handeln, die im individuellen Fall von Bedeutung sind.

Wochenprotokoll als Kerninstrument

Ein weiteres Behandlungselement ist das Skills-Training, das in einem Gruppensetting meist ein- oder zweimal pro Woche stattfindet. Ziel des Skills-Trainings ist die Vermittlung von spezifischen Fertigkeiten, die den Ersatz für bislang dysfunktionales Verhalten darstellen.

Fertigkeiten erlernen durch Skills-Training

> **Merke**
>
> Unter »Skills« versteht man kognitive, emotionale und handlungsbezogene Reaktionen, die sowohl kurz- als auch langfristig zu einem Maximum an positiven und einem Minimum an negativen Ergebnissen führen.

Das Skills-Training erfolgt in Modulen zu unterschiedlichen Themenbereichen. Im forensischen Kontext werden in der Regel Module zu den Bereichen Stresstoleranz, Emotionsregulation, zwischenmenschliche Fertigkeiten und Problemlösung angeboten. Hierzu kann das aktuelle Skills-

Manual der Standard-DBT (Bohus, 2024) verwendet und durch forensikspezifische Inhalte ergänzt werden.

Zentrale Rolle der Achtsamkeit

Das Thema Achtsamkeit ist für die DBT von zentraler Bedeutung. Ziel von Achtsamkeit ist das Training metakognitiver Kompetenzen, also gewissermaßen der Fähigkeit, sich beim Denken zuzusehen, ohne sofort zu reagieren. Die Fertigkeit zur Verbesserung der inneren Achtsamkeit basiert auf der Praxis der Zen-Meditation und soll die Relativierung der aktivierten Emotionen und Kognitionen ermöglichen, während eine zunehmend annehmende Haltung gegenüber unabwendbaren Dingen entwickelt wird (Bohus, 2019). Denkbar ist es, im Skills-Training ein Modul zum Thema Achtsamkeit den anderen Themen voranzustellen; vorzugsweise sollte jedoch Achtsamkeit als weitere therapeutische Gruppe durchgehend angeboten werden.

Fallbeispiel – Fortführung

In den Einzelgesprächen wird anhand des Wochenprotokolls deutlich, dass Herr M. vor allem dann aufbrausend reagiert, wenn er sich vom Behandlungsteam nicht ernst genommen fühlt. Dann wird er verbal ausfallend, geht in sein Zimmer, wirft mit Gegenständen oder boxt gegen die Wand. Im Skills-Training lernt Herr M., seinen Anspannungszustand auf einer Skala von 0 % bis 100 % einzuschätzen. Ihm wird erklärt, dass er sich ab einem Wert von 70 % im Hochstressbereich befindet, und er lernt, einen solchen Zustand frühzeitig zu erkennen. Herr M. lernt im Skills-Training Fertigkeiten zur Krisenbewältigung in Hochstressphasen kennen. Diese sind nur kurzfristig wirksam und haben das Ziel, ihn in einen Zustand »unter 70 %« zu bringen, in dem er wieder klar denken kann. Herr M. erarbeitet mithilfe seiner Therapeutin und der Bezugspflege eine Skills-Kette, die er im Hochstressbereich selbstständig in seinem Zimmer nutzt: Er setzt sich mit gebeugten Knien im 90 °-Winkel an die Wand, solange es ihm möglich ist. Danach nimmt er eine kalte Dusche. Als drittes Glied in der Skills-Kette nutzt er das Musikhören. Sobald seine Anspannung unter 70 % sinkt, verwendet er den Skill »Held des Alltags« aus dem Modul »Emotionsregulation« und überlegt, was sein »Held des Alltags« tun würde, wenn er in seiner Situation wäre.

In einer wöchentlich stattfindenden Basisgruppe werden in der Regel tagesaktuelle Themen aufgegriffen und DBT-F-therapeutische Inhalte vertieft. Patientinnen und Patienten werden bei der Anwendung von Skills im Alltag unterstützt. Nach besonderen Vorkommnissen, wie beispielsweise Konsumvorfällen, stellen sie Verhaltensanalysen in der Gruppe vor.

> **Good to know**
>
> Verhaltensanalysen:
>
> - Verhaltensanalysen werden nach dysfunktionalem Verhalten gezielt eingesetzt, um das gezeigte Verhalten besser zu verstehen.
> - Ziel ist es dabei, automatisierte Reiz-Reaktionsmuster zu unterbrechen und alternative Skills zur Stressbewältigung zu vermitteln.
> - Auch sollen auslösende Bedingungen verstanden, emotionale Reaktionen und Gedanken herausgearbeitet und eine adäquate Verarbeitung der Emotionen gefördert werden.
> - Verhaltensanalysen sollten nicht hochfrequent eingesetzt werden und nicht den Charakter einer »Strafarbeit« nach dysfunktionalem Verhalten erhalten.

Fallbeispiel – Fortführung

Mit Unterstützung der Bezugspflege gelingt Herrn M. die Stressregulation nach einigen Wochen immer besser. In den Einzelgesprächen liegt der Fokus nun vermehrt auf dem Umgang mit Emotionen. Dabei wird deutlich, dass Herr M. die Emotionen Ärger und Wut gut erkennen kann, andere Emotionen jedoch kaum wahrnimmt. Die Vermittlung von Fertigkeiten zur Verbesserung der Emotionswahrnehmung, -identifikation und -regulation steht nun im Mittelpunkt. Herr M. lernt schrittweise, belastende Emotionen zu akzeptieren und anzunehmen und sich selbst mit einer wohlwollenden, mitfühlenden Haltung zu begegnen.

Im ambulanten Bereich der Standard-DBT ist das Telefoncoaching ein wesentliches Behandlungselement, um die Anwendung von Skills im Alltag zu fördern. Im stationären Rahmen der DBT-F übernimmt das Pflegeteam die wichtige Aufgabe, die Patientinnen und Patienten bei der Anwendung von Fertigkeiten im Stationsalltag zu unterstützen. Ein DBT-förderliches Milieu mit entsprechender Gestaltung der Räumlichkeiten und der Bereithaltung von Materialien ist ebenfalls von Bedeutung. *(Bedeutung des Pflegeteams)*

Im forensischen Bereich erfolgen Treffen des Konsultationsteams in Form einer regelmäßigen Zusammenkunft aller Teammitglieder des DBT-F-Behandlungsteams. Im Konsultationsteam werden die Behandlungsfälle – priorisiert nach der oben dargestellten Hierarchie – besprochen und Strategien zum weiteren Vorgehen vereinbart. Dabei wird auch auf die Psychohygiene der Teilnehmenden geachtet, was insbesondere bei der Behandlung von Menschen mit Persönlichkeitsstörung von großer Bedeutung ist. *(Besprechung im Konsultationsteam)*

Merke

Das Konsultationsteam ist dafür verantwortlich, dass die Behandlung DBT-konform verläuft.

Fallbeispiel – Fortführung

Als Herr M. erfährt, dass seine Mutter mit Verdacht auf Lungenkrebs ins Krankenhaus aufgenommen wurde, fühlt er sich stark belastet. Es kommt zum Konsum von Spice. Herr M. schämt sich, aber teilt dies am Folgetag selbstständig seiner Bezugspflegekraft mit. Er bearbeitet eine Verhaltensanalyse, anhand derer er die auslösenden Bedingungen des Konsums besser versteht und Strategien entwickelt, wie er zukünftig mit Konsumverlangen umgehen kann. Mit seiner Therapeutin bespricht er, dass er in den kommenden Sitzungen gezielt Fertigkeiten erlernen möchte, die ihm dabei helfen können.

DBT-S bei komorbider Substanzgebrauchsstörung

Da Borderline-Persönlichkeitsstörung und Substanzgebrauchsstörung sich wechselseitig beeinflussen, liegt es nahe, beide Bereiche in der Behandlung gleichermaßen zu adressieren. So kann der Substanzkonsum als eine Form des impulsiven Verhaltens zur Emotionsregulation verstanden werden (Zimmermann et al., 2021). Bei einer Unterbringung im Maßregelvollzug nach § 64 StGB hat es sich bewährt, auch Inhalte der DBT-S bei der Behandlung zu nutzen. Diese können beispielsweise als zusätzliches Modul im Skills-Training vermittelt oder im Einzelgespräch aufgegriffen werden. Als dialektische Abstinenz bezeichnet man in der DBT-S die Haltung des Behandlungsteams, dass Konsumereignisse im Rahmen einer Substanzgebrauchsstörung ein vollkommen normales Verhalten darstellen und zugleich alle Bemühungen darauf gesetzt werden, weitere Konsumvorfälle zu verhindern.

Fallbeispiel – Fortführung

Im Einzelgespräch berichtet Herr M., dass sich die von ihm erarbeitete Skills-Kette bewährt hat, wenn er sie in Situationen mit einer Anspannung über 70 % einsetzt. Bei Konsumverlangen hilft sie ihm allerdings weniger, da sich der »Suchtdruck im Kopf abspielt«. Herr M. lernt u. a. den DBT-S-Skill »Urge-Surfing« kennen. Ihm wird erklärt, dass das Konsumverlangen ähnlich wie eine Welle verläuft und ein guter Wellenreiter diese frühzeitig erkennt und sich mit einem stabilen Surfbrett dagegen stemmt. Mithilfe seiner Therapeutin erarbeitet er, wie er eine Welle des Konsumverlangens bemerkt und welche Werte und Fertigkeiten ihm dabei helfen, die »Welle erfolgreich zu reiten«.

7.6 Prognose

Laut einer aktuellen Meta-Regressionsanalyse ist das Risiko von Gewaltdelikten bei Personen mit einer Persönlichkeitsstörung um das 4,5-Fache erhöht, bei einer antisozialen Persönlichkeitsstörung um das 7,6-Fache und bei einer Borderline-Persönlichkeitsstörung um das 2,6-Fache. Die Wahrscheinlichkeit für Strafrückfälligkeit ist bei Menschen mit Persönlichkeitsstörung zwei- bis dreimal so hoch wie bei Personen, die an keiner Persönlichkeitsstörung leiden. Eine komorbide Substanzgebrauchsstörung erhöht das Risiko noch zusätzlich (Chow et al., 2024).

Delinquenzrisiko bei Persönlichkeitsstörung und Substanzkonsum

Fallbeispiel – Fortführung

Im Behandlungsverlauf tritt bei Herrn M. impulsiv-aufbrausendes Verhalten immer seltener und selbstverletzendes Verhalten gar nicht mehr auf. Er durchschreitet das Lockerungsprozedere und nimmt ein Praktikum bei einer Baufirma auf, das ihm große Freude bereitet. Herrn M. wird ein Arbeitsvertrag in Aussicht gestellt. Seine ersten Erfolge stimmen ihn euphorisch, und es kommt in einem Ausgang erneut zu Substanzkonsum, den er dem Behandlungsteam am Tag darauf mitteilt. Der Vorfall wird mithilfe einer Verhaltensanalyse therapeutisch bearbeitet. Herr M. ist enttäuscht, dass es dazu gekommen ist. Langsam versteht er, dass er sein Engagement aufrechterhalten muss und die Therapie noch nicht abgeschlossen ist. Die Anwendung von Skills im extramuralen Raum, also im sozialen Empfangsraum, ist die Herausforderung, die er nun zu bewältigen hat. Herr M. wird auf die Rehabilitationsstation verlegt, wo der Schwerpunkt der Behandlung auf der Erprobung außerhalb der Klinik liegt. Ihm wird ein Fallkoordinator zugeteilt, der ihn dabei unterstützt.

7.7 Diskussion

Inwieweit DBT-F tatsächlich dazu beiträgt, das Risiko für das Wiederauftreten von Gewaltdelikten zu senken, ist nach aktueller Evidenzlage noch nicht ausreichend sicher zu beurteilen. Während die Standard-DBT und die DBT-S gut evaluiert sind (DeCou et al., 2019; Haktanır & Callender, 2020), stehen vergleichbare Ergebnisse für die DBT-F noch aus. In einer aktuellen Studie zur DBT-Anwendung im forensischen Setting konnte gezeigt werden, dass im Behandlungsverlauf weniger Bedarfsmedikation verwendet und aggressive Übergriffe seltener wurden (Marshall et al., 2024). Auch zeigten männliche forensische Patienten nach einer DBT-Behandlung bessere emotionale Regulationsfähigkeit und eine geringere Impulsivität

(Bianchini et al., 2019). Eine Reduktion an selbst- und fremdaggressivem Verhalten sowie eine Senkung der Strafrückfälligkeit deutet sich an (Ivanoff & Marotta, 2018).

7.8 Zusammenfassung

Die DBT-F eignet sich für die Behandlung von Menschen, die Straftaten begangen haben und in Zusammenhang mit einer emotional-instabilen und/oder dissozialen Persönlichkeitsstörung impulsiv-aufbrausendes Verhalten zeigen. Das komplexe Behandlungskonzept besteht aus verschiedenen Therapieelementen (Einzelgespräche, Skills-Training, Achtsamkeitsgruppe, Basisgruppe, Konsultationsteam) und verwendet therapeutische Instrumente wie das Wochenprotokoll und die Verhaltensanalyse. Die Behandlung fokussiert auf die Vermittlung spezieller Fertigkeiten zur Emotionsregulation. Bei Vorliegen einer Substanzkonsumstörung kann das therapeutische Angebot durch Inhalte aus der DBT-S ergänzt werden. Die Wirksamkeit der DBT-F wurde noch nicht ausreichend evaluiert, auch wenn sich positive Effekte abzeichnen.

7.9 Literatur

Bennett, T., Holloway, K., Farrington, D. (2008). The statistical association between drug misuse and crime: A meta-analysis. *Aggression and Violent Behavior*, *13*(2), 107–118. https://doi.org/10.1016/j.avb.2008.02.001

Bianchini, V., Cofini, V., Curto, M. et al. (2019). Dialectical behaviour therapy (DBT) for forensic psychiatric patients: An Italian pilot study. *Criminal Behaviour and Mental Health*, *29*(2), 122–130. https://doi.org/10.1002/cbm.2102

Bohus, M. (2019). *Borderline-Störung* (2., vollständig überarbeitete Auflage). Hogrefe.

Bohus, M. (2024). *DBT-Skillstraining: Das Patienten-Manual* (1. Auflage 2025). Schattauer.

Bonta, J., Blais, J., Wilson, H. A. (2014). A theoretically informed meta-analysis of the risk for general and violent recidivism for mentally disordered offenders. *Aggression and Violent Behavior*, *19*(3), 278–287. https://doi.org/10.1016/j.avb.2014.04.014

Bundesinstitut für Arzneimittel und Medizinprodukte. (2025). *ICD-11 in Deutsch – Entwurfsfassung.* https://www.bfarm.de/DE/Kodiersysteme/Klassifikationen/ICD/ICD-11/uebersetzung/_node.html

Cerci, D. (2023). Dialektisch-behaviorale Therapie. In B. Völlm & B. Schiffer (Hrsg.), *Forensische Psychiatrie – Rechtliche, klinische und ethische Aspekte.* Springer.

Chow, R. T. S., Yu, R., Geddes, J. R. et al. (2024). Personality disorders, violence and antisocial behaviour: Updated systematic review and meta-regression analysis. *The British Journal of Psychiatry*, 1–11. https://doi.org/10.1192/bjp.2024.226

Dahlenburg, S. C., Bartsch, D. R., Gilson, K. J. (2024). Global prevalence of borderline personality disorder and self-reported symptoms of adults in prison: A systematic review and meta-analysis. *International Journal of Law and Psychiatry*, 97, 102032. https://doi.org/10.1016/j.ijlp.2024.102032

DeCou, C. R., Comtois, K. A., Landes, S. J. (2019). Dialectical Behavior Therapy Is Effective for the Treatment of Suicidal Behavior: A Meta-Analysis. *Behavior Therapy*, 50(1), 60–72. https://doi.org/10.1016/j.beth.2018.03.009

Falkai, P., Wittchen, H.-U., Döpfner, M. et al. (Hrsg.). (2018). *Diagnostisches und statistisches Manual psychischer Störungen DSM-5* (2., korrigierte Auflage). Hogrefe.

Fazel, S., Danesh, J. (2002). Serious mental disorder in 23 000 prisoners: A systematic review of 62 surveys. *The Lancet*, 359(9306), 545–550. https://doi.org/10.1016/S0140-6736(02)07740-1

Fazel, S., Yoon, I. A., Hayes, A. J. (2017). Substance use disorders in prisoners: An updated systematic review and meta-regression analysis in recently incarcerated men and women. *Addiction*, 112(10), 1725–1739. https://doi.org/10.1111/add.13877

Haktanır, A., Callender, K. A. (2020). Meta-Analysis of Dialectical Behavior Therapy (DBT) for Treating Substance Use. *Research on Education and Psychology*, 4.

Ivanoff, A., Marotta, P. L. (2018). DBT in Forensic Settings. In M. A. Swales (Ed.), *The Oxford Handbook of Dialectical Behaviour Therapy* (pp. 614–644). Oxford University Press. https://doi.org/10.1093/oxfordhb/9780198758723.013.14

Linehan, M. (1993). *Skills training manual for treating borderline personality disorder*. Guilford Press.

Marshall, L., Kletzka, N., Kanitz, J. et al. (2024). Effectiveness of Dialectical Behavior Therapy (DBT) in a Forensic Psychiatric Hospital. *The Journal of the American Academy of Psychiatry and the Law*, 52(2), 196–206. https://doi.org/10.29158/JAAPL.240009-24

McCann, R. A., Ball, E. M., Ivanoff, A. (2000). DBT with an inpatient forensic population: The CMHIP forensic model. *Cognitive and Behavioral Practice*, 7(4), 447–456. https://doi.org/10.1016/S1077-7229(00)80056-5

Müller, J. L., Saimeh, N., Briken, P. et al. (2017). Standards für die Behandlung im Maßregelvollzug nach §§ 63 und 64 StGB: Interdisziplinäre Task-Force der DGPPN. *Der Nervenarzt*, 88(S1), 1–29. https://doi.org/10.1007/s00115-017-0382-3

Oermann, A. (2013). Dialektisch-behaviorale Therapie im forensischen Setting. *Psychotherapie*, 18(1), 115–131.

Parmar, A., Kaloiya, G. (2018). Comorbidity of Personality Disorder among Substance Use Disorder Patients: A Narrative Review. *Indian Journal of Psychological Medicine*, 40(6), 517–527. https://doi.org/10.4103/IJPSYM.IJPSYM_164_18

Stiglmayr, C., Gunia, H. (2017). *Dialektisch-Behaviorale Therapie (DBT) zur Behandlung der Borderline-Persönlichkeitsstörung: Ein Manual für die ambulante Therapie* (1. Auflage). Hogrefe.

Völlm, B., Cerci, D. (2021). Suchtbehandlung im Maßregelvollzug: Narrativer Review. *Suchtmedizin*, 23(2), 9.

Zimmermann, P., Förster, J., Reiske, S. (Eds.). (2021). *DBT-Sucht: Dialektisch-Behaviorale Therapie bei Borderline- und Substanzgebrauchsstörungen (DBT-S)* (1. Auflage). Hogrefe.

B Schwere psychische Störungen

8 Die Behandlung schizophrener Rechtsbrecherinnen und Rechtsbrecher im Schweizer Maßnahmenvollzug

Friederike Boudriot

8.1 Einleitung

Schizophrene Menschen haben im Vergleich zur Allgemeinbevölkerung ein erhöhtes Risiko, straffällig zu werden. Ihre Kriminalitätsentwicklung hat dabei teils unmittelbaren Symptomcharakter (z. B., wenn Gewaltstraftaten unter dem Einfluss von Fremdbeeinflussungserleben und/oder Halluzinationen begangen werden), teils ist sie Folge von mit der Krankheit verbundenen psychosozialen Folgeschäden (z. B. Eigentumsdelinquenz in Folge schwerer psychosozialer Desintegration). Studien zeigen für Kriminalität allgemein ein gegenüber der Allgemeinbevölkerung knapp 5-fach erhöhtes Risiko, für Gewaltstraftaten ein bis zu 7-fach, und für Tötungsdelikte ein bis zu 38-fach erhöhtes Risiko (Schanda, 2018). Wenn schizophrene Menschen in der Schweiz straffällig werden, so werden sie in der Regel in spezialisierten forensisch-psychiatrischen Kliniken behandelt. Dabei haben sich in der Schweizer Vollzugslandschaft die meisten Institutionen spezialisiert: Während psychiatrische Kliniken überwiegend Patientinnen und Patienten mit schizophrenen und affektiven Erkrankungen behandeln, werden persönlichkeitsgestörte Straftäter und Straftäterinnen und solche mit gestörter Sexualpräferenz häufig in Maßnahmezentren und spezialisierten Therapieabteilungen in Justizvollzugsanstalten behandelt (Höfer, 2024). Diese Spezialisierung erlaubt es, das therapeutische Milieu auf jeweils unterschiedliche spezifische Bedürfnisse auszurichten.

Behandlung von Patienten und Patientinnen mit schizophrenen Erkrankungen (ICD-10 F2) in der Schweiz

8.2 Fallbeispiel

> Herr S. hat die Nase voll. Er zittert vor Wut und schaut aus der Ferne zu, wie die Pension »Hirschen« brennt. Seit Wochen gibt es Stress mit seinem Beistand wegen des Geldes. Letzte Woche hat sein Beistand ihm 10 Franken fürs ganze Wochenende ausgezahlt. 10 CHF! Soll das ein Witz sein, oder versuchen sie ihn so fertig zu machen? Bei dem Gespräch war er so wütend, dass er seinen Beistand angeschrien und die Türe heftig zugeknallt hat.

Kurz darauf hat man ihm mitgeteilt, dass er beim Sozialzentrum jetzt ein Hausverbot hat. Was soll der Mist? Wie soll er an Geld kommen, wenn sie ihm nichts geben und er jetzt nicht mal mehr ins Büro kommen darf? Sie brauchen sich nicht wundern, dass er schon ein paar Mal schwarzgefahren ist und geklaut hat. Die Schweine sind alle gegen ihn und wollen ihn fertigmachen. Und den Ärger hat immer er. Er hat es so satt.

Sie kapieren es nicht anders. Vor zwei Tagen hat er beim Sozialzentrum angerufen. »Es wird Tote geben. Es wird ein Mord geschehen. Der ‚Hirschen' wird in die Luft gesprengt!« Das hat er gesagt. Sie sollen wissen, dass er es sich nicht mehr gefallen lässt, dass sie so mit ihm umgehen. Dieses Scheißgedröhne in seinem Kopf, und die ganze Zeit diese Anspannung – wie soll es auch anders sein, mit all dem Ärger, den sie ihm machen? Er kann nicht mehr.

Gestern hat er einen Kanister mit Benzin gekauft und mit in sein Zimmer genommen – das Scheißzimmer, das sein Scheißbeistand ihm besorgt hat. Er weiß, dass vorher ein Typ von der Russen-Mafia drin gewohnt hat, die Dielen sind noch voll verseucht mit Nowitschok. Wahrscheinlich geht es ihm auch drum so schlecht. Und seinem Beistand ist es nur recht, wenn er krepiert. Außer Zigaretten und dem letzten Bargeld hat er nichts mitgenommen. 3 Franken, 20 Rappen. Herr S. weiß nicht, wie es weitergehen soll.

8.3 Diagnose

Fallbeispiel – Fortführung

Herr S. wird nach dem Brandereignis festgenommen und in Untersuchungshaft versetzt. Dort wird er psychiatrisch begutachtet. Anfangs fällt es ihm schwer, sich auf das Gespräch mit dem Gutachter einzulassen. Er ist im Kontakt verschlossen, mürrisch und reizbar. Sein Verhalten wirkt dissozial: Er scheint den Vorfall nicht zu bedauern, verweist darauf, dass die Versicherung den Schaden ja zahlt und eigentlich die Kinder- und Erwachsenenschutzbehörde (KESB) schuld daran sei, dass es so weit gekommen ist. Auf die Konfrontation mit der potenziellen Gefahr für die anderen Bewohnerinnen und Bewohner der Pension zuckt er gleichgültig mit der Schulter. Ein paar Mal nennt er den Gutachter einen »Vollidiot« und verlangt, dass man ihn in Ruhe lässt.

Erst beim dritten Begutachtungstermin fasst er Vertrauen und erzählt von seinem Stress mit dem Beistand, von seiner Sorge, dass dieser ihn systematisch fertigmachen wolle, und dass er vielleicht in eine »Riesensache« hineingeraten sei, weil in seinem Zimmer vorher der »Typ von der Russen-Mafia« gewesen wäre, und die jetzt glauben, dass Herr S. etwas über sie wisse, was er nicht wissen dürfte. Er erzählt von den

Beweisen, die es in dem Zimmer im »Hirschen« gegeben habe, und bei denen es sowieso besser wäre, dass sie bei dem Brand vernichtet wurden, weil die Russen ihn sonst nie hätten überleben lassen. Auch berichtet er von dem Dröhnen in seinem Kopf und den dauernden Schmerzen in seinem Bauch – vielleicht weil seine Organe bereits vom Nowitschok zersetzt werden.

Die Diagnose des Gutachters lautet »Paranoide Schizophrenie (ICD-10 F20.0)«.

> **Good to know**
>
> Schizophrene Krankheitssymptome sind nicht immer augenfällig. Gerade bei Patientinnen und Patienten, die sich wegen Misstrauen oder Dissimulierungstendenzen nicht offen über ihr Denken und Fühlen äußern, kann das Verhalten auf den ersten Blick unangemessen und dissozial wirken. Daher ist – sowohl in Begutachtungs- als auch in Therapiesituationen – ein Vertrauensaufbau wichtig.

8.3.1 Das Wichtigste im Überblick

Schizophrene Erkrankungen sind allgemein durch grundlegende und charakteristische psychopathologische Veränderungen der Wahrnehmung, der Informationsverarbeitung, der Ich-Funktionen, der Denkabläufe, der Affektivität, des Antriebs und der Psychomotorik gekennzeichnet.

Vielfältiges Erscheinungsbild bei Schizophrenie

Schon früh wurde versucht, die Symptomatik schizophrener Erkrankungen zu erfassen und zu gruppieren, etwa durch Eugen Bleuler (1908) mit der Beschreibung von Primär- und Sekundärsymptomen bzw. Grundsymptomen und akzessorischen Symptomen. Die von Kurt Schneider (1950) beschriebenen Erst- und Zweitrangsymptome weisen bereits große Ähnlichkeit zu den Symptomgruppen auf, die heute zur Definition der allgemeinen diagnostischen Kriterien der Schizophreniein der ICD-10 dienen (▶ Tab. 10.1).

Die unterschiedlichen psychopathologischen Aspekte können dabei in unterschiedlichem Ausmaß beeinträchtigt sein, sodass klinisch ein vielfältiges Bild entsteht, das sowohl intraindividuell (im Verlauf der Erkrankung) als auch interindividuell (beim Vergleich verschiedener Patientinnen und Patienten) unterschiedlich sein kann. Dieser Vielfalt wird in der klassischen psychiatrischen Krankheitslehre durch die Beschreibung unterschiedlicher Prägnanztypen Rechnung getragen, die allerdings keine sichere ätiologische Eigenständigkeit oder Verlaufsspezifität haben (DGPPN, 2019). Die ICD-11 unterscheidet die klassischen Prägnanztypen entsprechend nicht, sondern orientiert sich bei der Einteilung an Verlaufsstadium bzw. Form (erste Episode, mehrfache Episoden, kontinuierlicher Verlauf).

Für ein integratives Verständnis der Erkrankungen aus dem schizophrenen Formenkreis ist es wichtig, sich zu vergegenwärtigen, dass die in Diagnosemanualen wie ICD-10, ICD-11 oder DSM-5 beschriebenen Symptome zwar jene besonders charakteristischen Elemente beinhalten, die für eine exakte Diagnosestellung bedeutsam sind, aber nicht sämtliche psychopathologischen Phänomene, die bei Menschen mit einer schizophrenen Erkrankung auftreten können. So sind für das psychosoziale Leistungsvermögen oft schizophrene Basissymptome wie Antriebsstörungen, gestörte kognitive Verarbeitungsprozesse (Javitt, 2023) und beeinträchtigte soziale Kognition (Sommer et al., 2007) bedeutsam. Solche unspezifischen psychopathologischen Veränderungen bilden den Hintergrund für Phänomene wie Desorganisation, Desaktualisierungsschwäche, voluntative Defizite und Mentalisierungsschwäche.

Merke

Die in den internationalen Klassifikationssystemen als Diagnosekriterien beschriebenen Symptome sind für die klare Diagnosestellung der Schizophrenie wichtig, stellen aber keine abschließende Beschreibung der krankheitsspezifischen Psychopathologie dar.

8.3.2 Krankheitsentwicklung, Differenzialdiagnostik und Komorbiditäten

Fallbeispiel – Fortführung

Luca M. hat nie ein einfaches Leben gehabt. Seine Mutter hat eine Schizophrenie. Als er klein war, hat er ein paar Mal mitbekommen, wie die Polizei kam und sie in die psychiatrische Klinik abgeholt hat. Sie hat immer Stimmen gehört. Das war ihm oft unheimlich. Anfangs hat er bitter geweint, wenn sie geholt wurde und er wieder in irgendein Kinderheim kam. Aber immer noch besser, als wenn sein Vater auf ihn aufgepasst hat, der fast immer betrunken und wütend war. Als Kind war Luca lange Bettnässer. Er hat sich zeitweilig die Nägel gebissen, bis die Finger geblutet haben, und mit ca. 6 Jahren hat er sich eine Zeit lang die Haare selbst ausgerissen.

Zwischen 10 und 15 Jahren hatte er oft Angst vor Krieg und Katastrophen. Er konnte nicht aufhören, an bestimmte Sachen zu denken. Der Unterricht bedeutete für ihn nur Stress. »Mangelhafte Planung und Selbststrukturierung« haben seine Erzieher gesagt. Immer mal, wenn er es nicht mehr aushalten konnte, hatte er Gewaltfantasien. Das hat geholfen, aber manchmal ist er trotzdem »geplatzt« und hat in einem Wutanfall Sachen herumgeschmissen.

Die letzten Jahre bis zur Volljährigkeit waren der Horror. Er hat sich gefühlt wie auf einer Achterbahn aus Angst, Wut und Selbstzweifeln. In den unzähligen Heimen und Pflegefamilien, die er in der Zeit gesehen hat, hat er sich gemobbt gefühlt, und er wusste nicht, wessen Mobbing schlimmer war: von den anderen Jugendlichen oder von den Betreuerinnen und Betreuern. Manchmal hat er sich in ihrer Gegenwart fast wohl gefühlt, und dann wieder Angst bekommen, und diese schwer fassbare Wut. Es gab Tage, an denen er nicht aus dem Bett kam, weil er sich bleischwer fühlte, und dann wieder solche, an denen er überdreht und überaktiv war. Er war ungeduldig und konnte kaum aushalten, wenn jemand nicht sofort auf seine Anliegen einging. Manchmal, wenn sein Geduldsfaden riss, hat er Leute angeschrien, beschimpft und bedroht. An Konzentration oder Leistungen in der Schulde oder Ausbildung war nicht zu denken. »Luca ist bei uns nicht tragbar« hat er unzählige Male gehört. Er hatte das Gefühl, dass alle gegen ihn sind.

Mit 18 ist er erstmal auf der Straße gelandet. Eigentlich war es ihm recht. In geschlossenen Räumen hat er sich immer irgendwie beobachtet gefühlt. Auch wegen des Cannabis musste er sich endlich nicht mehr rechtfertigen. Das waren doch die einzigen Momente, in denen er sich ein bisschen entspannt gefühlt hatte. Er war froh, weg zu sein von den Betreuerinnen und Betreuern, die ihm zuletzt andauernd Vorwürfe gemacht hatten: dass er ziellos und faul sei, dass er nur auf sich schaue und keine Rücksicht nehme, dass er die Regeln nicht einhalte, und, und, und…

Schizophrenien beginnen in der Regel mit einer sogenannten Prodromalphase, die bereits Ausdruck des im Gang befindlichen Krankheitsgeschehens ist. Die Dauer derartiger Prodromalphasen kann sehr unterschiedlich sein, erste Symptome treten durchschnittlich fünf Jahre vor dem klaren Ausbruch der schizophrenen Erkrankung auf. Häufige Symptome der Prodromalphase sind Ängste, depressive Verstimmungen, Unruhe, Reizbarkeit, sozialer Rückzug, mangelndes Selbstvertrauen, Eigenbeziehungstendenzen, Probleme mit den Denkabläufen, Gedankendrängen, Gedankenjagen, Gedankenblockierungen, Perseverationen und Störungen des Sprachverständnisses. Diese auch als »Basissymptome« bzw. »Basisstörung« schizophrener Erkrankungen bezeichneten Symptome sind zunächst meist subklinisch, verursachen aber oft einen (für Betroffene und Umfeld schwer verständlichen) starken Beschwerdedruck. Konzentrationsprobleme, desorganisiertes Verhalten und reduzierte Durchhaltefähigkeit führen oft schon lange vor dem Ausbruch der eigentlichen Erkrankung zu Problemen mit Schule, Ausbildung und Beruf und damit zu erheblichen psychosozialen Beeinträchtigungen.

Psychosoziale Funktionseinbußen bereits in der Prodromalphase

In einem späteren, psychosenäheren Stadium treten zudem Störungen der Unterscheidung von Vorstellungen und Wahrnehmungen, Fantasie und Erinnerungsinhalten sowie eine diffus unheimliche Wahnstimmung auf. In einer zunehmend paranoid gefärbten Haltung interpretieren die Betroffenen, die ihre allmählich stärker werdende Andersartigkeit im Vergleich zu anderen Menschen wahrnehmen, ihr Umfeld als ihnen gegenüber verständnislos, abweisend, ablehnend und gegebenenfalls feindselig. In der späten Prodromalphase, der sogenannten psychotischen Vorphase, können flüchtige psychotische Positivsymptome wie Ich-Störungen, Halluzinationen und Wahnbildungen auftreten.

Die Früherkennung psychotischer Erkrankungen in der Prodromalphase ist aufgrund der geringen Spezifität und individuellen Vielgestaltigkeit der Symptomatik außerordentlich schwierig. Anders als bei Persönlichkeitsentwicklungsstörungen, die häufig als zunehmende Zuspitzung und Akzentuierung bereits im frühen Kindesalter erkennbarer Temperamentsmerkmale erscheinen, fallen schizophrene Prodrome in der Regel als Diskontinuitäten (»Knick«) in der Lebensgeschichte auf. Dennoch bleibt es schwierig, diese Diskontinuitäten zuverlässig zu erkennen, insbesondere, wenn sie durch vorbestehende psychische Erkrankungen des Kindesalters überlagert oder im Kontext besonderer Lebensereignisse als Anpassungsstörung plausibel erklärbar erscheinen. Dies ist bei schizophrenen Frühverläufen im Sinne des Vulnerabilitäts-Stress-Modells häufig der Fall.

Die oben beschriebene Phase des psychosenahen Prodroms, die von flüchtigen und/oder in ihrer Intensität weniger schwer ausgeprägten psychotischen Symptomen (sogenannte »brief limited psychotic symptoms« [BLIPS] und »attenuierte psychotische Symptome« [APS]) durchsetzt ist, dauert unterschiedlich lange, im Mittel etwas mehr als ein Jahr (Häfner et al., 2012). Sie geht früher oder später, oft nach einer weiteren Belastung im Sinne des Vulnerabilitäts-Stress-Modells, in eine erste akut-psychotische Episode über, bei der dann die Diagnose einer Schizophrenie anhand einer hinreichenden Anzahl klar erfüllter diagnostischer Kriterien gestellt werden kann.

Differenzialdiagnostische Abklärung wichtig

Wichtige differenzialdiagnostische Abgrenzungen zur Schizophrenie betreffen das Vorliegen substanzinduzierter Psychosen, organisch bedingter psychotischer Störungen (inklusive Autoimmunenzephalitis), Krankheitsbildern aus dem erweiterten schizophrenen Formenkreis (schizotype Störung, anhaltende wahnhafte Störung, schizoaffektive Störung) und affektiver Erkrankungen mit psychotischen Symptomen. Entsprechende Abklärungen sind insbesondere bei der Erstmanifestation psychotischer Erkrankungen wichtig, aber auch im Verlauf, wenn es trotz ausreichender Psychopharmakotherapie zu akuten Verschlechterungen des Krankheitsverlaufs kommt.

> **Good to know**
>
> Insbesondere bei komorbiden Abhängigkeitserkrankungen mit fehlenden längeren Abstinenzphasen kann zu Beginn die Abgrenzung zu substanzinduzierten psychotischen Störungen schwierig sein. Solche Störungen (ICD-10 F1x.5) treten während des Substanzkonsums oder innerhalb von zwei Wochen nach Substanzgebrauch auf, und dauern nicht länger als sechs Monate.

Komorbide psychische Erkrankungen sind bei Menschen mit einer Schizophrenie relativ häufig. So weisen ca. 15–65 % aller schizophrenen Patientinnen und Patienten einen komorbiden Substanzabusus bzw. eine Substanzabhängigkeit auf (Wobrock et al., 2005). Dies stellt zugleich auch die wichtigste Komorbidität dar. Besonders herausfordernd ist die differenzialdiagnostische Abgrenzung bei sukzessiven Komorbiditäten oder syndromalen Überlappungen. So sind depressive Symptome und Ängste oft Vorläufersymptome schizophrener Erkrankungen (s.o.; Krankheitsentwicklung), und im späteren Verlauf kann eine Abgrenzung zu Negativsymptomen und persistierenden diffus-paranoiden Ängsten schwierig sein. Dies gilt in ähnlicher Form auch für Zwangsphänomene, die sowohl Ausdruck einer eigenständigen Zwangserkrankung als auch ein Früh- oder Teilsymptom schizophrener Erkrankungen sein können (Frommhold, 2006).

Psychische Störungen des Kindesalters wie emotionale Störungen, Tic-Störungen oder Aufmerksamkeitsdefizit-Hyperaktivitätssyndrom (ADHS) können es bei Patienten, die im Verlauf eine Schizophrenie entwickeln, erschweren, den typischen Leistungsknick oder charakteristische Prodromalsymptome zu erkennen (s.o.).

Sukzessiv auftretende Komorbiditäten erschweren es, den Beginn einer Schizophrenie zu erkennen.

Problematisch kann die Frage sein, ob bei einer Person mit einer schizophrenen Erkrankung die Diagnose einer komorbiden Persönlichkeitsstörung gerechtfertigt ist. Dabei ist zu bedenken, dass die schizophrene Erkrankung selbst die Persönlichkeitsentwicklung alteriert, und zwar oft schon während der Prodromalphase (vgl. Lau & Kröber, 2017), aber auch bei einem später chronifizierenden Verlauf. Dies gilt umso mehr, wenn neben der schizophrenen Erkrankung auch früh beginnender Suchtmittelkonsum und spätere komorbide Abhängigkeitserkrankungen zu hirnorganischen und psychosozialen Auswirkungen auf die Persönlichkeitsentwicklung führen. Die allgemeinen Diagnosekriterien von Persönlichkeitsstörungen gemäß ICD-10 und ICD-11 halten fest, dass die einer spezifischen Persönlichkeitsstörung zugeschriebenen psychopathologischen Auffälligkeiten nicht durch eine andere psychische Erkrankung zu erklären sein dürfen. Hier müssen auch mögliche Veränderungen im Rahmen des Prodroms berücksichtigt werden. Wenn man bedenkt, wie früh Prodromalphasen schizophrener Erkrankungen beginnen, ist es in der klinischen Realität selten, dass sich tatsächlich eine eigenständige, vor dem Beginn der Schizophrenie eindeutig und deutlich ausgeprägte Persönlichkeitsstörung belegen lässt.

8.4 Forensische Aspekte

Es ist empirisch gut belegt, dass Menschen mit einer schizophrenen Erkrankung ein gegenüber der Allgemeinbevölkerung erhöhtes Risiko haben,

Erhöhtes Risiko für Kriminalität

straffällig zu werden, insbesondere mit Gewaltkriminalität (z. B. Hodgkins, 2008; Schanda; 2018). Besonders stark erhöht ist dieses Risiko dann, wenn eine komorbide Substanzproblematik besteht. Dies überrascht nicht, wenn man bedenkt, dass psychotrope Substanzen selbst kriminogene Risikofaktoren sind (Leygraf, 2015; Zhong et al., 2020).

8.4.1 Typische Wege schizophrener Patientinnen und Patienten in die Delinquenz

Menschen mit einer schizophrenen Erkrankung können zu unterschiedlichen Zeitpunkten ihres Krankheitsverlaufs und aus unterschiedlichen Gründen straffällig werden.

Dissoziales und aggressives Verhalten vor Krankheitsausbruch

Hodgkins (2008) hat auf den engen epidemiologischen Zusammenhang zwischen kindlichen Verhaltensproblemen im Sinn einer Störung des Sozialverhaltens und schizophrenen Erkrankungen hingewiesen und einen Tätertypus unter den schizophrenen Patientinnen und Patienten beschrieben, bei dem sich dissozial-gewalttätiges Verhalten als eingeschliffenes Verhaltensmuster durch das gesamte Leben zieht. Im Erscheinungsbild ähnlich können Patientinnen und Patienten imponieren, die einen besonders frühen, schleichenden Beginn der schizophrenen Erkrankung aufweisen, und – unter Umständen unter dem Einfluss ungünstiger Sozialisationsbedingungen – bereits früh psychosozial desintegrieren (»kriminelle Heboide«; Lau & Kröber, 2017).

Impulsive Gewaltstraftaten oft unter akuten Positivsymptomen

Akute paranoid-halluzinatorische Symptomatik, Ich-Störungen (hier v. a. Fremdbeeinflussungserleben) und Wahnvorstellungen sind bei impulsiven Gewaltstraftaten schizophrener Menschen oft zu beobachten. Die Betroffenen fühlen sich überwältigt von der Symptomatik, und Affekte wie Wut und Angst spielen eine zentrale Rolle. Nicht selten finden sich akute psychomotorische Erregungszustände, Situationsverkennungen und die vermeintliche Notwendigkeit von »Notwehr« (Prüter, 2010). Besonders erschütternd kann diese Art der Gewaltdelinquenz auf Betroffene und Außenstehende wirken, wenn sie kurz nach Erkrankungsbeginn bei bis dahin prosozialen Personen auftritt (Hodgkins, 2008).

Wahnhaft motivierte (Gewalt-)Straftaten z. T. sorgfältig geplant

Gewaltstraftaten, die unter dem Einfluss eines systematischen Wahns entstehen, sind oft sorgfältig geplant (Prüter, 2010). Gerade im Rahmen chronisch wahnhafter Entwicklungen wirken sie oft »persönlichkeitsnah« und sind manchmal durchsetzt mit weltanschaulichen Überzeugungen. Im Zusammenhang mit politischen und/oder religiösen Ansichten kann der Eindruck extremistischer Motivation entstehen. Differenzialdiagnostisch ist in solchen Fällen das psychopathologische Gesamtbild und die fehlende oder dysfunktionale (z. B. im Sinne einer Instrumentalisierung) Einbindung chronisch schizophrener Patientinnen und Patienten in entsprechende weltanschauliche Communitys richtungsweisend.

(Gewalt-)Straftaten bei Chronifizierung

Bei jahrelanger chronischer Erkrankung kommt es bei einigen Patientinnen und Patienten zu einer ungünstigen Wechselwirkung zwischen zunehmender psychosozialer Desintegration und nachlassender Urteilsfähigkeit, Persönlichkeitsverfall und Auflösung früher handlungsleitender Wertvorstellungen. Diese Gemengelage kann zu geringen Bedürfnisaufschub, reduzierter Hemmschwelle gegenüber kriminellem Verhalten und Gleichgültigkeit gegenüber sozialen und juristischen Konsequenzen führen.

8.4.2 Forensisch-psychiatrische Diagnostik und Risikoassessment

Die forensisch-psychiatrische Diagnostik beinhaltet zunächst eine sorgfältige Einzelfallanalyse (Fallkonzeption), bei der klinische und juristische Akteninformationen möglichst umfassend zusammengetragen und durch die eigenen Beobachtungen im Rahmen des diagnostisch-therapeutischen Prozesses ergänzt werden. Hier werden die Zusammenhänge zwischen Krankheitssymptomatik, Lebensumständen und Delinquenzentwicklung herausgearbeitet, die jeweiligen delikt- und damit behandlungsrelevanten Problembereiche definiert und im Rahmen der Behandlungsplanung die Ziel- und Interventionsplanung beschrieben.

Flankiert wird die diagnostisch-therapeutische Arbeit durch systematische Risikoeinschätzungen, bei denen einerseits die jeweiligen Basisraten für die relevanten Deliktkategorien berücksichtigt werden, und andererseits standardisierte Instrumente zur strukturierten klinischen Beurteilung eingesetzt werden, wie z. B. der Basler Kriterienkatalog (Hachtel, 2019) oder der HCR-20 V^3 (Kötter et al., 2014).

8.5 Therapie

Schizophrene Straftäterinnen und Straftäter haben nicht selten eine Vorgeschichte von fehlender Krankheitseinsicht, fehlender Behandlungsmotivation und Malcompliance (Schanda, 2018). Wenn sie in Bezug auf Behandlungsmaßnahmen urteilsunfähig sind, kann es in einer ersten Phase notwendig sein, sie gegen ihren Willen zu behandeln. So bald wie möglich sollte zu einer partizipativen Entscheidungsfindung gefunden werden, um das Vertrauen zwischen Betroffenen und Behandlungsteam zu stärken, da die therapeutische Allianz zu den wichtigsten Erfolgsfaktoren psychiatrisch-psychotherapeutischer Behandlung gehört (Theodoridou et al., 2012). Die subjektive Bewertung der Qualität der therapeutischen Beziehung durch die Patientinnen und Patienten scheint dabei nicht, wie man erwarten könnte, vom Zwangskontext einer strafrechtlichen Maßnahme abhängig, sondern von der psychopathologischen Symptombelastung (Hachtel et al., 2019).

Therapeutische Allianz entscheidend

8.5.1 Fallmanagement und Behandlungsrahmen

Fallkonzept und Behandlungsplan als Grundlage der Therapie

Jede forensisch-psychiatrische Arbeit orientiert sich an den Grundprinzipien des Risk-Need-Resposivity(RNR)-Prinzips (Andrews & Bonta, 2003) und dem Good-Lives-Modell (GLM; von Franqué & Bricken, 2012; Andrews et al., 2011). Das RNR-Modell besagt, dass die Intensität der Interventionen an das Rückfallrisiko angepasst werden sollte (Risk-Prinzip). Dabei sollten die eingesetzten Interventionen auf die deliktrelevanten Problembereiche ausgerichtet werden (Need-Prinzip) und die Ansprechbarkeit der Klientin oder des Klienten (z. B. Motivation, kognitive Ressourcen, Interessen etc.) berücksichtigen (Responsitiy-Prinzip). Das Good-Lives-Modell betont in Ergänzung dazu, dass Menschen mit ihrem Verhalten danach streben, wesentliche Bedürfnisse, die allgemein zu einem subjektiv »guten Leben« gehören, zu erfüllen (z. B. physische Funktionsfähigkeit, Autonomie und Verbundenheit, Kreativität, Wissen, Spiritualität etc.). In diesem Sinne dient auch kriminelles Verhalten letztlich der Bedürfnisbefriedigung, und es ist zur Delinquenzprävention wichtig, den Betroffenen prosoziale Wege der Bedürfnisbefriedigung aufzuzeigen.

Fallbeispiel – Fortführung

Herr S. wird stationär in eine forensisch-psychiatrische Klinik eingewiesen. Am Anfang hat er einfach nur Angst. Stationäre Behandlung auf unbestimmte Dauer, maximal fünf Jahre ... fünf Jahre! Fast 30 wäre er dann, bis er rauskommt. Und offenbar kann die Maßnahme beliebig oft verlängert werden. Er kann Wut und Angst kaum aushalten. Was zum Teufel wird von ihm erwartet?

Er will sich nicht auf die Therapie einlassen. Er will nicht Jahre seines Lebens an diesem Ort verbleiben, wo sich alles so eng anfühlt. Würde sich nicht alles in ihm so stumpf anfühlen, würde er schreien. Es gibt Momente, da hat er das Gefühl, dass sich das Behandlungsteam wirklich Mühe gibt, und er sehnt sich danach, offen mit ihnen zu reden. Aber vielleicht ist das eine Falle. Er bleibt lieber vorsichtig.

8.5.2 Forensisch-psychiatrische Behandlung

Viele schizophrene Patientinnen und Patienten bedürfen einer stationären forensisch-psychiatrischen Behandlung in einer spezialisierten Klinik. Die deliktpräventive Behandlung der Schizophrenie erfolgt dabei primär störungsbezogen und beinhaltet neben der Psychopharmakotherapie insbesondere Psychotherapie und Milieu- und Soziotherapie (Opgen-Rhein, Weiss & Lau, 2022).

Störungs- und deliktspezifische Behandlung

Die Basis jeder Behandlung schizophrener Menschen stellt ein leitlinienorientiertes, störungsspezifisches Vorgehen dar (DGPPN, 2019, Lincoln et al., 2019). Die deliktorientierte Therapie schizophrener Patientinnen und

Patienten bedeutet vor allem das Ringen um Krankheits- und Behandlungseinsicht sowie um ein gemeinsames Delinquenzverständnis. Letzteres bildet auch die Basis des Risikomanagements. Dabei ist es wichtig, sich bewusst zu sein, dass gerade bei chronisch kranken schizophrenen Patientinnen und Patienten nicht immer eine idealtypische Krankheitseinsicht und ein idealtypisches Risikomanagement erreicht werden können. Unter Umständen muss die therapeutische Fachperson sich relativ weit auf die Vorstellungswelt der oder des Betroffenen einlassen, um geeignete Ansatzpunkte zu finden, die es erträglich und plausibel machen, eine langjährige, (unter Umständen) lebenslange Therapie mit Medikamenten zu akzeptieren, die oft Nebenwirkungen verursachen, und so ihrerseits die Lebensqualität der Patientinnen und Patienten beeinträchtigen. Als forensische Psychotherapeutinnen und -therapeuten erwarten wir, dass unsere Patientinnen und Patienten der Rückfallvermeidung erneuter Straftaten diesbezüglich eine hohe Priorität einräumen. Wir sollten uns zugleich bewusst sein, dass dies von unseren Patientinnen und Patienten oft viel verlangt: »Das Leben ist unerträglich geworden mit Medikamenten, und ohne sowieso« – so hat es ein forensisch-psychiatrischer Patient einmal in seinem Abschiedsbrief vor seinem Suizid formuliert.

Klassische »Deliktbearbeitung« mit einem therapeutisch begleiteten Wiedererleben der Deliktsituation ergibt mit schizophrenen Patientinnen und Patienten in den seltensten Fällen Sinn. Oft ist, wenn die Psychose abgeklungen ist, ein Wiedererleben des akut psychotischen Zustandes nicht mehr möglich, und auch nicht therapeutisch erwünscht, da dies eine erneute Belastung und Verunsicherung in der Realitätsverarbeitung bedeuten würde. Außerdem suchen Menschen plausible Erklärungen für ihr eigenes Verhalten. Insofern ist bei dem Versuch der klassischen Deliktbearbeitung das Risiko hoch, dass schizophrene Patientinnen und Patienten im Sinne einer Rationalisierung pseudo-normalpsychologische Erklärungen für ihr Verhalten finden, was dann das gesamte Risikomanagement nur schwieriger macht. Der Dreh- und Angelpunkt für ein gelingendes forensisch-psychiatrisches Risikomanagement ist die Einsicht der Betroffenen, dass ihre Straftat in unmittelbarem Zusammenhang mit ihrer psychotischen Erkrankung gestanden hat, und dass es deshalb wichtig ist, in Zukunft solch akute Krankheitsepisoden zu vermeiden, in denen sie die Kontrolle über ihr Verhalten verlieren.

Fallbeispiel – Fortführung

Am Anfang hat es Herr S. genervt, dass sie immer an den Medikamenten herum geschraubt haben. Irgendwann hat man ihm Clozapin vorgeschlagen. Die ersten Wochen waren der Horror. Er war müde wie Blei. Zum Glück waren die Leute aus der Klinik nett zu ihm in der Phase. Er musste nicht dauernd zur Therapie, und sie haben sich um ihn gekümmert. Nach ein paar Wochen war er irgendwie nicht mehr so misstrauisch und ängstlich. Er hat angefangen, sich fast schon gut zu fühlen. Klar, schrecklich müde, aber die Schmerzen im Bauch haben nachgelassen. Eigentlich ist das Medikament nicht so schlecht. Irgendwann, das hat er sich fest vorgenommen, will er seinen Psychologen fragen, ob es sein kann, dass seine Ängste wirklich so ähnlich waren wie die Zustände, die seine Mutter früher hatte. Aber noch traut er sich nicht. Scheiße. Vielleicht ist er echt auch schizophren. 52 ist seine Mutter jetzt und lebt seit 15 Jahren in einem betreuten Wohnheim. Ist das auch seine Lebensperspektive? Durchatmen, versuchen, nicht zu denken. Ganz ehrlich, die Klinik ist weniger schlimm, als er gedacht hat.

Je nachdem, wie viel Krankheits- und Behandlungseinsicht erarbeitet werden kann, und wie gut eine Patientin oder ein Patient am Risikomanagement mitarbeiten kann, kann die Rehabilitationsperspektive bei Entlassung skizziert werden. Betroffene, die mehr Verständnis und Einsicht in ihr Störungsbild und dessen Deliktrelevanz haben, können in der Regel mehr Selbständigkeit und Eigenverantwortung übernehmen als solche, die dauerhalft uneinsichtig bleiben.

Fallbeispiel – Fortführung

Zwei Jahre ist Herr S. jetzt in Therapie. Eigentlich war es ein Glücksfall, findet er heute. So gut wie heute ging es ihm lange nicht mehr. Das Behandlungsteam in der Klinik ist wirklich besorgt um ihn. Die Medikamente sind gut. Inzwischen merkt er kaum mehr etwas von ihnen. Morgens aufzustehen ist übel… aber ehrlich gesagt, er war nie ein Morgenmensch.

Er hat eine Menge über »Schizophrenie« gelernt. Es muss nicht immer genau so sein wie bei seiner Mutter. Bei ihm geht es mehr um unbegründete Angst und Hass auf die Welt. Er hat gelernt, dass man der eigenen Wahrnehmung nicht immer trauen sollte. Das gilt übrigens für jeden, nicht nur für »Schizophrene«. Da hat er vielleicht vielen »normalen« Menschen etwas voraus. Das Anlassdelikt ist ihm heute eher peinlich. Er redet nicht gern drüber. Krass, wie er damals drauf war.

Er hat eine Menge neue Hobbies gefunden, während er in der Klinik war. Er geht seine Mutter wieder regelmäßig besuchen, und einmal die Woche besucht er einen Aquarell-Kurs außerhalb der Klinik. Es macht Spaß, »ganz normal« unter Leuten zu sein, die nicht wissen, dass er psychische Probleme hat.

In einem halben Jahr ist »VKS«, Vollzugskoordinationssitzung. Dabei soll es darum gehen, ob er von der Klinik in ein betreutes Wohnheim wechseln kann. Herr S. ist gespannt und nervös. Sein Therapeut hat ihm erklärt, dass der Austritt in ein Wohnheim nach dem stationären Aufenthalt in der Klinik »Standard« ist, aber dass die Rehabilitation danach noch weitergeht.

Neben der störungs- und deliktspezifischen Therapie im engeren Sinn sind flankierende Behandlungsmaßnahmen zentral, die einer Verbesserung des psychosozialen Funktionsniveaus (im Sinn des GLM) und der Vorbereitung des sozialen Empfangsraumes dienen. Neben den Fachtherapien in der Klinik beinhaltet dies die gezielte Förderung von extramuralen sozialen Kontakten und die sorgfältige, dem individuellen Leistungsniveau angepasste Organisation einer Anschlusslösung bei Entlassung aus dem klinisch stationären Setting.

8.6 Prognose

Bei einem konsequenten, verlässlichen und tragfähigen Behandlungsregime können die meisten schizophrenen Erkrankungen so gut behandelt werden, dass die deliktrelevante psychotische Symptomatik vollständig oder weitgehend zum Abklingen gebracht werden kann. Auch Krankheits- und Behandlungseinsicht lassen sich meistens zufriedenstellend bis gut erreichen, sodass langfristig bei kontinuierlicher Behandlung oft auch ein gutes Maß an Selbständigkeit, Aktivität und Teilhabe erreicht werden kann. Nedopil et al. (2018) arbeiteten heraus, dass das von Schizophrenen ausgehende Gefährlichkeitsrisiko stark von ihrem sozialen Umfeld und ihrer Betreuung abhänge und dass die Datenlage in der Literatur darauf hinweise, dass vormals gewalttätige schizophrene Patientinnen und Patienten, die ausreichend medikamentös und sozialpsychiatrisch behandelt werden, nicht gefährlicher seien als »die Durchschnittsbürger«. Dies gilt auch für jene Fälle, in denen keine vollständige Remission und/oder Krankheits- und Problemeinsicht erreicht werden kann: Die Bereitschaft der Betroffenen, Betreuungs-, Kontroll- und Behandlungsmaßnahmen mitzutragen, ist in der Regel bedeutender für langfristige Rückfallfreiheit als das Ausmaß des Rückgangs der produktiv-psychotischen Krankheitssymptomatik.

Schizophrene Erkrankungen in der Regel gut behandelbar

Erhebliche Senkung des Risikos für erneute Straftaten

8.7 Diskussion

Die forensisch-psychiatrische Behandlung schizophrener Straftäterinnen und Straftäter zielt primär darauf ab, delikt- und risikorelevante Symptomlast zu reduzieren, ein Verständnis für die Zusammenhänge zwischen Erkrankung und Delikt (gemeinsames Delinquenzkonzept) sowie Krankheits- und Behandlungseinsicht zu fördern. Aus vielen Bereichen der Rehabilitationsmedizin ist bekannt, dass Symptomlast und Funktionsniveau nicht oder nur bedingt korrelieren (Bucher & Rentsch, 2006). Ähnliches gilt für die forensische Psychiatrie und Psychotherapie mit schizophrenen Patientinnen und Patienten: Entscheidender als das Ausmaß

Akzeptanz langfristiger Behandlung zentral

der erzielten Remission ist die langfristige Bereitschaft der Betroffenen, psychosoziale Betreuung, Kontrolle und Behandlung zu akzeptieren. Gerade deshalb ist es wichtig, ab dem ersten Moment und trotz des Zwangscharakters der Behandlungssituation auf ein konstruktives Behandlungsbündnis zu achten.

8.8 Zusammenfassung

Schizophrene Erkrankungen können auf vielfältige Art und Weise zu (Gewalt-)Delinquenz führen. Es ist wichtig, im individuellen Fall die Delinquenzdynamik und – daraus abgeleitet – die spezifischen krankheits-, persönlichkeits- und situationsspezifischen delikt- und risikorelevanten Faktoren abzuleiten. Der potenzielle Erfolg therapeutischer Maßnahmen hängt dabei weniger von der konkreten Remission der deliktspezifischen Krankheitssymptomatik als von der langfristigen Bereitschaft der oder des Betroffenen ab, Behandlungs- und Kontrollmaßnahmen im Sinne des Risikomanagements kooperativ mitzutragen.

8.9 Literatur

Andrews, D. A., Bonta, J. S. (2003). *The Psychology of Criminal Conduct.* Elsevier Science.
Andrews, D. A., Bonta, J., Wormith, J. S. (2011). The risk-need-responsivity (RNR) model: Does adding the Good-Lives-Modell contribute to effective crime prevention? *Criminal justice and behavior, 38*(7), 735–755.
Bucher, P.O., Rentsch H.-P. (2006). ICF in der Rehabilitation: Die praktische Anwendung der internationalen Klassifikation der Funktionsfähigkeit, Behinderung und Gesundheit im Rehabilitationsalltag (2. Aufl.). Schulz-Kirchner.
DGPPN. (2019). *S3-Leitlinie Schizophrenie.* Springer.
Hachtel, H., Vogel, T., Graf, M. (2019). Überarbeitung des Basler Kriterienkatalogs zur Beurteilung der Legalprognose (»Dittmann-Liste«). *Forens Psychiatr Psychol Kriminol, 13,* 73–80.
Hachtel, H., Vogel, T., Huber, C. G. (2019). Mandated treatment and its impact on therapeutic process and outcome factors. *Front Psychiatry, 10.*
Häfner, H., Bechdolf, A., Klosterkötter, J. et al. (2012). *Psychosen – Früherkennung und Frühintervention. Der Praxisleitfaden.* Schattauer.
Hodgkins, S. (2008). Violent behaviour among people with schizophrenia: a framework for investigations of causes, and effective treatment, and prevention. *Phil. Trans. R. Soc. B, 363,* 2505–2518.
Javitt, D. C. (2023). Cognitive impairment associated with schizophrenia: from pathophysiology to treatment. *Annu Rev Pharmacol Toxicol, 63,* 119–141.

Lau, S., Kröber, H.-L. (2017). Störung des Sozialverhaltens als Vorlauf schizophrenen Erkrankens. Erinnerung an die »kriminellen Heboide«. *Forens Psychiatr Psychol Kriminol, 11*, 111–117.

Leygraf, N. (2015). Sucht und Kriminalität. Forensische Psychiatrie, Psychologie, Kriminologie, 9, 1–2.

Lincoln, T., Pedersen, A., Hahlweg, K. et al. (2019). Evidenzbasierte Leitlinie zur Psychotherapie von Schizophrenie und anderen psychotischen Störungen. Hogrefe.

Nedopil, N., Löprich-Zerbes, R., Stübner, S. (2018). Gefährlichkeitsprognose und Rückfallprognose bei schizophrenen Patienten. In: Stompe, T., Schanda, H. (Hrsg), *Schizophrenie und Gewalt* (S. 81–89). Medizinisch Wissenschaftliche Verlagsgesellschaft.

Opgen-Rhein, C., Weiss, J., Lau, S. (2022). Schizophrenie. In: E. Habermeyer, H. Dressing, D. Seifert, S. Lau (Hrsg.): *Praxishandbuch Therapie in der Forensischen Psychiatrie und Psychologie* (S. 184–200). Urban und Fischer.

Prüter, C. (2010). Tatbilder schizophrener und wahnhafter Täter. *Forensische Psychiatrie, Psychologie, Kriminologie, 4*, 136–142.

Schanda, H. (2018). Schizophrenie und Gewalt – Justiz und Gesellschaft. In: T. Stompe, H. Schanda (Hrsg): *Schizophrenie und Gewalt* (S. 11–56). Medizinisch Wissenschaftliche Verlagsgesellschaft.

Sommer M., Döhnel K., Ettenhiber K. et al. (2007). Soziale Kognition und Schizophrenie. *Psychiatr Prax, 34*, 22–23.

Theodoridou A., Schlatter F., Ajdacic V. et al. (2012). Therapeutic relationship in the context of perceived coercion in a psychiatric population. *Psychiatry Res, 200*(2–3), 939–944.

Von Franqué, F., Briken, P. (2013). Das »Good-Lives-Modell« (GLM). Ein kurzer Überblick. *Forens Psychiatr Psychol Kriminol, 7*, 22–27.

Zhong, S., Yu, R., Fazel, S. (2020). Drug use disorders and violence: associations with individual drug categories. *Epidemiologic reviews, 42*(1), 103–116.

9 Begleitende Psychotherapie bei schizophrener Psychose: Aus der stationären Forensik

Andrea Aemmer

9.1 Einleitung

Schizophrene Psychose als potenzielle Gefahr

Schizophrene Psychosen sind komplexe, schwere psychische Störungen. Sie sind geprägt durch Realitätsverlust, desorganisiertes Denken und emotionale Instabilität. Besonders gravierend ist das Auftreten von Wahnvorstellungen und Halluzinationen, die Betroffene dazu verleiten können, auf wahrgenommene (irreale) Bedrohungen mit drastischen Handlungen zu reagieren. Diese Symptome beeinträchtigen nicht nur das Leben der Betroffenen erheblich, sondern können auch eine Gefahr für andere darstellen (Fazel et al., 2009).

9.2 Fallbeispiel

> Herr B., ein 29-jähriger Mann, wurde nach einer schweren Gewalttat in das Zentrum für Forensische Therapie eingewiesen. Der Vorfall ereignete sich an einem kühlen Herbstabend 2018 in einem Bahnhofsgebäude. Er zog vermeintlich aus dem Nichts aus seiner Jackentasche ein Messer hervor und stach ohne vorgängige Interaktion mehrfach auf den Oberkörper eines Passanten ein.
>
> Nach der Tat entfernte sich Herr B. ziellos und wirkte verwirrt. Wenige Minuten später wurde er in der Nähe des Tatorts von Polizeibeamten entdeckt. Sie beschrieben ihn als stark angetrieben, fahrig und unzusammenhängend in seinen Äußerungen. Herr B. sprach laut und intensiv mit sich selbst, führte dramatische Gesten aus und schien vollständig in seine eigenen Gedankenwelten vertieft. Die Beamten boten die mobilen Ärzte auf und nahmen Herrn B. in Gewahrsam. Dabei leistete Herr B. starken Widerstand.
>
> Die Untersuchungshaft wird im Zentrum für Stationäre Forensische Therapie durchgeführt, um Herrn B. die notwendige Behandlung zukommen lassen zu können (Art. 234 Abs. 2 CH-StPO).

9.3 Diagnose

Fallbeispiel – Fortführung

Im Alter von 19 Jahren traten erstmals Auffälligkeiten in Form von zunehmender Unruhe, Konzentrationsstörungen, Schlafstörungen und inadäquatem Verhalten am Arbeitsplatz auf. In den folgenden Jahren kam es zu fünf fürsorgerischen Unterbringungen aufgrund wahnhafter Zustandsbilder.

Acht Monate vor der Tat fühlte sich Herr B. beobachtet und zunehmend verfolgt. Dieses anhaltende Gefühl der Bedrohung führte dazu, dass er sich vermehrt isolierte und in den letzten zwei Monaten permanent ein Messer zur vermeintlichen Selbstverteidigung mit sich führte. Wo auch immer Herr B. sich befand, erblickte er verdächtige Personen, die ihn anstarrten und beobachteten.

Am Tatabend hatte Herr B. den Eindruck, dass der neben ihm stehende Passant ihn verdächtig ansah. In seiner Wahrnehmung schien sich der Mann heimlich mit einer unsichtbaren Macht abzusprechen. Überzeugt davon, dass es sich bei dem Passanten um einen feindlichen Agenten handle und sein Leben unmittelbar gefährdet sei, reagierte Herr B. raptusartig: Ohne Vorwarnung zog er sein Messer und stach mehrfach in den Oberkörper des Geschädigten.

9.3.1 Schizophrenie

Die Schizophrenie ist eine weltweit verbreitete psychische Störung mit einer Lebenszeitprävalenz von etwa 0,6 bis 1,0 % (Falkai et al., 2017). Die Inzidenzrate (Anzahl der Neuerkrankungen pro Jahr) liegt durchschnittlich bei etwa 50 Fällen pro 100.000 Personen. Männer und Frauen sind gleichermaßen betroffen, jedoch manifestiert sich die Erkrankung bei Männern typischerweise zwischen dem 15. und 25. Lebensjahr, während Frauen häufiger zwischen dem 25. und 35. Lebensjahr erkranken (Bäuml, 2008).

Diese epidemiologischen Daten sind über verschiedene Kulturen hinweg relativ konstant, was auf eine universelle Verteilung der Risikofaktoren hindeutet.

Für detaillierte Informationen zu den diagnostischen Kriterien von Schizophrenie in den aktuellen Diagnosemanualen DSM-5 und ICD-11 sei auf die Arbeit von Biedermann und Fleischhacker (2016) verwiesen. In ihrem Artikel »Psychotic disorders in DSM-5 und ICD-11« vergleichen sie die Änderungen und Entwicklungen beider Manuals hinsichtlich psychotischer Störungen.

Merke

Diagnostische Kernkriterien einer Schizophrenie:

- Aktive Symptome (z. B. Wahn, Halluzinationen) ≥ 1 Monat
- Gesamtdauer der Störung ≥ 6 Monate mit deutlicher Beeinträchtigung (DSM-5)
- Ausschlusskriterien: keine Symptome durch Substanzkonsum oder organische Ursachen erklärbar
- Klassifikation: in ICD-11 und DSM-5 keine Subtypen, stattdessen Erfassung der Symptomschwere

Präzise Diagnostik als Grundlage für therapeutisches Vorgehen

Eine präzise psychopathologische Diagnostik ist essenziell, um das Ausmaß und die Art der psychischen Störung bei schizophrenen Personen zu bestimmen, die eine Straftat begangen haben. Dies beinhaltet die Erfassung von Positivsymptomen (z. B. Wahnvorstellungen, Halluzinationen), Negativsymptomen (z. B. sozialer Rückzug, Anhedonie) und kognitiven Defiziten (Lau, 2017).

Fallbeispiel – Fortführung

Herr B. erhält die Hauptdiagnose paranoide Schizophrenie (ICD-10: F20.0) mit folgenden Leitsymptomen:

- Wahnvorstellungen: Überzeugung, von einer feindlichen Organisation verfolgt und bedroht zu werden.
- Halluzinationen: Stimmen, die ihn beleidigten und bedrohten, z. B. »Du Verlierer, dir geschieht es recht, wenn sie dich erwischen. Du wirst abgeschlachtet«.
- Formale Denkstörungen: Herr B. präsentierte gehemmtes Denken. Er fing Sätze an, hielt inne, und schien lange zu überlegen, bevor er fortfuhr. Allgemein war eine verzögerte Antwortlatenz bemerkbar.
- Affektarmut und Parathymie mit aggressiven Durchbrüchen: Herr B. wirkt bei Kontaktaufnahmen meist gleichgültig oder apathisch. Auffällig ist jedoch sein Lachen beim Erzählen seines Bedrohungserlebens. Aufgrund seiner Wahnvorstellungen empfand er es als notwendig, sich »zu verteidigen«.

Differenzialdiagnostisch wurden organische Ursachen und andere psychotische Störungen, etwa substanzinduzierte Psychosen oder schizoaffektive Störung, ausgeschlossen.

9.4 Forensische Aspekte

Das Risiko für Gewaltdelikte ist bei Menschen mit Schizophrenie im Vergleich zur Allgemeinbevölkerung etwa vier- bis fünffach erhöht (Whiting et al., 2022). Während die Basisrate für Gewaltdelikte in der Allgemeinbevölkerung bei etwa einer von 10.000 Personen liegt, beträgt sie bei Patientinnen und Patienten mit Schizophrenie etwa eine von 2.000 Personen. Ebenso erhöht die Diagnose Schizophrenie das Risiko für Sexualstraftaten signifikant. Das erhöhte Risiko wird häufig durch begleitende Faktoren wie Substanzmissbrauch oder psychosoziale Belastungen mitbeeinflusst, die bei Betroffenen häufiger auftreten. Es bleibt zu betonen, dass der Großteil von Schizophrenieerkrankten *keine* Gewalttaten begeht.

Erhöhtes Risiko für Gewalt bei Schizophrenieerkrankten

9.4.1 Juristischer Rahmen

In der Schweiz kann das Gericht bei Personen, die eine Straftat begehen und an einer schweren psychischen Störung leiden, eine stationäre therapeutische Maßnahme nach Art. 59 CH-StGB anordnen. Anders als etwa in Deutschland ist eine Einschränkung oder Aufhebung der Schuldfähigkeit keine Bedingung für eine stationäre Maßnahme. Die Voraussetzungen für die stationäre Behandlung nach Art. 59 StGB sind:

Art. 59 StGB

- *Schwere psychische Störung:*
  Erforderlich ist eine diagnostizierte schwere psychische Störung wie die Schizophrenie.
- *Zusammenhang zwischen Störung und Straftat:*
  Die psychische Störung muss in einem kausalen Zusammenhang mit der begangenen Straftat stehen, d.h., die Tat wurde maßgeblich durch die psychische Erkrankung beeinflusst.
- *Erhebliche Gefahr weiterer Straftaten aufgrund der Störung:*
  Es besteht ein rechtsrelevantes Rückfallrisiko, das durch die Störung mitbedingt wird.
- *Positive Behandlungsprognose:*
  Durch die Behandlung ist eine deutliche Reduktion des störungsbedingten Rückfallrisikos im Zeitfenster der stationären Behandlung zu erwarten.
- *Verhältnismäßigkeit:*
  Die stationäre Behandlung ist das mildeste Mittel (z. B. keine Möglichkeit des ambulanten Vollzugs), und es erweist sich im Rahmen einer Interessenabwägung (Freiheitsrechte v. öffentliches Interesse an Straftatvermeidung) als angemessen.

Die stationäre Maßnahme nach Art. 59 CH-StGB zielt auf die Reduktion des Rückfallrisikos ab, wofür im vorliegenden Kontext Aspekte wie Symptomremission sowie die Förderung der Krankheitseinsicht bedeutsam

Ziele: Symptomreduktion, Rückfallprävention, Resozialisierung

sind. Dies erfolgt durch eine Kombination aus pharmakologischen und psychotherapeutischen Interventionen. Letztere sind essenziell für das Verständnis der Erkrankung und des Delikts sowie zur Entwicklung langfristiger Bewältigungsstrategien (Lincoln et al., 2007). Die Maßnahme erfolgt in einer geeigneten Einrichtung und ist auf maximal fünf Jahre begrenzt, kann jedoch bei Bedarf verlängert oder bei Fortschritten gelockert bzw. beendet werden (Art. 59 Abs. 4 CH-StGB).

Fallbeispiel – Fortführung

Die Staatsanwaltschaft bewilligte ein halbes Jahr nach der Tat einen vorzeitigen Maßnahmeantritt (Art. 59 CH-StGB) gemäß Art. 236 CH-StPO. Das Bezirksgericht stellte 2019 fest, dass Herr B. die versuchte Tötung begangen hatte und ordnete eine stationäre Maßnahme (Art. 59 Abs. 1 CH-StGB) an.

9.4.2 Forensische Diagnostik

Balance zwischen Sicherheit und individueller Rehabilitation

Ziel ist es, ein nachvollziehbares Fallverständnis für die Tat einer von Schizophrenie betroffenen Person zu entwickeln. Dieses dient sowohl der Beurteilung der psychiatrischen Grundlagen der Schuldfähigkeit als auch der Ableitung prognostischer Überlegungen (Lau, 2021). Diese sind entscheidend für die Anwendung von Maßnahmen zur Besserung und Sicherung und bilden die Grundlage für eine passende und potenziell wirksame Therapie im Maßnahmenvollzug.

9.4.3 Bedeutung von Risiko- und Ressourcenanalysen

Analyse von Risiko- und Schutzfaktoren für Rückfallprognose

Neben der Diagnostik der psychischen Störung ist die Bewertung von Risiken und Ressourcen zentral. Risikofaktoren wie Substanzmissbrauch, komorbide Persönlichkeitsstörungen oder fehlende soziale Unterstützung können die Wahrscheinlichkeit erneuter Straftaten erhöhen (Fazel & Yu, 2011). Gleichzeitig ist es wichtig, vorhandene Ressourcen wie soziale Kompetenzen, stabile familiäre Beziehungen oder berufliche Fähigkeiten zu identifizieren, die als protektive Faktoren wirken können (de Vries Robbé et al., 2011).

Die Kombination von Risiko- und Ressourcenanalysen ermöglicht eine umfassende Einschätzung und unterstützt die Entwicklung von Behandlungsstrategien, die sowohl Risikofaktoren reduzieren als auch vorhandene Ressourcen stärken (Andrews & Bonta, 2023).

Merke

Eine fundierte Diagnostik sowie eine sorgfältige Risiko- und Ressourcenanalyse sind entscheidend, um gezielte Therapieansätze für straffällige Personen mit einer Schizophrenie zu entwickeln und Rückfälle zu minimieren.

Fallbeispiel – Fortführung

Problembereiche:

- Ausgeprägtes Fremdaggressionspotenzial bei produktiv-psychotischer Symptomatik: Wahnproblematik (Threat/Control-Override-Symptom), imperative Stimmen
- Mangelnde Krankheitseinsicht, die zu ambivalenter Therapie- und Medikamentenadhärenz führt

Ressourcen:

- Allgemeine Intelligenz
- Soziale Unterstützung durch Familie (Bruder, Eltern)
- Musisches Talent (Schreiben und Performen von Rap-Texten)

Das individuelle Fallverständnis unter Einbeziehung der Risikofaktoren ermöglicht die Formulierung einer Delikthypothese. Diese hilft, die Ursachen und Motive der Straftat zu analysieren, Prognosen abzuleiten und gezielte Interventionsstrategien zur Prävention weiterer Delikte zu entwickeln.

Fallbeispiel – Fortführung

Delikthypothese:

Krankheitsbedingt: Herr B. wies bei Tatbegehung eine Vorgeschichte einer langjährig andauernden, zumindest teils therapierefraktären Schizophrenie auf. Einige Monate vor der Tat war ein stationärer Aufenthalt erfolgt, in welchem eine akut psychotische Symptomatik und eine Medikamentenmalcompliance und schließlich ein Austritt bei Verweigerungshaltung beschrieben worden waren. Herr B. litt bei der Tatbegehung unter massiven psychotischen Symptomen. Herr B.s Wahn ist fokussiert auf Beeinträchtigungs- und Verfolgungsideen Aufgrund des subjektiv erlebten Bedrohungserleben handelte er in vermeintlicher Notwehr und stach auf den Geschädigten ein.

Situationsbedingt: Herr B. zeigte einen ausgeprägten sozialen Rückzug und verfügte über keine Tagesstruktur. Dies begünstigte ein weiteres Versinken in seine psychotische Eigenwelt mit fehlender Korrektur von außen.

Persönlichkeitsbedingt: Vor Krankheitsausbruch lebte Herr B. stabil mit Beruf und Familie, ohne psychiatrische Betreuung oder rechtliche Konflikte. Delinquenzbegünstigende Faktoren in seiner Primärpersönlichkeit sind nicht erkennbar.

9.5 Therapie

Integrierte Schizophrenie-Behandlung

Die Behandlung schizophrener Personen hat sich von einer rein pharmakologischen Fokussierung hin zu einem integrativen Behandlungskonzept entwickelt, das auch psychotherapeutische und soziotherapeutische Interventionen umfasst. Besonders für kognitiv-verhaltenstherapeutische Interventionen konnte eine zunehmende Evidenz in der Behandlung von Schizophrenie festgestellt werden (Hesse & Klingberg, 2017).

Pharmakologische und psychotherapeutische Ansätze greifen ineinander und werden individuell angepasst. In der Forensik liegt der Fokus primär auf der Reduktion der delikthandlungsleitenden Symptomatik, meist der Positivsymptomatik (Wahnsymptomatik, imperative Stimmen). Nichtsdestotrotz ist das Ziel, ein selbstbestimmtes und sinnvolles Leben zu ermöglichen (Recovery-Ansatz).

Tab. 9.2: S3-Leitlinie DGPPN 2019 Psychotherapeutische Behandlung schizophrener Psychose

Therapieansatz	Empfehlungsgrad, Anmerkung
Skills-Training (z. B. soziale Fertigkeiten, kognitives Training)	A: Starke Empfehlung, basierend auf hoher Evidenz
Kognitive Verhaltenstherapie (KVT) (bei Wahn, Halluzinationen, Negativsymptomen)	A: Starke Empfehlung zur Reduktion von Symptomen und Verbesserung der Krankheitsbewältigung
Kognitive Remediation (neuro- und soziokognitive Verfahren, z. B. IPT)	A: Starke Empfehlung zur Verbesserung kognitiver Fähigkeiten
Metakognitive Verfahren (MKT)	B: Empfehlenswert, insbesondere bei Grübeln oder Gedankenstörungen
Psychoedukation (unter Einbindung der Angehörigen)	A: Starke Empfehlung, insbesondere zur Rückfallprävention und Verbesserung des Krankheitsverständnisses

Fallbeispiel – Fortführung

Bei seiner Aufnahme im Zentrum für Forensische Therapie zeigte Herr B. weiterhin eine ausgeprägte Psychose. Er wirkte stark paranoid, fühlte sich von feindseligen Agenten umzingelt und misstraute dem gesamten Behandlungsteam. In der Überzeugung, sein Leben sei bedroht, reagierte er abwehrend und teilweise verbal aggressiv. Zudem war er angespannt und suchte hektisch den Raum nach potenziellen Gefahren ab. Seine Körpersprache zeigte ein hohes Maß an Unsicherheit, und er besaß keinerlei Krankheitseinsicht.

Die Situation stellte das Behandlungsteam vor große Herausforderungen: Herr B. verweigerte jegliche Kommunikation, und weitere fremdaggressive Übergriffe konnten nicht ausgeschlossen werden. Daher war eine engmaschige Beobachtung erforderlich sowie ein therapeutisches Vorgehen, das sowohl auf Deeskalation als auch auf die Schaffung eines sicheren Rahmens für ihn und das Team abzielte.

Das Behandlungsprogramm umfasste wöchentliche Einzeltherapie (50 Min.) und milieutherapeutische Betreuung. Je nach Stabilisierung und Bereitschaft konnten Spezial- und Gruppentherapien sowie Kunst- und Bewegungstherapie genutzt werden.

9.5.1 Aufbau einer tragfähigen Therapiebeziehung

Der Aufbau einer vertrauensvollen therapeutischen Beziehung ist essenziell, um die Patientin oder den Patienten für die Behandlung zu gewinnen (Rogers, 1957). Dieser beginnt ab dem ersten Tag – auch bei misstrauischen und abwehrenden Patienten wie Herrn B. Eine wertschätzende, klare und transparente Haltung ist entscheidend. Dabei wird das »Doppelmandat« der Fachperson erläutert: Risikosenkung einerseits, unterstützende Begleitung andererseits. Zudem erfolgt eine Aufklärung über die eingeschränkte Schweigepflicht und das einhergehende Berichtswesen.

Wertschätzung und Verständnis bei Misstrauen

Bei starkem Misstrauen oder Verfolgungswahn ist es wichtig, dass die therapierende Fachperson die Wahninhalte zunächst ausführlich erkundet und das Wahnsystem versteht, ohne direkt auf dessen Unwahrscheinlichkeit hinzuweisen (Mehl, 2024). Dies hilft der oder dem Betroffenen, belastende Aspekte selbst zu erkennen wie z. B. das damit verbundene Stresserleben. Dabei sollte berücksichtigt werden, dass die Betroffenen ihre Überzeugungen oft durch eigene Erfahrungen, wie Halluzinationen, als bestätigt ansehen. Diese Wahrnehmungen sollten validiert werden, ohne die Wahnvorstellungen selbst zu bestätigen.

Fallbeispiel – Fortführung

Der anfängliche Fokus in der Arbeit mit Herrn B. lag auf supportiven Gesprächen, da seine abwehrende Haltung und sein starkes Autonomiebedürfnis den Beziehungsaufbau erschwerten. Sein Misstrauen und die Überzeugung, sich vor Schaden schützen zu müssen, führten auch auf der Station zu fremdaggressiven Reaktionen. Im strafrechtlichen Kontext, der Kontrolle abverlangt, stellte dieses ausgeprägte Autonomiebedürfnis eine besondere Herausforderung dar. Um eine kooperative Zusammenarbeit zu fördern, wurde ihm – wo möglich – Freiraum in der Therapiegestaltung gewährt. Eine wertschätzende und validierende

Haltung half, Vertrauen aufzubauen und schuf die Grundlage für Krankheitseinsicht, ohne seine Erfahrungen zu negieren.

9.5.2 Symptomkontrolle und Stabilisierung

Förderung der Therapiebereitschaft

Insbesondere in der Anfangsphase liegt der Fokus auf der Reduktion akuter Symptome wie Wahn und Halluzinationen. Dies geschieht meist durch medikamentöse Interventionen, ergänzt durch gezielte psychotherapeutische Maßnahmen. Entscheidend ist, schizophrene Straffällige zur aktiven Therapie zu motivieren, ihre Symptome zu lindern und die Behandlungsbereitschaft zu stärken (Lau, 2017).

Da viele Betroffene eine geringe Krankheitseinsicht aufweisen, erschwert dies die Adhärenz an therapeutische Maßnahmen wie die Einnahme von Antipsychotika oder die Teilnahme an Psychotherapie. Methoden wie die motivierende Gesprächsführung stärken die Eigenverantwortung und fördern die Therapiebereitschaft (Miller & Rollnick, 2012). Kleine, individuell erreichbare Ziele sowie positive Verstärkung – etwa durch die Wahrnehmung von Fortschritten – helfen, Vertrauen in die Behandlung aufzubauen.

Fallbeispiel – Fortführung

Anfangs verweigerte Herr B. jegliche Medikation, wodurch seine psychotischen Symptome fortbestanden. Daher wurden zunächst kleine Interventionen eingesetzt, um ihn stärker im Hier und Jetzt zu verankern – etwa durch angeleitete Wahrnehmungsspaziergänge im Innenhof. Allmählich konnte er sich besser auf seine Umgebung fokussieren, sodass seine Wahninhalte zeitweise in den Hintergrund traten. Dies eröffnete die Möglichkeit, über sein Stresserleben zu sprechen. Mithilfe von Life-Charts (Biografie, Symptomentwicklung) konnte ein Zusammenhang zwischen Stress und Verfolgungsgefühlen hergeleitet werden. Gemeinsam wurden Strategien zur Stressbewältigung wie progressive Muskelrelaxation und Atemübungen eingeübt, was zu einer spürbaren Entspannung führte. Diese Maßnahmen schufen eine erste Vertrauensbasis, die genutzt wurde, um über die Medikation zu sprechen. Dabei konnten auch seine Ängste – etwa, durch Antipsychotika »wie ein Zombie« zu werden oder Impotenz zu erleiden – thematisiert werden.

Durch gezielte Wissensvermittlung zur Wirkweise der Medikamente sowie ärztliche Aufklärung ließ sich Herr B. schließlich zu einem Behandlungsversuch motivieren.

Merke

Die Förderung der Therapiebereitschaft erfolgt durch Motivation, Validierung und positive Verstärkung. Strukturierte Interventionen, wie Stressmanagement und motivierende Gesprächsführung, helfen, Ängste abzubauen, die Symptomkontrolle zu verbessern und langfristig die Adhärenz zu stärken.

9.5.3 Förderung von Krankheitseinsicht und Deliktverständnis

Die Psychoedukation ist ein wesentlicher Bestandteil der Behandlung schizophrener Personen. Sie zielt darauf ab, Wissen über die Erkrankung zu vermitteln, ein Problemverständnis zu entwickeln und die Selbstwirksamkeit zu stärken (Lincoln et al., 2007).

In der forensischen Behandlung liegt ein besonderer Fokus auf der Beziehung zwischen Symptomen und dem begangenen Delikt. Die Betroffenen sollen erkennen, wie psychotische Symptome – beispielsweise Wahn oder imperative Stimmen – ihr Verhalten beeinflusst haben. Hierbei wird ein individuelles Warnsignalinventar erarbeitet, um frühe Anzeichen erneuter psychotischer Episoden besser wahrzunehmen und gezielt gegenzusteuern (Behrendt, 2003).

Krankheitseinsicht fördern, Warnsignale identifizieren und Straftaten verhindern

Ergänzend wird metakognitives Training eingesetzt, um das Bewusstsein für eigene Denkprozesse zu schärfen und kognitive Verzerrungen zu reduzieren (Moritz et al., 2023). Dies hilft den Betroffenen, ihre Wahrnehmungen und Überzeugungen realistischer einzuschätzen. Darüber hinaus werden Rückfallpräventionsstrategien entwickelt, um individuelle Auslöser für erneute Straftaten zu identifizieren und Strategien zur Risikominimierung zu erarbeiten.

9.5.4 Therapeutische Ansätze bei wahnhaften Überzeugungen

Die direkte Infragestellung von Wahnüberzeugungen ist meist wenig erfolgversprechend. Stattdessen liegt der Fokus darauf, den durch die Symptome verursachten Stress zu reduzieren. Fachpersonen sollten aktiv zuhören, Verständnis zeigen und vermitteln. Durch geleitetes Entdecken im sokratischen Dialog lässt sich aufzeigen, dass neben eigenen Überzeugungen oft auch alternative Erklärungen bestehen (Lincoln, 2020).

Wenn betroffene Personen ihre Wahnüberzeugungen nicht hinterfragen möchten, werden indirekte Interventionen genutzt (Mehl, 2024). Ein Ziel kann sein, sich weniger mit den Überzeugungen zu beschäftigen, sie zu akzeptieren, aber ihnen weniger Raum im Leben zu geben. Zudem kann verdeutlicht werden, dass Wahnüberzeugungen oft unter Stress auftreten. Es hilft dabei, den Rückgang der Produktivsymptome zu fördern, indem gemeinsam Strategien zur Stressregulation entwickelt und eingeübt werden. Weitere Interventionen zielen auf emotionale Stabilisierung, Reduktion von Rumination oder Selbstwertstärkung ab. Andere Ansätze fördern die Akzeptanz belastender Symptome und die Nutzung von Achtsamkeitstechniken.

Fallbeispiel – Fortführung

Durch den sokratischen Dialog wurde eine Analyse der Argumente für und gegen die wahrgenommenen Bedrohungen ermöglicht. Herr B. stellte fest, dass nicht alle seine Annahmen schlüssig waren – etwa die Vorstellung, dass ein gesamter Einkaufsladen aus Agenten bestehen könnte. Dadurch erkannte er, dass sein Gehirn ihm gelegentlich Täuschungen vorgaukelte.

Kurzer Gesprächsausschnitt:
Th.: »Herr B., Sie haben gesagt, dass der gesamte Einkaufsladen aus Agenten besteht, die Sie überwachen. Wie sind Sie darauf gekommen?«
Herr B. (nachdenklich): »Naja, sie haben mich alle angeschaut, manche haben geflüstert... Das kann doch kein Zufall sein.«
Th: »Wie sicher sind Sie sich auf einer Skala von 0 bis 100 Prozent, dass das stimmt?«
Herr B. (entschlossen): »100 Prozent! Das ist ganz klar, die Art, wie sie mich angeschaut und geflüstert haben, war verdächtig.«
Th: »Sie haben also bemerkt, dass mehrere Personen Sie ansehen und flüstern, und daraus geschlossen, dass sie Agenten sind?«
Herr B.: »Ja, genau. Die Art, wie sie es getan haben, war nicht normal.«
Th: »Nicht normal... Inwiefern?«
Herr B.: (überlegt kurz) »Es war so unauffällig... aber irgendwie auch nicht. Schwer zu erklären.«
Th: »Unauffällig, aber gleichzeitig nicht unauffällig?«
Herr B.: (stutzt kurz) »Ja... das klingt widersprüchlich...«
Th: »Was könnte es noch für Möglichkeiten geben, dass Menschen sich ansehen oder flüstern?«
Herr B.: (denkt nach) »Hm... vielleicht haben sie sich einfach nur unterhalten... oder... sie haben jemand anderen gemeint?«
Th: »Wenn Sie jetzt nochmal auf die 100 Prozent zurückblicken – wie sicher sind Sie sich jetzt, dass alle im Laden Agenten waren?«
Herr B. (nachdenklich, weniger überzeugt): »Hm... vielleicht eher so 75 Prozent. Ich bin mir nicht mehr ganz so sicher...«...

9.5.5 Therapeutische Ansätze bei akustischer Halluzination

Coping, Fokussierung, kognitive Umstrukturierung und soziale Kompetenz

Zunächst werden individuelle Auslöser und bestehende Coping-Strategien analysiert. Erfolgreiche Bewältigungsmechanismen werden validiert, alternative Strategien erprobt und gezielt trainiert. Diese stärken das Kontrollgefühl. Dazu gehören etwa die Ablenkung, Entspannung oder die Begrenzung der Stimmenkommunikation.

Die Veränderung kognitiver Überzeugungen erfolgt analog zu Wahninterventionen. Soziale Kompetenz wird durch Verhaltensanalysen und Rollenspiele gefördert, um konstruktiven Umgang mit den Stimmen zu erlernen und langfristige Belastungen zu minimieren.

Fallbeispiel – Fortführung

Da Herr B. musisch begabt war, wurden gezielte Ablenkungsstrategien erarbeitet und gemeinsam erprobt. Dazu gehörten das Rappen eines Songtexts, bis die Stimmen weniger störend wirkten, sowie das bewusste Fokussieren auf Musik anstelle der Stimmen. Diese Strategien wurden gemeinsam auf ihre subjektive Wirksamkeit überprüft.

9.5.6 Förderung prosozialer Lebensziele zur Rückfallprophylaxe

Das Ziel ist eine gewaltfreie Zukunft mit neuen Perspektiven. Das Good-Lives-Modell (GLM) von Ward und Stewart (2003) ist ein ressourcenorientierter Ansatz. Es fokussiert sich auf die Förderung prosozialer Lebensziele. Delinquentes Verhalten wird als fehlgeleiteter Versuch verstanden, grundlegende Bedürfnisse zu erfüllen. Es wird ein realistischer »Good Life«-Plan entwickelt, der die angestrebten primären Güter sowie vorhandene und noch zu erwerbende Kompetenzen und Ressourcen (prosoziale sekundäre Güter) zur Zielerreichung benennt. Für das GLM liegt zwar noch keine belastbare Evidenz vor (Zeccola, 2021), jedoch wird das Modell aus klinischer Perspektive als potenziell ergänzender Baustein im Rahmen des RNR-Prinzips betrachtet.

Bei Herrn B. erhöhte die Schizophrenie die Bedeutung des primären Guts »Selbstbestimmtheit« und hatte eine enthemmende Wirkung auf das Verhalten (Gewalt als maladaptives Mittel). Ein »Good Life Plan« wurde entwickelt, um seine Selbstbestimmtheit gesund zu fördern und weitere zentrale Bedürfnisse wie z. B. Wohlbefinden, Innerer Frieden einzubeziehen.

Tab. 9.3: »Good Life Plan« von Herrn B.

Primäres Gut	Hindernisse	Interventionen zum Ausbau prosozialer sekundäre Güter
Selbstbestimmtheit	Dysfunktionale Kontrollausübung (Gewalt)	Schaffung autonomer Erfahrungen durch Hobbys
(Körperliches) Wohlbefinden	Psychotische Episoden, Medikamentenverweigerung	Psychoedukation, Medikation, regelmäßige Psychotherapie
Gemeinschaft	Misstrauen, Isolation	Aufbau eines Netzwerks durch Mitpatienten (aktuell)

Tab. 9.3: »Good Life Plan« von Herrn B. – Fortsetzung

Primäres Gut	Hindernisse	Interventionen zum Ausbau prosozialer sekundäre Güter
Innerer Frieden	Emotionales Gleichgewicht mittels Fremdaggression	Training von Konfliktbewältigung und Deeskalation

Fallbeispiel – Fortführung

Zunächst wurde auf Autonomieerfahrungen in sicheren Kontexten gesetzt, etwa durch die Entwicklung gesunder Strategien zur Bedürfnisbefriedigung mithilfe seines musischen Talents im Bereich Rap. Durch gezielte Ressourcenaktivierung konnte Herr B. teilweise von seinem Wahninhalt abgelenkt werden und verstärkt auf sein musikalisches Talent – das Schreiben und Performen von Rap-Texten – zurückgreifen. Dadurch erlebte er ein Gefühl von Kontrolle.

Zudem wurde seine Einbindung in die Gruppe gefördert: Er nahm wieder am Sport teil und wurde ermutigt, gemeinsam mit interessierten Mitpatienten an Rap-Texten zu arbeiten und zu üben. Dies stärkte sowohl seine Selbstbestimmung als auch seine sozialen Beziehungen. Kleine Vorführungen auf der Station ermöglichten es ihm, seine Fähigkeiten zu präsentieren. Herr B. blühte sichtbar auf und war stolz darauf, seine Musik auf der Station etablieren zu können. Er freute sich über die positiven Rückmeldungen des Behandlungsteams und seiner Mitpatienten.

Merke

Das GLM fördert prosoziale Lebensziele zur Rückfallprophylaxe. Delinquenz wird als fehlgeleitete Bedürfnisbefriedigung betrachtet. Gezielte Interventionen helfen, legitime Alternativen zu entwickeln.

9.5.7 Gruppentherapien

Gruppentherapie ergänzt die Einzeltherapie bei straffälligen Personen mit einer Schizophrenie und bietet spezifische Vorteile in der forensischen Psychiatrie.

Der Patient als Experte zur Verbesserung seiner Symptomatik

Psychoedukationsgruppen (z.B. Behrendt., 2003) fördern die Krankheitseinsicht, helfen beim Umgang mit Symptomen und stärken das Gemeinschaftsgefühl. Der Austausch mit anderen Betroffenen unterstützt das gegenseitige Lernen. Die Identifikation individueller Frühwarnsymptome ist essenziell für die Rückfallprävention und vermittelt Patientinnen und Patienten ein Gefühl der Kontrolle. Besonders relevant ist die Aufklärung über den Zusammenhang zwischen Psychose und Sucht.

Schizophrene Personen weisen häufig kognitive Defizite auf – sowohl neuro- (z. B. Aufmerksamkeit, Exekutivfunktionen) als auch soziokognitiv (z. B. Emotionserkennung, Theory of Mind). Die Kognitive Remediationstherapie kann diese verbessern. Ihre Wirkung auf Gewaltreduktion ist noch unzureichend erforscht. Es bestehen jedoch empirische Hinweise auf ein risikosenkendes Potenzial (Darmedru et al., 2017).

Kognitive Remediationstherapie

- *Soziales Kompetenztraining (SKT):* fördert soziale Fertigkeiten und Interaktion, verbessert soziale Kognition und Funktionsniveau (Wölwer & Eißler, 2018).
- *Metakognitives Training (MKT):* reduziert kognitive Verzerrungen, stärkt Selbstreflexion und Krankheitseinsicht (Moritz et al., 2023).
- *Integriertes Psychologisches Therapieprogramm (IPT):* kombiniert kognitive und soziale Trainingsansätze zur Verbesserung von Neuro- und Soziokognition, Sozialverhalten und Psychopathologie (Roder et al., 2008).
- *Integrierte Neurokognitive Therapie (INT):* Weiterentwicklung des IPT mit stärkerem Fokus auf soziale Kognition und psychosoziale Stabilität (Roder & M., 2013).
- *Integrierte Therapieprogramme (IPT & INT):* kombinieren kognitive und soziale Trainingsansätze zur Förderung psychosozialer Stabilität (Roder et al., 2008; Roder & Müller, 2013).
- *Reasoning and Rehabilitation*: entwickelt für straffällige Personen, stärkt metakognitive Fähigkeiten, angepasst für Schizophrenie (Young et al., 2016).

Fallbeispiel – Fortführung

Im Sicherheitstrakt besuchte Herr B. die psychoedukative Gruppe »Meine persönlichen Warnsignale« (Behrendt, 2003). Er äußerte, dass ihm die Gruppe Spaß mache und er erstmals erkenne, dass auch andere ähnliche Erfahrungen gemacht haben. Besonders aufschlussreich war für ihn die Erkenntnis, dass seine Neurotransmitter aus dem Gleichgewicht geraten sind und Medikamente diesen Prozess regulieren. Zudem verstand er, dass seine Frühwarnzeichen bereits Wochen bis Monate vor einer Exazerbation auftreten und er frühzeitig Gegenmaßnahmen ergreifen kann.

Später nahm er an der MKT-Gruppentherapie teil. Obwohl die Positivsymptomatik remittiert war, neigte er weiterhin zu voreiligen Schlüssen, etwa der Annahme, Mitpatienten würden über ihn lästern. Dies führte zu Misstrauen, Rückzug und Konflikten. Im Modul »Voreilige Schlüsse« wurde dies gezielt bearbeitet: Herr B. erhielt ein Bild mit verschwommenen Punkten und sollte eine Hypothese bilden. Mit jeder Enthüllung weiterer Details erkannte er, dass voreilige Schlüsse oft fehlerhaft sind.

Merke

Psychoedukation und kognitive Remediationstherapien fördern die Krankheitseinsicht, den Umgang mit Symptomen, die soziale Kompetenz und die Rückfallprävention – und legen damit die Basis für Rehabilitation und eine potenzielle Gewaltreduktion.

9.6 Prognose

Die Rückfallprognose schizophren erkrankter Straffälliger hängt von kriminologischen, psychiatrischen und Umweltfaktoren ab. Frühere Gewaltverbrechen, junges Deliktalter und häufige Straftaten sind starke Prädiktoren. Ein instabiler Krankheitsverlauf, psychotische Episoden und Substanzmissbrauch erhöhen das Risiko zusätzlich. Geringe Krankheitseinsicht, mangelnde Therapieadhärenz, fehlende soziale Unterstützung und belastende Lebensumstände begünstigen Rückfälle (Witt et al., 2013).

Fallbeispiel – Fortführung

Trotz anfänglichem Misstrauen konnte eine tragfähige therapeutische Beziehung aufgebaut werden, wodurch sich Herr B. auf die Behandlung einließ, und eine erfolgreiche Medikation etabliert wurde.

Im HCR-20 zeigt sich, dass sich ungeachtet der ungünstigen Risikofaktorkonstellation auf der H-Skala bei Herrn B. in der Behandlung hinsichtlich der C-Items (derzeitige klinische Situation) unter der Psychopharmako- sowie Psychotherapie eine Stabilisierung der psychopathologischen Symptomatik hat erreichen lassen, wenn auch noch nicht mit kontinuierlicher Stabilität. Herr B. entwickelte im Verlauf eine zunehmende Krankheitseinsicht, identifizierte Risiko- und Schutzfaktoren sowie Frühwarnzeichen und erstellte einen Notfallplan, den er ebenfalls mit seiner Familie besprach. Nach Reduktion der produktiven Symptomatik konnte er die Verbindung zwischen seinen psychotischen Erlebnissen und seinem deliktischen Verhalten erkennen, was sowohl seine Maßnahme- wie auch seine Medikamentenadhärenz deutlich verbesserte.

Die bisher erreichte Remission der Positivsymptomatik blieb stabil aufrecht. Die Negativsymptomatik, insbesondere in Form von Affektverflachung, sozialem Rückzug und mangelnder Spontanität, zeigte im letzten Jahr eine deutliche Besserung. Zusätzlich ist eine verbesserte emotionale Schwingungsfähigkeit erkennbar. Herr B. gelang der Übertritt auf die offene Maßnahmestation, wo er sich gut integrierte. Ein externer Arbeitsplatz im Verkauf einer Bäckerei konnte erfolgreich etabliert werden. Herr B. zeigt hierbei Zuverlässigkeit und ist in der Lage, die verbundenen Belastungsfaktoren zu erkennen und mit den erlernten Strategien selbstständig zu bewältigen. Zudem wurde er für betreutes Wohnen mit Schnuppereinsätzen angemeldet. Die Nachsorge wird durch den ambulanten Dienst begleitet, der bereits in die Planung eingebunden ist. In der letzten Behandlungsplanungskonferenz wurde ein umfassender Wissenstransfer zwischen dem aktuellen Behandlungsteam und den zukünftigen Nachsorgefachpersonen sichergestellt. Bezüglich der Risikoeinschätzung kann festgehalten werden, dass unter Weiterführung der medikamentösen Behandlung, Verlaufsbeobachtung und regelmäßigen Kontrollen des Medikamentenspiegels, das Risiko für einen Lockerungsmissbrauch oder Redelinquenz als gering eingeschätzt werden kann.

9.7 Diskussion

Die Fallbesprechung verdeutlicht die therapeutischen und sicherheitsrelevanten Herausforderungen bei schizophrenen Straftätern.

9.8 Zusammenfassung

Die Behandlung von Herrn B. zeigt, wie ein strukturierter Ansatz in der forensischen Psychiatrie sowohl Sicherheit gewährleisten als auch Perspektiven für ein stabiles, deliktfreies Leben schaffen kann. Durch eine Kombination aus medikamentöser Therapie, Psychotherapie, soziotherapeutischen Angeboten und sozialer Unterstützung konnten nicht nur die Symptome stabilisiert, sondern auch langfristige Ziele entwickelt werden.

Ganzheitliche Therapie als Schlüssel zum Erfolg

9.9 Literatur

APA. (2015). *DSM-5. Diagnostisches und Statistisches Manual Psychischer Störungen.* Döpfner, M., Gaebel, W., Maier, W., et al. (Hrsg.), American Psychiatric Association. Hogrefe.
Bäuml, J. (2008). Psychosen: aus dem schizophrenen Formenkreis. Springer.
Behrendt, B. (2009). Meine persönlichen Warnsignale: Ein psychoedukatives Therapieprogramm zur Krankheitsbewältigung für Menschen mit Psychoseerfahrung-

Arbeitsbuch für Gruppenteilnehmer. DGVT Deutsche Gesellschaft f. Verhaltenstherapie.

Biedermann, F., Fleischhacker, W. W. (2016). Psychotic disorders in DSM-5 and ICD-11. *CNS spectrums, 21*(4), 349–354.

Bonta, J., Andrews, D. A. (2023). *The psychology of criminal conduct.* Routledge.

de Vries Robbé, M., de Vogel, V., de Spa, E. (2011). Protective factors for violence risk in forensic psychiatric patients: A retrospective validation study of the SAPROF. *International Journal of Forensic Mental Health, 10*(3), 178–186. https://doi.org/10.1080/14999013.2011.600232

Falkai, P., Schennach, R., Lincoln, T. et al. (2017). Schizophrene Psychosen. In Möller, H.-J., Laux, G., Kapfhammer, H.-P. (Hrsg.), *Psychiatrie, Psychosomatik, Psychotherapie: Band 1: Allgemeine Psychiatrie 1, Band 2: Allgemeine Psychiatrie 2, Band 3: Spezielle Psychiatrie 1, Band 4: Spezielle Psychiatrie 2* (S. 1583–1674). Springer.

Fazel, S., Gulati, G., Linsell, L. et al. (2009). Schizophrenia and violence: systematic review and meta-analysis. *PLoS medicine, 6*(8), e1000120.

Fazel, S., Yu, R. (2011). Psychotic disorders and repeat offending: Systematic review and meta-analysis. *Schizophrenia Bulletin, 37*(4), 800–810. https://doi.org/10.1093/schbul/sbp135

Hesse, K., Klingberg, S. (2017). Psychotherapie bei Psychosen: kognitive Verhaltenstherapie. *PSYCH up2date, 11*(06), 477–490.

Lau, S. (2017). Herausforderungen in der Behandlung schizophrener Rechtsbrecher. *Forensische Psychiatrie, Psychologie, Kriminologie, 11*(1), 39–45.

Lau, S. (2021). Die Schizophrenie im Entwurf der ICD-11 und Implikationen für die Beurteilung der Schuldfähigkeit. *Forensische Psychiatrie, Psychologie, Kriminologie, 15*(1), 13–19.

Lincoln, T. M., Wilhelm, K., Nestoriuc, Y. (2007). Effectiveness of psychoeducation for relapse, symptoms, knowledge, adherence and functioning in schizophrenia: A meta-analysis. *Schizophrenia Research, 96*(1–3), 232–245. https://doi.org/10.1016/j.schres.2007.07.022

Lincoln, T. M. (2020). Psychotherapie. In P. Falkai & A. Hasan (Hrsg.), *Praxishandbuch Schizophrenie: Diagnostik – Therapie – Versorgungsstrukturen* (2. Aufl., S. 165–191). Elsevier Health Sciences.

Mehl, S. (2024). Psychotherapie bei Psychosen. In *Forensische Psychiatrie: Rechtliche, klinische und ethische Aspekte* (S. 507–524). Springer.

Miller, W. R., Rollnick, S. (2012). *Motivational interviewing: Helping people change.* Guilford press.

Moritz, S., Krieger, E., Bohn, F. et al. (2023). MKT+: Individualisiertes metakognitives Therapieprogramm für Menschen mit Psychose (3. Aufl.). Springer.

Roder, V., Brenner, H. D., Kienzle, N. (2008). Integriertes psychologisches Therapieprogramm bei schizophren Erkrankten IPT. Beltz.

Roder, V., Müller, D. R. (2013). INT-Integrierte neurokognitive Therapie bei schizophren Erkrankten. Springer.

Ward, T., Stewart, C. A. (2003). The treatment of sex offenders: Risk management and good lives. *Professional Psychology: Research and Practice, 34*(4), 353–360.

Whiting, D., Gulati, G., Geddes J. R. et al. (2022). Association of Schizophrenia Spectrum Disorders and Violence Perpetration in Adults and Adolescents From 15 Countries: A Systematic Review and Meta-analysis. *JAMA Psychiatry;79*(2), 120–132. https://doi.org/10.1001/jamapsychiatry.2021.3721

WHO. (2004). Internationale Klassifikation psychischer Störungen. ICD-10. Diagnostische Kriterien für Forschung und Praxis (3., korrigierte Auflage). Hans Huber.

WHO. (2022). *ICD-11: International classification of diseases* (11th revision). https://icd.who.int/

Witt, K., van Dorn, R., Fazel, S. (2013) Risk Factors for Violence in Psychosis: Systematic Review and Meta-Regression Analysis of 110 Studies. *PLoS ONE, 8*(2), e55942. https://doi.org/10.1371/journal.pone.0055942

Wölwer, W., Eißler, F. (2018). Soziales Kompetenztraining bei Schizophrenie: Methoden und Ergebnisse. *Psychiatrische Praxis*, 45(1), 23–30.

Young, S., Das, M., Gudjonsson, G. H. (2016). Reasoning and Rehabilitation cognitive skills programme for mentally disordered offenders: Predictors of outcome. *World Journal of Psychiatry*, 6(4), 410–417. https://doi.org/10.5498/wjp.v6.i4.410

Zeccola, J., Kelty, S. F., Boer, D. (2021). Does the Good-Lives-Modell work? A systematic review of the recidivism evidence. *The Journal of Forensic Practice*, 23(3), 285–300.

10 Herausforderungen in der forensischen Nachsorge bei Doppeldiagnose Schizophrenie und Cannabisabhängigkeit

Carolin Opgen-Rhein

10.1 Einleitung

Cannabisgebrauch bei Schizophrenen

Zu den Kernaufgaben der ambulanten forensischen Therapie gehört die Durchführung ambulanter forensischer Maßnahmen nach Art. 63 CH-StGB, und die Nachsorge angeordneter stationärer Maßnahmen i. S. von Art. 59 CH-StGB bei Patientinnen und Patienten mit schweren psychischen Erkrankungen. Substanzgebrauchsstörungen, insbesondere von Cannabis, sind in diesem Patientenklientel häufig, erhöhen das Redelinquenzrisiko und erfordern die gezielte Adressierung beider Störungsbilder. Die Behandlung erfolgt im Spannungsfeld zwischen zunehmenden Bewährungsräumen und Autonomiewünschen, sowie Anforderungen an eine steigende Verantwortungsübernahme, unter weiteren Abstinenzauflagen. Diesbezügliche Verstöße rechtfertigen aus Gründen der Verhältnismäßigkeit jedoch nicht immer erneute Eingriffe in die Persönlichkeitsrechte. Die in dieser klinisch-rechtlichen Konstellation bedeutsamsten Aspekte forensisch-psychiatrischen Handelns sollen im Folgenden beleuchtet werden.

> **Merke**
>
> Die Cannabisgebrauchsstörung ist ein Prädiktor für gewalttätiges Verhalten bei Schizophrenie-Spektrum-Störungen und muss daher in der Therapie gezielt und integrativ adressiert werden.

10.2 Fallbeispiele

Fallbeispiele – Anlassdelikte

Unter dem seit mehreren Monaten bestehenden wahnhaften Erleben, unfreiwilliges Zielobjekt einer »Truman Show« zu sein, versuchte sich der zunehmend verzweifelte 35-jährige Herr A. an einem Morgen in seiner Wohnung mit einem Brotmesser die Pulsadern zu eröffnen. Als dies nicht gelang, verließ er – mit dem Messer, wütend und barfuß – seine Wohnung. Draußen griff er verschiedene, vermeintlich involvierte Passanten an: Er schlug einem Mann kräftig gegen den Oberarm, verletzte eine Frau mit dem Messer an Kopf und Hals und gab mehreren Frauen Faustschläge ins Gesicht. Er gierte in den Wochen zuvor mehrfach täglich Cannabis und Alkohol; in der Woche vor der Anlasstat war er aufgrund selbst erlebter Verschlechterung seines Zustandes abstinent geblieben.

Der 34-jährige Herr B. wähnte seit Monaten, die Weltherrschaft innezuhaben, und erlebte sich zugleich im Rahmen intensiven Beziehungs- und Bedeutungserlebens und akustischer und coenaesthetischer Halluzinationen als Opfer von »Voodoo«-Aktivitäten. Er beschädigte einen aufgebotenen Krankenwagen und griff dann die Sanitäter sowie im weiteren Verlauf vier junge Frauen an, wobei er mehreren Frauen beim Vorbeigehen mit der Faust auf die Schulter oder ins Gesicht schlug. Zum Zeitpunkt der Anlasstaten konsumierte Herr B. seit vielen Jahren täglich mehrfach Cannabis. Seine antipsychotische Medikation hatte er abgesetzt.

Der 28-jährige Herr C. befand sich aufgrund wahnhafter und halluzinatorischer Symptome zum wiederholten Mal in einer psychiatrischen Klinik, als er unter der Aufforderung imperativer Stimmen in der Nacht seinen schlafenden Zimmernachbarn, der ihm vermeintlich befohlen hatte, ihn zu töten, würgte. Denselben Patienten versuchte er wenige Tage später mit einem Sackmesser am Hals zu verletzen. Der Mitpatient erlitt bei der Gegenwehr Schnittverletzungen an der Hand und am Hals. Zum Tatzeitpunkt wurde – bei vorbeschriebener Cannabisabhängigkeit und wiederholtem Alkoholgebrauch – kein akuter Substanzeinfluss festgestellt.

10.3 Diagnosen

Fallbeispiele – Kurzanamnesen

Herrn A. gelang unter initial episodischem Cannabis- und Alkoholgebrauch ab 15 Jahren zunächst der Eintritt ins Arbeitsleben, bevor mit 25 Jahren die erste psychotische Episode auftrat. Es folgten – oft angestoßen durch Cannabiskonsum, der ab dem 20. Lebensjahr täglich erfolgte – zahlreiche weitere psychotische Episoden mit Remission unter antipsychotischer Medikation. Ab dem 29. Lebensjahr beging er mehrfach Sachbeschädigungen an Autos, wurde wiederholt fürsorgerisch untergebracht, und schließlich dauerhaft krankgeschrieben. Ab einem Alter von 20 Jahren konsumierte er während psychotischer Episoden täglich hochprozentige Alkoholmixgetränke.

Herr B. konsumierte ab dem 13. Lebensjahr täglich Cannabis und wurde in seinem 19. Lebensjahr unter der Verdachtsdiagnose einer substanzinduzierten psychotischen Störung – im Verlauf einer dissozial-narzisstischen Persönlichkeitsstörung – stationär-psychiatrisch behandelt. Vor dem Anlassdelikt kam es unter dauerhaftem Cannabiskonsum zu wiederholten Tätlichkeiten gegenüber Familienmitgliedern, diversen stationären Behandlungen mit schlechtem Ansprechen auf die Behandlung, einem früh einsetzenden Residuum und progredienter Gewaltbereitschaft.

Herr C. zeigte bald nach Beginn des Cannabiskonsums mit 13 Jahren zunehmende Verhaltensauffälligkeiten und eine so stark reduzierte psychosoziale Funktionsfähigkeit, dass er mit 16 Jahren eine rechtliche Betreuung erhielt. Sexuell auffälliges, unter anderem deliktisches Verhalten (Versuch, gebrauchte Slips zu rauben), führte zunächst unter der Diagnose einer depressiven Störung und eines Fetischismus zu einer jugendstrafrechtlichen Maßnahme, die – begleitet von wiederholtem Cannabis- und Alkoholgebrauch – sehr ungünstig verlief. Mit 23 Jahren wurde eine paranoide Schizophrenie diagnostiziert, deren weiterer Verlauf von Behandlungsabbrüchen, Residualsymptomatik und intensivem Cannabiskonsum geprägt war. Vor dem Delikt war er mehrere Wochen abstinent. Ab 14 Jahren trank er regelmäßig Alkohol, mit episodischen schwereren Intoxikationszuständen.

Bei allen Patienten wurde gutachterlich eine paranoide Schizophrenie und eine Cannabisabhängigkeit nach ICD-10, sowie bei Herrn A. und C. ein schädlicher Gebrauch von Alkohol diagnostiziert.

10.3.1 Schizophrenie und andere primär psychotische Störungen

Diagnostische Klassifizierung in der ICD-11

In der 2022 in Kraft getretenen ICD-11-Klassifikation werden die Erkrankungen aus dem »schizophrenen Formenkreis« unter dem Kapitel 6 A2x »Schizophrenie und andere primäre psychotische Störungen« aufgeführt, in Abgrenzung von den sekundären psychotischen Störungen (Kapitel 6E6.x). Die diagnostischen und zeitlichen Kriterien erfuhren dabei keine grundlegende Änderung (▶ Tab. 10.1). Die bisherigen Subtypen entfallen aufgrund ungenügender differenzieller Validität; stattdessen ermöglicht die Zusatzkategorie »Symptomatische Manifestationen primärer psychotischer Störungen« (6 A25) eine Schweregradbestimmung von verschiedenen, besser mit dem Verlauf der Erkrankung korrelierenden Symptomgruppen (Positiv- / Negativsymptome, Depression, Manie, Psychomotorik und Kognition). Zudem kann die Diagnose zwischen den Krankheitsepisoden geändert werden. Es existiert – wie bei den Schizophrenie-Spektrum-Störungen im DSM-5 – eine zweistellige Zusatzkodierung für den Verlauf und den aktuellen Remissionsgrad (für eine Übersicht siehe Schultze-Lutter et al. 2024).

> **Merke**
>
> Die diagnostischen Subtypen der Schizophrenie entfallen im ICD-11 zugunsten einer Zusatzkategorie mit Schweregradbestimmung verschiedener Symptomgruppen.

Tab. 10.1: Diagnosekriterien der Schizophrenie in den verschiedenen Klassifikationssystemen (APA, 2015; WHO, 2004; WHO, 2022)

ICD-10: Schizophrenie	ICD-11: Schizophrenie und andere primäre psychotische Störungen	DSM-5: Schizophrenie-Spektrum und andere psychotische Störungen
Mindestens ein eindeutiges Symptom aus 1.–4. *oder* zwei Symptome aus 5.–9. Über einen Zeitraum von mindestens vier Wochen.	Mindestens zwei Symptome, davon mindestens ein Symptom aus a)–d). Über einen Zeitraum von mindestens vier Wochen.	Mindestens zwei Symptome, davon mindestens eins aus 1.–3. Über einen Zeitraum von mindestens vier Wochen (Kriterium A). Gesamtdauer des Störungsbildes mindestens sechs Monate (Kriterium C).
1. Gedankeneingebung, -entzug oder -ausbreitung 2. Kontrollwahn, Beeinflussungswahn oder Gefühl des Gemachten 3. Kommentierende oder dialogische Stimmen 4. Bizarrer Wahn 5. Andere Halluzinationen 6. Formale Denkstörungen 7. Katatone Symptome 8. Negative Symptome 9. Eindeutige Veränderung umfassender Verhaltensaspekte, z. B. durch Ziellosigkeit, sozialer Rückzug, Selbstverlorenheit	a) Persistierender Wahn b) Persistierende Halluzinationen c) Formale Denkstörungen d) Erlebnisse der Beeinflussung, Passivität oder Fremdkontrolle e) Negativsymptome, f) Grob desorganisiertes Verhalten, das sich in jeder Form von zielorientiertem Verhalten bemerkbar macht g) Psychomotorische Störungen (katatone Unruhe oder Agitation, Haltungsstereotypien, wächserne Flexibilität, Negativismus, Mutismus oder Stupor)	1. Wahn 2. Halluzinationen 3. Desorganisierte Sprechweise (z. B. Zerfahrenheit, Entgleisungen) 4. Grob desorganisiertes oder katatones Verhalten 5. Negativsymptome (z. B. verminderter emotionaler Ausdruck oder Willensmangel)

Tab. 10.1: Diagnosekriterien der Schizophrenie in den verschiedenen Klassifikationssystemen (APA, 2015; WHO, 2004; WHO, 2022) – Fortsetzung

ICD-10: Schizophrenie	ICD-11: Schizophrenie und andere primäre psychotische Störungen	DSM-5: Schizophrenie-Spektrum und andere psychotische Störungen
	Optional: Beeinträchtigung der psychosozialen Funktionsfähigkeit	Beeinträchtigung der psychosozialen Funktionsfähigkeit (Kriterium B)
		Bei vorbestehender Autismus-Spektrum-Störung Vergabe nur bei ausgeprägten Wahnphänomenen/Halluzinationen (Kriterium F)
• Ausschluss anderer Störungen (DSM-5: Schizoaffektive Störung, Bipolare Störungen mit psychotischen Symptomen, Kriterium D) • Ausschluss medizinisch-somatischer Ursachen und von Substanzeinwirkung (DSM-5: Kriterium E)		

Bei den nach der ICD-10 als »hebephren« subkategorisierten, vor allem durch Affekt- und Verhaltensauffälligkeiten gekennzeichneten Krankheitsverläufen aus dem Schizophrenie-Spektrum vermengen sich die Symptome häufig mit scheinbar entwicklungspsychologischen Besonderheiten, und werden somit manchmal diagnostisch falsch erfasst (Lau, 2021). Auch bei Herrn B. und C. wurden vor der Schizophrenie u. a. eine narzisstisch akzentuierte Persönlichkeit, Fetischismus und eine depressive Störung diagnostiziert.

> **Beachte**
>
> Der Wegfall der bisherigen diagnostischen Subtypen der Schizophrenie in der ICD-11 könnte sich ungünstig hinsichtlich der frühzeitigen Diagnose einer Schizophrenie-Spektrum-Störung auswirken.

10.3.2 Cannabis-induzierte psychische Störungen

Dauergebrauch von Cannabis

Die in der kommenden ICD-11 und im DSM-5 klassifizierten Störungen durch Cannabisgebrauch und deren Änderungen werden an anderer Stelle im Detail dargestellt (Hoch & Preuss, 2024). Die Cannabis-induzierte psychotische Störung (6C41.6) wird im Gegensatz zum DSM-5, wo es unter den Schizophrenie-Spektrum-Störungen geführt wird, im Kapitel »Störungen durch Substanzgebrauch« klassifiziert. Psychotische Symptome treten (gem. ICD-10) innerhalb von 48 h nach Konsum auf, und bilden sich innerhalb von vier Wochen teilweise, und innerhalb sechs Monaten vollständig zurück. Im DSM-5 ist zeitlich das Auftreten innerhalb kurzer Zeit nach Substanzgebrauch gefordert. Bei einer Dauer über vier Wochen ist eine primär psychotische Störung zu diskutieren.

Die Störung kann starke klinisch-symptomatische Merkmalsüberschneidungen mit den Schizophrenien und primär psychotischen Störungen aufweisen, zeigt eine häufige Konversion in schizophrene Krankheitsverläufe (Fusar-Poli et al., 2016) und sind von diesen nicht immer leicht abzugrenzen, ebenso wie die Effekte eines regelmäßigen Cannabisgebrauchs auf die psychosoziale Funktionsfähigkeit von den frühen Verhaltens- und Erlebensveränderungen der Prodromalphase einer Schizophrenie-Spektrum-Störung. Die differenzierte Diagnostik hat gleichwohl hohe Relevanz hinsichtlich der Therapieplanung, und im forensischen Kontext hinsichtlich der Legalprognose und Anordnung einer Maßnahme der Sicherung und Besserung (Übersicht siehe Durjak et al., 2022).

Cannabisinduzierte psychotische Störung

Merke

Die Abgrenzung der Cannabis-induzierten Störungen von den Schizophrenie-Spektrum-Störungen ist in jeder Erkrankungsphase eine diagnostische Herausforderung, und von hoher Relevanz für die Therapieplanung und Legalprognose.

10.3.3 Epidemiologie

Lebenszeitprävalenzen für komorbide Suchtstörungen bei schizophrenen Personen wurden mit 42 % beziffert (Hunt et al., 2018). Cannabis ist die am häufigsten konsumierte Substanz; junge männliche schizophren Ersterkrankte weisen in bis zu 16 % der Fälle eine diesbezügliche Gebrauchsstörung auf (Drake & Mueser, 2000; Koskinen et al., 2010). Als Risikofaktoren gelten niedriges Ausbildungsniveau, Impulsivität und »sensation seeking«.

Häufigkeit

Beachte

Vor allem junge männliche ersterkrankte Schizophreniepatienten zeigen oft eine komorbide Cannabisgebrauchsstörung.

Cannabisgebrauch erhöht das Risiko einer Schizophrenie-Spektrum-Störung; insbesondere starker Gebrauch und früher Beginn erhöhen das Risiko für eine spätere Psychose und für einen früheren Erkrankungsbeginn (Moore et al., 2007; Large et al., 2011). Ätiologische Modelle legen entweder eine gegenseitige sekundäre Krankheitsentwicklung, gemeinsame neurobiologische prädisponierende Faktoren oder auch bidirektionale Effekte hoher Komplexität zugrunde (Übersicht in Gouzoulis-Mayfrank, 2016). Schizophreniepatienten mit Substanzgebrauchsstörung zeigen häufiger Rückfälle und längere Klinikaufenthalte, mehr Positivsymptomatik und schlechtere soziorehabilitative Ergebnisse (z. B. Schoeler et al., 2016).

10.4 Forensische Aspekte

Verschlechterung des forensischen Behandlungserfolgs

Straffällig gewordene Schizophreniepatientinnen und -patienten mit einer komorbiden Cannabisabhängigkeit zeigen mehr Verhaltensstörungen in Kindheit und Adoleszenz, mehr dissoziales Verhalten und Regelverstöße in der Behandlung als solche ohne Substanzgebrauch (Patterson et al., 2021).

10.4.1 Substanzgebrauchsstörung, Psychose und Delinquenz

Risikofaktor für gewalttätiges Verhalten

Marginalie: Der Zusammenhang zwischen Substanzgebrauchsstörungen, psychotischen Störungen und Straffälligkeit wurde mehrfach beschrieben (Pickard & Fazel, 2018). Komorbider Substanz- bzw. Cannabisgebrauch ist mit einem erhöhten Risiko für gewalttätiges Verhalten assoziiert (Witt et al., 2013; Dugré et al., 2017). Erklärungsmodelle verweisen auf kombinierte Wechselwirkungseffekte des Gebrauchs mit Impulsivität, Krankheitseinsicht und Therapieadhärenz (Moulin et al., 2018).

> **Merke**
>
> Eine komorbide Substanzgebrauchsstörung gilt als relevantester dynamischer Risikofaktor für gewalttätiges Verhalten bei psychotischen Störungen und ist mit einem schlechten Behandlungsverlauf und erhöhter Straffälligkeit assoziiert.

> **Good to know**
>
> Bei dem Zusammenhang von Cannabisgebrauch und gewalttätigem Verhalten bei Schizophrenie-Spektrum-Störungen könnten kombinierte Effekte von Faktoren wie Impulsivität, fehlender Krankheitseinsicht und schlechter Therapieadhärenz eine Rolle spielen.

Fallbeispiele – Delinquenzhypothesen

Bei allen Patienten ließ sich zum Zeitpunkt der Anlassdelikte akut psychotisches Erleben mit ausgeprägter Wahnsymptomatik, bei Herrn B. und C. mit akustischen bzw. coenästhetischen Halluzinationen, und Beeinträchtigungs-/Fremdbeeinflussungserleben eruieren, das bei Herrn A. und Herrn C. zu einem starken Wuterleben auf vermeintliche Beeinträchtiger, und zu handlungsleitenden Wehrhaftigkeitsimpulsen führte. Die aggressiven Handlungen basierten somit auf krankheitsbedingten Motiven der Verteidigung, Gegenwehr und/oder Wiederherstellung von Kontrolle. Der Substanzgebrauch wurde in keinem Fall als situativ bedeutsam im Sinne von akuten Effekten auf Handlungsimpulse bewertet, jedoch als aufrechterhaltender Faktor hinsichtlich psychotischen Erlebens.

10.4.2 Beurteilung der Einsichts- und Steuerungsfähigkeit

Bei einer krankheitsbedingt aufgehobenen Realitätskontrolle und wahnhaft verzerrten Tatmotivation sind die kognitiven und motivationalen Voraussetzungen der Einsichtsfähigkeit in das Unrecht einer Handlung nicht mehr gegeben (Habermeyer & Hoff, 2004). Auch unter Annahme erhaltener abstrakter Unrechtseinsicht ist die Fähigkeit, bestehenden Tatimpulsen Norm- und Werteorientierungserwägungen entgegenzusetzen, i. S. einer motivationalen Steuerungsfähigkeit, meist vermindert oder aufgehoben. In dieser Situation verändert ein zusätzlicher Substanzeinfluss die gutachterliche Feststellung der aufgehobenen Einsichts- oder Steuerungsfähigkeit meist nicht in relevantem Ausmaß.

Aufgehobene Einsichtsfähigkeit

> **Merke**
>
> Selbst wenn bei akut psychotischer Verfassung zum Tatzeitpunkt eine erhaltene abstrakte Einsichtsfähigkeit bejaht wird, so ist zumeist die Fähigkeit, das Handeln gemäß der vorhandenen Einsicht auszurichten, schwer beeinträchtigt oder aufgehoben.

Aber auch nicht eindeutig psychotisch geprägte Verfassungen, z. B. bei schizophrenen Residual- oder Prodromalstadien und hebephrenen Krankheitsverläufen mit Antriebsschwäche, Nivellierung emotionaler Reaktionen und krankheitsbedingt verändertem Weltbezug können die Steuerungsfähigkeit beeinträchtigen (Janzarik, 1993). Vor allem in dieser Situation sind bei der forensisch-psychiatrischen Beurteilung dann auch die zusätzlichen Effekte eines Substanzgebrauchs auf die bereits beeinträchtigten Denkabläufe und auf die Fähigkeit einer inneren Norm- und Werteorientierung zu berücksichtigen. Eine erheblich verminderte oder aufgehobene Steuerungsfähigkeit zum Tatzeitpunkt ist oft plausibel nachzuzeichnen. Das Wissen um die klinischen Charakteristika früher und besonderer Verlaufsformen der Schizophrenie-Spektrum-Störungen ist von hoher Bedeutung für die Beurteilung der strafrechtlichen Verantwortlichkeit und beugt diagnostischen Fehleinschätzungen vor, welche die notwendige Diskussion über eine verminderte oder aufgehobene Schuldfähigkeit verhindern können (Lau, 2021).

Fallbeispiele – Schuldfähigkeit

Herr A. erfüllte u. a. die Straftatbestände der versuchten schweren Körperverletzung, mehrfachen Sachbeschädigung und Übertretung des Betäubungsmittelgesetzes.
Herr B. erfüllte den Tatbestand der mehrfachen einfachen Körperverletzung, Sachbeschädigung und Gewalt und Drohung gegen Beamte.
Herr C. erfüllte den Tatbestand der mehrfachen versuchten Tötung.

Bei allen Patienten wurde im forensischen Sachverständigengutachten durch die krankheitsbedingt schwer verzerrte Realitätswahrnehmung und die gestörten Wahrnehmungs- und Denkvorgänge zu den Tatzeitpunkten entweder eine aufgehobene Einsichtsfähigkeit oder eine aufgehobene Steuerungsfähigkeit bei erhaltener (abstrakter) Einsichtsfähigkeit festgestellt. Sie wurden vom Gericht aufgrund nicht selbstverschuldeter Schuldunfähigkeit zum Tatzeitpunkt als nicht strafbar erkannt. Bei allen Patienten wurde eine stationäre therapeutische Maßnahme nach Art. 59 CH-StGB angeordnet, die sie alle vorzeitig nach Art. 236 CH-StPO antraten.

Good to know

Auch bei primär psychotischen Störungen mit weniger typischem Verlauf kann die Steuerungsfähigkeit in strafrechtlich relevantem Ausmaß eingeschränkt oder aufgehoben sein. Vor allem bei hebephrenen Patientinnen und Patienten mit Doppeldiagnose, deren innere Norm- und Werteorientierung nicht nur durch die schizophrene Erkrankung, sondern zusätzlich durch den Substanzgebrauch unterminiert wird, wird die Schwelle für eine aufgehobene Steuerungsfähigkeit oft überschritten.

10.5 Therapie

10.5.1 Therapeutische Strategien bei Doppeldiagnosen

Die Doppeldiagnose Schizophrenie und Cannabisgebrauch erfordert die Anwendung spezifischer, integrativer Therapiemanuale. Angepasste »motivational interviewing«-Techniken berücksichtigen eingeschränkte kognitiven Funktionen (Drake & Mueser, 2000). Deutschsprachige Manuale wie das KomPASs (Gouzoulis-Mayfrank, 2007) zielen u. a. durch das Training konsumbezogener Fertigkeiten (»resistance skills«) auf die Stärkung der

Abstinenzmotivation, die Aufrechterhaltung der Therapieadhärenz und auf weitere »Harm-Reduction«-Ziele ab.

> **Merke**
>
> Bei der Behandlung von Doppeldiagnosen sind niedrigschwellige, langfristige Behandlungsprogramme mit psychoedukativen und verhaltenstherapeutischen Elementen und realistischen Zielen hilfreich.

Therapieelemente	Haltung	Setting
• Pharmakotherapie • Psychoedukationsprogramme, z. B. KomPAkt, GOAL (Informationsvermittlung Psychose, Suchtmittel, sowie deren Zusammenhang, Vermittlung von Konsumalternativen, Hilfsmöglichkeiten, Erhöhung Abstinenzzuversicht) • Motivationale Interventionen • Kognitive Behaviorale Therapie (versch. manualisierte Programme, z. B. KomPASs) • Familieninterventionen • Kooperation mit Selbsthilfegruppen	• abstinenzorientiert, nicht abstinenzfordernd • flexibel • stützend • ressourcenorientiert	• langfristig • vorwiegend ambulant/rehabilitativ • intensiv • niederschwellig • aufsuchend interdisziplinär • der Motivationsphase der Patientin oder des Patienten angepasst • KVT (z. B. KomPASs): 5 Module mit je 2–6 Std., insgesamt 21 Std.

Tab. 10.2: Prinzipien und Elemente integrierter Therapieansätze bei Psychose und Abhängigkeit, z. B. im KomPASs Skillstraining

Auch nach jahrelanger strukturell erzwungener Abstinenzphase und schrittweisen Lockerungserprobungen im Übergang von hochgesichertem stationären bis zum weitgehend gelockerten ambulanten Maßnahmevollzug befinden sich die Betroffenen oft in einem wenig entwickelten Stadium der intrinsischen Verhaltensänderung. Die ambulante-forensische Behandlung erfordert von der behandelnden Fachpersonen somit vor allem die regelmäßige Evaluation der Abstinenzfähigkeit und -motivation und auch die therapeutische Begleitung einer schrittweisen Annäherung an eigenverantwortliches Konsumverhalten, z. B. hinsichtlich Alkohol. Hier eröffnen sich Übungs- und Bewährungsfelder. Eingebettet ist dieser Prozess in die ausführliche (erneute) medizinische Aufklärung.

Anpassung an wechselndes Setting

Fallbeispiele – Therapieziele

Die standardisierten vollzugsbehördlichen Risikoabklärungen definierten bei allen Patienten Veränderungsbedarf hinsichtlich 1) risikorelevanten Cannabis- bzw. Alkoholgebrauchs, 2) Krankheits- und Behandlungseinsicht, und 3) Strukturierung des Tagesablaufs.

Alle Patienten durchliefen während des jeweils mehrjährigen, verlängerten stationären Maßnahmevollzugs suchtbezogene Gruppentherapien. Im ambulanten Setting erfolgten individualisierte Auffrischungen und abstinenzfördernde Interventionen, von denen sie in unterschiedlichem Ausmaß profitierten.

10.5.2 Medikamentöse Therapiestrategien

Antipsychotika der 2. Generation

Bei Patientinnen und Patienten mit Schizophrenie-Spektrum-Störungen und Substanzgebrauchsstörung wird eine Behandlung mit Antipsychotika der 2. Generation empfohlen (Green, 2005; S-3-Leitlinie 2019). Psychosepatientinnen und -patienten mit komorbider Sucht zeigten v.a. unter Therapie mit Clozapin weniger Craving und reduzierten Substanzgebrauch (Brunette et al., 2006, 2011).

Merke

Bei Cannabisabhängigkeit und Schizophrenie-Spektrum-Störungen sollten antipsychotische Substanzen der 2. Generation zum Einsatz kommen.

Fallbeispiele – Medikation

Herr A. und Herr B. wurden auf eine antipsychotische Depotmedikation mit Paliperidon (ein- bzw. dreimonatlicher Rhythmus) eingestellt.
Herr C. erhielt eine orale Kombinationstherapie mit Aripiprazol und Clozapin. Auf eine Depotverabreichung konnte er sich nicht einlassen. Im therapeutischen drug monitoring zeigten sich die Wirkstoffkonzentrationen im therapeutischen Bereich.

10.5.3 Exkurs Cannabidiol

Drogenpolitische Veränderungen

Im Zusammenhang mit den aktuellen Gesetzesänderungen werden immer mehr Cannabisprodukte mit dem anxiolytisch, leicht sedierend und antikonvulsiv wirkenden Cannabisinhaltsstoff Cannabidiol (CBD) angeboten. Dessen orale oder inhalative Verabreichung zeigte in der Akutbehandlung psychotischer Störungen mit und ohne komorbide Substanzgebrauchsstörung positive Effekte hinsichtlich Positivsymptomatik und / oder benötigter Medikamentendosis (Übersicht in Koeck et al., 2021). Ein erhöhtes

THC-Verlangen wurde unter inhalativem CBD-Gebrauch nicht beobachtet; die geringe THC-Menge in CBD-Hanfprodukten kann jedoch ausreichen, den festgelegten Grenzwert für Fahrunfähigkeit (1.5 µg/L THC, Vollblut) zu überschreiten (Egloff et al., 2021). Bei bestehendem CBD-Konsumwunsch sollte eine individuelle Evaluation und Aufklärung erfolgen, und ausschließlich geprüfte und hochqualitative CBD-Cannabisprodukte verwendet werden.

> **Good to know**
>
> In der Schweiz ist CBD-Hanf mit einem THC-Gehalt < 1 % legal erhältlich und nicht dem Betäubungsmittelgesetz unterstellt. Der Gebrauch kann in Urinschnelltests prinzipiell zu positiven THC-Ergebnissen führen.

Fallbeispiele – Substanzgebrauch

Herr A. konnte erst nach einem Konsumrückfall mit deliktrelevanter psychotischer Reexazerbation und Rückversetzung in den stationären Vollzug eine Einsicht in die negativen Effekte des Cannabisgebrauchs und Verhaltensalternativen entwickeln.
Herr B. zeigte stationär Totalabstinenz, die er im ambulanten Setting nicht aufrechterhalten konnte. Zu psychotischen Reexazerbationen kam es zunächst nicht. Nach der bedingten Entlassung erhöhte er seinen THC-Gebrauch stetig, bis zu erneutem täglichem Gebrauch.
Herr C. zeigte starkes Substanzverlangen nach THC. Er konsumierte zunächst CBD-Produkte, und im Verlauf der Bewährungszeit wöchentlich, aber seltener als früher, THC.
Bei beiden letztgenannten Patienten bestanden Wahnsymptome mit geringer, nicht handlungsleitender Dynamik.

> **Beachte**
>
> Der Gebrauch von CBD-Cannabisprodukten sollte unter intensivem Monitoring therapeutisch begleitet werden.

10.5.4 Risikomanagement und Vorgehen bei deliktrelevanten Verhaltensweisen

Die Etablierung einer effektiven und gut verträglichen pharmakologischen Rückfallprophylaxe und die Förderung der langfristigen Abstinenz sind die wichtigsten Faktoren zur Reduktion deliktischer Rückfälle. Die Effekte eines allfälligen CBD- oder auch THC-Gebrauchs sind im multiprofessio-

Ambulante Risikomanagement-Strategien

nellen Helfernetz regelmäßig hinsichtlich klinischer Effekte und Verhaltenssteuerung zu beleuchten (▶ Tab. 10.3).

Fallbeispiele – Fortführung

Die Patienten wurden im multiprofessionellen Helfersystem darin unterstützt, Abstinenzmotivation zu erlangen oder zu festigen und einen prosozialen und abstinenten Freundeskreis aufzubauen. Bei Herrn A. musste die Totalabstinenz gefördert und strikt aufrechterhalten werden. Bei Herrn B. lag unter dauerhaftem Cannabisgebrauch der Fokus auf der Aufrechterhaltung der Depotmedikation und auf deeskalierenden aufsuchenden Interventionen. Bei Herrn C. ging es darum, den Cannabisgebrauch im Sinne einer Harm Reduction auf einem niedrigen Niveau zu halten, den Ersatzgebrauch von CBD-Produkten zu fördern, und psychosoziale Bedingungen zu optimieren.

Tab. 10.3: Risikomanagement-Strategien bei verschiedenen Stadien der Abstinenzfähigkeit

Abstinenzfähigkeit und Symptomlast	Therapiestrategie und Management
Bestehende Abstinenzmotivation Abstinenzfähigkeit noch nicht stabil Gute Remission der F20.0, gute kognitive Ressourcen	Ziel: Totalabstinenz • Intensive therapeutische Adressierung, Motivational Interviewing • Bewertung des Gebrauchs in Bezug auf Lebensziele und Deliktfreiheit, *Good-Lives-Modell* • Etablierung einer effektiven und nebenwirkungsarmen medikamentösen Rückfallprophylaxe • Schrittweise Wiedereingliederung in den Arbeitsmarkt • Verbesserung der Krisenkompetenzen des sozialen Empfangsraumes durch gemeinsame psychoedukative Sitzungen
Brüchige Abstinenzmotivation Starkes Craving Intermittierender Gebrauch Mittelgradige Symptomlast mit geringer Dynamik	• Therapeutische Bearbeitung von Gebrauchereignissen • Abstinenzförderung, Identifizierung von Risikosituationen und Alternativstrategien • Ggf. freiwilliger Aufenthalt in stationärer Suchtbehandlung • Platzierung in einer geschützten Wohnform
Fehlende Abstinenzmotivation und -fähigkeit Dauerhafter Gebrauch Dauerhafte moderate Symptomlast mit wechselnder Dynamik	• Aufrechterhaltung der Therapieadhärenz • Vorzugsweise Depotverabreichung • Stetiger Austausch des Helfernetzes • Monitorisierung deliktrelevanter Symptomatik sowie deliktnahen Verhaltens

Tab. 10.3: Risikomanagement-Strategien bei verschiedenen Stadien der Abstinenzfähigkeit – Fortsetzung

Abstinenzfähigkeit und Symptomlast	Therapiestrategie und Management
	• Bei Bedarf Intensivierung der Sitzungsfrequenzen, aufsuchende deeskalierende Interventionen • Freiwilliger/unfreiwilliger stationärer Aufenthalt in der Allgemeinpsychiatrie • Bei sich verdichtenden Risikofaktoren (Rück-)versetzung in Haft/stationären Vollzug

Die Sistierung von Risikofaktoren wie Cannabisgebrauch gelingt vor allem bei unvollständiger Remission der schizophrenen Erkrankung nicht immer. Die Nichterreichung von Therapiezielen ist abhängig vom bestehenden Risikoprofil hinzunehmen. Dann muss intensiviert auf andere Schutzfaktoren abgestellt werden. Die Ebnung protektiver psychosozialer Rahmenbedingungen ist dabei von großem Stellenwert für die Entwicklung deliktfreier Lebensentwürfe.

Neu-Evaluierung der Abstinenzfähigkeit

> **Good to know**
>
> Selbst bei weisungsverletzendem Substanzgebrauch erfolgt eine Rückversetzung in den stationären Maßnahmevollzug durch das zuständige Gericht nach mehrjährigem Maßnahmeverlauf aus Verhältnismäßigkeitsgründen meist nur im Ausnahmefall.

> **Beachte**
>
> Ein integrierter, multiprofessioneller Therapieansatz ist in der ambulanten forensischen Behandlung von Patienten mit Schizophrenie-Spektrum-Störungen und Cannabisgebrauch unverzichtbar.

10.6 Prognose

Nicht nur die Reduktion von Risikofaktoren, sondern auch die Erhöhung von Schutzfaktoren reduziert das Rückfallrisiko und ist Teil einer effektiven, fallkonzept-geleiteten forensischen Behandlung. Die strukturierte Risikoerfassung, z.B. hinsichtlich der Voraussetzungen einer bedingten Entlassung, wird daher um das *Structured Assessment of Protective Factors* ergänzt (SAPROF; de Vogel et al., 2009), das in 17 Items (▶ Tab. 10.4) bestehende individuelle Ressourcen berücksichtigt.

Tab. 10.4: Schutzfaktoren für zukünftiges Gewaltrisiko im *Structured Assessment of Protective Factors* SAPROF (de Vogel et al., 2009)

Innere Schutzfaktoren	Motivationale Schutzfaktoren	Externe Schutzfaktoren
1. Intelligenz	8. Zukunftsorientierung	13. Soziale Netzwerke
2. Selbstkontrolle	9. Arbeitsmotivation	14. Unterstützung durch Freunde
3. Fähigkeit zur Empathie	10. Kooperationsbereitschaft	15. Unterstützung durch Familie
4. Selbstwahrnehmung	11. Behandlungsbereitschaft	16. Professionelle Betreuung
5. Fähigkeiten zur Problemlösung	12. Einhaltung sozialer Normen	17. Wohnstabilität
6. Belastbarkeit		
7. Bindungsfähigkeit		

> **Merke**
>
> Im ambulanten Maßnahmenverlauf gewinnt der strukturierte Einsatz von ergänzenden, auf Schutzfaktoren fokussierten Prognoseinstrumenten an Bedeutung.

Prognoseinstrumente

Bei allen skizzierten Fällen kam es weder während der ambulanten Maßnahmebehandlung noch im Nachbeobachtungszeitraum von bis zu zwölf Monaten zu erneuten Delikten. Die größte Bedeutung ist hierbei den protektiven Effekten einer dauerhaften pharmakologisch-psychiatrischen Behandlung, und eines protektiv wirkenden professionellen psychosozialen Umfelds zuzuschreiben.

Fallbeispiele – Prognosen

Herrn A. konnte nach längerer Totalabstinenz von Cannabis im weit gelockerten Setting eine positive Legalprognose bescheinigt werden. Er zeigte sich stabil medikamentenadhärent, womit die stärksten Risikofaktoren für erneute Delinquenz dauerhaft reduziert werden konnten. Durch zunehmende Einbindung in den Arbeitsmarkt und sein prosoziales, abstinenzorientiertes Umfeld gelang es zudem, Schutzfaktoren auszubauen.

Bei Herrn B. und Herrn C. konnten wesentliche deliktrelevante Risikofaktoren (Substanzgebrauch, Symptomlast) nicht dauerhaft reduziert werden:

Herr C. konnte die initiale Abstinenz nicht aufrechterhalten und zeigte ein gemischtes Konsummuster bezüglich THC und CBD.

Herr B. zeigte dauerhaften intensiven THC-Gebrauch und erneut auftretendes Beziehungs- und Beeinträchtigungserleben. Mit dem multiprofessionellen Behandlungsteam konnte er durch aufsuchende Interventionen Verhaltensstrategien zur Vermeidung deliktrelevanter konflikthafter Zuspitzungen entwickeln.

Die Legalprognose wurde in beiden Fällen weiterhin als belastet bewertet und das Rückfallrisiko wurde nur durch die Therapieadhärenz und bei Herrn C. zusätzlich durch die Festigung der psychosozialen Umstände reduziert. Hierunter gelang es, die psychotische Symptomatik auf einem Niveau unterhalb deliktrelevanter handlungsleitender Wahndynamik zu erhalten.

10.7 Diskussion

Die vorgestellten Fallbeispiele zeigen die Bandbreite des Substanzgebrauchsverhaltens von Patientinnen und Patienten mit Doppeldiagnosen im Verlauf einer ambulanten forensischen Behandlung auf. Der Einfluss psychosozialer (Schutz-)Faktoren auf die Rückfallwahrscheinlichkeit verdeutlicht die Bedeutung eines individuellen Fallkonzepts als Basis für die Interventionsplanung und den Umgang mit nicht erreichten Therapiezielen im Rahmen des Risikomanagements. Der langfristigen Anbindung an ein professionelles, krisenninterventorisch kompetentes therapeutisches Umfeld kommt eine tragende protektive Rolle zu. Im Umgang mit Konsumrückfällen sollte daher der Effekt strikter Sanktionen auf die Entwicklung einer tragfähigen therapeutischen Beziehung und Behandlungscompliance und auch nach Beendigung der Maßnahme berücksichtigt werden. Das Vollzugs- und v. a. das forensisch-psychiatrische Therapiesystem sollte hierfür nicht als vorwiegend sanktionierendes, sondern vor allem als hilfreiche Institution wahrgenommen werden.

10.8 Zusammenfassung

Straffällig gewordene Personen mit einer Doppeldiagnose stellen die forensischen Fachpersonen vor Herausforderungen, da sie mehrere Risikofaktoren für eine erhöhte Rückfallgefahr vereinen und oft schlechte Behandlungsergebnisse zeigen. Gleichwohl kann auch hier erfolgreich und risikoreduzierend forensisch behandelt werden – Kernelemente sind integrative, fachgerechte pharmakologische und suchtspezifische Interventionen. Eine dauerhafte Abstinenz ist nicht immer zu erreichen, und die Einflussmöglichkeiten des Vollzugssystems nehmen mit zunehmender Maßnahmedauer ab. Dann bedarf es hinsichtlich der Reduktion zukünf-

Risikoorientierung, Harm Reduction, Kontrolle, Eigenverantwortung tigen deliktischen Verhaltens einer multiprofessionellen Zusammenarbeit, um deliktbegünstigende Faktoren weiterhin zu reduzieren und Schutzfaktoren zu erhöhen.

10.9 Literatur

American Psychiatric Association. (2015). *DSM-5: Diagnostisches und statistisches Manual psychischer Störungen* (M. Döpfner, W. Gaebel, W. Maier et al., Hrsg.). Hogrefe.

Brunette, M. F., Drake, R. E., Xie, H. et al. (2006). Clozapine use and relapses of substance use disorder among patients with co-occurring schizophrenia and substance use disorders. *Schizophrenia Bulletin*, 32(4), 637–664.

Brunette, M. F., Dawson, R., O'Keefe, C. D. et al. (2011). A randomized trial of clozapine versus other antipsychotics for cannabis use disorder in patients with schizophrenia. *Journal of Dual Diagnosis*, 7(1), 50–63.

Deutsche Gesellschaft für Psychiatrie und Psychotherapie, Psychosomatik und Nervenheilkunde e. V. (Hrsg.) für die Leitliniengruppe. (2019, 15. März). *S3-Leitlinie Schizophrenie (AWMF-Register Nr. 038-009), Version 1.0*. Kurzfassung.

de Vogel, V., de Ruiter, C., Bouman, Y. et al. (2009). *SAPROF: Structured assessment of protective factors for violence risk*. Forum Educatief.

Drake, R. E., Mueser, K. T. (2000). Psychosocial approaches to dual diagnosis. *Schizophrenia Bulletin*, 26(1), 105–118.

Dugré, J. R., Dellazizzo, L., Giguère, C.-É. et al. (2017). Persistency of cannabis use predicts violence following acute psychiatric discharge. *Frontiers in Psychiatry*, 8, 176.

Fusar-Poli, P., Cappucciati, M., Rutigliano, G. et al. (2016). Diagnostic stability of ICD/DSM first episode psychosis diagnoses: A meta-analysis. *Schizophrenia Bulletin*, 42(6), 1395–1406.

Gouzoulis-Mayfrank, E. (2007). *Komorbidität Psychose und Sucht – Grundlagen und Praxis – Mit Manualen für die Psychoedukation und Verhaltenstherapie* (2. erweiterte Auflage). Steinkopff.

Gouzoulis-Mayfrank, E. (2016). Psychotische Störungen und komorbide Suchterkrankungen: Klinische und therapeutische Probleme. *Forensische Psychiatrie, Psychologie, Kriminologie*, 10, 14–20.

Green, A. I. (2005). Schizophrenia and comorbid substance use disorder: Effects of antipsychotics. *Journal of Clinical Psychiatry*, 66(6 Suppl), 21–26.

Habermeyer, E., Hoff, P. (2004). Zur forensischen Anwendung des Begriffs Einsichtsfähigkeit. *Fortschritte der Neurologie-Psychiatrie*, 72(11), 615–620.

Hoch, E., Preuss, U. W. (2019). Cannabis, cannabinoids and cannabis use disorders. *Fortschritte der Neurologie-Psychiatrie*, 87(12), 714–728.

Hunt, G. E., Large, M. M., Cleary, M. et al. (2018). Prevalence of comorbid substance use in schizophrenia spectrum disorders in community and clinical settings, 1990–2017: Systematic review and meta-analysis. *Drug and Alcohol Dependence*, 191, 234–258.

Egloff, L., Frei, P., Scheurer, E. (2021). *CBDrive: CBD Cannabis und Fahrfähigkeit* (Abschlussbericht). Institut für Rechtsmedizin der Universität Basel.

Janzarik, W. (1993). Seelische Struktur als Ordnungsprinzip in der forensischen Anwendung. *Nervenarzt*, 64, 782–788.

Köck, P., Lang, E., Trulley, V. N. et al. (2021). Cannabidiol cigarettes as adjunctive treatment for psychotic disorders: A randomized, open-label pilot study. *Frontiers in Psychiatry*, 12, 736822.

Koskinen, J., Löhönen, J., Koponen, H. et al. (2010). Rate of cannabis use disorders in clinical samples of patients with schizophrenia: A meta-analysis. *Schizophrenia Bulletin*, *36*(6), 1115–1130.

Large, M., Sharma, S., Compton, M. T. et al. (2011). Cannabis use and earlier onset of psychosis: A systematic meta-analysis. *Archives of General Psychiatry*, *68*(6), 555–561.

Lau, S. (2021). Die Schizophrenie im Entwurf der ICD-11 und Implikationen für die Beurteilung der Schuldfähigkeit. *Forensische Psychiatrie, Psychologie, Kriminologie*, *15*(1), 13–19.

Moore, T. H., Zammit, S., Lingford-Hughes, A. et al. (2007). Cannabis use and risk of psychotic or affective mental health outcomes: A systematic review. *Lancet*, *370*(9590), 319–328.

Moulin, V., Baumann, P., Gholamrezaee, M. et al. (2018). Cannabis, a significant risk factor for violent behavior in the early phase of psychosis. Two patterns of interaction of factors increase the risk of violent behavior: Cannabis use disorder and impulsivity; cannabis use disorder, lack of insight, and treatment adherence. *Frontiers in Psychiatry*, *9*, 294.

Mueser, K. T., Yarnold, P. R., Rosenberg, S. D. et al. (2000). Substance use disorder in hospitalized severely mentally ill psychiatric patients: Prevalence, correlates, and subgroups. *Schizophrenia Bulletin*, *26*(1), 179–192.

Patterson, A., Sonnweber, M., Lau, S. et al. (2021). Schizophrenia and substance use disorder: Characteristics of coexisting issues in a forensic setting. *Drug and Alcohol Dependence*, *226*, 108850.

Pickard, H., Fazel, S. (2013). Substance abuse as a risk factor for violence in mental illness: Some implications for forensic psychiatric practice and clinical ethics. *Current Opinion in Psychiatry*, *26*(4), 349–354.

Schoeler, T., Monk, A., Sami, M. B. et al. (2016). Continued versus discontinued cannabis use in patients with psychosis: A systematic review and meta-analysis. *Lancet Psychiatry*, *3*(3), 215–225.

Schultze-Lutter, F., Meisenzahl, E., Michel, C. (2021). Psychotische Störungen in der ICD-11: Die Revisionen. *Zeitschrift für Kinder- und Jugendpsychiatrie und Psychotherapie*, *49*(6), 453–462.

Witt, K., van Dorn, R., Fazel, S. (2013). Risk factors for violence in psychosis: Systematic review and meta-regression analysis of 110 studies. *PLoS One*, *8*(2), e55942.

World Health Organization. (2004). Internationale Klassifikation psychischer Störungen: ICD-10. Diagnostische Kriterien für Forschung und Praxis (3., korrigierte Auflage). Hans Huber.

World Health Organization. (2022). *ICD-11: International classification of diseases* (11th revision). https://icd.who.int/

11 Schwere Fälle in der ambulanten Nachsorge: Aus der Forensischen Ambulanz Berlin

Tatjana Voß

11.1 Einleitung

Langfristige Nachsorgebehandlung bei hohem Rückfallrisiko

Forensische Nachsorge ist als Führungsaufsicht in Deutschland seit 2007 im reformierten § 67 StGB geregelt (BGBl, 2007). Seitdem können ehemalige Straffällige aus dem Straf- und Maßregelvollzug gesetzlich dazu verpflichtet werden, sich auch nach ihrer Entlassung weiterhin regelmäßig in einer Forensischen Ambulanz vorzustellen und dort behandeln zu lassen (Therapie- und Vorstellungsweisung). Ferner können sie dazu angewiesen werden, Medikamente zu nehmen, an bestimmten Orten zu wohnen und andere Stellen, an denen sich z. B. ehemalige Opfer oder Kinder allgemein aufhalten, zu meiden (Freese, 2003).

Forensische Nachsorge nach dem Strafvollzug ist im Gegensatz zur Nachsorge aus dem Maßregelvollzug durch einige Besonderheiten gekennzeichnet (Schmidt-Quernheim, 2024). So handelt es sich in der Regel um voll oder teilweise schuldfähige Täter, die unter Persönlichkeitsstörungen und Paraphilien leiden, weniger um Patientinnen und Patienten mit Psychosen. Die ehemaligen Straffälligen werden nach Verbüßung ihrer Strafen entlassen, unabhängig von ihrer Prognose. Auch findet in der Regel keine Erprobung in einem sozialen Empfangsraum statt. Gerade sehr schwer gestörte, problematische Inhaftierte werden von der Anstalt häufig nicht zur Erprobung gelockert und ihre Entlassung ist damit ein Sprung ins kalte Wasser – und oft auch zurück ins alte Milieu (Lau, 2003).

In Deutschland stehen etwa 10.000 Menschen unter Führungsaufsicht. Sie werden in reinen Maßregel- bzw. Strafvollzugsambulanzen oder, wie beispielsweise in Berlin, in gemischten Ambulanzen für Straffällige sowohl aus dem Straf- als auch dem Maßregelvollzug betreut und begleitet (von Bormann, 2008).

11.2 Fallbeispiel

Herr D. wurde von der Sozialtherapeutischen Abteilung (SothA) der Berliner Justizvollzugsanstalt in der Forensischen Nachsorgeambulanz

Berlin (FTA) zur Nachsorgebehandlung angemeldet. Obwohl er in der SothA formal an einem therapeutischen Programm zur Behandlung von Sexualstraftätern teilgenommen hatte, bestand aufgrund von impulsiven und dissozialen Verhaltensauffälligkeiten in Haft (z. B. Ansetzen von Alkohol) ein erhöhtes einschlägiges Rückfallrisiko. Herr D. hatte sein gesamtes Leben suchtkrank in randständigen Milieus und über Jahre auch in Obdachlosigkeit verbracht. Die zuständige Strafvollstreckungskammer ordnete für ihn Führungsaufsicht an mit einer Therapie- und Vorstellungsweisung in der FTA und einer Abstinenzweisung für Alkohol.

Im Jahr 2003 war Herr D. als 31-Jähriger aufgrund von schwerem sexuellem Missbrauch eines Jungen zu 6,5 Jahren Haft verurteilt worden. Nach Konflikt mit einem Bekannten hatte er unter Alkoholeinfluss einen ihm unbekannten 11-jährigen Jungen allein auf einem Sportplatz angesprochen und ihn mit dem Versprechen, ihm bei seinen Problemen zu helfen, in ein unbewohntes Haus gelockt. Dort hatte er unter Würgen, Schlagen und Schütteln mit Todesdrohungen versucht, Analverkehr mit dem Jungen durchzuführen, woraufhin dieser vor Angst einkotete und sich totstellte.

Herr D. war zu diesem Zeitpunkt schon mehrfach, auch einschlägig vorbestraft. Bereits mit 24 Jahren war er wegen sexuellen Missbrauchs eines Kindes zu einer Freiheitsstrafe von 1 Jahr und 8 Monaten verurteilt worden, die er voll verbüßt hatte.

Der Gutachter im Eingangsverfahren hatte Herrn D. neben einer heterosexuellen eine »homosexuelle und homosexuell-pädophile Sexualität« sowie eine »Minderbegabung« oder – wie es heute gemäß ICD-11 heißt – eine Störung der Intelligenzentwicklung (Hamburger-Wechsler-Intelligenztest für Erwachsene [HAWIE] von 66) mit Minderung der Steuerungsfähigkeit aufgrund von Alkoholisierung zum Tatzeitpunkt bescheinigt.

Eine Störung der Intelligenzentwicklung (SIE) ist laut ICD-11 neben den deutlichen kognitiven Einbußen durch Anpassungsstörungen in der Alltagsgestaltung charakterisiert. In der Rechts- und Begutachtungspraxis ist die Gefahr gegeben, dass die Orientierung auf die »reine Intelligenzminderung« eines Straffälligen, also auf die kognitiven Defizite bei einem seit Kindheit bestehenden IQ unter 70 Punkten, zu einer Relativierung führt in dem Sinne, dass der Betroffene »wusste, was er tat«. Aus diesem Grund kann man Menschen mit eindeutigen Biografien von Störungen der Intelligenzentwicklung – einschließlich Schulversagen, Bildungsunfähigkeit und dauerhaftem Unterstützungsbedarf – nach der Zuschreibung von Schuldfähigkeit häufiger im Strafvollzug antreffen (Voß, 2022). Die dortigen therapeutischen Angebote sind jedoch nicht geeignet, den besonderen Bedürfnissen von Menschen mit SIE bei der Behandlung der kriminogenen

Risikofaktoren in Vorbereitung auf einen geeigneten und gesicherten sozialen Empfangsraum gerecht zu werden.

Menschen mit SIE vereinigen ungünstige Risikofaktoren

Menschen mit einer SIE verfügen über niedrige Bildung sowie geringes Einkommen und sind oft von Arbeitslosigkeit betroffen (Calvano, 2024). Zudem leiden sie häufiger unter substanzbezogenen Störungen (Cooper et al., 2009). Ihre Enthospitalisierung aus Langzeiteinrichtungen und Integration in die Gemeinde sind zwar zunächst als Fortschritt zu begrüßen; jedoch geraten die Betroffenen hier ohne ausreichende ambulante Betreuungsmöglichkeiten überdurchschnittlich häufig mit der psychiatrischen Krankenversorgung, mit Obdachlosigkeit und mit dem Gesetz in Konflikt.

Fallbeispiel – Fortführung

In der Sozialtherapeutischen Abteilung (SothA) der Haftanstalt nahm Herr D. eine vierjährige verhaltenstherapeutische Einzel- und Gruppentherapie wahr. Hier erfolgten u. a. die Erarbeitung einer sogenannten Missbrauchskette mit einem Rückfallprophylaxe-Plan in der Gruppe sowie ein soziales Kompetenztraining. Die Therapeutinnen und Therapeuten der SothA gingen bei Herrn D. entgegen der gutachterlichen Einschätzung, von einer kernpädophilen Thematik mit möglicherweise sadistischen Anteilen aus. Seine hohe Impulsivität wies auf ein hohes Rückfallrisiko hin, auch bezüglich Alkoholkonsum in Haft. Im Jahr 2009 wurde Herr D. von der SothA zur Entlassungsvorbereitung in einer suchttherapeutischen Wohngemeinschaft und zur ambulanten Behandlung in der Forensischen Ambulanz angemeldet. Durch die Ambulanz erfolgte die Empfehlung zur Einstellung auf eine antiandrogene Medikation mit einem LHRH-Antagonisten.

Antiandrogene Therapie

Menschen mit einer Störung der Intelligenzentwicklung weisen sowohl ein höheres Risiko auf, Sexualstraftaten zu begehen, als auch ein erhöhtes einschlägiges Rückfallrisiko. Daher stellt die langfristige antiandrogene Behandlung auch für diese Patientengruppe eine wichtige Option dar zur sicheren und nachhaltigen Reduktion paraphiler Fantasien bzw. der paraphilen Ansprechbarkeit insgesamt (Voß, 2021). Die unerwünschten Anwendungswirkungen (UAW) einer antiandrogenen Behandlung (Sauter et al., 2024) müssen auch bei Menschen mit SIE sorgfältig erhoben und ggf. mitbehandelt werden. Eine langfristige, dauerhafte Behandlung mit Antiandrogenen kann mit einigen Nebenwirkungen verbunden sein wie beispielsweise Ermüdung, Kopfschmerzen, Schlafstörungen, Hitzewallungen, depressiver Stimmung, Schmerzen an der Injektionsstelle, hepatozellulären Dysfunktionen, testikulärem Abbau, Gynäkomastie, Verlust erektiler Funktionen, Abnahme der Knochendichte und Nierensteinen. In der Langzeitanwendung kommt es häufig zu einer Gewichtszunahme, zur Entwicklung eines metabolischen Syndroms mit Bluthochdruck, Störung

Internistisches, urologisches und endokrinologisches Monitoring

des Fettstoffwechsels, Diabetes und damit einem erhöhten Risiko für kardiovaskuläre Erkrankungen.

> **Good to know**
>
> Gründe für das erhöhte Vorkommen von sexuellen Missbrauchshandlungen bei Menschen mit SIE:
>
> - Geringe Kenntnisse über Sexualität
> - Eigener sexueller Missbrauch in der Vorgeschichte
> - Erhöhte Impulsivität
> - Erhöhte Risiko für psychiatrische Komorbiditäten
> - Behandlungsbedürftige Verhaltensauffälligkeiten
> - Fehlende soziale Möglichkeiten zu einvernehmlicher Sexualität
> - Komorbide pädophile Störungen

Während die regulären Einrichtungen der Straftäternachsorge die Betroffenen in der Regel überfordern, fühlen sich auf der anderen Seite die Einrichtungen der Eingliederungshilfe meist nicht ausreichend auf die komplexen Aufgabenstellungen und Problematiken forensischer Patientinnen und Patienten vorbereitet bzw. hierfür nur ungenügend ausgestattet. Häufig ist das Personal auch nicht entsprechend ausgebildet oder fühlt sich fachlich überfordert. Zudem besteht oft die Befürchtung einer Gefährdung von ebenfalls intelligenzgeminderten Mitbewohnerinnen und Mitbewohnern.

Suche nach einer geeigneten betreuten Einrichtung

> **Beachte**
>
> Nur mit einem verbindlichen Angebot von kontinuierlicher Unterstützung und Supervision durch die Forensische Ambulanz kann die Integration von psychiatrisch komplex gestörten Sexualstraftäterinnen und -straftätern in Einrichtungen der Eingliederungshilfe gelingen.

Fallbeispiel – Fortführung

Nach seiner Entlassung stellte sich Herr D. zweimal wöchentlich in der Forensischen Ambulanz zu Gesprächen mit seiner Therapeutin vor. Die Überprüfung der Alkoholabstinenz und die Gabe der antiandrogenen Medikation mit Absenkung des Testosterons erfolgten kontinuierlich. Es wurde allerdings schnell klar, dass sich Herr D. in der suchttherapeutischen WG überfordert und nicht verstanden fühlte. Er verbrachte wieder mehr Zeit auf der Straße, wo er auch wieder Kinder ansprach.

Die Kündigung in der suchttherapeutischen WG erfolgte nach vier Monaten wegen wiederholter Suchtmittelrückfälle und Regelverstößen, wie z. B. dem Hören von rechtsradikaler Musik und Berichten von pädophilen Fantasien. Herr D. musste kurzfristig in ein Übergangswohnheim der Obdachlosenhilfe umziehen, von wo aus weiter nach einer betreuenden Einrichtung gesucht wurde.

Auch im Übergangswohnheim gab sich Herr D. anhaltend problematisch. Er wirkte trotzig, provokant und uneinsichtig mit Präsentation von rechtsextremen Symbolen und gleichzeitigem Schreiben von Abschiedsbriefen. Er verstieß weiter gegen seine Weisungen, beispielsweise durch Alkohol- und Cannabiskonsum, vor allem aber durch das Ansprechen von Jungen in der Öffentlichkeit. Wegen dieser Weisungsverstöße wurde er zu einer erneuten Haftstrafe von sechs Monaten auf Bewährung verurteilt.

Vier Monate nach seinem Umzug in das Übergangswohnheim randalierte Herr D. schließlich im Garten seines gesetzlichen Betreuers und beschädigte dort Büsche und Blumen, als dieser ihm sein Taschengeld in Höhe von 200 Euro nicht auszahlen wollte. Der gesetzliche Betreuer legte daraufhin seine Betreuung nieder, sodass eine neue Person für diese Aufgabe gefunden werden musste.

Die Versuche der Ambulanz, für Herrn D. eine neue Einrichtung in Berlin zu finden, scheiterten aufgrund der unklaren fachlichen Zugehörigkeit. Die Kombination aus Suchterkrankung, pädophiler Störung, Störung der Intelligenzentwicklung sowie Persönlichkeitsstörung mit Dissozialität, Impulsivität und Affektschwankungen hatte durch den zuständigen sozialpsychiatrischen Fachdienst zunächst zu der Einschätzung geführt, dass die Suchterkrankung im Vordergrund der Betreuung stünde. Aufgrund der SIE war Herr D. jedoch nicht in der Lage, am therapeutischen Konzept von Suchteinrichtungen ausreichend mitzuwirken, und reagierte in seiner Überforderung impulsiv und dissozial. Herr D. musste wiederholt zur psychiatrischen Krisenintervention in allgemeinpsychiatrische Kliniken eingewiesen werden bei Zuspitzung einer depressiven Symptomatik mit Suizidgedanken und Affektlabilität nach Suchtrückfall.

Nach dem Wechsel des gesetzlichen Betreuers erfolgte eine geplante stationär-psychiatrische Behandlung per Gerichtsbeschluss im Rahmen der gesetzlichen Betreuung, und zwar in einem Spezialbereich für Menschen mit psychischen Erkrankungen bei SIE. Hier gelangen eine deutliche Beruhigung und Stabilisierung des psychischen Befindens. Im Rahmen dieser Behandlung wurde Herr D. erneut mit dem HAWIE getestet, wobei ein IQ von 62 Punkten gemessen wurde. Zudem wurde die komorbide Diagnose einer rezidivierenden depressiven Störung gestellt, weswegen Herr D. zusätzlich zu seiner antiandrogenen Therapie auf eine Medikation mit Valproat 1800 mg plus 1,5 mg Risperidon täglich eingestellt wurde.

Nach Einleitung dieser kombinierten antiimpulsiven und affektstabilisierenden Medikation sowie Erweiterung des Aufgabenbereichs des neuen gesetzlichen Betreuers (Gesundheit und Aufenthalt) konnte der hohe Hilfebedarf von Herrn D. objektiv dokumentiert werden. Jedoch war es weiterhin nicht möglich, innerhalb der Stadt Berlin für Herrn D.

eine geeignete Wohnunterkunft zu finden. Die Suche wurde schließlich auf den Bereich außerhalb des Berliner Stadtzentrums ausgedehnt, wo Herr D. dann im Jahr 2011, also zwei Jahre nach seiner Haftentlassung, aus dem Übergangswohnheim in eine neue Wohnung einziehen konnte.

11.3 Diagnose

11.3.1 Überblick

Bei der Übergabe in die neue vollstationäre Einrichtung der Eingliederungshilfe ergab das Assessment der FTA bei Herrn D. die folgende diagnostische Einschätzung (▶ Tab. 11.1):

Tab. 11.1: Psychiatrische Diagnosen und Kodierung nach ICD-11 (Fallbeispiel)

Diagnosen	Kodierung (nach ICD-11*)
Leichte Störung der Intelligenzentwicklung	6A00.0
Alkoholabhängigkeitssyndrom	6C40
Homosexuelle Pädophilie	6D32
Rezidivierende depressive Störung	6A71
Kombinierte Persönlichkeitsstörung mit hoher Impulsivität	6D10

* ICD-11 in Deutsch – Entwurfsfassung

11.3.2 Leichte Störung der Intelligenzentwicklung (IQ von 62)

In der ICD-10 wird Intelligenzminderung in vier Schweregrade eingeteilt: leichte, mittelgradige, schwere und schwerste Intelligenzminderung (Kap. F70, 71, 72, 73) (AWMF,2021). Eine leichte Intelligenzminderung ist hier klassifiziert als eine sich in der Entwicklung manifestierende, stehengebliebene und unvollständige Entwicklung der geistigen Fähigkeiten mit besonderer Beeinträchtigung von Fertigkeiten, die zum Intelligenzniveau beitragen, z. B. Kognition, Sprache, motorische und soziale Fähigkeiten. Bei einer leichten Intelligenzminderung würden die Hauptschwierigkeiten bei der Schulausbildung auftreten, wobei leicht intelligenzgeminderte Personen die größte Hilfe durch eine Ausbildung erhielten, die ihre Fertigkeiten weiterentwickelt und Defizite ausgleicht. Wenn zusätzlich eine deutliche emotionale und soziale Unreife bestehe, seien die Konsequenzen der Behinderung eher offenkundig.

Störungen der Intelligenzentwicklung sind im ICD-11 definiert als eine »Gruppe unterschiedlicher ätiologischer Zustände, die während der Entwicklungsperiode entstehen und durch deutlich unterdurchschnittliche intellektuelle Leistungen und Schwierigkeiten im adaptiven Verhalten gekennzeichnet sind, die bei angemessenen normierten, individuell durchgeführten, standardisierten Tests etwa zwei oder mehr Standardabweichungen unter dem Mittelwert liegen« (ICD-11 in Deutsch – Entwurfsfassung; 6 A00). Die ICD-11 behält wie die ICD-10 eine Unterteilung in vier Schweregrade bei, von leichtgradig bis tiefgreifend. Stehen keine entsprechenden normierten und standardisierten Tests zur Verfügung, muss sich die Diagnose einer SIE stärker auf das klinische Urteil stützen, das auf einer angemessenen Bewertung vergleichbarer Verhaltensindikatoren beruht. Die intellektuellen und adaptiven Fähigkeiten (konzeptionell, sozial und praktisch) der jeweiligen Schweregrade werden anhand der bestehenden Verhaltensweisen mit verschiedenen Phasen der kindlichen Entwicklung korreliert. Damit hat sich eine entwicklungspsychologische Ausrichtung der Diagnosekriterien etabliert, wobei neben den kognitiven Funktionen auch die sozioemotionalen Fähigkeiten berücksichtigt werden (Došen, 2018).

11.3.3 Alkoholabhängigkeitssyndrom

Diagnosekriterien nach ICD-11

Die ICD-11 definiert Alkoholabhängigkeit als Muster wiederkehrenden episodischen oder kontinuierlichen Alkoholkonsums mit Anzeichen einer gestörten Regulierung, die sich in zwei oder mehr der folgenden Symptome äußert: Kontrollverlust, Priorisierung des Alkoholkonsums gegenüber anderen Aspekten des Lebens, Toleranzentwicklung, Entzugssyndrom und Konsum zur Linderung von Entzugserscheinungen.

11.3.4 Homosexuelle Pädophilie

Eine pädophile Störung ist gemäß ICD-11 gekennzeichnet durch ein »anhaltendes, fokussiertes und intensives Muster sexueller Erregung, das sich in anhaltenden sexuellen Gedanken, Fantasien, dranghaften Bedürfnissen oder Verhaltensweisen äußert und sich auf vorpubertäre Kinder bezieht. Damit eine pädophile Störung diagnostiziert werden kann, müsse die betroffene Person diese Gedanken, Fantasien oder dranghaften Bedürfnisse ausgelebt haben oder durch sie stark belastet sein. Diese Diagnose gilt nicht für sexuelles Verhalten unter prä- oder postpubertären Kindern mit Gleichaltrigen, die dem Alter nach ähnlich sind« (ICD-11 in Deutsch – Entwurfsfassung; 6D32).

11.3.5 Rezidivierende depressive Störung

Menschen mit Störung einer Intelligenzentwicklung leiden überdurchschnittlich häufig an psychischen Erkrankungen. Depressive Störungen scheinen in dieser Gruppe ähnlich häufig wie in der Allgemeinbevölkerung aufzutreten, jedoch mit einem tendenziell chronischen Verlauf (Cooper et al., 2009). Die Entwicklungserfahrungen, die mit einer Störung der Intelligenzentwicklung einhergehen, können die Anfälligkeit für depressive Störungen erhöhen (Jahoda et al., 2006). Negative Lebensereignisse und belastende Erfahrungen sind häufig mit der Diagnose einer depressiven Erkrankung verbunden.

11.3.6 Persönlichkeitsstörung

Eine Persönlichkeitsstörung ist in der ICD-11 gekennzeichnet durch Probleme in der Funktionsweise von Aspekten des Selbst, des Selbstwerts und/oder zwischenmenschlichen Störungen. Eine Persönlichkeitsstörung äußert sich in maladaptiven, z. B. unflexiblen oder schlecht regulierten Mustern der Kognition, des emotionalen Erlebens, des emotionalen Ausdrucks und des Verhaltens. Die Störung ist mit erheblichem Stress und einer signifikanten Beeinträchtigung in persönlichen, familiären, sozialen, schulischen, beruflichen und anderen wichtigen Funktionsbereichen verbunden.

Gemäß ICD-11 sind *dissoziale Störungen* »durch anhaltende Verhaltensprobleme gekennzeichnet, die von ausgeprägtem und anhaltend trotzigem, ungehorsamem, provozierendem oder gehässigem (d. h. störendem) Verhalten bis hin zu Verhaltensweisen reichen, die anhaltend die Grundrechte anderer oder wichtige altersgemäße gesellschaftliche Normen, Regeln oder Gesetze verletzen (d. h. dissozial). Der Beginn einer dissozialen Störung liege meist, wenn auch nicht immer, in der Kindheit« (ICD-11 in Deutsch – Entwurfsfassung).

Definition der dissozialen Störung

11.3.7 Ätiologie und Pathogenese

Herr D. lebte bis zum siebten Lebensjahr bei seinen Eltern; er hat keine Geschwister. Der Vater war alkohol- und tablettenabhängig und gewalttätig gegenüber Mutter und Sohn. Es erfolgte eine Trennung der Eltern, als Herr D. sieben Jahre alt war. Herr D. verblieb bei seiner Mutter, die als Büroangestellte arbeitete. Der Vater verstarb etwa ein Jahr nach der Trennung, die Mutter und Herr D. mussten in diesem Rahmen den Toten identifizieren. Herr D. wurde direkt nach dem Kindergarten für zwei Jahre in einer Sonderschule beschult.

Nach einer Kopfverletzung durch einen Fahrradunfall wurde er als Neunjähriger von der alleinerziehenden Mutter in ein Heim für körperlich und geistig Behinderte gegeben. Im Behindertenheim verblieb er ohne

Beschulung bis zu seinem 14. Lebensjahr. Herr D. war in dieser Einrichtung einem fortgesetzten sexuellen Missbrauch durch einen älteren Jugendlichen ausgesetzt. Mit 14 Jahren kehrte er in den Haushalt der Mutter zurück und bemühte sich um verschiedene berufliche Tätigkeiten als Hilfsarbeiter.

Als die Mutter wieder heiratete und nach der Wende mit ihrem neuen Mann nach Westdeutschland zog, ließ sie ihren Sohn im Alter von 17 Jahren allein in ihrer Wohnung zurück. Herr D. verkaufte zunächst alle Gegenstände der Wohnung, um die Miete und seinen Unterhalt bezahlen zu können. Er musste dann jedoch aufgeben und wurde obdachlos. Hier begann er, erhebliche Mengen von Alkohol zu konsumieren, und geriet in eine völlige soziale Desintegration mit einer Kombination aus Obdachlosigkeit, Arbeitslosigkeit und Suchtmittelkonsum.

Mit 21 Jahren trat Herr D. wegen verschiedener Diebstahls- und Einbruchsdelikte seine erste halbjährige Haftstrafe an. Von der Haft aus gelang es ihm mit Hilfe des Sozialdienstes, seine Mutter in Westdeutschland ausfindig zu machen und zu ihr und dem Stiefvater erneut Kontakt aufzunehmen.

11.4 Forensische Aspekte

Bei Herrn D. handelte es sich um ein früh alleingelassenes, wenig gefördertes Heimkind aus desolaten Lebensverhältnissen. Es bestand eine Ich-schwache Persönlichkeit mit erheblichen strukturellen Defiziten. Das Bedingungsgefüge krimineller Handlungen gemäß dem RNR-Modell von Andrew und Bonta (2011) war gekennzeichnet durch das Zusammenwirken von hoher innerer Spannung, Prägung durch vielfache Zurücksetzungen und Vernachlässigung, Misserfolgen bzw. Enttäuschungen in Beziehungen sowie geringer Flexibilität in der Bedürfnislenkung. Es bestand eine Fixierung auf unerreichbare Ziele bei beschränkten Möglichkeiten, Bedürfnisse auf sozial zulässige Weise zu befriedigen oder sich auf angemessene Weise, z. B. verbal, zu verteidigen. Alkoholkonsum wurde von Herrn D. als Bewältigungsmechanismus und Schutz vor psychischer Dekompensation eingesetzt. Es bestand ein hohes Rückfallrisiko für Gewalt- und Sexualstraftaten, wie anhand verschiedener Messinstrumente festgestellt werden konnte (▶ Tab. 11.2).

Tab. 11.2: Risikoprognose anhand verschiedener Messinstrumente (Fallbeispiel)

Messinstrument	Punktzahl	Ergebnis
HCR-20+3	18	Mittel
PCL-R	17	Kein Verdacht auf Psychopathie
SVR-20	17	Hohes Risiko für sexuelle Gewalttaten
LSI-R	38	Hohes Risiko für Gewaltstraftaten

11.5 Therapie

11.5.1 Fallmanagement und Behandlungsrahmen

Herr D. wurde 2011 im Alter von 39 Jahren erstmals in einer vollstationären Wohneinrichtung der Eingliederungshilfe für Menschen mit Behinderung und von dieser Wohneinrichtung aus ebenso erstmalig beruflich in einer Werkstatt für Menschen mit Behinderung (WfbM) integriert. Er lebte in den folgenden 13 Jahren in einer Wohngruppe innerhalb einer großen Wohnstätte 50 km außerhalb der Stadt zwischen Pferdewiesen und Feldern, gemeinsam mit anderen geistig behinderten Menschen mit Betreuung rund um die Uhr. Auch wegen der Nähe der Wohneinrichtung zu seinem ehemaligen Elternhaus fühlte sich Herr D. in der Wohnstätte rasch zu Hause und zugehörig. Er konnte sich schnell mit den Betreuerinnen und Betreuern identifizieren und zeigte sich daher in der Folge umsichtig, hilfsbereit und belastbar. Es entwickelte sich somit eine Beheimatung in dieser für ihn völlig neuen Lebensform, nämlich einer prosozialen, christlich geprägten Gemeinschaft.

Herr D. konnte eine neue Identität und ein neues Selbstverständnis als in seiner Wohngruppe körperlich relativ überlegenem, jüngerem, stärkerem, helfendem Bewohner entwickeln. Er half den Betreuerinnen und Betreuern und anderen Bewohnenden bei der Verrichtung von Alltagsaufgaben sowie der Hausarbeit und bewahrte bei Konflikten in der Wohneinrichtung die Ruhe. Von besonderer Bedeutung war hier ein stabiles und verlässliches Kontaktangebot vonseiten der Mitarbeitenden sowie der Leitung der Einrichtung mit »Förderung ohne Überforderung«. Herr D. wurde gesehen und man begegnete ihm in der Gemeinschaft mit sehr viel Verständnis, auch bei dissozialen und impulsiven Regelverletzungen. Da Herr D. seine Defizite und psychischen Auffälligkeiten mit in die Wohnstätte gebracht hatte, bedurfte es viel gegenseitiger Supervision in Zusammenarbeit mit der Ambulanz, ferner Fallbesprechungen, Hilfekonferenzen und verlässlicher Absprachen untereinander in dem Wissen, dass es eine »Heilung« des komplexen Störungsbildes von Herrn D. nicht geben würde.

In der forensischen Nachsorgebehandlung ging es darum, mittels kombinierter Medikation, stabiler Wohn- und Arbeitsstruktur und langfristiger psychotherapeutischer Behandlung Herrn D. davor zu bewahren, ein erneutes schweres Sexualdelikt zu begehen, und ihm dabei ein möglichst gutes Leben zu ermöglichen.

Forensische Nachsorgebehandlung

Herr D. entwickelte ein neues positives Selbstbild als Arbeiter in der zur Wohngruppe gehörigen Werkstatt für Menschen mit Behinderung. Hier hatte er einen Anleiter, der ihn mit sehr viel Unterstützung und Anerkennung erstmals in eine vollschichtige Berufstätigkeit (im Bereich Metallbau) integrieren konnte. Herr D. hatte somit zum ersten Mal in seinem Leben nicht nur eine Tagesstruktur, sondern auch eine Aufgabe. Er verdiente sein eigenes Geld und war Teil einer Gemeinschaft mit Kolleginnen und Kollegen. Gemeinsame Aktivitäten mit den Anleitenden sowie Kolleginnen und Kollegen der Werkstatt und der Wohngruppe, beispielsweise Grillen am Wochenende oder Teilnahme an Segelreisen, motivierten Herrn D. zusätzlich bei der Entwicklung seines neuen Selbst. Er erfuhr Zugehörigkeit und Selbstwirksamkeit in den genannten neuen Lebensbereichen.

Medikamentöse Therapie

Zum neuen Selbstverständnis gehörte für Herrn D. auch, die antiandrogene Medikation dauerhaft freiwillig fortzuführen und keine Kinder mehr anzusprechen. So konnte eine emotionale und moralische Nachreifung erfolgen mit dem erklärten Ziel, auf Sexualität dauerhaft zu verzichten, keinem Kind mehr etwas zuleide zu tun und konsequent den Kontakt zu Kindern zu meiden. Herr D. akzeptierte die antiandrogene Medikation und die ergänzenden Psychopharmaka ohne Diskussion auch über die Dauer der Führungsaufsicht hinaus. Er führte sie freiwillig fort trotz erheblicher Nebenwirkungen, vor allem Gewichtszunahme von über 40 Kilogramm mit Bluthochdruckerkrankung und Gelenkbeschwerden.

Aufgrund fortbestehender impulsiver und süchtiger Verhaltensauffälligkeiten benötigten die Wohneinrichtung und die Werkstatt für Menschen mit Behinderung eine kontinuierliche Unterstützung durch die Ambulanz und den gesetzlichen Betreuer, um Herrn D. erfolgreich in die stützenden und kontrollierenden Strukturen der Einrichtung zu integrieren.

Die Vorstellungstermine in der Ambulanz konnten nach dem Einzug in die neue Wohnstätte zunächst auf 14-tägige, dann auf monatliche Termine reduziert werden. Die zuständige Therapeutin in der Berliner Ambulanz nahm regelmäßig an Hilfekonferenzen und Fallbesprechungen in der Wohngruppe und Werkstatt vor Ort teil. Herr D. wurde zusätzlich zur Forensischen Ambulanz Berlin in der für ihn regional zuständigen allgemeinpsychiatrischen Klinik und der wohnortnahen Institutsambulanz vorgestellt und angemeldet.

11.5.2 Verlaufskontrollen und Meilensteine

In der Regel verfügen Straftäterinnen und Straftäter mit einer Störung der Intelligenzentwicklung nur über wenige sozial bedeutsame Beziehungen; sie sind weniger in soziale Kontakte eingebunden und insgesamt unzufriedener mit ihrer Lebenssituation. Meist sind sie überdurchschnittlich belastenden Lebensumständen ausgesetzt wie Arbeitslosigkeit, Isolation, Langeweile, Suchtmittelmissbrauch, mangelndem Kontakt zur Familie und fehlenden tragfähigen Freundschaften. Erfolgreiche Behandlungsprogramme für Sexualstraftäterinnen und -straftäter mit SIE fokussieren auf die Ansprechbarkeit und die Möglichkeiten geistig behinderter Menschen zu lernen und sozioemotional nachzureifen, wobei ihre eingeschränkten kognitiven Fähigkeiten berücksichtigt und die Lebensumstände aktiv einbezogen werden müssen (Calvano et al, 2024).

Basisproblematik

Das Basisproblem bei Straffälligen mit Intelligenzminderung liegt im Bereich von Bindungs- und Beziehungsstörungen, Misstrauen und Einzelgängertum bei stark vermindertem Selbstwertgefühl. Die Anwendung des

Behandlungskonzepts »Good-Lives-Model« (GLM) nimmt daher in der Nachsorgebehandlung von Sexualstraftäterinnen und -straftätern mit SIE einen besonders hohen Stellenwert ein (Ward et al, 2012; Franque et al, 2013). Im GLM wird Rückfälligkeit verstanden als Versuch, unbefriedigte Grundbedürfnisse zu erfüllen. Die konkrete, meist sehr anschauliche Arbeit an den Grundbedürfnissen eröffnet der Straftäterin oder dem Straftäter sowohl ein tieferes Verständnis für die kriminogenen Risikofaktoren als auch die Möglichkeit zur sozioemotionalen Nachreifung.

Good-Lives-Model

Merke

Das »Good-Lives-Modell« (Ward et al., 2003) wurde für normal intelligente Sexualstraftäterinnen und -straftäter entwickelt, findet inzwischen jedoch auch bei anderen Straffälligen breite Anwendung. Es geht in der Behandlung darum, wie straffällige Person von der Befriedigung ihrer Grundbedürfnisse profitieren kann, also um Annäherungsziele statt bloßer Vermeidungsziele. Die elf primären Güter oder Grundbedürfnisse des GLM sind: Leben, Wissen, Kompetenz in Freizeit, Kompetenz in Beruf, Autonomie, Verbundenheit, Gemeinschaft, Spiritualität, Glück und Kreativität. Menschen richten demnach ihr Leben so ein, dass diese Grundbedürfnisse befriedigt sind, jedoch mit teils unangemessenen Strategien. Die oder der ehemalige Straffällige soll dazu befähigt werden, ihre oder seine Grundbedürfnisse zu erfüllen, ohne Straftaten zu begehen. Der GLM-Ansatz fragt immer nach der Funktionalität der Kriminalität im Leben der Betroffenen.

Fallbeispiel – Fortführung

In dem beschriebenen stabilen Nachsorgesetting und mit einer medikamentösen Dreifachkombination aus AAT, Risperidon und Valproat konnte Herr D. in der Führungsaufsicht straffrei bleiben. In der psychotherapeutischen Behandlung nahmen die Sichtweisen und Behandlungsstrategien des GLM eine große Rolle ein. Auch die Kontrolle der Abstinenzweisung stellte eine wichtige Säule für die psychische Stabilität dar.

Teilweise haderte Herr D. in gedrückter Stimmung mit der Kontrolle und Strukturierung infolge seiner Unterbringung in der vollstationären Wohneinrichtung, und er wünschte sich mehr Freiheiten. Ein gelegentlicher Alkoholkonsum konnte hier jedoch rasch unterbunden werden (GLM Autonomie/Agency).

Wie wichtig für Herrn D. die Arbeit in der Werkstatt für Menschen mit Behinderung war (GLM Kompetenz im Beruf) wurde klar, als er vorübergehend in stärkerem Ausmaß Alkohol konsumierte, nachdem er sich bei einem Sturz eine Fraktur der Hand zugezogen hatte und über Wochen die WfbM nicht besuchen durfte. Er entwickelte eine depressive Krise mit Schlaflosigkeit und wurde daraufhin für 14 Tage in das zuständige psychiatrische Krankenhaus eingewiesen. Nach der Rückkehr zur Arbeit stabilisierte sich sein psychisches Zustandsbild rasch. Der Meilenstein fünf Jahre Führungsaufsicht wurde straffrei absolviert und Herr D. sowie sein Hilfenetzwerk baten darum, ihn weiterhin auf freiwilliger Basis in der FTA zu behandeln.

Im folgenden Jahr (GLM Leben) entwickelte Herr D. unter der neuroleptischen Medikation trotz der verhältnismäßig geringen Dosis deutliche extrapyramidale Symptome (EPS) sowie ein metabolisches Syndrom mit Adipositas und Hypertonie. Daraufhin erfolgten zunächst eine Reduktion und dann die Beendigung der Behandlung mit Risperidon.

Zwei Jahre nach Ablauf der Führungsaufsicht (GLM Kompetenz/Agency) erhielt Herr D. die Chance, in eine geringer betreute Wohnform desselben Trägers in einer mittelgroßen Stadt umzuziehen. Auch in dieser neuen Wohneinrichtung erfolgte eine engmaschige Supervision. Es zeigt sich jedoch ein hoher Betreuungsbedarf, da Herr D. mit sich allein nichts anzufangen wusste. Er klagte über Langeweile, trank erneut mehr Alkohol und hatte in seiner unbetreuten Freizeit wieder mehr Kontakte zu dissozialen Jugendlichen in seiner Heimatgemeinde. Eine erneute Krisenintervention im zuständigen Krankenhaus wurde notwendig, als Herr D. nach dem Konsum von Alkohol, Cannabis und Speed im Bett eines alten »Kumpels« aufgewacht war und hierzu einen »Filmriss« angab. Bei der Hilfekonferenz im Krankenhaus mit Patient, Oberärztin, Einrichtungsleiterin und WG-Betreuer zeigte sich rückblickend, dass es mit der Überleitung in die geringer betreute Wohngemeinschaft in städtischer Umgebung zu einer Destabilisierung von Herrn D. mit mangelnder Absprachefähigkeit und Regeleinhaltung gekommen war. Nochmals wurde ein individuelles Regelwerk mit mehr Anleitung und Unterstützung für ihn vereinbart.

Im folgenden Jahr (GLM innerer Frieden) entstand trotz der fortbestehenden antiandrogenen und affektstabilisierenden Medikation sowie der regelmäßigen Teilnahme an der Arbeit ein eskalierender Konflikt in der WG. Herr D. reagierte verzweifelt, er fühlte sich zu Unrecht beschuldigt. Eine Rückführung ins Krankenhaus zur Deeskalation und erneute Beleuchtung der Problembereiche Alkohol, Einsamkeit und Langeweile waren notwendig. Die Valproat-Medikation wurde im Krankenhaus vorübergehend wegen Off-Label-Indikation abgesetzt, musste jedoch bei erheblichen Schlafstörungen sowie reizbarer und affektlabiler Stimmung zeitnah wieder eindosiert werden.

Nachfolgend verliebte sich Herr D. in eine Mitbewohnerin der WG, die eine Borderline-Persönlichkeitsstörung und eine Suchterkrankung aufwies. Das Paar äußerte den Wunsch, gemeinsam aus der WG aus- und zusammenzuziehen. Herr D. wünschte sich mehr Freiheit und Selbstständigkeit (GLM Autonomie und GLM Gemeinschaft). Er begann, mit seiner Partnerin jedes Wochenende Alkohol und/oder Cannabis zu konsumieren. So musste er erneut zur stationären Entgiftung eingewiesen werden, nachdem er drei Nächte lang nicht mehr geschlafen und nur geweint hatte. Als akut depressiver, überforderter Patient verblieb er 14 Tage in stationärer Behandlung. Herr D. plante dann zwar, sich von seiner neuen Freundin fernzuhalten, war jedoch im Verhalten haltschwach. Nachdem er am Wochenende erneut mit seiner Partnerin reichlich Cannabis und Alkohol konsumiert hatte, erfolgte seine Rückkehr in die vorherige vollstationäre Einrichtung im ländlichen Bereich. Der Versuch der Ambulantisierung im städtischen Bereich galt damit als gescheitert.

Bei einer rein freiwilligen Nachsorgebehandlung sind kontrollierende und begrenzende Maßnahmen, z. B. eine Abstinenzweisung, auf Dauer meist nicht erfolgreich. Eine Verlängerung der Führungsaufsicht sollte daher bei Patienten, bei denen Abstinenz und Einnahme von Medikamenten für die Rehabilitation existenziell wichtig sind, rechtzeitig, d. h. ein Jahr vor Ablauf der Führungsaufsicht, bei der zuständigen Strafvollstreckungskammer beantragt werden.

Führungsaufsicht erforderlich

Fallbeispiel – Fortführung

In einer Fallbesprechung mit Herrn D. nach Rückkehr in die vollstationäre Einrichtung wurde seine Problematik erneut ausführlich besprochen (Pädophilie, Suchterkrankung, affektive Erkrankung, persönlichkeitsbedingte Probleme) (GLM Glück). Herr D. stabilisierte sich zunächst rasch, geriet dann jedoch erneut unter Druck infolge der Coronakrise. Er hielt die Ausgangssperre mit Schließung der WfbM nicht durch, wurde zunehmend depressiv, packte seine Tasche und wollte sich »volllaufen« lassen. Er bemühte sich um eine Alkohollangzeittherapie für Menschen mit Intelligenzminderung, wurde jedoch in der entsprechenden Einrichtung aufgrund seiner Komorbiditäten abgelehnt.

Erneut wurde, in sehr kleinen Schritten, versucht, Herrn D. den Umzug in ein eigenes Apartment mit betreutem Einzelwohnen auf dem Gelände der vollstationären Einrichtung zu ermöglichen (GLM Autonomie/Agency). Leider scheiterte auch dieser Versuch der Verselbstständigung, da Herr D. damit überfordert war, sich allein zu beschäftigen. So kehrte er zurück zu seinen Bezugspersonen in den vollstationären Bereich.

11.6 Diskussion

Herr D. kam als hoffnungsloser Fall in die forensische Nachsorge; die Persönlichkeitsstörung in Kombination mit der Paraphilie sowie die Intelligenzminderung mit deutlich ausgeprägten impulsiven und süchtigen Verhaltensauffälligkeiten stellten besondere Anforderungen an den sicheren sozialen Empfangsraum und an die Nachsorgebehandlung, um ihn darin zu halten. Dank einer sehr verbindlichen Kooperation der Ambulanz (Schwarze et al., 2028) mit den zahlreichen weiteren Beteiligten des Hilfe-Netzwerkes (Wohnstätte, Werkstatt, gesetzlicher Betreuer, Kostenträger, Angehörige etc.) konnte Herr D. durchgängig in Beziehung gehalten werden und sein erneutes Abgleiten in soziale Desintegration, Obdachlosigkeit, Armut, Suchterkrankung und erneuter einschlägiger Straffälligkeit sicher verhindert werden. Eine wohlwollende, professionelle therapeutische Haltung, die kleine Fortschritte des Patienten anerkannte und sich durch Krisen oder Rückschläge nicht entmutigen ließ, war dabei nur durch eine klare Arbeitsweise und regelmäßige Supervision aufrechtzuhalten.

11.7 Zusammenfassung

Das Fallbeispiel zeigt, wie es in dem anhaltend schwierigen Behandlungsverlauf dank des kombinierten Behandlungsangebots aus Psychotherapie mit dem GLM (Ward et al., 2012), medikamentöser Behandlung und sozialer Integration gelang, Herrn D. rückfallfrei durch die ambulante Nachsorge und darüber hinaus zu führen. Seine Lebensqualität verbesserte sich trotz der komorbiden Suchterkrankungen durch die komplexe Nachsorgebehandlung einschließlich Medikation in zahlreichen, auch kriminalprognostisch wirksamen Bereichen. Hierzu gehörten soziale Beziehungen (z. B. mit jährlichen Reisen zur Mutter), Leistungsfähigkeit bei der Arbeit, innerer Frieden sowie die Möglichkeit für weitere erfüllende Aktivitäten und Tätigkeiten gemäß dem GLM (Ward, 2007). Herrn D. gelang die soziomoralische Nachreifung und er entwickelte ein neues Selbstverständnis, keine Sexualstraftaten mehr begehen zu wollen. Der Ausstieg aus seiner kriminellen, aussichtslosen Biografie gelang durch das konsequente Arbeiten an drei Zielen des GLM: Selbstwirksamkeit, Beziehungen und innerer Frieden. Er verstarb unerwartet im Alter von 52 Jahren aus unklarer Ursache, ohne eine erneute Straftat begangen zu haben.

Mit dem genannten Bündel von Maßnahmen war es möglich, Herrn D. zu stabilisieren, ihn in seiner Heimatgemeinde zu beheimaten, in der Einrichtung der Eingliederungshilfe zu integrieren und forensisch zu rehabilitieren. So ließ sich das Risiko erneuter Rückfälle deutlich verringern. In Zusammenarbeit mit dem Träger der Eingliederungshilfe, der Bewährungshilfe, dem gesetzlichen Betreuer sowie den Angehörigen gelang es mittels des multimodalen Behandlungsansatzes einschließlich der antiandrogenen Therapie, Herrn D. als Sexualstraftäter mit Intelligenzminderung trotz bestehender psychiatrischer Einschränkungen ein zufriedenstellendes

Leben im Sinne des GLM (Ward 2007; Aust 2010) zu ermöglichen – und gleichzeitig die Allgemeinheit zu schützen.

11.8 Literatur

Andrews, D. A., Bonta, J., Wormith, J. S. (2011). The risk-need-responsivity (RNR) model: Does adding the Good-Lives-Modell contribute to affective crime prevention? *Crim Justice Behav, 38*(7), 753–755.

Aust, S. (2010). Is the Good-Lives-Modell of offender treatment relevant to sex offenders with a learning disability? *Journal of Learning Disabilities and Offending Behaviour, 1*(3), 33–39. https://doi.org/10.5042/jldob.2010.0627

BFARM. (2022). ICD-11 in Deutsch – Entwurfsfassung, in Kraft getreten am 01.01.2022. https://www.bfarm.de/DE/Kodiersysteme/Klassifikationen/ICD/ICD-11/uebersetzung/_node.html

BGBl; Bundesgesetzblatt. (2007). Gesetz zur Reform der Führungsaufsicht und zur Änderung der Vorschriften über die nachträgliche Sicherungsverwahrung [Act to Reform the Supervision of Conduct and to Amend the Provisions on Subsequent Preventive Detention]. BGBl. Jahrgang 2007, Teil I, Nr. 13, ausgegeben zu Bonn am 13.04.2007.

Calvano, D., Voß, T. (2024). Straffällige Menschen mit Störungen der Intelligenzentwicklung. In C. Schanze & T. Sappok (Hrsg.), *Störungen der Intelligenzentwicklung: Grundlagen der psychiatrischen Versorgung, Diagnostik und Therapie* (Aktualisiert nach ICD-11). Klett-Cotta.

Cooper, S. A., Smiley, E., Jackson, A. et al. (2009). Adults with intellectual disabilities: prevalence, incidence and remission of aggressive behaviour and related factors. *Journal of Intellectual Disability Research, 53*(3), 217–232. https://doi.org/10.1111/j.1365-2788.2008.01127.x

Dosen, A. (2018). Psychische Störungen und Verhaltensauffälligkeiten bei Menschen mit intellektueller Beeinträchtigung (2. Auflage). Hogrefe.

Douka von Bormann, H. (2008). Entstehungsgeschichte und Konzeption der Forensisch-Therapeutischen Ambulanz für Sexual- und Gewalttäter in Berlin. *Bewährungshilfe, 55*(2), 159–166. Psychosozial Verlag.

Franqué, F., Briken, P. (2013). Das »Good-Lives-Modell« (GLM). Ein kurzer Überblick. *Forensische Psychiatrie, Psychologie, Kriminologie, 7*, 22–27. https://doi.org/10.1007/s11757-012-0196-x

Freese, R. (2003). Ambulante Versorgung psychisch kranker Straftäter. In R. Müller-Isberner & L. Gretenkord (Hrsg.), *Psychiatrische Kriminaltherapie* (Bd. 2, S. 176–185). Pabst Science Publishers.

Jahoda, A., Pownall, J. (2013). Sexual understanding, sources of information and social networks; the reports of young people with intellectual disabilities and their non-disabled peers. *Journal of Intellectual Disability Research, 58*(5), 430–441. https://doi.org/10.1111/jir.12040

Lau, S. (2003). Wirkt ambulante Kriminaltherapie? Literaturübersicht zur Effektivität gemeindenaher rückfallpräventiver Maßnahmen bei Straftätern und psychisch kranken Rechtsbrechern. *Psychiatrische Praxis, 30*, 119–126.

Sauter, J., Lingenti, L. M., Rettenberger, M. et al. (2024). The impact of testosterone-lowering medication on recidivism in individuals convicted of sexual offenses. *Dialogues in Clinical Neuroscience, 26*(1), 28–37. https://doi.org/10.1080/19585969.2024.2359923

Schmidt-Quernheim, F. (2024). Forensisch-psychiatrische Nachsorge: Grundsätze, Aufgaben, Perspektiven. In E. Habermeyer, H. Dressing, D. Seifert & S. Lau

(Hrsg.), *Forensische Psychiatrie: Rechtliche, klinische und ethische Aspekte* (S. 323–339). Springer.

Schwarze, C., Voß, T., Kliesch, O. et al. (2018). Qualitätskriterien forensischer Ambulanzen des Strafvollzugs. *Forensische Psychiatrie, Psychologie, Kriminologie, 12*, 369–379

Voß, T. (2022). Straffällige Menschen mit einer Intelligenzminderung und Verhaltensauffälligkeiten. In M. Lammel, S. Lau, S. Rückert, T. Voß & F. Wendt (Hrsg.), *Forensische Psychiatrie – Erfahrungswissenschaft und Menschenkunde: Festschrift für Hans-Ludwig Kröber* (S. 231–241). Medizinisch-wissenschaftliche Verlagsgesellschaft.

Voß, T., Reichel, R., Calvano, D. (2021). Antiandrogene Behandlung von Menschen mit Intelligenzminderung in der ambulanten Nachsorge. *Forens Psychiatr Psychol Kriminol 15*, 62–72. https://doi.org/10.1007/s11757-020-00635-8

Ward, T., Yates, P. M., Willis, G. M. (2012). The Good-Lives-Modell and the risk need responsivity model: a critical response to Andrews, Bonta, and Wormith. *Crim Just Behav, 39*, 94–110.

12 Eine Systemsprengerin in der Jugendforensik

Anne Wettermann und Christin Krüger

12.1 Einleitung

Der Begriff »Systemsprenger« weckt das Bild von Jugendlichen, die scheinbar durch alle Netze der Hilfesysteme fallen – unberechenbar, unkontrollierbar und schwer zu behandeln. Jeder Behandlungsansatz scheint a priori zum Scheitern verurteilt. Dr. Menno Baumann (2019) definiert »Systemsprenger« als »Hoch-Risiko-Klientel, welches sich in einer durch Brüche geprägten, negativen Interaktionsspirale mit dem Hilfesystem, den Bildungsinstitutionen und der Gesellschaft befindet und diese durch als schwierig wahrgenommene Verhaltensweisen aktiv mitgestaltet«. Dass die Etikettierung eines Systemsprengers als »unberechenbar, unkontrollierbar und schwer zu behandeln« jedoch nicht unbedingt zutrifft, demonstriert der folgende Fall.

Auch Systemsprenger können erfolgreich eine Therapie absolvieren

12.2 Fallbeispiel

Als Frau X. von der Polizei in die Forensische Psychiatrie gebracht wurde, war sie 15 Jahre alt. Sie hatte eine Nacht im Polizeigewahrsam verbracht und sollte nun nach § 126a Strafprozessordnung (StPO) vorläufig untergebracht werden. Vor wenigen Tagen hatte sie Feuerwehrleute angegriffen und Mülleimer in Brand gesetzt. Sie berichtete von fortgesetzten Behandlungen in der Kinder- und Jugendpsychiatrie und Unterbringungen in Kinder- und Jugendhilfeeinrichtungen. Vor der Ingewahrsamnahme durch die Polizei lebte sie im Kinder- und Jugendnotdienst.

Vor uns stand eine junge Frau, die erstmalig mit dem Strafrechtssystem zu tun, Vernarbungen tiefer Schnitte an Armen und Beinen hatte – und entzügig war.

Eine 15-jährige Jugendliche in der Forensik

12.2.1 Psychiatrische Vorgeschichte

Fallbeispiel – Fortführung

Dysfunktionale Familienverhältnisse

Frau X. wuchs bei ihrer leiblichen Mutter auf. Die Beziehung zur Mutter sei durch emotionale Vernachlässigung geprägt gewesen, die elterliche Wohnung verwahrlost. Die Trennung der Eltern sei kurz nach ihrer Geburt erfolgt. Die neue Partnerschaft der Mutter sei von Gewalt und Alkoholmissbrauch geprägt gewesen, sodass wegen Kindeswohlgefährdung ein Schutzplan durch die Jugendhilfe eingerichtet werden musste, als Frau X. drei Jahre alt war.

Die Patientin habe den Kindergarten besucht, zu dieser Zeit sei sie vom Vater ihrer jüngeren Schwester (-6 Jahre) geschlagen worden. Im Alter von sechs Jahren wurde sie in die Grundschule eingeschult, wo sie aufgrund ihres Körpergewichts erste Erfahrungen mit Hänseleien gemacht habe und mit der fünften Klasse auf eine Gesamtschule wechselte. Die Erfahrungen mit Ausgrenzung durch Mitschülerinnen und Mitschüler hätten sich dann intensiviert, sodass Frau X. der Schule fernblieb und mit dem Zeugnis der siebten Klasse (ohne Schulabschluss) die Schule verließ.

Wiederholte Kontakte zum Hilfesystem

Seitdem die Patientin 13 Jahre alt war, hatte sie zahlreiche Kontakte zur Kinder- und Jugendpsychiatrie (▶ Tab. 12.1). Insgesamt wurde sie 47-mal stationär, 2-mal tagesklinisch und 3-mal ambulant behandelt. Die Aufnahmegründe waren v. a. erhebliches selbstverletzendes Verhalten und Suizidversuche, sodass sie häufig notfallmedizinisch versorgt werden musste. Während der Aufenthalte griff sie Mitarbeitende an, schlug und würgte sie. Die medikamentöse Behandlung erfolgte mit verschiedenen Benzodiazepinen, Antidepressiva, atypischen Antipsychotika, Sedativa, Psychostimulanzien und Antipsychotika, teilweise als Depot-Medikation. Bis kurz vor Aufnahme in unserer Klinik sei sie nach Aussagen einer Psychotherapeutin »nur noch fixiert und gespritzt« worden.

Die Bemühungen, Frau X. in einer Einrichtung der Jugendhilfe unterzubringen, seien an dem hohen therapeutischen Bedarf sowie an ihrer fehlenden Bereitschaft zur Mitwirkung gescheitert. Es kam wiederholt zu Suizidversuchen und selbstverletzendem Verhalten durch Überdosierung von Medikamenten, Sprung von Brücken, Strangulation, Verschlucken von Gegenständen (Scherben, Batterien, Rasierklingen), Zufügen von Schnittverletzungen etc. Fremdverletzendes Verhalten äußerte sich in Treten, Würgen, Kneifen sowie Angriffen mit Gegenständen (z. B. einer Schere) in verschiedenen Institutionen und gegenüber Rettungs- und Einsatzkräften.

Circa drei Monate vor der Aufnahme der Patientin hatte es einen Antrag beider Elternteile auf eine geschlossene Unterbringung in einer Jugendhilfeeinrichtung gegeben. Daraufhin erfolgte eine entsprechende Begutachtung. Aus medizinischer Sicht wurde eine geschlossene Unterbringung nicht empfohlen. Sie wurde als »nicht erforderlich« und »nicht zielführend« und »in üblichen Versorgungsstrukturen, selbst unter geschützten Bedingungen« nicht realisierbar eingestuft. Stattdessen wurde eingeschätzt, dass Frau X. »deutlich robustere Strukturen und Grenzen als die eines stationären Settings einer Versorgungsklinik« benötigt.

Tab. 12.1: Übersicht der Vorbehandlungen

Alter der Patientin	Klinik	Anzahl	Art	Aufnahmeart
0	Orthopädie	2	ambulant	Poliklinik
3	Unfallchirurgie	1	ambulant	Notfall
13	KJP	11	stationär	Einweisung/Verlegung
	KJP	1	tagesklinisch	Überweisung
	KJP	1	ambulant	Überweisung
	Kinderchirurgie	1	stationär	Einweisung
	Kinderklinik	1	stationär	Einweisung
	Unfallchirurgie	2	ambulant	Notfall
	Intensivmedizin	6	stationär	Einweisung/Verlegung
14	KJP	36	stationär	Einweisung/Verlegung
	KJP	1	tagesklinisch	Überweisung
	KJP	2	ambulant	Überweisung
	Kinderchirurgie	4	ambulant	Notfall
	Kinderklinik	1	stationär	Einweisung
	Kinderklinik	3	stationär	Verlegung
	Unfallchirurgie	2	ambulant	Notfall
	Intensivmedizin	14	stationär	Einweisung/Verlegung
15	KJP	3	stationär	Einweisung

KJP: Kinder- und Jugendpsychiatrie

12.3 Diagnose

12.3.1 Diagnoseentwicklung

Die Therapieangebote der verschiedenen Behandlungsmöglichkeiten ähneln sich häufig, ebenso die Verläufe. Unterschiedlich hingegen sind vielfach die Diagnosen. Bei Frau X. wurden in der Vorgeschichte folgende

Lange psychiatrische Vorgeschichte häufig bei forensischen Patienten

psychische Störungen (nach Internationaler Klassifikation psychischer Störungen [ICD-10; Dilling et al., 2000]) diagnostiziert:

- Bindungsstörung des Kindesalters mit Enthemmung (ICD-10: F94.2)
- Angst und depressive Störung gemischt (ICD-10: F41.2)
- Psychische und Verhaltensstörungen durch Halluzinogene: Schädlicher Gebrauch (ICD-10: F16.1)
- Absichtliche Selbstschädigung (ICD-10: X84.9)

Bei der forensisch-psychiatrisch-psychologischen Begutachtung wurde auf eine IQ-Messung von vor zwei Jahren verwiesen, die einen durchschnittlichen Gesamtwert von 108 IQ-Punkten ergab. Eine psychometrische Untersuchung war nicht möglich, da Frau X. die Mitarbeit ablehnte. Man sah alle Kriterien der Borderline-Persönlichkeitsstörung (BPS) (ICD-10: F60.31) erfüllt. Die Vergabe der Diagnose, obwohl die Patientin erst 15 Jahre alt war, wurde mit Verweisen auf das Diagnostische und statistische Manual psychischer Störungen (DSM-5®; 2015) und die ICD-11-Entwurfsfassung (Bundesinstitut für Arzneimittel und Medizinprodukte, 2023) sowie auf neuere Untersuchungsergebnisse (z. B. Videler et al., 2019) begründet. Eine Störung durch Substanzgebrauch wurde nicht diagnostiziert.

Auch zu Beginn der forensischen Behandlung gestaltete sich die Diagnostik herausfordernd. Anhaltende Krisen und die Ablehnung der Mitarbeit erlaubten uns ausschließlich die klinische Diagnosestellung nach Aktenlage und Verhaltensbeobachtung.

Aufmerksamkeit als Motiv

Wir sahen vor allem das starke Bedürfnis nach Aufmerksamkeit als Motiv für selbstverletzendes und fremdaggressives Verhalten. Wir hatten beobachtet, dass eine Sättigung des Aufmerksamkeitsbedürfnisses praktisch nie erreicht werden konnte. So gab es z. B. einen Tag, an dem sich Pflegekräfte den ganzen Tag mit Frau X. beschäftigten (Gespräche, Gesellschaftsspiele, Basteln etc.) und sie sich dennoch abends schwer selbst verletzte. Eine Entlastung durch selbstverletzendes Verhalten berichtete die Patientin uns gegenüber nie. Zudem kam es trotz teilweise erheblicher Einschränkungen nie zu Beziehungsabbrüchen gegenüber den Behandelnden. Außerdem fiel Frau X. durch Kostümierungen, auffällige Frisuren, das Tragen von Perücken und ungewöhnliches Make-up auf.
Wir stellten daher folgende Diagnosen:

- kombinierte Störung des Sozialverhaltens und der Emotionen (ICD-10: F92) im Sinne einer beginnenden histrionischen Persönlichkeitsstörung (ICD-10: F60.4)
- Störung durch multiplen Substanzgebrauch und Konsum sonstiger psychotroper Substanzen; schädlicher Gebrauch (ICD-10: F19.1)

Eine Intelligenzmessung konnte erst ein Jahr nach der Aufnahme durchgeführt werden. Sie ergab in Übereinstimmung mit dem Vorbefund einen durchschnittlichen IQ von 105 Punkten, wobei im Bereich des wahrnehmungsgebundenen logischen Denkens ein überdurchschnittliches Teilergebnis von 126 erreicht wurde.

12.3.2 Zur Persönlichkeitsdiagnostik

Das klinische Bild der Patientin zeigte Symptome und Verhaltensweisen, die nicht mit der zuvor diagnostizierten BPS übereinstimmten. Es wurde schnell deutlich, dass eine unzureichende Passung mit der ursprünglichen Diagnose bestand, weshalb wir eine beginnende histrionische Persönlichkeitsstörung diagnostizierten. Im vorliegenden Fall war davon auszugehen, dass die Patientin X. bereits in ihrer frühen Kindheit die Lernerfahrung gemacht hatte, dass Manipulation und Dramatisierung notwendig sind, um Zuwendung zu erhalten. Inkonsistentes Erziehungsverhalten der Bezugspersonen sowie wechselnde Reaktionen auf emotionale Bedürfnisse könnten zur Entwicklung der HPS beigetragen haben. Die zahlreichen stationären Aufenthalte und die damit verbundene Fürsorge des Klinikpersonals können als Ausdruck einer unbewussten Bindungssuche verstanden werden. Ausgeprägtes und dramatisches selbstverletzendes Verhalten sowie theatralische suizidale Krisen erscheinen in diesem Zusammenhang als mögliche Strategien, Aufmerksamkeit und emotionale Zuwendung zu erlangen. Die klinische Behandlung könnte hier unbeabsichtigt zu einer Verstärkung dieses Verhaltens geführt haben, indem das Leiden der Patientin mit einer intensiven emotionalen Reaktion der Umwelt verknüpft wurde. Darüber hinaus könnten emotionale Vernachlässigung und Gewalterfahrungen in der Vorgeschichte der Patientin eine Rolle bei der Entwicklung des theatralischen Verhaltens als Bewältigungsmechanismus gespielt haben. Dieses Verhalten kann als Versuch verstanden werden, Kontrolle über soziale Interaktionen zu erlangen und/oder unerfüllte emotionale Bedürfnisse zu kompensieren.

Beginnende histrionische Persönlichkeitsstörung

12.3.3 Kritische Reflexion des Diagnoseprozesses

> **Merke**
>
> Die Diagnose psychischer Erkrankungen nimmt in der forensischen Psychiatrie eine zentrale Stellung ein, da sie nicht nur den Verlauf und die Behandlung der Erkrankungen maßgeblich beeinflusst, sondern auch weitreichende soziale und persönliche Konsequenzen für die Betroffenen und die Gesellschaft hat.

Die histrionische Persönlichkeitsstörung (HPS) ist gekennzeichnet durch ein tief verwurzeltes Bedürfnis nach Aufmerksamkeit, ausgeprägte Emotionalität und theatralisches Verhalten. Nach Fiedler und Herpertz (2016) kann die HPS auch als »Nähe- und Bindungsstörung« verstanden werden. Unsichere Bindungsmuster in der frühen Entwicklung können zu einem instabilen Selbstwertgefühl führen, welches wiederum mit einem übermäßigen Bedürfnis nach externer Bestätigung einhergeht. Dies steht in engem Zusammenhang mit Verhaltensweisen von Menschen mit HPS, die durch dramatische oder manipulative Strategien versuchen, Aufmerksamkeit zu erlangen. Frühe emotionale Vernachlässigung, inkonsistente Erziehungsstrategien oder traumatische Erfahrungen können die Entwicklung dieser strukturellen Störung begünstigen (Blagov et al., 2007).

Ein Review von Candel (2019) weist darauf hin, dass die HPS möglicherweise unterdiagnostiziert ist. Dies könnte auf die geringe Prävalenz sowie die hohe Komorbidität mit anderen Störungen zurückzuführen sein, was die Notwendigkeit einer differenzierten Diagnostik unterstreicht. Die Diagnosestellung ist ein dynamischer Prozess, der weit über das bloße »Abhaken« von Diagnosekriterien gängiger Diagnosemanuale hinausgeht. Um den klinischen Eindruck von seiner Subjektivität zu befreien, ist die Nutzung und Förderung interdisziplinärer, multiprofessioneller und ganzheitlicher Ansätze von entscheidender Bedeutung. Diese Strategien erhöhen die Wahrscheinlichkeit, dass Diagnosen valide und reliabel sind. Darüber hinaus sollten klinische Praktikerinnen und Praktiker regelmäßig ihre eigenen Vorannahmen und das damit verbundene »Schubladendenken« hinterfragen, um eine Fehleinschätzung zu vermeiden. Im vorliegenden Fall hat die unpräzise Diagnosestellung zu einem vermeidbaren Behandlungshindernis geführt, das den Fortschritt der Therapie erheblich beeinträchtigt hat.

Da die meisten Straftaten von Männern begangen werden (Steffensmeier & Allan, 1996), liegen vergleichsweise wenig Erkenntnisse über Straftäterinnen vor. Der begrenzte Kenntnisstand zu geschlechtsspezifischen Symptomausprägungen in bestimmten Diagnosekategorien ist insbesondere bei delinquenten Frauen von Nachteil. Studien zeigen, dass die BPS in dieser Gruppe überproportional häufig diagnostiziert wird (Langer, 2016; Sansone & Sansone, 2011). Die Motivation für selbst- und fremdgefährdendes Verhalten von Frauen ist so vielfältig wie bei Männern. Vor allem bei Frauen mit selbstverletzendem oder aggressivem Verhalten wird häufig vorschnell eine BPS-Diagnose gestellt (Rüsch, 2007). Grundsätzlich sind Männer und Frauen in der Allgemeinbevölkerung etwa gleich häufig von BPS betroffen. In klinischen Stichproben wird sie jedoch häufiger bei Frauen diagnostiziert, was unter anderem darauf zurückzuführen ist, dass Frauen häufiger stationäre Behandlungen in Anspruch nehmen (Bozzatello et al., 2024). Darüber hinaus unterscheiden sich die Symptomausprägungen: Frauen neigen eher zu internalisierenden Symptomen wie emotionaler Instabilität, während Männer häufiger externalisierende Verhaltensweisen wie Aggressivität zeigen, die nicht immer mit BPS in Verbindung gebracht werden (Kuleshov, 2022). Die übermäßige Diagnosestellung von BPS bei delinquenten Frauen lässt sich auf mehrere Faktoren zurückführen. Eine zentrale Ursache ist die Symptomüberschneidung mit anderen, insbesondere der antisozialen Persönlichkeitsstörung: Beide weisen Merkmale wie Impulsivität und aggressives Verhalten auf (Falkai et al., 2015). Ein weiterer Faktor sind gesellschaftliche Erwartungen: Aggressives Verhalten wird bei

Selbstverletzendes Verhalten ist ein Symptom und kein Syndrom

Frauen oft als untypisch und damit eher als Ausdruck einer psychischen Störung angesehen, während es bei Männern zwar als normabweichend, aber nicht zwangsläufig als pathologisch gilt. Traumatische Erfahrungen spielen ebenfalls eine Rolle bei der Überdiagnose. Viele delinquente Frauen haben in ihrer Vergangenheit sexuellen Missbrauch oder körperliche Misshandlung erlebt, was sowohl zu BPS-ähnlichen Symptomen als auch zu delinquentem Verhalten führen kann (Krabbendam et al., 2015). Darüber hinaus gibt es Überschneidungen zwischen BPS und Psychopathie. Es wird diskutiert, ob bestimmte BPS-Symptome eine geschlechtsspezifische Ausprägung von Psychopathie darstellen könnten (Karsten et al., 2016; Sprague et al., 2012). Außerdem werden bei delinquenten Frauen andere Persönlichkeitsstörungen oder -anteile, etwa dissoziale, histrionische oder narzisstische Züge, häufig nicht ausreichend berücksichtigt (Ogloff, 2006). Insgesamt entsteht der Eindruck, dass geschlechtsspezifische Unterschiede in der Diagnostik wenig Beachtung finden. Antisoziales Verhalten äußert sich bei Frauen oft anders als bei Männern, was eine differenzierte Betrachtung erforderlich macht.

Motivation für selbst- und fremdgefährdendes Verhalten bei Frauen

12.4 Forensische Aspekte

12.4.1 Juristischer Rahmen

Frau X. wurde zunächst einstweilig nach § 126a StPO untergebracht. Sie wurde drei Monate später zu einer Einheitsjugendstrafe von unter zwei Jahren verurteilt. Zudem wurde die Unterbringung nach § 64 Strafgesetzbuch (StGB) angeordnet. Es wurde ein symptomatischer Zusammenhang zwischen dem Substanzgebrauch und den Straftaten gesehen. An der strafrechtlichen Verantwortungsreife nach § 3 Jugendgerichtsgesetz (JGG) bestand laut Urteil kein Zweifel. Steuerungs- und Einsichtsfähigkeit wurden als gegeben angesehen.

12.4.2 Anlassdelikte

Fallbeispiel – Fortführung

Die Anlassdelikte erstreckten sich über einen Zeitraum von sieben Monaten. Frau X. war damals 14 bzw. 15 Jahre alt.

So hatte sie in Selbstverletzungsabsicht mehrere kleine Glasscherben verschluckt, woraufhin der Rettungswagen alarmiert wurde. Während der Fahrt griff sie eine Rettungssanitäterin mit einer Schere an, im weiteren Verlauf trat und kniff sie die Frau. Als der Rettungswagen stoppte und der Fahrer dazu kam, griff Frau X. auch diesen an. Die

Progredienz der Straffälligkeit

Patientin versuchte sich dann mit einer Flexüle selbst zu verletzen, was misslang. Daraufhin erfolgte ein weiterer Angriff auf die Rettungssanitäter.

Sechs Tage später begab sich die Patientin mit einem unter 14-jährigen Jungen in die Kinder- und Jugendklinik und verlangte die Aufnahme mit der Begründung ihres vorangegangenen Alkoholkonsums. Der Junge fing an zu randalieren, Frau X. zündete mittels Desinfektionsmittel einen Teppichläufer im Wartebereich an. Das Feuer konnte gelöscht werden. Kurze Zeit später legten beide noch zwei Brände: einen in einem Vorbereitungszimmer, einen im Außenbereich.

Vier Monate später überfiel Frau X. gemeinsam mit dem o. g. Jungen und einem Mädchen eine Tankstelle. Sie bedrohten die Tankstellenmitarbeiterin mit einem Messer und wollten Tabak erbeuten. Nachdem sie auf die herbeigerufene Polizei gestoßen waren, flüchtete Frau X. zunächst. Als sie gestellt wurde, bedrohte sie den Polizeibeamten mit dem Messer.

Darauf folgten gemeinsame Ladendiebstähle, v. a. von Alkohol-Mixgetränken.

Kurz vor der Aufnahme in der Forensischen Psychiatrie hatte Frau X. noch zwei Mülltonnen vor Wohnhäusern angezündet, was schließlich zur einstweiligen Unterbringung führte.

12.4.3 Fallkonzeptualisierung und Delinquenzhypothese

Fallbeispiel – Fortführung

Parentifizierung bei gleichzeitiger Vernachlässigung

Bereits früh begann Frau X., sich antisozialen Peers anzuschließen. Hintergrund seien zum einen das unwohnliche Zuhause, zum anderen Einsamkeitsgefühle gewesen. In diesen Gruppen begann sie Straftaten zu begehen, um sich zu behaupten. Im Kontext eines geringen Selbstwertgefühls unterlag sie mit ausgeprägten Anschlussmotiv hierbei oftmals einem Gruppendruck, um nicht als Versagerin vor den anderen dazustehen, weshalb sie sich zu antisozialem Verhalten motivieren ließ.

Ihre Mutter, die an einer depressiven Erkrankung leide und sich in geringem Maße um Frau X. gekümmert habe, habe kaum erzieherischen Einfluss auf ihre Tochter gehabt. Stattdessen sei es über Jahre zu einer Rollenumkehr gekommen, sodass die Patientin seit frühester Kindheit die Einkäufe übernehmen musste und sich um den Haushalt (Wäsche waschen) und die jüngere Schwester zu kümmern hatte. Sie selbst fühlte sich von der Mutter emotional vernachlässigt. Bis zum 11./12. Lebensjahr hatte die Patientin einmal wöchentlich Kontakt zum Vater, danach nur noch sporadisch. Im Teenageralter habe er ihr gelegentlich angeboten, mit ihm Cannabis und Alkohol zu konsumieren. Mit ihren persönlichen Sorgen blieb Frau X. über lange Zeit allein. Selbst die wiederholten hilfesuchenden Zuwendungen an ihre Mutter blieben unbeantwortet, sodass sich Frau X. nicht ernst genommen fühlte. Wenig elterliche Fürsorge führte zur Beeinträchtigung in der Bindung (zwischen unsicher-ambivalent und desorganisiert) und in der Beziehungsfähigkeit. Aus dem starken Wunsch nach Zuwendung und Aufmerksamkeit heraus vertraute sich Frau X. schließlich einer Lehrerin an, der sie suizidale Gedanken mitteilte. Diese Situation war gewissermaßen ein Schlüsselerlebnis, da sich die Mutter dann ihrer Tochter ernsthaft zuwandte.

Diese Erfahrung, dass dysfunktionales Verhalten den gewünschten Zugewinn an Aufmerksamkeit an ihrer Person mit sich bringt, führte zu einer kontraproduktiven Verstärkung des negativen Verhaltens. Wurden die Straftaten anfangs in der Gruppe begangen, kam es zunehmend zu anderen Deliktformen (Brandstiftung), welche die Patientin allein beging. Hierbei verblieb sie nach den Taten in unmittelbarer Nähe, um ein Entdecktwerden wahrscheinlich zu machen und das Geschehen am Tatort (weniger z. B. das Feuer, sondern die Einsatzkräfte) zu beobachten (»ich habe die Aufmerksamkeit gebraucht«). Parallel hierzu hatte sie in den vergangenen Jahren immer häufiger Suchtmittel konsumiert, welche zugleich negative Gedanken, insbesondere auch die erfahrene emotionale Vernachlässigung, unterdrücken sollten. Dieser Konsum führte zugleich zu einer Senkung der Hemmschwelle zur Tatausübung. Die o. g. Erfahrung, dass dysfunktionales Verhalten zu erhöhter Aufmerksamkeit führt, wurde durch die anhaltenden Behandlungen in der Kinder- und Jugendpsychiatrie noch verstärkt.

Verstärkung des dysfunktionalen Verhaltens

12.5 Therapie

12.5.1 Aufnahmesituation

Fallbeispiel – Fortführung

Die damals 15-jährige Patientin fiel, neben Kostümierungen und auffälligem Make-up, durch infantile Verhaltensweisen auf. Sie sprach einerseits kindlich und leise, andererseits zeigte sie sich übermütig und vollführte Fallübungen (aus dem Kampfsportbereich) unter der Beobachtung von Mitpatientinnen und Mitpatienten sowie Mitarbeitenden auf dem Hof.

Es braucht Hoffnung auf positive Veränderung

Die ersten Monate waren von anhaltenden Krisen geprägt. Dabei stand selbstverletzendes Verhalten im Vordergrund. Trotz Sicherheitsmaßnahmen gelang es Frau X. z. B. Batterien zu entwenden und zu schlucken. Aufgrund von Überbelegung war die Patientin zunächst im Time-out bei offener Tür untergebracht. Hier griff sie auch Mitarbeitende an, allerdings ausschließlich in bereits krisenhaften Situationen.

Frau X. hatte einen ausgeprägten Gesprächsbedarf und suchte fortwährend Anschluss an Mitarbeitende und Mitpatientinnen. Schnell wurde deutlich, dass ihr Anschluss- und Aufmerksamkeitsbedürfnis trotz intensiver Beschäftigung mit ihr nicht gesättigt werden konnte. So verletzte sich Frau X. noch kurz vor der Nachtruhe schwer selbst (durch Schlucken von Pinnnadeln), obwohl Pflegekräfte mit ihr über Stunden Gesellschaftsspiele gespielt und gebastelt hatten.

Die Bindungsproblematik wurde auch dadurch deutlich, dass zunächst sämtliche Verlegungsversuche in das eigene Zimmer scheiterten. Frau X. reagierte dann mit selbstverletzendem Verhalten. Hintergrund war, dass der Time out – im Gegensatz zum Patientenzimmer – direkt neben dem Pflegestützpunkt lag. Die räumliche und persönliche Nähe zu den Pflegekräften wollte die Patientin nicht aufgeben.

Zunächst wurden die meisten Medikamente abgesetzt. Eine Anamneseerhebung mit der Patientin war nicht möglich, da sie keine Antworten gab. Auch die testpsychologische Diagnostik wurde vorerst von ihr abgelehnt.

12.5.2 Behandlungsplanung

Behandlungsplanung nach dem RNR-Prinzip

Getreu dem Risk-Need-Responsivity-Model (RNR; Andrews et al., 1990; Bonta & Andrews, 2007; Andrews & Bonta, 2010; Bonta, 2023) stuften wir das *Risikolevel* als mittelgradig ein.

Die *Needs* sahen wir in der Bindungsstörung, einem ausgeprägten Aufmerksamkeitsbedürfnis, einem geringen Selbstwert, den konfliktreichen familiären Beziehungen, Problemen in der Schule, antisozialen Freizeitaktivitäten, selbstschädigenden Anpassungsstrategien, Störungen der Selbstkontrolle und des Selbstmanagements und dem Konsum von psychotropen Substanzen.

Als *Responsivity*-Faktoren erarbeiteten wir im biografischen Bereich die emotionale Vernachlässigung durch die Mutter, die Verwahrlosung in der Primärfamilie, eine dysfunktionale Beziehung zum Vater und die damit einhergehende Bindungsstörung. Als motivationale und intrapersonelle Herausforderungen lagen eine Ambivalenz in der Veränderungsmotivation, das geringe Selbstwirksamkeitserleben, der gering ausgeprägte Selbstwert, ein eingeschränktes Durchhaltevermögen sowie eine geringe Anstrengungsbereitschaft vor. Interpersonell beobachteten wir eine reduzierte Bindungs- und Beziehungsfähigkeit (dadurch auch eine erschwerte Nähe-Distanz-Regulation), wenig soziale Kompetenzen v.a. im Bereich des Durchsetzungsvermögens und der Abgrenzung gegenüber anderen und die Erfahrung, dass dysfunktionales Verhalten einen Zugewinn an Aufmerksamkeit mit sich bringt.

Als Ressourcen sahen wir ihr junges Alter und den (später gemessenen) IQ von 105 Punkten. Frau X. imponierte außerdem durch Humor, Echtheit und Offenheit. Zudem zeigte sich Frau X. wenig umstellungserschwert und kaum kränkbar. Sie suchte von Anfang an den Kontakt zu Therapeutinnen und Therapeuten sowie Pflegekräften, Beziehungsabbrüche waren (selbst nach Einschränkungen oder Zwangsmaßnahmen) nie zu beobachten.

Als relevante Risikobereiche postulierten wir mögliche intramurale Gewalt (Vandalismus und fremdaggressives Verhalten), Selbstgefährdung durch massive Selbstverletzungen und Entweichungsversuche, insbesondere Arztfahrten nach selbstverletzendem Verhalten. Letztlich zeigte Frau X. alle postulierten Verhaltensweisen in den ersten acht Monaten der Behandlung.

Im Fokus der Behandlung standen die folgenden Hauptbehandlungsziele:

- Abbau fremdaggressiven Verhaltens
- Unterlassung schweren selbstverletzenden Verhaltens
- Auflösung der Verknüpfung zwischen dysfunktionalem Verhalten und erhöhter Aufmerksamkeit
- Nachreifung im Bereich Bindung und Beziehung
- Verbesserung der Selbstmanagementkompetenzen bei Anspannungszuständen
- Steigerung des Selbstwerts
- Entwicklung einer Rehabilitations-Perspektive (Schulabschluss, Berufsausbildung)

12.5.3 Interventionen

Zunächst wurde die Unterlassung fremdaggressiven Verhaltens (inklusive Vandalismus) priorisiert. Hierzu wurde zunächst psychoedukativ gearbeitet und »rote Linien« aufgezeigt. In den psychotherapeutischen Einzelgesprächen wurden dann Frühwarnzeichen für Anspannungszustände erarbeitet und als ersten Schritt das Bescheid geben ans Behandlungsteam vereinbart. Eine selbständige Regulation war zu dieser Zeit noch nicht zu erwarten. Sobald wir von den Anspannungszuständen Kenntnis hatten, wirkten wir mit individuellen Skills ein. Zudem wurde mit Frau X. vereinbart, dass angemessenes Verhalten von unserer Seite aus verstärkt wird (positive Aufmerksamkeit, Lob) und fremdaggressives Verhalten gelöscht (kurze, sachlich orientierte Kontakte) werden soll. Ziel war die Auflösung der Verknüpfung zwischen dysfunktionalem Verhalten und erhöhter Aufmerksamkeit. So gab es nach Vorkommnissen nur eine kurze Nachbesprechung, adäquates Verhalten hatte längere Kontakte zur Folge. In diesem Fall führte dieses Vorgehen zum Erfolg, weil Frau X. sehr gern Gespräche mit Mitarbeitenden führte. Als nächsten Schritt wurde durch die Bezugspflege ein »Verstärkerkalender« eingeführt. Frau X. hatte so ihre Erfolge vor Augen. An jedem Tag, der gut lief (auch in Bezug auf selbstverletzendes Verhalten), wurde zunächst durch die Pflegekräfte, später durch die Patientin selbst, ein Smiley eingezeichnet. Diesen Kalender präsentierte Frau X. stolz jeder Person, die ihr Zimmer betrat. Im weiteren Verlauf wurde dann ein weiteres Kontingenzmanagement vereinbart: Dieser Verstärker entstand durch Zufall. Am Ende des Jahres hatte ihre

Realistische Erwartungen an Veränderungsprozesse

Therapeutin das Ritual, im letzten Einzelgespräch mit jedem Patienten Tee zu trinken und Kuchen zu essen. Dies gefiel der Patientin so sehr, dass »Tee und Kuchen mit der Therapeutin« als Verstärker für angemessenes Verhalten eingesetzt wurde. Die dafür notwendigen Zeiträume ohne Vorkommnisse wurden stufenweise verlängert (beginnend bei zwei Wochen). Zuletzt erfolgte diese Verstärkung intermittierend.

Therapeutische Beziehung als Wirkfaktor

Der größte und zugleich herausforderndste Bereich war das Thema »Bindung«. Wesentlich waren hier korrektive Beziehungserfahrungen, die durch Verlässlichkeit, Konstanz und Wohlwollen gekennzeichnet waren. Zielführend war auch die lange, konstante Beziehung zu ihrer Bezugstherapeutin. Insbesondere zu Behandlungsbeginn suchte Frau X. anhaltend den Kontakt zu ihr. Um dieses Bindungsbedürfnis zu stillen und gleichzeitig die professionelle Arbeitsbeziehung zu verdeutlichen, wurden zunächst zwei Kontakte pro Woche vereinbart: ein kurzes, aufsuchendes Gespräch am Anfang der Woche und ein »reguläres« Einzelgespräch von 50 Minuten am Ende der Woche. Zusätzlich wurde ein allabendliches kurzes Reflexionsgespräch mit einer Pflegekraft eingeführt. Diese Strukturierung tolerierte Frau X. gut, in den ersten sechs bis acht Monaten kam es allerding immer wieder zu Krisen, wenn die Therapeutin nicht da war. Damit die Patientin diese Abwesenheitszeiten gut überbrücken konnte, wurde ein Übergangsobjekt (in diesem Fall eine Postkarte mit wertschätzendem Inhalt) eingeführt, was zunehmend zum Erfolg führte. Frau X. konnte zum Ende der Behandlung sogar unvorhergesehene Ausfälle (z. B. durch Erkrankung der Therapeutin) sehr gut – ohne Krisen – tolerieren. Wesentlich bei der Behandlung der Bindungsstörung war zum einen, dass die Patientin Expertin ihrer selbst wurde, zum anderen, dass die Beziehungen zu allen Behandlern flexibel bezüglich der Nähe gestaltet wurde. Zu Therapiebeginn wurden zunächst die starken Beziehungswünsche erfüllt, um im nächsten Schritt mit der Patientin zu erarbeiten, welche Bindungswünsche in der Vergangenheit und der Gegenwart vorlagen und diese mit der Realität (bezüglich der Bindung zur Mutter) und den Möglichkeiten (professionelle Distanz der Behandler) abzugleichen. Je weiter die Behandlung voranschritt, desto mehr wurde das »Loslassen« trainiert (z. B. durch Reduzierung der psychotherapeutischen Einzelgespräche auf einmal wöchentlich und der Reflexionsgespräche nach Bedarf). Letztlich hatte Frau X. »im Zeitraffer« Bindungserfahrungen, die sie gern in der Kindheit gemacht hätte, nachgeholt, um sich dann altersgemäß-adoleszent zu lösen.

Die Konzentration auf die beschriebenen Schlüsselaspekte machte weitere wichtige Interventionen erst möglich. So übernahm Frau X. sukzessive verantwortungsvolle Aufgaben im Stationsalltag und wurde erfolgreich in die Holzwerkstatt der Ergotherapie integriert (somit erfolgte eine Steigerung des Selbstwertes und des Selbstwirksamkeitserlebens). Auch die Lockerungserprobung erfolgte problemlos. In der zweiten Hälfte der Therapiezeit nahm sie am stationsübergreifenden Skillstraining teil und wandte Skills selbständig an. Nach der Schaffung der Grundlagen war auch die Deliktarbeit im Einzelkontakt möglich. Frau X. zeigte hier eine zunehmende Belastbarkeit und regulierte aufkommende negative Affekte selbst. Sie erreichte außerdem ihren Schulabschluss und bereitete sich auf eine Berufsausbildung vor. Fremdverletzendes Verhalten war bereits nach sieben Monaten, schweres selbstverletzendes Verhalten nach acht Monaten nicht mehr beobachtbar. Frau X. zeigte nur noch selten (ca. alle fünf Monate) leichtes selbstverletzendes Verhalten, indem sie sich z. B. eine Sicherheitsnadel unter die Haut schob.

Eindrucksvoll war, dass Frau X. während der gesamten Maßregeltherapie nicht einmal mit psychotropen Substanzen rückfällig wurde, auch Suchtdruck wurde nie von ihr thematisiert.

Nach einer stationären Behandlungsdauer von zwei Jahren war Frau X. so weit, dass sie auf die Langzeiterprobung in eine Jugendtherapeutische WG vorbereitet wurde. Die Veränderung zeigte sich auch äußerlich. Die Patientin war altersgemäß gekleidet, trug eine natürliche Haarfarbe und unauffälliges Make-up.

12.6 Prognose

Die Anlassdelikte der Patientin umfassten unter anderem Körperverletzungen gegen Rettungskräfte, Brandstiftungen und einen Raubüberfall. Unsere Delinquenzhypothese postulierte, dass sämtliche delinquenten Verhaltensweisen aufgrund der histrionischen Persönlichkeitsanteile in Kombination mit dem Anschluss an Peers, die antisoziale Verhaltensweisen zeigten, begangen wurden. Die Patientin litt unter starken Einsamkeitsgefühlen, ungestillten, intensiven Wünschen nach Aufmerksamkeit für ihre Person und ausgeprägten negativen Emotionen. Diese Emotionen konnte Frau X. schlecht regulieren, sie traten schon bei geringer Belastung auf.

Zunächst verletzte sie sich aus diesen Gründen selbst, nach und nach erweiterte sie ihr Verhaltensrepertoire auch um delinquente Verhaltensweisen. Insgesamt war ein progredienter Verlauf zu beobachten. Die Erfahrung, dass dysfunktionales Verhalten zu erhöhter Aufmerksamkeit führt, wurde durch die anhaltenden Vorbehandlungen ungewollt verstärkt.

Die Therapie setzte gezielt an diesen Problembereichen an. Individuelle Verstärkersysteme und bindungsbezogene Interventionen halfen dabei, angemessenes Verhalten zu festigen. Frau X. machte während der Behandlung wesentliche Fortschritte: Nach acht Monaten zeigte sie kein fremdaggressives Verhalten mehr, schloss die Schule ab und entwickelte realistische Zukunftsperspektiven. Trotz starker Emotionen während der Deliktaufarbeitung wich sie der Auseinandersetzung mit Schuld und Scham nicht aus.

Die Patientin konnte zunehmend ihren Selbstwert steigern, was mit stetig verbesserter Abgrenzung gegenüber Peers (Mitpatientinnen und Mitpatienten) und deren antisozialen Verhaltensweisen einherging. Infolge

Verbesserung der Prognose durch psychotherapeutische Behandlung von Systemsprengern

der zunehmenden Eigenverantwortung wurde Frau X. stetig selbständiger und somit unabhängiger. Durch die Adressierung der Bindungswünsche und -möglichkeiten gelang außerdem eine gesunde Distanzierung zur Mutter.

12.7 Diskussion

Wie bereits unter 12.3.3 ausführlich dargestellt, wird unserer Erfahrung nach allzu schnell und unreflektiert die Diagnose einer BPS bei Straftäterinnen festgelegt. Häufig wird das Symptom der Selbstverletzung als hinreichend gesehen, diese Diagnose zu verteilen. In den letzten Jahren hat die geschlechtsspezifische Forschung verstärkt an Bedeutung gewonnen, und es wird zunehmend untersucht, wie sich psychische Symptome bei Frauen in verschiedenen Krankheitsbildern manifestieren. Die Wissenslücke ist jedoch noch nicht ausreichend geschlossen. Die hohe Rate an BPS-Diagnosen und mutmaßlichen Überdiagnosen bei straffällig gewordenen Frauen verdeutlicht im Fallbeispiel die Notwendigkeit einer differenzierten und sorgfältigen Diagnostik. Durch eine gezielte Berücksichtigung der geschlechtsspezifischen Unterschiede sowie eine spezifische Einordnung der Verhaltensweisen unter Einbeziehung der Motive und des lebensgeschichtlichen Hintergrundes der Patientin X hätten Fehldiagnosen vermieden und eine zeitnahe, adäquatere Behandlung im Vorfeld ermöglicht werden können.

Anpassung von Behandlungsplanung und Therapie an das Individuum

Die Behandlung von Frau X. war u. a. deswegen so erfolgreich, weil Skills, Verstärker, Tempo und Frequenz der Behandlung individuell an sie angepasst wurden. Dabei galt es eine Balance zwischen Stabilisierung und zumutbarer Veränderung zu finden. Ebenso bedeutsam ist die Konstanz der professionellen Bezugspersonen. Da viele der forensischen Patientinnen und Patienten eine Bindungsstörung aufweisen, können sich wiederholte Stations- und Therapeutenwechsel negativ auf die Motivation und damit auf den Behandlungserfolg auswirken.

Adressierung der kriminaltherapeutischen Behandlungsziele

Wesentlich ist ebenso, dass auf die kriminaltherapeutischen Hauptbehandlungsziele fokussiert wird. Zum einen ist dies der gesellschaftliche Auftrag der Forensischen Psychiatrie, zum anderen sollten die Behandlungsziele forensisch relevant und realistisch sein. Im Fall von Frau X. konzentrierten wir uns bewusst nicht auf die Unterlassung sämtlichen selbstverletzenden Verhaltens, da leichtere Formen auch in Zukunft zu erwarten und forensisch nicht relevant sind. Dieser Ansatz führte auch dazu, dass leichtes selbstverletzendes Verhalten keine Konsequenzen wie Einschränkungen o. Ä. hatte, was wiederum nicht zu einer Stagnation des gesamten Therapieverlaufs führte.

12.8 Zusammenfassung

Dieses Fallbeispiel zeigt, dass es sich lohnt, sich den komplexen Herausforderungen im Umgang mit Jugendlichen zu stellen, die sich aufgrund ihrer Verhaltensweisen und Problemlagen nur schwer in das bestehende Hilfe- und Unterstützungssystem integrieren lassen. Das Fallbeispiel verdeutlicht eindrucksvoll, warum ein präzises und tiefgreifendes Fallverständnis sowie eine sorgfältige Diagnosestellung für die forensisch-psychiatrische Behandlung von entscheidender Bedeutung sind. Dabei wird ersichtlich, dass eine kontinuierliche, kritische Reflexion und Evaluierung jedes einzelnen Behandlungsschritts unerlässlich sind. Der Fokus muss stets auf dem individuellen Fall und seinen spezifischen kriminogenen Faktoren liegen. Nur durch eine gezielte und konsequente Ausrichtung auf diese Erfordernisse kann eine erfolgreiche Behandlung eines »Systemsprengers« gewährleistet werden.

12.9 Literatur

Andrews, D. A., Bonta, J., Hoge, R. D. (1990). Classification for effective rehabilitation: Rediscovering psychology. *Criminal Justice and Behaviour*, 17, 19–52.

Andrews, D. A., Bonta, J. (2010). *The psychology of criminal conduct (5th ed.)*. Lexis-Nexis. Matthew Bender & Company.

Baumann, M. (2019). Kinder, die Systeme sprengen: Band 2: Impulse, Zugangswege und hilfreiche Settingbedingungen für Jugendhilfe und Schule (1. Aufl.). wbv Media.

Blagov, P. S., Fowler, K. A., Lilienfeld, S. O. (2007). Histrionic personality disorder. In W. O'Donohue, K. A. Fowler & S. O. Lilienfeld (Eds.), *Personality disorders: Toward the DSM-V* (pp. 203–232). Sage Publications. https://doi.org/10.4135/9781483328980.n8

Bonta, J. (2023). The Risk-Need-Responsivity model: 1990 to the Present. HM Inspectorate of Probation.

Bonta, J., Andrews, D. A. (2007). Risk-need-responsivity model for offender assessment and rehabilitation. *Rehabilitation*, 6(1), 1–22.

Bozzatello, P., Blua, C., Brandellero, D. et al. (2024). Gender differences in borderline personality disorder: A narrative review. *Frontiers in Psychiatry*, 15, 1320546. https://doi.org/10.3389/fpsyt.2024.1320546

Bundesinstitut für Arzneimittel und Medizinprodukte. (2023). *Internationale statistische Klassifikation der Krankheiten und verwandter Gesundheitsprobleme, 11. Revision*. https://www.bfarm.de/DE/Kodiersysteme/Klassifikationen/ICD/ICD-11/_node.html

Candel, O. (2019). Review on the Present Condition of Histrionic Personality Disorder. *Bulletin of Integrative Psychiatry*, 25(3), 39–44. https://doi.org/10.36219/BPI.2019.03.03

Dilling, H., Mombour, W., Schmidt, M. H. (2000) (Eds.). Internationale Klassifikation psychischer Störungen: ICD-10, Kap. V (F), Klinisch-diagnostische Leitlinien. Weltgesundheitsorganisation (4th ed.). Huber.

Falkai, P., Wittchen, H. U., Döpfner, M. et al. (2015). Diagnostisches und statistisches Manual psychischer Störungen DSM-5®. Hogrefe.

Fiedler, P., Herpertz, S. (2016). *Persönlichkeitsstörungen* (7.Aufl). Beltz.

Jehle, J.-M., Albrecht, H.-J., Hohmann-Fricke, S. et al. (2020). *Legalbewährung nach strafrechtlichen Sanktionen. Eine bundesweite Rückfalluntersuchung 2013 bis 2016 und 2004 bis 2016*. Heruntergeladen am 19.03.2025 von https://www.bmj.de/SharedDocs/Publikationen/DE/Fachpublikationen/2021_Rueckfallstatistik.pdf?__blob=publicationFile&v=3

Karsten, J., De Vogel, V., Lancel, M. (2016). Characteristics and offences of women with borderline personality disorder in forensic psychiatry: A multicentre study. *Psychology, Crime & Law*, 22(3), 224–237. https://doi.org/10.1080/1068316X.2015.1077250

Krabbendam, A. A., Colins, O. F., Doreleijers, T. A. H. et al. (2015). Personality disorders in previously detained adolescent females: A prospective study. *American Journal of Orthopsychiatry*, 85(1), 63–71. https://doi.org/10.1037/ort0000032

Kuleshov, A. A. (2022). Clinical and Psychopathological Features of Borderline Personality Disorder in Adolescence. *Psikhiatriya*, 20(2), 32–41. https://doi.org/10.30629/2618-6667-2022-20-2-32-41

Langer, R. (2016). Gender, Mental Disorder and Law at the Borderline: Complex Entanglements of Victimization and Risk. *Psychiatry, Psychology and Law*, 23(1), 69–84. https://doi.org/10.1080/13218719.2015.1032953

Ogloff, J. R. P. (2006). Psychopathy/Antisocial Personality Disorder Conundrum. *Journal of Psychiatry*, 40(6-7), 519–528. https://doi.org/10.1080/j.1440-1614.2006.01834.x

Rüsch, N., Lieb, K., Göttler, I. et al. (2007). Shame and Implicit Self-Concept in Women With Borderline Personality Disorder. *American Journal of Psychiatry*, 164(3), 500–508. https://doi.org/10.1176/ajp.2007.164.3.500

Sachse, R., Sachse, M. (2024). *Persönlichkeitsstörungen verstehen: Zum Umgang mit schwierigen Klienten* (12. Aufl.). Psychiatrie Verlag.

Sansone, R. A., Sansone, L. A. (2011). Gender patterns in borderline personality disorder. *Innovations in clinical neuroscience*, 8(5), 16.

Sprague, J., Javdani, S., Sadeh, N. et al. (2012). Borderline personality disorder as a female phenotypic expression of psychopathy? *Personality Disorders: Theory, Research, and Treatment*, 3(2), 127–139. https://doi.org/10.1037/a0024134

Steffensmeier, D., Allan, E. (1996). Gender and Crime: Toward a Gendered Theory of Female Offending. *Annual Review of Sociology*, 22(1), 459–487. https://doi.org/10.1146/annurev.soc.22.1.459

Videler, A. C., Hutsebaut, J., Schulkens, J. E. et al. (2019). A life span perspective on borderline personality disorder. *Current psychiatry reports*, 21, 1–8.

C Sexuelle Störungen und Sucht

13 Eine brutale Vergewaltigung: Sexueller Sadismus als paraphile Störung oder kein Sadismus?

Christian Huchzermeier

13.1 Einleitung

Im nachfolgenden Fallbeispiel eines Sexualstraftäters mit einer kombinierten Persönlichkeits- und Sexualproblematik werden einerseits Schwierigkeiten deutlich gemacht, Störungen der Persönlichkeit und der Sexualität differenzialdiagnostisch eindeutig einzuordnen – vor allem, wenn der Tathergang von sadistischen Verhaltenselementen geprägt ist (Nieschke et al., 2013).

Störungen der Persönlichkeit und des Sexualverhaltens als häufige Komorbidität

Andererseits können an diesem Fallbeispiel auch die besonderen therapeutischen Herausforderungen schwer belasteter Persönlichkeiten mit zusätzlichen sexuellen Verhaltensabweichungen verdeutlicht werden.

Der zum Tatzeitpunkt 18-jährige Täter erhielt eine langjährige Freiheitsstrafe und wurde zudem auf Grundlage des § 63 StGB dem psychiatrischen Maßregelvollzug zugewiesen. Nunmehr sollte der Proband erneut zur Frage der Fortdauer seiner Unterbringung extern begutachtet werden.

> **Good to know**
>
> Ein psychisch gestörter Straftäter kann nach § 63 StGB in einem psychiatrischen Krankenhaus zwangsuntergebracht werden, wenn im Zusammenhang mit der psychischen Störung zukünftig Gewalt- oder Sexualstraftaten zu erwarten sind.

Zum Zeitpunkt des Gutachtenauftrags befand sich der zwischenzeitlich 27-jährige Herr K. bereits seit neun Jahren in einer psychiatrischen Klinik. Gutachterlich war einerseits zu möglichen Diagnosen auf psychiatrischem und sexualmedizinischem Fachgebiet und andererseits zu einer fortbestehenden Gefährlichkeit Stellung zu beziehen.

13.2 Fallbeispiel

Das Anlassdelikt

Herr K. hatte als 18-Jähriger eine Frau, die ihm zuvor unbekannt war, in ihrer Wohnung überfallen und mit körperlicher Gewalt überwältigt, wobei er sein Gesicht mit einer »Scream-Maske« bedeckt gehalten hatte. Im Verlauf des Tatgeschehens hat er die junge Frau geschlagen und gewürgt, sie mit Gewalt entkleidet und war mit Fingern vaginal in sie eingedrungen. Nachdem seine Gesichtsmaske bei heftiger Gegenwehr der Frau verrutscht war, hatte Herr K. den Tatort fluchtartig verlassen, ohne die beabsichtigte Vergewaltigung zu Ende zu führen.

Zur psychosozialen Situation zum Zeitpunkt des Anlassdeliktes

Herr K. hatte seit seinem neunten Lebensjahr in verschiedenen betreuten Jugendeinrichtungen gelebt und musste die Jugend-WG, in der er bis wenige Monate vor dem Anlassdelikt gelebt hatte, verlassen, als er volljährig wurde. Nachfolgend war er zunächst obdachlos gewesen, hatte keine regelmäßige Tagesstruktur eingehalten, fortlaufend Cannabis und Alkohol in größeren Mengen konsumiert und seinen Lebensunterhalt durch Diebstähle bestritten. Einen großen Teil des Tages verbrachte er in Internetcafés.

13.3 Diagnose

13.3.1 Biografische Daten

Fallbeispiel – Fortführung

Herr K. ist zunächst im Haushalt seiner Mutter aufgewachsen, während sein Vater wegen diverser Sexualdelikte langjährig inhaftiert bzw. im Maßregelvollzug untergebracht war. Die Mutter von Herrn K. war mehrere, instabil verlaufende Partnerschaften eingegangen, aus denen mehrere Kinder hervorgegangen waren.

Herr K. war bereits im Vorschulalter durch impulsives Verhalten aufgefallen, hatte sich in der Familie durchgehend oppositionell verhalten und hatte bereits in der Grundschule Schwierigkeiten entwickelt: Er wies in allen Fächern Probleme auf, zu lernen und bot zudem vielfältige Verhaltensauffälligkeiten. Noch im Grundschulalter wurde er wegen dieser Problematik einer Förderschule zugewiesen und hat diese nach der neunten Klasse ohne Abschluss verlassen.

Nach der Schule hat Herr K. keine Berufsausbildung oder handwerkliche Lehre begonnen und hat auch nie für längere Zeit gearbeitet, um seinen Lebensunterhalt selbständig zu verdienen.

13.3.2 Sexualanamnese

Fallbeispiel – Fortführung

Herr K. hat zunächst angegeben, bereits mit 10 Jahren die Selbstbefriedigung begonnen und im Alter von 13 Jahren erste sexuelle Kontakte mit Mädchen gehabt zu haben, die sich aus zufälligen Begegnungen ergeben hatten – dabei soll es aber nicht zu einem vollendeten Geschlechtsverkehr gekommen sein. Eine längere partnerschaftliche Beziehung mit regelmäßigen sexuellen Kontakten soll es bis zum Anlassdelikt nicht gegeben haben.

Im Rahmen der ersten Begutachtung im erkennenden Verfahren sollen Anzeichen für eine sexuell-deviante Entwicklung nicht deutlich geworden sein. Vielmehr war lediglich eine psychosexuelle Reifungsstörung festgehalten worden.

Vor der Unterbringung hatte sich Herr K. eindeutig als heterosexuell definiert.

13.3.3 Differenzialdiagnostische Überlegungen

Die geschilderten Sozialisationsbedingungen mit häufig wechselnden Lebenssituationen und unzuverlässigen Bindungsfiguren stehen in der Regel einer ungestörten Persönlichkeitsentwicklung entgegen. Mit den früh beginnenden Desintegrationsphänomenen finden sich bei Herrn K. bereits in der Kindheit deutliche Hinweise auf eine Störung des Sozialverhaltens, die vermutlich in einer ungünstigen Wechselwirkung aus anlagebedingter Disposition und schwierigen familiären Verhältnissen entstanden ist. Derartige Auffälligkeiten gelten als Vorläufer einer Persönlichkeitsfehlentwicklung, die im Erwachsenenalter häufig in eine manifeste Persönlichkeitsstörung übergeht.

Frühe Verhaltensauffälligkeiten als Anzeichen für eine gestörte Persönlichkeitsentwicklung

Unter Berücksichtigung des jungen Lebensalters war der psychiatrische Sachverständige, der Herrn K. im erkennenden Verfahren begutachtet hatte, noch nicht zu der gesicherten Diagnose einer Persönlichkeitsstörung gelangt. Der Gutachter hatte lediglich deskriptiv Entwicklungsstörungen aufgezeigt und beschrieben, dass Herr K. sowohl Störungen der emotionalen Entwicklung als auch Probleme im allgemeinen Sozialverhalten geboten hatte. Im Zusammenhang damit hatte der Sachverständige außerdem Störungen der Bindungsfähigkeit beschrieben, die unter anderem zu Störungen der interpersonellen Beziehungsgestaltung geführt hatten.

Merke

Persönlichkeitsstörungen sollten nach DSM und ICD frühestens ab dem 18. Lebensjahr als überdauernde Störungen diagnostiziert werden.

Fallbeispiel – Fortführung

Während der Unterbringung sind bei Herrn K. rasch wiederkehrende maladaptive Verhaltensmuster deutlich geworden: Einerseits ist er gerade zu Beginn der Unterbringung wiederholt durch Regelverstöße und disziplinarische Vergehen aufgefallen. Andererseits hat er in interpersonellen Situationen immer wieder impulsive Durchbrüche produziert, in deren Verlauf er Mitpatienten, aber auch das therapeutische Personal beleidigt und bedroht hat.

Zudem war eine massive Selbstwertproblematik aufgefallen: Herr K. sah sich gegenüber anderen Personen als minderwertig an und geriet schon bei kleinen Misserfolgserlebnissen in affektive Anspannungszustände. Er traute sich wenig zu und lehnte es ab, sich schulisch weiter zu qualifizieren.

Dabei übernahm er für die auffälligen Verhaltensweisen und die regelhaft auftretenden interpersonellen Probleme keine Verantwortung, versuchte nicht, sich zu verändern, sondern machte äußere Umstände oder andere Personen i. S. von Externalisierungstendenzen für sämtliche Schwierigkeiten in seinem bisherigen Leben und die aktuellen Probleme verantwortlich.

Aufgrund der zeitstabilen und wiederkehrenden Auffälligkeiten der inneren Erlebnis- und äußeren Verhaltensweisen wurde kurz nach der Unterbringung im Maßregelvollzug durch das Behandlungsteam die Diagnose einer Persönlichkeitsstörung gestellt, wobei entsprechend der kriterienorientierten Diagnostik nach ICD-10 von einer emotional-instabilen Persönlichkeitsstörung des impulsiven Typs auszugehen war, die zusätzlich von Merkmalen der dissozialen und unsicheren Persönlichkeitsstörung begleitet wurde.

Good to know

Nach ICD-10 wird eine Persönlichkeitsstörung anhand von definierten Kriterien diagnostiziert, wenn eine bestimmte Anzahl dieser Merkmale vorliegt.

Als eingebettet in die Störung der Persönlichkeit wurde auch das Konsumverhalten gesehen, das als schädlicher Gebrauch von Alkohol und Cannabis diagnostiziert wurde: Herr K. konsumierte psychotrope Substanzen, um eine adäquate Auseinandersetzung mit aversiven Emotionen und lebenspraktischen Problemen zu vermeiden: Substanzkonsum als dysfunktionale Bewältigungsstrategie.

Auch das sexuelle Fehlverhalten wurde als Ausdruck der Fehlentwicklung der Persönlichkeit eingeschätzt und vom Erstgutachter als psychosexuelle Reifungsstörung – i. S. einer sexuellen Reifungskrise nach ICD-10 – eingeordnet.

> **Merke**
>
> Sexuell abweichendes Verhalten kann unterschiedliche Ursachen haben:
>
> - Abnormes Sexualverhalten als Konfliktreaktion und Ausdruck einer situativen Überforderung
> - Sexuelles Fehlverhalten als Merkmal einer unreifen oder gestörten Persönlichkeit
> - Sexuelle Devianz als Ausdruck einer Paraphilie

Das komplexe Störungsbild von Herrn K. wird durch eine weitere Störungskomponente komplettiert, die vor allem auch für die Therapieplanung und -durchführung wichtig ist: Die Bildungsbiografie mit Lernschwierigkeiten bereits in der Grundschule spricht für eine Lernbehinderung, die unter Umständen auf ein Intelligenzdefizit zurückführen gewesen sein könnte. Tatsächlich hatte sich im Rahmen der testpsychologischen Zusatzuntersuchungen mit standardisierten Verfahren zur Intelligenzbemessung eine niedrige intellektuelle Begabung (IQ = 85), aber keine Intelligenzminderung (IQ < 70) ergeben.

13.4 Forensische Aspekte

13.4.1 Forensisch-psychiatrische Bewertung des Anlassdeliktes

Dass Straftäterinnen und Straftäter im Jugendalter auf Grundlage des § 63 StGB im Maßregelvollzug untergebracht werden, ist eine eher selten getroffene richterliche Entscheidung, da bei Jugendlichen und Heranwachsenden andere Interventionen bevorzugt werden, um die Entwicklung zu fördern (Buchard, 2015).

Entwicklungsförderung vor Strafe

Der psychiatrische Sachverständige hatte bei Herrn K. »ganz erhebliche Reifeverzögerungen« gesehen, die auch mit einer »psychosexuellen Reifungsstörung« verbunden gewesen sein sollen. Im Zusammenhang mit den Entwicklungsverzögerungen sollen bei Herrn K. zum Tatzeitpunkt die

Zukünftige Gefährlichkeit ausschlaggebend für Unterbringung im Maßregelvollzug

Fähigkeit zur Unrechtseinsicht und die Steuerungsfähigkeit beeinträchtigt gewesen sein. Da nach der Einschätzung des Sachverständigen wegen der festgestellten Störungen von Herrn K. auch zukünftig gleichartige Sexualstraftaten zu erwarten gewesen sein sollen, waren die Voraussetzungen zur Unterbringung im psychiatrischen Maßregelvollzug gesehen worden.

Das gutachterliche Vorgehen und die gerichtliche Entscheidungsfindung entsprechen nicht ganz dem geforderten Standard zur Beurteilung von Sexualstraftäterinnen und -straftätern: Wenn eine Sexualstraftat kausal auf eine psychische Störung zurückgeführt und dem Eingangsmerkmal schwere andere seelische Störung zugeordnet werden soll, wäre zunächst eine Diagnose nach ICD-10 zu fordern und dabei insbesondere eine Paraphilie zu sichern gewesen. Im Weiteren hätten geprüft werden müssen, inwieweit die festgestellte Paraphilie die gesamte Sexualstruktur des Täters so weit dominiert hätte, dass dieser nicht in der Lage gewesen wäre, die damit einhergehenden devianten Impulse zu kontrollieren (Boetticher et al., 2005).

Eine denkbare Alternative zur Unterbringung im psychiatrischen Maßregelvollzug wäre gewesen, eine Jugendstrafe auszusprechen und Herrn K. gleichzeitig die Therapie in einer sozialtherapeutischen Anstalt aufzuerlegen. Gegenüber solch einer intramuralen Behandlungsauflage hat allerdings die Unterbringung im psychiatrischen Maßregelvollzug den Vorteil, dass eine zeitliche Begrenzung nicht vorgegeben ist – damit wird eine lange, potenziell sogar unbegrenzte Dauer der therapeutischen Interventionen ermöglicht, um durch die Besserung der Störung auch die angenommene Gefährlichkeit zu reduzieren.

> **Good to know**
>
> Sozialtherapeutische Anstalten sind spezielle Behandlungsabteilungen in Justizvollzugsanstalten, in denen in einem milieutherapeutischen Setting spezifische Behandlungsprogramme mit einzel- und gruppentherapeutischen Interventionen für straffällige Personen angeboten werden.

13.4.2 Delikthypothese

Deilkthypothese als Basis der Behandlungsplanung

Für die Deliktentstehung waren bei Herrn K. verschiedene Bedingungs- und Risikofaktoren zu erkennen, die einerseits als Persönlichkeitskomponenten imponierten, andererseits geprägt waren durch den situativen Kontext:

In einer ungünstigen Wechselwirkung aus (neuro-)biologischer Anlage und außerordentlich ungünstigen Sozialisationsbedingungen mit häufigen Bindungsabbrüchen und Fremdunterbringungen in verschiedenen betreuten Wohneinrichtungen der Jugendhilfe sind bei Herrn K. strukturelle Persönlichkeitsdefizite entstanden, die sein Selbstbild und sein Verhalten entscheidend geprägt haben.

Auf der Verhaltensebene hat sich diese Persönlichkeitsproblematik vor allem in einer Störung der Affektregulation mit häufigen impulsiven Verhaltensdurchbrüchen gezeigt, die nachvollziehbar bereits in einem jungen Lebensalter begonnen hatte. Zudem waren eine nur schwach ausgeprägte Anstrengungsbereitschaft, eine mangelhafte Durchhaltefähigkeit und Defizite der Bewältigungsfertigkeiten bereits in der Kindheit zu erkennen.

Affektregulationsstörung als kriminogener Faktor

Im Zusammenhang mit diesen emotionalen und verhaltensbezogenen Störungen war es im Verlauf der weiteren Sozialisation innerhalb und außerhalb der Familie zu interpersonellen Konflikten und auch zu einer Reihe von schulischen Misserfolgen gekommen – im Ergebnis hatte sich bei Herrn K. zusätzlich zu der affektiven Problematik eine tiefgreifende Selbstwertproblematik entwickelt, die von einem Minoritätsempfinden und fehlenden Selbstwirksamkeitserwartungen geprägt war.

Selbstwertproblematik als Folge von Misserfolgserlebnissen

Gleichzeitig bestand bei Herrn K. im interpersonellen Kontakt ein großes Bedürfnis nach Aufmerksamkeit und emotionaler Zuwendung, das durch seine fortgesetzten desintegrativen Fehlverhaltensweisen beständig frustriert worden ist.

Weil Herr K. zwischenzeitlich die Altersgrenze erreicht hatte, war er unmittelbar prädeliktisch aus der Jugendeinrichtung entlassen worden, ohne Hilfsangebote anzunehmen, die ihm für seine weitere Lebensplanung unterbreitet worden waren.

Desintegration als kriminogener Faktor

In dieser Phase hatte er auch die Schule ohne Abschluss verlassen müssen und ist anschließend in eine halt-, struktur- und perspektivlose Situation geraten: Herr K. befand sich in Obdachlosigkeit, ging keinem geregelten Tagesablauf mehr nach, hatte Anschluss an sozial randständige Personengruppen gefunden und nahm täglich Alkohol und Cannabis in steigender Menge zu sich.

Zudem begann er bald nach der Entlassung aus der Jugendeinrichtung, regelmäßig Pornografie zu konsumieren. Dabei entwickelte Herr K. im Verlauf eine Vorliebe für sexuelle Gewaltdarstellungen, in denen Frauen sadistisch gequält und vergewaltigt wurden. Im Zusammenhang mit einem bis zu einem exzessiven Ausmaß ansteigenden Konsum derartiger pornografischer Darstellungen traten drängende sexuelle Fantasien in zunehmender Frequenz auf, selbst eine Frau zu vergewaltigen.

Pornografiekonsum als dysfunktionale Bewältigungsstrategie

Im weiteren Verlauf hatten sich diese Fantasien zu konkreten Planungen verdichtet und dazu geführt, dass Herr K. eine Vergewaltigung konkret vorzubereiten begann: Er besorgte sich Utensilien wie Kabelbinder und Maske, hielt nach geeigneten Tatopfern Ausschau und überlegte sich, wie am besten Tatsituationen hergestellt werden könnten.

Am Tattag war er bei diesem Suchverhalten einer jungen Frau begegnet, der er nach Hause gefolgt war. Nachdem er sich vergewissert hatte, dass sie sich allein in der Wohnung aufhielt, hatte er sich unter einem Vorwand Zugang zu ihrer Wohnung verschafft und in den Tathandlungen die vorangegangenen sexualisierte Gewaltfantasien zumindest teilweise umgesetzt.

> **Merke**
>
> Im vorliegenden Fall sind in der Deliktgenese sämtliche Faktoren zu erkennen, die nach dem Konzept der *Big four* und *Central eight* zusammengefasst werden:
>
> - Vorgeschichte antisozialen Verhaltens, antisoziale Persönlichkeitsmerkmale, antisoziale Peerkontakte, antisoziale Kognitionen
> - Familiäre Probleme, Probleme in Schule und Beruf, unstrukturiertes Freizeitverhalten, Alkohol- und Drogenproblematik

13.4.3 Forensisch-psychiatrische Bewertung im Verlauf

In der diagnostischen Phase, die in den ersten Monaten nach der Aufnahme in den psychiatrischen Maßregelvollzug durchgeführt wird, wurde bei Herrn K. nach Anwendung standardisierter Instrumente zur Persönlichkeitsdiagnostik und aufgrund der klinischen Beobachtungen mit fixierten maladaptiven Verhaltensmustern, die vor allem das Selbstwertsystem, die affektive Selbststeuerung und das interpersonelle Konfliktverhalten betrafen, die Diagnose einer Persönlichkeitsstörung mit emotional instabilen und dissozialen Anteilen gesichert.

Deutlich mehr Schwierigkeiten bereitete es, die sexuelle Problematik von Herrn K. einzuordnen:
Im Eingangsgutachten war lediglich von einer Reifeverzögerung ausgegangen worden, und auch das Behandlungsteam war über Jahre nicht von einer tiefgreifenden Sexualpathologie ausgegangen.

Fallbeispiel – Fortführung

Der erste externen Prognosegutachten hatte auf gezielte Befragung deutliche Hinweise auf einen sexuellen Sadismus herausexploriert und als Verdachtsdiagnose geäußert.

Durch die nachfolgende Begutachtung und in der Betreuung durch das Behandlungsteam schien sich diese Diagnose zu erhärten: Herr K. hat konsistent berichtet, bereits seit seinem 12. Lebensjahr regelmäßig pornografische Darstellungen angeschaut zu haben, wobei er eine Vorliebe für sexuelle Gewaltdarstellungen entwickelt hatte. Ab seinem 17. Lebensjahr will er fast ausschließlich pornografische Videos angesehen haben, in denen Frauen geschlagen, gewürgt, gefesselt und vergewaltigt worden sind.

In der unmittelbaren Vortatphase hat er seinen Angaben zufolge seine Tage größtenteils in Internetcafés zugebracht, um entsprechende Videos exzessiv über mehrere Stunden (zwischen 5 und 7 h/Tag) zu konsumieren.

Entsprechend den Angaben von Herrn K. hatte er die pornografischen Darstellungen auch als Masturbationsvorlage genutzt und sich anhand der von sexuell gewalttätigen Darstellungen geprägten Pornografie bis zu 4 ×/Tag selbst befriedigt.

> **Merke**
>
> Bei Erhebung der Sexualanamnese sind gezielte Nachfragen essenziell, weil abweichende sexuelle Fantasien und Handlungsimpulse oft nicht spontan berichtet werden.

13.4.4 Sexueller Sadismus als paraphile Störung

Die detaillierten Angaben zur Sexualanamnese, die Herr K. erst auf gezielte Nachfrage gemacht hatte, lenkten den Verdacht auf einen sexuellen Sadismus. Diese Diagnose ist allerdings nicht leicht zu stellen (Marshall & Kennedy, 2003). Denn einerseits ist man für die Beurteilung der Sexualität und deren devianten Ausdrucksformen auf authentische Angaben des Probanden angewiesen. Zum anderen werden in den aktuell gültigen Klassifikationssystemen nicht ganz einheitliche Kriterien vorgegeben, die erfüllt sein müssen, um einen sexuellen Sadismus zu diagnostizieren:
Hypothesengeleitete Sexualanamnese

Als grundlegendes Kriterium des sexuellen Sadismus gilt zwischenzeitlich klassifikationsübergreifend die lustvoll besetzte sexuelle Erregbarkeit durch Kontrolle und Dominanz über andere Personen. Damit sollen stets Elemente der Erniedrigung und ein Lustgewinn verbunden sein, der dadurch entsteht, dass der Sexualpartnerin oder dem Sexualpartner körperliche Schmerzen und/oder psychisches Leiden zugefügt werden.
Sadismus – Lustgewinn durch Leid des Anderen

In der aktuellen Entwicklung der psychiatrischen Klassifikationen wird außerdem als Voraussetzung für die Diagnose die Nicht-Einvernehmlichkeit betont, um den pathologischen Sexualsadismus von einvernehmlichen sadomasochistischen Spielarten abzugrenzen, die in der BDSM-Subkultur anzutreffen sind – diese konsensuellen sadomasochistischen Verhaltensweisen gelten gegenwärtig nicht (mehr) als störungswertig.

Um nach ICD-10 einen sexuellen Sadismus diagnostizieren zu können, müssen folgende Kriterien erfüllt sein: Es müssen intensive Fantasien über sexualisierte Gewalt und entsprechende Handlungsimpulse vorliegen, die wiederholt auftreten. Zusätzlich sollten Handlungen ausgeführt worden sein, mit denen diese Fantasievorgestalten umgesetzt worden sind. Wenn entsprechende Handlungsweisen noch nicht vollzogen worden sind, muss bei den betroffenen Personen das Gefühl vorherrschen, innerlich zu entsprechenden Handlungen in einer Weise gedrängt zu werden, die zu psychosozialen Beeinträchtigungen führt. Derartige Fantasien, Impulse und Handlungen müssen mindestens sechs Monate fortlaufend bestehen, dür-
Sexueller Sadismus nicht einheitlich definiert

fen also nicht nur passager auftreten. Die ICD-10 ermöglicht allerdings nicht die isolierte Diagnose eines sexuellen Sadismus, sondern fügt Sadomasochismus zu einer gemeinsam Störungskategorie zusammen.

Dies ändert sich indes mit der ICD-11, in der die neue (erzwungene/ zwangsweise) sexuell sadistische Störung (*Coercive sexual sadism disorder*) als eigene Störungsentität definiert wird. Nach diesem Konzept kann ein sexueller Sadismus diagnostiziert werden, wenn ein umschriebenes und intensives Muster der sexuellen Erregung durch Vorstellungen und Handlungen entsteht, mit denen einer anderen Person psychisches oder physische Leiden zugefügt wird, ohne dass diese zugestimmt hat (WHO, 2018).

Das DSM-5 trennt ebenfalls den Masochismus vom Sadismus und definiert sexuelle deviante Verhaltensweisen dann als sexuell sadistische Störung, wenn eine sexuelle Erregung durch intensive Fantasien und Verhaltensweisen auftritt, die sich mit psychischen oder physischen Leiden anderer Personen befassen. Um eine sadistische Störung zu diagnostizieren, muss eine Person in klinisch bedeutsamer Weise unter den Fantasien und Verhaltensimpulsen leiden oder muss die sexuell sadistischen Bedürfnisse mit einer Person bereits gegen deren Willen ausgelebt haben (Falkai et.al., 2015).

> **Merke**
>
> Als Mindestvoraussetzungen für die Diagnose eines sexuellen Sadismus gelten klassifikationsübergreifend:
>
> - Sexuelle Erregung durch Vorstellungen oder Handlungen, die bei anderen Personen Leiden auslösen
> - Die sadistischen Handlungen finden nicht mit Zustimmung der anderen Personen statt.

Bezogen auf Herrn K. scheinen die Kriterien beider Klassifikationssysteme auf der Verhaltensebene erfüllt zu sein:

Er hat sich länger als sechs Monate intensiv, in sogar progredienter Weise und schließlich fast ausschließlich mit Fantasien sexueller Gewalt befasst, die insbesondere Vergewaltigungsszenarien beinhaltet haben. Die sexuell sadistischen Vorstellungen haben im Verlauf einen immer drängenderen Charakter angenommen und schließlich zur Umsetzung in reale Handlungen geführt.

Das von Herrn K. begangene brutale Sexualdelikt mit sadistisch anmutenden Handlungselementen markiert den Endpunkt der sexualpathologischen Entwicklung: Aus sexualsadistischen Fantasien waren drängender werdende Handlungsimpulse entstanden, die sich in der Vergewaltigung verwirklicht hatten.

Unter Berücksichtigung der Zeit, die Herr K. täglich für sexuelle Aktivitäten (Pornografiekonsum, Masturbation, Cruising) aufgewendet hat, ist aus sexualmedizinischer Sicht auch eine hypersexuelle Komponente im Sexualverhalten zu beschreiben, die nach ICD-10 als gesteigertes sexuellen Verlangen konzeptualisiert werden kann.

> **Good to know**
>
> Die sexualpathologische Entwicklung ist gekennzeichnet von abweichenden sexuellen Fantasien und Handlungsimpulsen, nimmt meist einen chronisch progredienten Verlauf und beinhaltet Verhaltensmerkmale von Zwangsstörungen, Impulskontrollstörungen und Suchterkrankungen (Huchzemeier & Konrad, 2019).

13.5 Therapie

Für die Therapieplanung war angesichts des komplexen Störungsbildes ein gestaffeltes Vorgehen anzustreben:

Störungs- und deliktorientierte Behandlungsansätze

In der ersten Therapiephase ging es vornehmlich darum, unter Beachtung der negativen Bindungserfahrungen ein tragfähiges therapeutisches Arbeitsbündnis aufzubauen und bei Herrn K. durch gezielte Motivationsarbeit eine Veränderungsbereitschaft anzustoßen.

Die zweite Therapiephase sollte sich der Persönlichkeitsproblematik widmen und durch gezielte Interventionen eine bessere Affektregulation und Impulskontrolle erreichen. Zudem sollten die Selbstwertdefizite reduziert und zugleich die Selbstwirksamkeitserwartung gesteigert werden. Die Klinik setzte diese Therapieziele um, indem Herr K. auf einer Station mit einem speziellen Konzept für Persönlichkeitsstörungen in Anlehnung an das Konzept der Dialektisch Behavioralen Therapie behandelt wurde (Oermann et. al., 2008).

Nach etwa dreijähriger Behandlung auf dieser Spezialstation war für die dritte Therapiephase eine deliktorientierte Therapie mit gezielter Arbeit an dem Anlassdelikt und der zugrunde liegenden sexuellen Störung vorgesehen.

13.5.1 Weiterer Behandlungsverlauf

Fallbeispiel – Fortführung

Nach den externen Begutachtungen war auch das Behandlungsteam von einem Sadismus ausgegangen, hatte aber gleichzeitig herausgearbeitet, dass sich im Verlauf der Behandlung der sexuell sadistische Handlungsdruck soweit abgeschwächt hatte, dass schließlich die Kriterien eines Sadismus nicht mehr erfüllt gewesen sein sollen.

Therapieoptionen bei sexuellem Sadismus nicht durchgehend evidenzbasiert

Der sexuelle Sadismus gilt als schwer behandelbar, sofern es sich um eine fixierte Paraphilie handelt. Insbesondere liegen auch methodisch hochwertige Studien nicht vor, die spezifische Therapieprogramme für sadistische Störungen untersucht und deren Erfolg belegt hätten. Dennoch kann man sich auf die Empfehlungen einer Leitlinie zur Behandlung von paraphilen Störungen stützen, nach der sowohl kognitiv-behaviorale als auch psychodynamische Behandlungsansätze verfolgt werden können (Berner, 2007). Dabei sollte insbesondere auf die kriminogenen Risikofaktoren Beziehungsprobleme, geringe Selbstkontrolle, sexuell abweichende Verhaltensweisen und auf Beschäftigung mit sexuell devianten Inhalten fokussiert werden (Wischka et.al.,2014).

Besonders zur Behandlung forensisch relevanter Formen des sexuellen Sadismus können auch Pharmaka eingesetzt werden (Thibaut et.al., 2020). Als Substanzen stehen bei leichteren Verläufen der sadistischen Störungen Serotonin-Wiederaufnahme-Hemmer und bei schweren Verlaufsformen antiandrogen wirksame Substanzen zur Verfügung, wobei insbesondere die GnRH-Analoga evidenzbasiert empfohlen werden können (Turner & Briken, 2018); denn diese senken sexuell deviante Fantasien und abweichende sexuelle Impulse besonders stark.

Durch den Einsatz von Medikamenten kann der Einstieg in eine spezifische Psychotherapie gefördert werden. Ohnehin muss eine triebdämpfende Pharmakotherapie immer begleitet sein von psychotherapeutischen Interventionen.

Good to know

In Deutschland ist eine Therapie mit antiandrogenen wirksamen Medikamenten stets freiwillig. Dabei sind besonders im psychiatrischen Maßregelvollzug wegen des Zwangskontextes und wegen potenziell gravierender Nebenwirkungen rechtliche und ethische Gesichtspunkte zu beachten (Turner & Briken, 2018).

Nach DSM-5 kann eine Remission der sexuell sadistischen Störung angenommen werden, wenn das sexuell dranghafte Bedürfnis mit nicht einwilligungsfähigen Personen für fünf Jahre nicht ausgelebt wurde und in diesem Zeitraum auch Beeinträchtigungen wichtiger Funktionsbereiche und ein persönliches Leiden an der Störung nicht mehr gegeben sind (Falkai et al., 2015).

Fallbeispiel – Fortführung

Nachdem Herr K. an dem Behandlungsprogramm für persönlichkeitsgestörte Patienten teilgenommen hatte, erhielt er sexualtherapeutisch-deliktorientierte Gespräche, die auch erfolgreich zu verlaufen schienen: Herr K. schien ein verbessertes Verständnis der Tatentwicklung erreicht zu haben und gab an, keine sexuell sadistischen Fantasien mehr aufzuweisen.

Herr K. hatte zwischenzeitlich eine Partnerbeziehung zu einem Mitpatienten aufgenommen, der selbst masochistische Wünsche aufgewiesen hatte. In den sexuellen Kontakten zu seinem Partner hatte Herr K. sadistische Handlungen indes abgelehnt, weil er daran keinen Gefallen gefunden hatte. In diesem konkreten sexuellen Verhalten wurde eine Bestätigung seiner Angaben in der Psychotherapie gesehen.

Im Zusammenhang mit der positiven Entwicklung wurden Herrn K. stufenweise Lockerungen gewährt, die so positiv verlaufen waren, dass bereits konkrete Entlassungsvorbereitungen getroffen wurden.

Bei einer unangekündigten Durchsuchung seines Zimmers wurde bei Herrn K. ein USB-Stick gefunden, der pornografische Videos in großer Zahl enthielt. Daraufhin wurden sämtliche Lockerungen zurückgenommen.

In der Folgezeit zeigte Herr K. im Stationsalltag zahlreiche Fehlverhaltensweisen, die sich auf Verbalinjurien und auch auf Handlungen der Sachbeschädigung erstreckten. Zudem berichtete er in den nachfolgenden Gesprächen über erneut auftretende Gewaltfantasien, die auch sexualisierte Gewalt enthielten.

Merke

In der Behandlung von Persönlichkeits- und sexuellen Störungen sind auch bei erfolgreichen therapeutischen Verläufen Verhaltensrückfälle zu erwarten. Diese sollten in der Therapie systematisch analysiert und aufgearbeitet werden.

13.6 Externe gutachterliche Untersuchung

Begutachtungen zur Überprüfung der Diagnose und zur externen Therapieevaluation

Das externe Gutachten wurde zu derselben Fragestellung in Auftrag gegeben, wie die vorangegangenen Prognosegutachten: Es war erforderlich, zu der Gefährlichkeitsprognose des Herrn K. Stellung zu beziehen. Dabei wurde angesichts der aktuellen Entwicklung als zentrale Fragestellung formuliert, ob bei dem Patienten ein sexueller Sadismus vorlag.

Fallbeispiel – Fortführung

In der Exploration erklärte Herr K. u.a., dass er die Lockerungen außerhalb der Klinik tatsächlich dafür genutzt hatte, erneut exzessiv Pornografie zu konsumieren. Allerdings gab er an, kein Interesse mehr an den Darstellungen sexualisierter Gewalt und daher entsprechende Filme nicht gespeichert zu haben.

Weiter berichtete er, dass er die restriktive Haltung der Klinik als ungerecht empfunden habe. Erst in Reaktion auf die Rücknahme der Lockerungen habe er wieder Gewaltfantasien entwickelt.

Bei genauerer Befragung dazu wurde deutlich, dass die sadistischen Fantasien, die zum Teil sexualisierte Anteile enthielten, keinen Zusammenhang mit einem sexuellen Lustgewinn aufgewiesen haben.

Vielmehr waren die sadistischen Vorstellungen in Rachesszenarien eingebunden: Herr K. stelle sich vor, Mitarbeitende des Behandlungsteams und deren Angehörige zu überwältigen, sie gefangen zu nehmen und anschließend auch sexuellen und nicht sexuellen Qualen auszusetzen.

Wenn den Angaben von Herrn K. gefolgt wird, ist nicht von einem sexuellen Sadismus als fixierte Paraphilie auszugehen.

Vielmehr wären die sexualsadistischen Gewaltfantasien als Ausdruck der Persönlichkeitsstörung, nämlich als dysfunktionale Bewältigungsstrategie zu verstehen: Um aversive Emotionen zu kompensieren, die im Zusammenhang mit den Restriktionen der Klinik eingesetzt hatten, hatte Herr K. die sexualisierten Gewaltfantasien entwickelt, um dadurch zumindest auf der innerseelischen Ebene Macht und Dominanz zu empfinden – und dadurch seinen psychischen Zustand zu stabilisieren.

Instrument zur standardisierten Erfassung des sexuellen Sadismus

Eine diagnostische Hilfe kann die *Sexual Sadism Scale* (▶ Tab. 13.1) bieten, nach der 11 verschiedene Kriterien beurteilt werden müssen, die sich auf Details des Tatgeschehens und die dabei entstehende sexuelle Erregung beziehen (Marshal & Hucker, 2006; Mokros et al., 2012).

Wird ein Schwellenwert von vier Kriterien erreicht, spricht dies für eine sadistische Störung (Nietschke et al., 2013).

Tab. 13.1: Items der Sexual Sadism Scale (SSS), verändert nach Mokros et al. (2012)

Item 1	sexuelle Erregung bei den Tathandlungen
Item 2	Machtausübung, Kontrolle, Dominanz
Item 3	Quälen des Opfers
Item 4	erniedrigendes, demütigendes Verhalten gegenüber dem Opfer
Item 5	Verstümmelung von Geschlechtsorganen
Item 6	Verstümmelung anderer Körperstellen oder -teile
Item 7	Ausüben von exzessiver physischer Gewalt
Item 8	Einführen von Gegenständen in Körperöffnungen des Opfers
Item 9	ritualisierte Handlungen
Item 10	Einsperren des Opfers/räumliche Nötigung
Item 11	Mitnahme von Trophäen

Fallbeispiel – Fortführung

Bei genauerer Befragung zum Tatgeschehen gab Herr K. an, einen Ablauf der sexuellen Handlungen erwartet zu haben, wie er dies vielfach in den pornografischen Darstellungen gesehen hatte: Nach Überwindung eines primären Widerstandes der beteiligten Frauen war es in den Filmen jeweils zu einem einvernehmlichen Geschlechtsverkehr gekommen.

Er führte weiter aus, dass die Angst, die er entgegen seinen Erwartungen bei dem Tatopfer ausgelöst hatte, und das offensichtliche Leidempfinden der jungen Frau nicht nur nicht erregend für ihn gewesen sein sollen. Vielmehr habe dadurch seine sexuelle Erregung sogar abgenommen, sodass er die anfängliche Erektion verloren habe.

Wird die SSS auf Herrn K. angewendet, ist nachzuvollziehen, dass er massive Gewalt eingesetzt hatte, um das Tatopfer zu überwältigen, sodass zumindest eine instrumentelle Gewalt nachzuvollziehen war (entsprechend Item 2). Item 1 war nur partiell erfüllt.
Die übrigen Merkmale eines sexuellen Sadismus nach der SSS (Item 3–11) lagen bei ihm nicht vor.

13.6.1 Prognosebeurteilung

Im Rahmen der externen Begutachtung wurden neben der ausführlichen klinischen Exploration auch standardisierte Untersuchungsinstrumente eingesetzt, nämlich aktuarische Instrumente und Verfahren der strukturierten klinischen Beurteilung (Hart & Boer, 2020). Das Ziel dieser standardisierten Vorgehensweise besteht darin, einerseits das gruppenstatisti-

Integratives Vorgehen mit klinischer Exploration und standardisierten Prognosemethoden sche Risiko herauszuarbeiten und andererseits systematisch individuelle Risiko- und Schutzfaktoren zu erfassen.

> **Merke**
>
> Die Prognosefindung beinhaltet:
>
> - Einsatz standardisierter Prognoseinstrumente mit Zuordnung zu Risikogruppen
> - Erhebung individueller Risiko- und Schutzfaktoren
> - Entwicklung von Zukunftsszenarien mit Darstellung unterschiedlicher Entwicklungsoptionen

Der bedeutsamste Risikofaktor im vorliegenden Fall war die Persönlichkeitsproblematik, die nicht nur biografische Belastungen und Sozialisationsdefizite beinhaltete, sondern sich auch auf gravierende Selbstwertprobleme sowie soziale Kompetenzdefizite erstreckte.

Nach gutachterlicher Einschätzung war die Sexualpathologie in diese Persönlichkeitsproblematik eingebettet, während eine sexuell sadistische Störung als distinkte und überdauernde Paraphilie nicht zu diagnostizieren war.

Allerdings war als Risikofaktor auf sexualmedizinischem Gebiet der erneut exzessiv entglittene Pornografiekonsum zu identifizieren, der als Ausdruck einer hypersexuellen Störung (Rettenberger et al., 2013; Birken, 2016) zu werten und dementsprechend für die weitere Behandlung zu berücksichtigen war (von Franqué et al., 2015).

Aus gutachterlicher Sicht erschienen daher die Entlassungsvorbereitungen etwas verfrüht. Vielmehr war für die weitere Unterbringung eine klärungsorientierte Psychotherapie zu empfehlen, die den Patienten zunächst darin schulen sollte, handlungsleitende Emotionen wahrzunehmen.

Für den nächsten Schritt war perspektivisch eine handlungs- und verhaltensorientierte Therapie zu empfehlen, um dem Patienten Techniken und Methoden zu vermitteln, die ihn befähigen, aversive Emotionen angemessen zu bewältigen.

Weiter wurde empfohlen, die Lockerungsprogression trotz der aktuellen Fehlverhaltensweisen mit gezielten Aufträgen fortzusetzen, um die sozialen Fertigkeiten zu erweitern und perspektivisch die schulischen und beruflichen Qualifikationen zu verbessern.

13.7 Zusammenfassende Diskussion

Der vorgestellte Fall verdeutlicht, wie schwierig die Diagnose eines sexuellen Sadismus trotz der überarbeiteten Konzepte der neuen Klassifikationssysteme sein kann. Für die sichere Diagnose eines Sadismus ist man einerseits auf die authentischen Angaben der betroffenen Person angewiesen, da es (auch) für diese Diagnose kein naturwissenschaftlich überprüfbares Außenkriterium gibt. Eine Hilfe kann im forensischen Kontext die SSS darstellen, die überwiegend auf Tatmerkmalen und beobachtbaren sexuell-sadistischen Verhaltensmerkmalen beruht.

Beim sexuellen Sadismus scheint es sich zudem um eine heterogene Störungsgruppe zu handeln, wobei grundsätzlich zwischen einvernehmlichen sadomasochistischen Praktiken der BDSM-Subkultur und dem forensisch relevanten Sexualsadismus zu unterscheiden ist.

Sexueller Sadismus als heterogene Störung

Im forensischen Kontext können sexualsadistischen Verhaltensweisen gänzlich unterschiedliche Bedingungen zugrunde liegen – dabei ist ein sexueller Sadismus als Paraphilie von sekundären Sadismusformen zu unterscheiden. Daher sollte im Rahmen des diagnostischen Prozesses stets die Funktionalität eines phänomenologisch gleichartigen sadistischen Verhaltens überprüft werden.

Für die Therapieplanung einer kombinierten Persönlichkeits- und Sexualpathologie ist es wichtig, zunächst die zugrunde liegende Persönlichkeitsproblematik zu adressieren, bevor eine spezifische sexualtherapeutisch-deliktorientierte Behandlung greifen kann.

Gerade bei kombinierten sexuellen- und Persönlichkeitsstörungen ist stets ein langer Therapieprozess mit kleinschrittigen Veränderungen und wiederholten Verhaltensrückfällen zu erwarten, sodass an das Therapeutenteam große Anforderungen an Frustrationstoleranz und Geduld gestellt werden.

13.8 Literatur

Berner, W., Hill, A., Briken, P. et al. (Eds.). (2007). Behandlungsleitlinie Störungen der sexuellen Präferenz: Diagnose, Therapie und Prognose. Steinkopff.

Boetticher, A., Nedopil, N., Bosinski, H. A. et al. (2007). Mindestanforderungen für Schuldfähigkeitsgutachten. *Forensische Psychiatrie, Psychologie, Kriminologie*, 1(1), 3–9.

Briken, P. (2016). Das Konstrukt »sexuelle Sucht« im Zusammenhang mit forensisch psychiatrischen Fragestellungen. *Forensische Psychiatrie, Psychologie, Kriminologie*, 10(3), 173–180.

Burchard, F. (2015). Forensische Unterbringung Jugendlicher–zwischen Psychiatrie, Haft und Jugendhilfe. Deutsche Vereinigung für Jugendgerichte und Jugendgerichtshilfen e. V (Hrsg) Jugend ohne Rettungsschirm. Herausforderungen annehmen, 645–672.

Falkai, P., Wittchen, H. U., Döpfner, M. et al. (2015). Diagnostisches und statistisches Manual psychischer Störungen DSM-5®. Hogrefe.

Hart, S. D., Boer, D. P. (2020). Structured professional judgment guidelines for sexual violence risk assessment: the sexual violence risk-20 (SVR-20) versions 1 and 2 and risk for sexual violence protocol (RSVP). In *Handbook of violence risk assessment* (pp. 322–358). Routledge.

Huchzermeier, C., Konrad, N. (2019). Sexualpathologische Entwicklungen. In: N. Konrad, C. Huchzermeier, W. Rasch (Hrsg.), *Forensische Psychiatrie & Psychotherapie* (5. Aufl.) (S. 323–334). Kohlhammer.

Marshall, W. L., Kennedy, P. (2003). Sexual sadism in sexual offenders: An elusive diagnosis. *Aggression and Violent Behavior*, 8(1), 1–22.

Marshall, W. L., Hucker, S. J. (2006). Severe sexual sadism: its features and treatment. In R. D. McAnulty, M. M. Burnette (Eds.), *Sex and sexuality, Vol. 3. Sexual deviation and sexual offenses* (pp. 227–250). Praeger Publishers/Greenwood Publishing Group.

Mokros, A., Schilling, F., Eher, R. et al. (2012). The Severe Sexual Sadism Scale: cross-validation and scale properties. *Psychological assessment*, 24(3), 764.

Nitschke, J., Mokros, A., Osterheider, M. et al. (2013). Sexual sadism: Current diagnostic vagueness and the benefit of behavioral definitions. *International Journal of Offender Therapy and Comparative Criminology*, 57(12), 1441–1453.

Oermann, A. (2013). Dialektisch-behaviorale Therapie im forensischen Setting. *Psychotherapie*, 18(1), 115–131.

Rettenberger, M., Dekker, A., Klein, V. et al. (2013). Clinical and forensic aspects of hypersexual behavior. *Forensische Psychiatrie, Psychologie, Kriminologie*, 7, 3–11.

Thibaut, F., Cosyns, P., Fedoroff, J. P. et al. (2020). The World Federation of Societies of Biological Psychiatry (WFSBP) 2020 guidelines for the pharmacological treatment of paraphilic disorders. *The World Journal of Biological Psychiatry*, 21(6), 412–490.

Turner, D., Briken, P. (2018). Treatment of paraphilic disorders in sexual offenders or men with a risk of sexual offending with luteinizing hormone-releasing hormone agonists: An updated systematic review. *The journal of sexual medicine*, 15(1), 77–93.

Wischka, B., Rehder, U., Foppe, E. (2012). *BPS-R: Behandlungsprogramm für Sexualstraftäter-revidiertes Manual*. Kriminalpädagogischer Verlag.

von Franqué, F., Klein, V., Briken, P. (2015). Which techniques are used in psychotherapeutic interventions for nonparaphilic hypersexual behavior?. *Sexual Medicine Reviews*, 3(1), 3–10.

World Health Organization. (2018). International classification of diseases for mortality and morbidity statistics (11th Revision).

14 Begleitende Psychotherapie bei antihormoneller Behandlung paraphiler Sexualstraftäter

Raphaela Basdekis-Jozsa

14.1 Einleitung

Das nachfolgende Fallbeispiel stammt aus wiederholten Begutachtungen zur Prognose, wobei die erste zur Verlegung in eine Klinik des Maßregelvollzugs führte. Dabei zeigt dieser Fall das Zusammenspiel von antihormonell wirksamer Pharmakotherapie mit spezifischer Psychotherapie und die Notwendigkeit des geeigneten Settings auf. Eine antihormonelle Behandlung bei schwerer Paraphilie ist oft entscheidend für eine erfolgreiche Psychotherapie.

Antihormonelle Behandlung von Straftätern mit *schwerer* Paraphilie

> **Merke**
>
> Die antihormonelle Behandlung umfasst Medikamente, die über eine Reduktion des Testosteronspiegels den Sexualtrieb reduzieren. Bei Sexualstraftätern mit schweren Paraphilien und mehrfachen Vorstrafen sollte diese Therapieoption *frühzeitig* thematisiert werden, um ihre Haft-/Unterbringungszeit zur Risikominderung zu nutzen. Durch diese pharmakologische Behandlung wird aufgrund der Entaktualisierung sexueller Themen die Grundlage zur Wirksamkeit psychotherapeutischer Interventionen verbessert.

14.2 Fallbeispiel

Herr L. wurde im Jahr 2003 (mit 27 J.) zu einer Freiheitsstrafe von sieben Jahren wegen schweren sexuellen Missbrauchs von Kindern in zehn Fällen verurteilt. Er hatte an den minderjährigen Söhnen von ehemaligen Mitgefangenen und Bekannten sowie an Nachbarsjungen – im Alter zwischen 8 und 12 J. – innerhalb eines Jahres nach seiner Entlassung aus einer mehrjährigen Freiheitsstrafe Oral- und Analverkehr vollzogen und sie dazu gezwungen Oralverkehr an ihm zu vollziehen, und vor ihnen masturbiert. All dies fand in seiner Wohnung statt, wobei er einigen mit dem Tod drohte, wenn sie etwas sagen. Ein Junge redete dennoch und

Herr L. wurde festgenommen. In der initialen Begutachtung wurde eine erhebliche Steuerungsverminderung zu den Tatzeitpunkten *nicht* festgestellt, weshalb sich nicht die Voraussetzungen für eine Unterbringung gem. § 63 StGB ergaben. Aufgrund von sechs vorherigen Verurteilungen wegen schweren sexuellen Missbrauchs von Kindern, z.T. während laufender Bewährungen, wurde mit dem Urteil auch die Sicherungsverwahrung gem. § 66 StGB angeordnet. Herr L. wurde in eine Sozialtherapeutische Anstalt (SothA) verlegt.

Merke

Die *Sicherungsverwahrung* (SV) ist eine freiheitsentziehende Maßregel der Besserung und Sicherung (§ 66 StGB) und schließt sich zeitlich an das Verbüßen einer Freiheitsstrafe an. Grundlage zur Anordnung ist die Feststellung einer erheblichen Gefährlichkeit des Straftäters (sog. Hang zu schweren Straftaten). Sie ist rein präventiv ausgerichtet.

Eine *Sozialtherapeutische Anstalt* (SothA) ist eine Sonderform des Strafvollzuges, die sich mit besonderen therapeutischen Mitteln und sozialen Hilfen rückfallgefährdeten Straftätern widmet.

14.3 Diagnose

Fallbeispiel – Fortführung

Herr L., der seine Kindheit und Jugend in verschiedenen Heimen verbracht hatte wegen Vernachlässigung durch die suchtkranken Eltern – der Vater war auch physisch gewalttätig –, war selbst Opfer sexuellen Missbrauchs durch Erzieher und ältere Jungen geworden. Er zeigte schon im Grundschulalter erste Auffälligkeiten i. S. eines aggressiven Verhaltens, hatte Schulschwierigkeiten (u. a. Stottern und Lese-Rechtschreib-Schwäche) und fiel mit Straftaten wie Feuer legen und Diebstählen auf; erste sexuelle Übergriffe blieben unentdeckt. Mit 14 J. missbrauchte er einen 8-jährigen Jungen im Heim, weshalb er erneut verlegt wurde. Dort lief er mit 16 J. weg und begann, sich zu prostituieren. Es folgten wiederholte Verurteilungen wegen Diebstählen, Betrugs, Verkehrsdelikten und sexuellen Missbrauchs an Jungen (7–12 J.).

Herr L. berichtete über einen Beginn der Masturbation im Alter von 9 J., wobei er bereits mit 10 J. häufig mehrmals täglich masturbierte. Er beschrieb eine homosexuelle Orientierung mit einer Präferenz für Jungen zwischen 7 und 12 J. Geschlechtsverkehr mit erwachsenen Männern hatte er lediglich im Rahmen von Prostitution erlebt, eine längere Beziehung war er bis zur letzten Verurteilung nicht eingegangen.

Bei Herrn L. wurden als tatrelevante Störungen eine ausschließliche homosexuelle Pädophilie (ICD-10: F65.4), eine antisoziale Persönlichkeitsstörung (ICD-10: F60.2) und als Ausdruck der Progredienz und Schwere der Paraphilie eine hypersexuelle Störung (ICD-10: F52.7) diagnostiziert.

14.3.1 Pädophilie

Die Pädophilie vom ausschließlichen Typ beschreibt Personen, die sexuelle Erregung ausschließlich durch Kinder erleben, der nicht-ausschließliche Typ umfasst auch Erwachsene. Prognostisch ist eine nicht-ausschließliche Pädophilie günstiger, da sie therapeutisch mehr Optionen bietet, wodurch die Fähigkeit zur Befriedigung in Erwachsenenbeziehungen gestärkt werden kann.

Ausschließliche und nicht-ausschließliche Pädophilie

Die ICD-10 und die ICD-11, die zwar in ihrer Entwurfsfassung seit dem 01.01.2022 grundsätzlich einsetzbar, jedoch aus lizenzrechtlichen Gründen noch nicht nutzbar ist, unterscheiden nicht zwischen diesen Formen. Im DSM-5 wird verdeutlicht, dass abweichende sexuelle Interessen nicht automatisch als Störung gelten. Die Diagnose einer paraphilen Störung erfordert klinisch bedeutsame Beeinträchtigungen in Kognition, Emotionsregulation oder Verhalten und Leidensdruck oder Risiken für andere (DSM-5, S. 26 und 942). Das DSM-5 erlaubt zudem eine Differenzierung zwischen ausschließlicher und nicht-ausschließlicher Pädophilie und die Angaben zu bevorzugten Geschlechtern sowie inzestuösen Neigungen (▶ Kap. 15 zum Vergleich von ICD-10, ICD-11 und DSM-5).

> **Merke**
>
> Die Klassifikationssysteme vermischten mit ihren Vorgaben paraphile Neigungen und straffälliges Verhalten (s. a. Briken, 2015), was problematisch ist, weil Sexualdelikte nicht immer im Kontext einer paraphilen Störung begangen werden (Eher et al., 2010).

14.3.2 Antisoziale Persönlichkeitsstörung

Die antisoziale Persönlichkeitsstörung ist bei straffälligen Personen die am häufigsten diagnostizierte psychiatrische Störung, v. a. in der Untergruppe der Sicherungsverwahrten. Hierin spiegelt sich der Umstand wider, dass die Diagnosekriterien für diese Persönlichkeitsstörung nicht nur Persönlichkeitseigenschaften beschreiben, sondern »auf ein normwidriges, kriminelles Verhaltenssyndrom« ausgelegt sind, wobei sich Straftäterinnen und Straftäter mit in der Adoleszenz beginnender Antisozialität durch einen frühen Beginn und eine hohe Rückfälligkeit ihrer Straffälligkeit auszeichnen (de Tribolet-Hardy et al., 2011; Basdekis-Jozsa et al., 2013). Bei diesen Straftäterinnen und Straftätern ist sehr häufig die Steuerungsfähigkeit zum Zeitpunkt der Taten erhalten.

Am häufigsten diagnostizierte psychiatrische Störung bei Straftätern

Wechselwirkungen und gegenseitige Beeinflussungen beider Störungsbilder sind zu beachten und haben einen deutlichen Einfluss auf die psychotherapeutischen Interventionen.

> **Fallbeispiel – Fortführung**
>
> Bei Herrn L. hat sich schon früh eine Bindungsstörung mit Störung des Sozialverhaltens ausgebildet, auf deren Boden er wiederholt grenzüberschreitendes Verhalten geboten hat. Parallel dazu war er selbst sexuellen Missbrauchshandlungen ausgesetzt und hat in diesem Kontext selbst Sexualität eingesetzt, um negative Affektzustände zu kompensieren (sexuelles Coping), wobei sich hier schon frühzeitig eine hypersexuelle Störung abzeichnete. Die zahlreichen Diebstahlsdelikte dienten u. a. auch dazu, die Jungen, die er missbrauchte, für sich einzunehmen, indem er sie mit Geschenken manipulierte. Es wechselten sich Haftzeiten mit nur kurzen Zeiten in Freiheit ab, in denen er immer wieder Jungen missbrauchte (u. a. während Hafturlauben), wobei sein Verhalten progredient war. Es ist hier eine enge Verwobenheit zwischen der antisozialen Persönlichkeitsstruktur und der Sexualstruktur festzustellen, die sich in der hohen Rückfälligkeit widerspiegelt und die therapeutische Erreichbarkeit erschwert hat.

Good to know

Komorbidität von Paraphilien und Persönlichkeitsstörungen:

- Persönlichkeitsstörungen sind eine häufige Komorbidität bei Betroffenen mit paraphilen Störungen (neben Suchterkrankungen, affektiven Störungen und Intelligenzminderungen).
- Antisoziale Missbrauchstäter waren selbst häufig in der Jugend isoliert und sozial eher randständig.
- Selbsterfahrener Missbrauch ist ein Risikofaktor (ca. 12 % selbsterlebter Missbrauch bei Missbrauchstätern; Salter et al., 2003).
- Sexuelles Insuffizienzerleben ist häufig zu beobachten (sexuelle Funktionsstörungen, Unzufriedenheit mit dem eigenen Genital erfragen!).
- Ausdehnung des kriminellen Lebensstils auf den Umgang mit Kindern (Canter et al., 1998)

14.3.3 Ätiologie und Pathogenese

Für die Entstehung von Paraphilien gibt es v. a. psychodynamische Erklärungsmodelle, wobei nach Lackinger (2009) v. a. *drei Komponenten der psychischen Struktur* entscheidend sind:

1. »*Perversion*«, gekennzeichnet durch anhaltende prägenitale Konflikte, eine vorzeitige oder Pseudo-Ödipalisierung, eine mangelhafte Triangulierung der Objektbeziehung, eine mangelhafte Mentalisierung affektiven Erlebens (d. h. der Fähigkeit, das eigene Verhalten oder das Verhalten anderer Menschen durch Zuschreibung mentaler Zustände zu interpretieren) sowie die Sexualisierung als bevorzugter Abwehrmechanismus
2. »*Impulsivität*« im Zusammenhang mit möglichen biologisch-temperamentalen Prädispositionen
3. »*Psychopathie*« (Über-Ich-Pathologie) i. S. eines fragmentierten Über-Ichs und der teilweisen Projektion der verfolgenden Über-Ich-Vorläufer auf andere

Es existieren keine einzelnen Faktoren, die zu bestimmter Sexualdelinquenz führen. Vielmehr handelt es sich um komplexe psychodynamische Konstellationen, in denen soziale, episodische und situative Faktoren berücksichtigt werden müssen, die in der Therapie eine zentrale Rolle spielen. Darüber hinaus wird in der Theorie der Entstehung der Pädophilie u. a. ein besonderes Augenmerk auf die Beziehung zur Mutter gelegt:

- Häufig zu finden ist eine traumatisierende Mutterbeziehung i. S. einer hochambivalenten Mutterbeziehung: hier besteht ein ausgeprägtes Nähebedürfnis gleichzeitig neben einer ausgeprägten Aggression gegenüber der (versagenden) Mutter (Glassner, 1988) — *Hochambivalente Mutterbeziehung*
- Pädophile wiederholen in fast allen Beziehungen ein Mutter-Kind-Autoritäts-Muster, d. h. es gibt fast keinen reziproken Austausch zwischen gleichberechtigten Partnern — *Mutter-Kind-Autoritäts-Muster*
- Pädophile weisen häufiger sog. narzisstische Objektbeziehungen auf, d. h. Mitmenschen sind eher Schattenfiguren, die nur zur Bedürfnisbefriedigung existieren (Glassner, 1989) — *Narzisstische Objektbeziehungen*
- Bei Pädophilen dominiert die duale Beziehungsform, Triangulierung hat – bei häufig abwesenden Vätern – oft nicht oder nur unzureichend stattgefunden (Berner, 1996) — *Duale Beziehungsform*
- Die verunmöglichte Loslösung zur Mutter (Berner, 2011 u. Stoller, 1975) einhergehend mit geringer Möglichkeit zur Differenzierung und Separation des Selbstbildes vom internalisierten Mutterbild — *Verunmöglichung der Loslösung von der Mutter*

In der Folge dieser Konfliktfelder kommt es zum »pädosexuellen Ausagieren«:

- Mütter/Sexualpartnerinnen und -partner werden häufig von Pädophilen als verschlingend und/oder kontrollierend erlebt. Diesen als übermächtig erlebten Müttern können Pädophile nur durch Umkehrung entgehen, indem sie sich kleine, kontrollierbare »Partner« suchen. Vorübergehende Dominanzgefühle lassen zeitweilig Gefühle von eigener Ohnmacht und Wertlosigkeit verschwinden. — *Dominanzgefühl führt zu einer sexuellen Erregung*

Merke

Wie bei allen Paraphilien sind frühe Störungen in der Beziehung zu den primären Bezugspersonen bei Pädophilen zu finden; ebenso sind sie selbst nicht selten Opfer von sexuellem Missbrauch geworden. Der Missbrauch dient häufig dazu, eigenes Insuffizienz- und Ohnmachtserleben zu kompensieren.

Fallbeispiel – Fortführung

Herr L. wuchs mit ihn stark vernachlässigenden, schwer alkoholabhängigen Eltern auf, der Vater war wenig anwesend und wenn er zu Hause war, dann war er sowohl der Mutter als auch ihm gegenüber gewalttätig. Die Mutter war aufgrund ihrer Alkoholsucht mit der Sorge um ihre insgesamt drei Kinder überfordert; sie starb, als Herr L. 14 J. alt war, an den Folgen einer Hirnblutung, mutmaßlich wegen Schlägen durch den Vater. Herr L. wurde letztlich aufgrund von Mangelernährung und wiederholter physischer Misshandlung im Alter von 5 J. in einem Heim untergebracht, wo er im Alter von 8 J. Opfer sexuellen Missbrauchs wurde. Mit 9 J. begann er zu masturbieren. Mit 10 J. war er selbst sexuell übergriffig gegenüber einem 7-Jährigen. Aufgrund seines aggressiv-aufsässigen und delinquenten Verhaltens wurde er von einem Heim in das Nächste verlegt. Mit 14 J. wurde er beim Missbrauch eines damals 8-Jährigen entdeckt und in ein Heim für schwererziehbare Jugendliche verlegt, aus dem er mit 16 J. weglief und begann, sich zu prostituieren.

Good to know

Selbstvertauschungsagieren: In der »pädosexuellen Szene« identifiziert sich der Erwachsene einerseits mit dem eigenen Kindsein und mit der früheren Elternfigur: Er tut an dem Kind das, was er sich früher von den Eltern gewünscht hätte (Zuwendung, Zärtlichkeit), bei gleichzeitiger Identifikation mit der versagenden/aggressiven Elternfigur (Manipulation, Übergriff).

14.3.4 Epidemiologie

In Deutschland gaben in Umfragen zwischen 3 und 6 % der befragten Männer an, sexuelle Fantasien oder Kontakte mit Kindern vor der Pubertät zu haben (Dombert et al., 2016). International lag dieser Anteil zwischen 3 und 9 %. Es gibt jedoch keine genauen Daten, wie viele Menschen tatsächlich eine pädophile (oder hebephile) Erregbarkeit haben. Schätzungen zufolge betrifft dies etwa 1 % der männlichen Bevölkerung – in Deutschland also zwischen 250.000 und 300.000 Männer. Im Dunkelfeld werden Anteile von bis zu 3 % vermutet.

Bisher zeigen Studien, dass die Mehrheit der betroffenen Personen Männer sind. In dem bundesweiten Präventionsprojekt »Kein Täter werden« haben sich in dem Berliner Zentrum nur wenige Frauen gemeldet, von denen lediglich eine die Diagnosekriterien einer Pädophilie erfüllte (Sonderheft Sexuologie, 2021).

14.4 Forensische Aspekte

Bei Herrn L. waren bereits zum Zeitpunkt der Verurteilung die Kriterien für eine erheblich verminderte Steuerungsfähigkeit aufgrund seiner schweren pädophilen Störung erfüllt (verstärkt durch seine antisoziale Persönlichkeitsstörung). Seine pädophile Störung war fest in sein Persönlichkeitsgefüge integriert, und es bestand eine unzureichende Kontrolle über paraphile Impulse, die zu einem progredienten Verlauf führte. Soziokulturell angemessene Formen der Befriedigung standen ihm aufgrund seiner Persönlichkeitsstruktur nicht zur Verfügung, was den erforderlichen Schweregrad der Pädophilie für eine Einordnung als schwere andere seelische Störung gemäß §§ 20, 21 StGB bestätigt.

Vor den Anlasstaten zeigte Herr L. eine erhebliche emotionale Labilisierung und beging die Taten oft in sozial kontrollierter Umgebung sowie in ritualisierter Weise. Die zunehmende Gewaltbereitschaft, wie Analverkehr trotz Gegenwehr der Jungen, Todesdrohungen und das Ausblenden ihrer Emotionen, sowie die antisoziale Persönlichkeitsstörung weisen weiter auf eine erheblich verminderte Steuerungsfähigkeit zum Zeitpunkt der Taten hin.

Demnach hätte bei Herrn L. bereits im Rahmen der Index-Verurteilung eine Unterbringung im Maßregelvollzug gem. § 63 StGB angeordnet werden können.

> **Merke**
>
> In der initialen Begutachtung von Sexualstraftätern ist genauestens zu prüfen, wie schwer eine ggf. zu diagnostizierende Paraphilie ist, und auch weitere ggf. vorhandene psychiatrische Störungen sind zu diagnostizieren und in ihrem Schweregrad zu beurteilen, um zu vermeiden, dass Zeit und Ressourcen vergeudet werden.

Eine Pädophilie-Diagnose ist für sich allein nicht ausreichend für einen psychiatrischen Dekulpierungsgrund (erheblich verminderte Steuerungsfähigkeit); bedeutsam ist hierfür die Schwere (suchtartiger Verlauf, progrediente Entwicklung), v. a. in Kombination mit anderen psychiatrischen Diagnosen (Persönlichkeitsstörungen, Sucht, Psychose etc.).

Pädophilie allein kein Dekulpierungsgrund

> **Merke**
>
> Pädophilie tritt häufig auch mit anderen Paraphililen wie Fetischismus, Sadismus, Exhibitionismus oder auch einer hypersexuellen Störung auf.
> Pädophile Straftäter stellen mit 25–30 % (Schorsch & Pfäfflin, 1994) bzw. 40–70 % (Seto, 2018) die größte Gruppe unter Sexualstraftätern dar.

14.4.1 Juristischer Rahmen

Fallbeispiel – Fortführung

Herr L. kam zunächst in eine SothA. Hier war der Verlauf geprägt durch viele Regel- und Lockerungsverstöße, eine medikamentöse Behandlung wurde nicht mit ihm thematisiert. Aufgrund der unzureichenden Fortschritte in der SothA bei mangelhaftem Engagement in den verschiedenen spezifischen gruppentherapeutischen Angeboten und den Regelverstößen wurde er kurz vor Ende der Haftzeit in den Regelvollzug zurückverlegt, da die Basis für eine therapeutische Arbeit nicht mehr erhalten gewesen war. Wiederholt wurde eine antihormonelle Behandlung gutachterlich empfohlen, jedoch nicht umgesetzt. Aufgrund der hohen Rückfallgefahr bei bisher unzureichendem Therapieergebnis musste er die Sicherungsverwahrung (SV) antreten. Auch in den folgenden Jahren wurde eine antihormonelle Behandlung im Rahmen einer Einzeltherapie empfohlen, jedoch erst sieben Jahre nach Antritt der SV umgesetzt, da sich Herr L. diesbezüglich immer wieder ambivalent zeigte. Unter der antihormonellen Medikation berichtete er über einen Rückgang der weiterhin hohen Masturbationsfrequenz von mehrmals täglich auf etwa einmal wöchentlich, jedoch hatte er weiterhin pädosexuelle Fantasien. Die einzeltherapeutische Begleitung erfolgte nur unregelmäßig, da es aufgrund von Personalwechseln immer wieder zu längeren Unterbrechungen kam. Unter der antihormonellen Medikation trat eine klinisch relevante depressive Symptomatik in den Vordergrund. Schließlich wurde bei erneuter Begutachtung eine Umwandlung der Maßregel zugunsten einer Unterbringung gem. § 63 StGB empfohlen, da hier der Komplexität des Störungsbildes therapeutisch besser begegnet werden könne und eine größere Behandlungskontinuität und eine umfassendere psychiatrische Behandlung möglich sei.

Er wurde schließlich nach ca. acht Jahren aus der JVA in eine Klinik des Maßregelvollzugs verlegt.

Sozialtherapeutische Anstalten

Sozialtherapeutische Anstalten bieten für Sexualstraftäterinnen und -straftäter spezifizierte Behandlungsprogramme, die sich an dem aktuell für am hilfreichsten gehaltenen Rehabilitationskonzept (RNR-Konzept) von Andrews und Bonta (2006) und dem Good-Lives-Model (GLM; Ward et al., 2007) orientieren und v. a. in Gruppensettings angeboten werden. Eine antihormonelle Behandlung wird ggf. auch angeboten. Dennoch kommen die Behandlungsmöglichkeiten bei ausgeprägten Störungsbildern bzw. schweren komorbiden Störungen schnell an ihre Grenzen, woraus sich sehr häufig frustrierende Behandlungsverläufe ergeben, die nicht selten mit einer Rückverlegung in den Regelvollzug enden.

Bei schweren Paraphilien, die mit einer ausgeprägten gedanklichen Okkupation der Betroffenen mit sexuellen Inhalten einhergeht, ist eine zur Psychotherapie begleitende antihormonelle Medikation, die in der Regel zu einem deutlichen Rückgang der gedanklichen Überbeschäftigung mit Sexualität führt, zentral, um eine Arbeit an den therapeutisch relevanten Inhalten überhaupt erst zu ermöglichen.

Fallbeispiel – Fortführung

Herr L. konnte sich im weiteren Verlauf seiner Therapie unter seiner bereits bestehenden antihormonellen Medikation, ergänzt um ein Libido-minderndes Antidepressivum, langsam stabilisieren. Seine Masturbationsaktivität ging weiter zurück. Es gelang ihm, alternative Handlungsstrategien im Umgang mit negativen Affekten wie Frustration und Wut zu entwickeln. Er berichtete über einen Rückgang pädosexueller Fantasien und setzte sich in der Therapie mit seinen Taten und mit dem selbst erlebten Missbrauch ebenso auseinander wie mit der homosexuellen Orientierung, die er vor sich selbst verleugnet hatte. Parallel absolvierte er eine Ausbildung zum Maler, um so seine spätere Existenz zu sichern. Aufgrund des Rückgangs der sexuellen Überbeschäftigung konnte er sich besser auf die RNR- bzw. GLM-basierte Therapie einlassen. Er nahm nach Verlegung in den halboffenen Bereich eine Beziehung zu einem nur wenige Jahre jüngeren Mann auf und konnte nach insgesamt sieben Jahren im Maßregelvollzug zur Bewährung entlassen werden. Er wird aktuell noch von der Forensischen Nachsorgeambulanz im Rahmen der angeordneten Führungsaufsicht betreut. Im Vordergrund steht hier die Frage, ob und wann die antihormonelle Medikation abgesetzt werden kann, die eine erfüllende partnerschaftliche Sexualität einschränkt, da sie zu einer nur unzuverlässigen Erektionsfähigkeit geführt hat.

14.4.2 Forensische Diagnostik

Es wurden bei Herrn L. neben der schweren Pädophilie und der schweren antisozialen Persönlichkeitsstörung auch eine depressive Störung diagnostiziert. Die Ursprünge der antisozialen Persönlichkeitsstörung und der Pädophilie wurden mit den Schwierigkeiten in seiner frühkindlichen Entwicklung mit konsekutiver Bindungsstörung und dem selbsterlebten Missbrauch gesehen. Bei fehlender Fähigkeit zur Emotionsregulation bei gleichzeitigem Empathiedefizit standen ihm nur sexuelle Coping-Mechanismen zur Verfügung, die zu einer Progredienz der paraphilen Störung

Von der Exploration zur Delikthypothese

geführt haben. Aufgrund fehlender und nicht ausreichender Gewissensbildung resultierte eine frühe Delinquenz.

Identifikation und Adressierung zentraler Risikofaktoren

Als zentrale Risikofaktoren waren bei Herrn L. die Pädophilie, die antisoziale Persönlichkeitsstörung, seine Impulskontrollstörung, sein Empathiedefizit und seine hypersexuelle Störung anzusehen. Aufgrund der triebdämpfenden Behandlung hatte er nicht mehr die Möglichkeit, auf seine sexuellen Coping-Mechanismen zum Ausgleich negativer Affekte zurückzugreifen, was zur Ausbildung einer klinisch relevanten Depression führte und deutlich macht, dass den Paraphilien gleichermaßen eine Art »Plombenfunktion« i. S. einer Depressionsabwehr zukommt. Gleichzeitig schien die Wirksamkeit der antihormonellen Behandlung immer noch unzureichend, da die Frequenz der Masturbation zu paraphilen Fantasien immer noch als hoch anzusehen war.

Darüber hinaus galt es, eine Auseinandersetzung von Herrn L. mit seiner bis dahin »verleugneten« Homosexualität ebenso zu fördern wie die Auseinandersetzung mit seinem Empathiedefizit und seiner Neigung, seine Bedürfnisse auf Kosten Dritter zu befriedigen und sein Selbstwerterleben und Selbstwirksamkeit zu stärken, die es ihm ermöglichen würden, sich selbst die Basis für ein »zufriedenes Leben« gem. dem GLM zu schaffen. Dazu gehörte auch die Stärkung der Selbstbefähigung im Umgang mit seinen Finanzen, eine Ausbildung, der Aufbau eines sozialen Netzes und das Thema einer partnerschaftlichen Beziehung.

Verschiedene Ebenen, verschiedene therapeutische Mittel

Neben der einzeltherapeutischen Behandlung und spezifischen gruppentherapeutischen Settings für Sexualstraftäter mit schwerer Paraphilie spielte auch Soziales Kompetenztraining, Psychodrama, Schematherapie und eine suffiziente medikamentöse Behandlung, bestehend aus dem GnRH-Analogon Triptorelin und einem Antidepressivum aus der Gruppe der selektiven Serotonin-Wiederaufnahme-Hemmer (SSRI), eine zentrale Rolle. Begleitend zur Medikation führte Herr L. ein Sexualitätstagebuch, in dem er sich Notizen dazu machte, in welchen Situationen bzw. affektiven Zuständen pädosexuelle Fantasien auftauchten und wie häufig er zu diesen masturbierte. Daran angelehnt konnten weitere Risikosituationen identifiziert und mit ihm bearbeitet werden.

Neben den gängigen, statistischen Prognoseinstrumenten, die im Rahmen von Begutachtungen regelhaft eingesetzt werden (wie z. B. Static-99 und SORAG), spielen im klinischen Alltag vor allem aktuarische Prognoseinstrumente, die dynamische, d. h. veränderbare Variablen berücksichtigen, eine Rolle, um den Effekt der Therapie zu messen, aber auch weitere Risikofaktoren und protektive Faktoren identifizieren zu können. Hierzu gehören der Stable-2007 (Matthes et al., 2012), der SAPROF (De Vogel et al., 2010) und im ambulanten Bereich der Acute-2007 (Matthes und Rettenberger 2008).

14.4.3 Risiken

Risiken ergeben sich v. a. im Rahmen von erweiterten Lockerungen und erstrecken sich neben Rückfällen in allgemeine Delinquenz auch auf einschlägige Rückfälle wie z. B. Konsum von Kinderpornografie oder Kontaktaufnahme zu Kindern. Hilfreich sind an dieser Stelle eingehende Vor- und Nachgespräche von Lockerungen, Aufmerksamkeit für Warnzeichen wie vermehrter sozialer Rückzug, Zunahme von Misstrauen und Feindseligkeit, aber natürlich auch Kontrolle von z. B. Testosteronspiegeln unter Therapie mit Triptorelin, um eine externe Aufnahme von Testosteron rechtzeitig zu identifizieren. Wichtig ist auch ein intensiver Austausch aller an der Therapie beteiligten Personen, um Veränderungen bei den Betroffenen rechtzeitig wahrzunehmen.

Individuelle Risikofaktoren und ihr Management müssen bekannt sein

14.5 Therapie

Die Behandlungsplanung basiert auf einer differenzierten Delikthypothese und Risikoanalyse. Die *psychotherapeutische Behandlung* sollte sich nach den drei Prinzipien des RNR richten:

- Risikoprinzip (»risk«): Die Intensität der Behandlung sollte sich an dem Risikolevel der Straftäterin oder des Straftäters orientieren.
- Bedürfnisprinzip (criminogenic »need«): Die Behandlung fokussiert auf der Veränderung von Risikofaktoren.
- Ansprechbarkeitsprinzip (»responsivity«): Die Art und Weise der Behandlung bzw. Behandlungsmethoden sollte sich an dem Lernstil und den Fähigkeiten der straffälligen Person orientieren.

Das GLM basiert auf diesen Prinzipien und geht davon aus, dass grundsätzlich alle Menschen ähnliche Bedürfnisse und Ziele im Leben haben und dass kriminelles Verhalten v. a. aus einem Mangel an Zufriedenheit mit dem eigenen Leben rührt, sodass eine Unterstützung bei der Erreichung dieser Ziele zu einer Absenkung des Rückfallrisikos führt. Die Arbeit nach dem GLM stärkt die Motivation der Straftäterinnen und Straftäter durch:

- Fokussierung auf den Stärken und Ressourcen der straffälligen Person
- Beachtung individueller Interessen, Fähigkeiten und persönlichen Zielen der Straftäterinnen und Straftäter im therapeutischen Prozess
- Befähigung, ihre oder seine persönlichen Ziele auf prosoziale Weise zu erreichen

> **Merke**
>
> Die psychotherapeutische Behandlung von Sexualstraftäterinnen und -straftätern orientiert sich stark an den individuellen Risikofaktoren und stärkt die Selbstwirksamkeit der straffälligen Person durch Fokussierung auf individuelle Ziele und Wünsche, die die Lebenszufriedenheit der Straftäterinnen oder des Straftäters steigern können und damit protektiv wirken.

14.5.1 Fallmanagement und Behandlungsrahmen

Gute Behandlungsplanung als Voraussetzung einer gelingenden deliktpräventiven Therapie

Das Behandlungssetting sollte neben einer regelmäßigen Einzeltherapie – beginnend mit wöchentlichen Sitzungen zu je 50 Min., im Verlauf 14-tägig und im Rahmen der Nachsorge ggf. niedriger – auch verschiedene gruppentherapeutische Verfahren für Sexualstraftäterinnen und -straftäter beinhalten, in denen ebenfalls eine Deliktaufarbeitung und Analyse von Risikofaktoren erfolgen. Weitere zentrale Themen sind das Selbstwerterleben, Umgang mit Ohnmachtsgefühlen und Abhängigkeitserleben. Ab welchem Zeitpunkt auch gruppentherapeutische Verfahren eingesetzt werden, hängt v. a. von weiteren Komorbiditäten ab – im Fall von Herrn L. oder auch Straftäterinnen und Straftätern mit schwerer narzisstischer Störung wird grundsätzlich eher zu einer längeren Phase der Einzeltherapie geraten, um hier auch an den Spezifika der Persönlichkeitsstörung zu arbeiten, damit diese nicht ein gruppentherapeutisches Setting stören. Sofern auch eine komorbide Suchtstörung vorliegt, sind entsprechende Angebote vorzuhalten. Vor allem ab dem Zeitpunkt weitergehender Lockerungen und nach einer bedingten Entlassung ist eine enge Zusammenarbeit und Austausch der verschiedenen beteiligten Stellen (z. B. in Form von Fallkonferenzen) erforderlich, um ggf. frühzeitig intervenieren zu können.

Im ambulanten Setting (forensische Nachsorge) können auch noch weitergehende Angebote wie Schuldnerberatung oder Unterstützung bei der Arbeitsplatz- und Wohnungssuche hilfreich sein.

14.5.2 Forensisch-psychiatrische Behandlung

Libidomindernde Medikation

Pharmakologisch ist bei Sexualstraftätern mit schweren Paraphilien eine libidomindernde Medikation ein wichtiger Bestandteil der Therapie, da durch einen Rückgang der inneren Okkupation mit dem Thema Sexualität neue Räume geschaffen werden für die eigentliche Therapie. Bei weniger schweren Paraphilien (d. h. Paraphilien mit geringem Risiko für Hands-on-Delikte) kann, wenn der Eindruck entsteht, dass Psychotherapie allein (Stufe 1) nicht ausreichend ist, bereits die Gabe eines libidosenkenden Antidepressivums aus der Gruppe der SSRI geeignet sein (Stufe 2). Bei Paraphilien mit erhöhtem Risiko für Hands-on-Delikte erfolgt eine Libidominderung in der Regel mit einer antihormonellen Behandlung. Hierfür stehen verschiedene Substanzgruppen zur Verfügung, von denen heute die Gruppe der GnRH-Analoga bevorzugt wird – Cyproteronacetat als Testosteron-Rezeptor-Antagonist ist aufgrund des Meningeomrisikos eher Mittel der 2. Wahl geworden (Stufe 3). Die meisten Präparate werden in einem 12-wöchigen Rhythmus verabreicht, ein Präparat ist in oraler Formulierung erhältlich und muss täglich eingenommen werden. Ziel ist ein Testosteronspiegel auf Kastrationsniveau (< 20 ng/dl). Zu Beginn einer Behandlung mit einem GnRH-Analogon ist zudem auf einen initialen Anstieg der Libido zu achten (sog. Flare-up-Effekt), der durch eine vorübergehende Begleitmedikation mit Cyproteronacetat für ca. 4–6 Wochen behandelt wird. Da bei GnRH-Analoga zugeführtes Testosteron wirksam ist, kann durch Laborkontrollen ein Hintergehen der antihormonellen Behandlung frühzeitig entdeckt werden. Bei unzureichendem Rückgang der sexuellen Dranghaftigkeit kann die antihormonelle Medikation um ein SSRI ergänzt werden (Stufe 4, wie im Fall von Herrn L.) – häufig auch hilfreich bei den nicht selten auftretenden depressiven Episoden im Rahmen dieser Behandlung. Sollten paraphile Fantasien immer noch sehr präsent sein und der Betroffene den Eindruck haben, sich diesen nicht erwehren zu können, kann der Stufe 5 eine zusätzliche Gabe von Cyproteronacetat erwogen werden, wobei eine Aufklärung über das erhöhte Meningeomrisiko zu erfolgen hat. Bei frühzeitigem Nachlassen der Wirkung des GnRH-Analogons kann auch eine Verkürzung des Verabreichungsintervalls hilfreich sein.

Merke

Eine pharmakologische, d.h. libidomindernde Behandlung *muss* in einen tragfähigen therapeutischen Kontext eingebunden sein – ohne einen solchen gibt man sich einer falschen Sicherheit in die rein biologische Wirksamkeit dieser Behandlung hin.

Good to know

Stufenschema der antihormonellen Behandlung adaptiert nach der World Federation of Societies of Biological Psychiatry (WFSBP) (Thibaut et al., 2010):

- Stufe 1: Psychotherapie
- Stufe 2: Psychotherapie + SSRI
- Stufe 3: Psychotherapie + GnRH-Analogon (vorab und begleitend Knochendichtemessungen, Labor- und Testosteronspiegelkontrollen notwendig)
- Stufe 4: Psychotherapie + GnRH-Analogon + SSRI
- Stufe 5: Psychotherapie + GnRH-Analogon + SSRI + Cyproteronacetat (cave: Meningeomrisiko)

14.5.3 Verlaufskontrollen und Meilensteine

Dazu gehören regelhafte Erhebungen dynamischer Risikofaktoren sowie protektiver Faktoren und regelmäßige Laborkontrollen.

Fortschritte der Therapie, d. h. Kenntnis der straffälligen Person über diese Faktoren sowie Risikosituationen, die eigene Delikthypothese und des Rückfallvermeidungsplans, sowie sichtbare Verhaltensänderungen führen im Verlauf der Therapie zu weitergehenden Lockerungen.

14.5.4 Vorgehen bei deliktrelevanten Verhaltensweisen

Hohes Risiko = viele Ressourcen wie hochfrequente therapeutische Kontaktangebote

Grundsätzlich sollen in jeder forensischen Behandlung Richtlinien des Umgangs mit deliktrelevanten Verhaltensweisen vorab festgelegt und diese auch mit dem Betroffenen kommuniziert werden. Dabei sind wiederholte Evaluationen mithilfe der genannten Prognoseinstrumente hilfreich, um festzustellen, welches Maß an Ressourcen auf den jeweiligen Patienten entfallen sollte, bzw. ob ergänzende Interventionen eingeplant werden müssen. Im ambulanten Bereich hat sich dafür der regelmäßige Einsatz des Acute-2007 als hilfreich erwiesen.

14.6 Prognose

Letztlich ist es in einem geeigneten therapeutischen Setting, bestehend aus hochfrequenter Einzeltherapie und suffizienter pharmakologischer Behandlung, gelungen, Herrn L. nicht nur zu stabilisieren, sondern es konnte auch eine Nachreifung erreicht werden, sodass Herr L. antisoziale Verhaltensstile ablegen und die eigene Homosexualität annehmen konnte. Die Therapie hat bei Herrn L. dazu geführt, dass seine Empathiefähigkeit und sein Selbstwirksamkeitserleben deutlich gestärkt wurden, was ihn befähigt hat, sich weniger dem Leben ohnmächtig gegenüberstehend zu erleben, sondern als Gestalter seiner eigenen Lebenszufriedenheit. Dies sind geeignete Voraussetzungen, unter denen nach ausreichender Zeit der Stabilisierung darüber nachgedacht werden kann, die antihormonelle Medikation abzusetzen, die mit einer Vielzahl an Nebenwirkungen einhergeht.

14.7 Diskussion

Das vorliegende Beispiel zeigt zum einen die Wechselwirkung von paraphiler Störung und Persönlichkeitsstörung, zum anderen die Wichtigkeit der initial »richtigen« Zuordnung von Straftätern in die Haftanstalt bzw. in den Maßregelvollzug und nicht zuletzt die Bedeutung einer frühen antihormonellen Behandlung bei schwerer Paraphilie mit hohem Risiko für Hands-on-Delikte im Rahmen einer Psychotherapie. Trotz der Schwere der diagnostizierten Störungen und des initial sehr wechselhaften Verlaufs ist es bei Herrn L. nach langer Therapie letztlich zu einem zufriedenstellenden Verlauf gekommen.

14.8 Zusammenfassung

Gerade bei schweren paraphilen Störungen wie im vorliegenden Fall und einer schweren komorbiden Persönlichkeitsstörung ist es von besonderer Relevanz, dass Betroffene von erfahrenen forensischen Behandelnden therapiert werden, die sowohl über die geeigneten psychotherapeutischen Methoden als auch das Wissen um die pharmakologischen Möglichkeiten verfügen. Dazu gehört auch, dass frühzeitig pharmakologische Angebote gemacht werden. Es wurde aber auch deutlich, wie entscheidend die Identifizierung einer schweren Paraphilie für den Behandlungsverlauf ist, da bereits zu Beginn die Weichen gestellt werden, in welcher Art von Einrichtung – Haft oder Klinik – eine straffällige Person behandelt wird. Der Verlauf von Herrn L. ist dabei einer, der – abgesehen von der Dauer – als optimal bezeichnet werden kann: Hier ist es nicht nur zu einer – wahrscheinlich auch altersbedingten – Abmilderung antisozialer Verhaltensbereitschaft gekommen, sondern v. a. auch in sexueller Hinsicht zu einer deutlichen Nachreifung, sodass im Rahmen der Nachsorge keine pädosexuellen Neigungen mehr feststellbar waren. Das ist sicherlich nicht die Regel, soll aber aufzeigen, dass auch solche Entwicklungen unter geeigneten Bedingungen und Mitarbeitsbereitschaft des Betroffenen möglich sind und keinesfalls immer von einer lebenslangen Prävalenz einer pädosexuellen Orientierung auszugehen ist.

Frühzeitige antihormonelle Behandlung bedarf eines geeigneten therapeutischen Settings

14.9 Literatur

Andrews, D. A., Bonta, J. (2006). *The psychology of criminal conduct* (4. Ausgabe). Anderson.
Basdekis-Jozsa, R., Mokros, A., Vohs, K. et al. (2013) Preventive Detention in Germany: An Overview and Empirical Data from Two Federal States. *Behavioral Sciences and the Law, 31*(3), 344–358.
Beier, K. M. (1995). Dissexualität im Lebenslängsschnitt. Theoretische und empirische Untersuchungen zu Phänomenologie und Prognose begutachteter Sexualstraftäter. Springer.
Berner, W. (1996): Imre Hermanns »Anklammerung«, die Pädophilie und eine neue Sicht der Triebe. *Psyche, 50,* 1036–1054.
Berner, W. (2011). *Perversion.* Psychosozial-Verlag.
Boettcher, A., Nedopil, N., Bosinski, H. et al. (2005) Mindestanforderungen für Schuldfähigkeitsgutachten. *Neue Zeitschrift für Strafrecht, 25,* 57–62.
Briken, P. (2015). Paraphilie und paraphile Störung im DSM-5. *Forensische Psychiatrie, Psychologie, Kriminologie, 9,* 140–146.
Canter, D., Hughes, D., Kirby, S. (1998). Paedophilia: Pathology, criminality, or both? The development of a multivariate model of offence behaviour in child sexual abuse. *Journal of Forensic Psychiatry, 9(3),* 532–555.
De Tribolet-Hard, F., Vohs, K., Regli, D. et al. (2011) Gewaltstraftäter mit und ohne Antisoziale Persönlichkeitsstörung. *Nervenarzt, 82*(1), 43–49.
De Vogel, V., De Ruiter, C., Bouman, Y. et al. (2010). SAPROF. *Leitlinien für die Erfassung von protektiven Faktoren bei einem Risiko für gewalttätiges Verhalten* (A. Spehr & P. Briken, Trans.). Utrecht: Forum Educatief (Original work published 2009).
Dombert, B., Schmidt, A. F., Banse, R. et al. (2016). How common is males' self-reported sexual interest in prepubescent children? *Journal of Sex Research, 53*(2), 214–223.
Eher, R., Rettenberger, M., Schilling, F. (2010) Psychiatrische Diagnosen von Sexualstraftätern – eine empirische Untersuchung von 807 inhaftierten Kindesmissbrauchstätern und Vergewaltigern. *Zeitschrift für Sexualforschung, 23*(1), 23–35.
Glasser, M. (1988). Psychodynamic aspects of paedophilia. *Psychoanalytic Psychotherapy, 3*(2), 121–135.
Glasser, M. (1989): The psychodynamic approach to understanding and working with the paedophile. In: M. Farrell (Ed.), *Understanding the Paedophile* (pp. 1–11). ISTD/The Portman Clinic.
Lackinger, F. (2009). Psychoanalytische Überlegungen zur Pädophilie. *Psychotherapeut, 54,* 262–269.
Matthes, A., Rettenberger, M. (2008). *Die deutsche Version des ACUTE-2007* (Hanson, R. K., Harris, A. J. R. [2007]. Acute-2007 Scoring Guide. Public Safety Canada) *zur dynamischen Kriminalprognose bei Sexualstraftätern.* Institut für Gewaltforschung und Prävention.
Matthes, A., Rettenberger, M., Eher, R. (2012). *Stable-2007 Coding Manual, revised 2012.* Institut für Gewaltforschung und Prävention.
Müller, L. J., Nedopil, N. (2017). *Forensische Psychiatrie* (Kap. 15.2, S. 349) (5. Aufl.). Thieme.
Salter, D., McMillan, D., Richards, M. et al. (2003) Development of sexually abusive behaviour in sexually victimised males: A longitudinal study. *The Lancet, 361*(9356), 471–476.
Schorsch, E., Pfäfflin, F. (1994) Die sexuellen Deviationen und sexuell motivierte Straftaten. In U. Venzlaff und K. Foerster (Eds.), *Psychiatrische Begutachtung: Ein praktisches Handbuch für Ärzte und Juristen* (2., neubearb. u. erw. Aufl.) (S. 323–368). Fischer.
Seto, M. C. (2018). Pedophilia and Sexual Offending Against Children: Theory, Assessment, and Intervention (2. Aufl.). American Psychological Association.

Sonderheft Sexuologie. (2021). Zum 10-jährigen Bestehen des Netzwerkes »Kein Täter werden«. *Sonderheft Sexuologie, 28*(3–4), 153–280.
Stoller, R. J. (1975). *Perversion. Die erotische Form von Hass.* Psychosozial-Verlag.
Thibaut, F., De La Barra, F., Gordon, H. et al. (2010). The World Federation of Societies of Biological Psychiatry (WFSBP) guidelines for the biological treatment of paraphilias. *World Journal of Biological Psychiatry, 11*(4), 604–655.
Ward, T., Mann, R. E., Gannon, T. A. (2007) The Good-Lives-Modell of offender rehabilitation: Clinical implications. *Journal of Aggression and Violent Behavior, 12*, 87–107.

15 Die Behandlung von Personen mit pädophiler Störung im Dunkelfeld (»Kein Täter werden Suisse«)

Fanny de Tribolet-Hardy und Simon Veitz

15.1 Einleitung

Risikogruppe für sexuelle Missbrauchshandlungen an Kindern

Empirische Studien über sexuellen Kindesmissbrauch zeigen, dass nur ein Teil der Tatpersonen (25–50%) eine pädophile Störung aufweist (Seto et al., 2018). Insofern ergibt sich ein Anteil von straffälligen Personen, die entsprechende Missbrauchshandlungen aus anderen Gründen begehen. Mögliche Gründe umfassen Komorbiditäten (bspw. Persönlichkeitsstörung, Intelligenzminderung) oder situative Faktoren (Zugriff, Überlegenheit). Insofern ist der Rückschluss, jeder Missbrauchstäter sei pädophil, nicht zulässig. Dennoch ist die Subgruppe von Missbrauchstätern mit Pädophilie prognostisch relevant: Tatpersonen mit einer ausschließlich pädophilen Störung haben ein höheres Rückfallrisiko als Tatpersonen ohne pädophile Störung (Biedermann et al., 2023).

Weiter zeigen Erhebungen, dass ein erheblicher Anteil der Personen mit sexuellen Interessen an Kindern angibt, keine illegalen Handlungen begangen zu haben (Dombert et al., 2016). Es wird davon ausgegangen, dass pädophile sexuelle Impulse analog zu anderen sexuellen Impulsen kontrolliert werden können, weshalb es nicht zulässig ist, zu argumentieren, dass alle Personen mit pädophiler Präferenz Sexualstraftäter sind oder sein werden.

> **Merke**
>
> Pädophilie sollte nicht synonym mit sexuellen Missbrauchshandlungen verwendet werden.

Sekundärpräventive Behandlungsangebote

In der Schweiz gewannen sekundärpräventive Maßnahmen zur Verhinderung von sexuellem Kindesmissbrauch 2016 an politischer Bedeutung. Basierend auf der Evaluation von Niehaus et al. (2020) empfahl die Schweizer Regierung (Bundesrat) im Jahr 2020 die Einrichtung von Behandlungsangeboten. In der Folge wurde mit Unterstützung der Gesundheitsdirektion des Kantons Zürich im Mai 2021 und in Zusammenarbeit mit etablierten Fachstellen in Deutschland (Kuhle et al., 2021) die Präventionsstelle Pädosexualität an der Psychiatrischen Universitätsklinik Zürich etabliert (de Tribolet-Hardy et al., 2023). Im Juni 2021 wurde zudem der Verein »Kein Täter Werden Suisse« gegründet (www.kein-taeter-werden.ch).

Im Kanton Zürich können sowohl Erwachsene als auch Jugendliche das Behandlungsangebot kostenfrei und anonym bzw. pseudonymisiert in Anspruch nehmen (de Tribolet-Hardy et al., 2024).

Niederschwellig und anonym

> **Merke**
>
> Einschlusskriterien für eine Behandlung umfassen:
>
> - Personen, die unter ihrer sexuellen Präferenz oder ihren sexuellen Verhaltensweisen bezogen auf vor- und/oder pubertäre Kinder leiden
> - Personen, die fürchten, dass sie (wiederholten) sexuellen Kindesmissbrauch begehen oder Child Sexual Abuse Material (CSAM) konsumieren könnten
>
> Ausschlusskriterien für eine Behandlung umfassen:
>
> - Laufendes Strafverfahren oder strafrechtliche Behandlungsauflagen
> - Sonstige schwere psychiatrische Auffälligkeiten, die einer akuten Behandlung bedürfen

15.2 Einführung in die Fallbeispiele

Fallbeispiel Herr P.

Herr P. (21 Jahre) beschrieb eine hohe Belastung durch sexuelle Präferenzen bezogen auf ca. 6- bis 12-jährige Mädchen. Erstmalig aufgefallen sei ihm dieses sexuelle Interesse mit 16 Jahren im Rahmen seiner Tätigkeit als Trainer im Sportverein. Seither begleite ihn das Thema. Er habe bemerkt, dass die Gedanken daran stärker würden. Im Sportverein befürchte er, dass er sich nicht normal verhalte und die Präferenz von anderen bemerkt würde. Ihm sei einmal die Rückmeldung gemacht worden, dass er mit den Mädchen flirten würde. Dies verunsichere ihn nachhaltig.

Herr P. arbeite Vollzeit im IT-Bereich und lebe in einer Wohngemeinschaft. Das familiäre und freundschaftliche Umfeld wird als stabil geschildert. Im Jugendalter sei er wegen des Verdachts auf eine Angststörung kurzzeitig in Behandlung gewesen.

Fallbeispiel Herr N.

Herr N. (40 Jahre) berichtete, dass ihn seine sexuelle Präferenz im Wunsch nach einer Partnerschaft einschränke und Ursache diverser Belastungen im Alltag sei. Seine Präferenz beziehe sich auf 6- bis 9-jährige Mädchen. Er habe zwar Beziehungen mit erwachsenen Frauen geführt, jedoch kaum sexuelle Anziehung verspürt.

Als Jugendlicher habe er erstmals CSAM konsumiert und heruntergeladen. Beim Anblick von Mädchen im Alltag entstehe eine sexuelle Anziehung, der er jedoch nicht nachgehe. Mit zunehmendem Alter habe diese Anziehung nachgelassen. Hands-on oder Grooming wird negiert. Der Konsum von CSAM bestehe weiterhin einmal pro Woche.

Herr N. lebe abseits der Arbeit (Immobilienbranche) sozial eher zurückgezogen. Bereits vor acht Jahren habe er ein therapeutisches Behandlungsangebot aufgesucht aufgrund eines Burn-outs, jedoch sei die Sexualität nicht thematisiert worden. In seinem Arbeitsumfeld seien der Zivilstatus und die familiären Verhältnisse sehr wichtig, weshalb er seine sexuelle Präferenz als einschränkend empfinde.

Merke

Man unterscheidet zwischen Hands-on-Sexualstraftaten, bei denen Körperkontakt zwischen Täter und Opfer besteht (z. B. Berührungen, Penetration) und Hands-off-Sexualstraftaten, die ohne Körperkontakt stattfinden (z. B. Exhibitionismus, Konsum von CSAM).

Merke

Unter Grooming versteht man die gezielte Kontaktaufnahme mit einem Kind, um nach Aufbau einer vertrauensvollen Beziehung das Kind sexuell zu missbrauchen. Findet die Kontaktaufnahme über digitale Kommunikationsmittel, wie Chats, soziale Netzwerke oder Spieleplattformen statt, spricht man von Cybergrooming.

15.3 Diagnose

15.3.1 Die Beziehungs- und Sexualanamnese

Zentrales Mittel zur Diagnostik von sexuellen Störungen

Analog zur Diagnostik anderer psychischer Störungen bedarf es der Erhebung eines psychopathologischen Befundes sowie der aktuellen, sozialen, biografischen, psychiatrischen, somatischen und Suchtanamnese. Besonderes Gewicht liegt auf der Beziehungs- und Sexualanamnese. Die Gesprächsführung sollte dabei so genau wie möglich und nur so umfangreich wie nötig erfolgen. Es ist auf eine nicht verletzende und nicht stigmatisierende Wortwahl sowie auf eine wertfreie Haltung bzw. eine »naive« Position mit Ergebnisoffenheit zu achten. Diese Personengruppe berichtet häufig von einer ausgeprägten Angst vor Stigmatisierung (auch durch behandelnde Personen) und damit verbundenen vorschnellen (falschen) Beurteilungen.

> **Merke**
>
> Themenschwerpunkte einer Sexualanamnese (vgl. Briken & Berner, 2013):
>
> - Sexuelle Störung/sexuelles Problem (Qualität, Quantität)
> - Aktuelles Sexualverhalten und Paarbeziehung(en)
> - Psychosoziosexuelle Entwicklung
> - Aktuelle Lebenssituation
> - Therapiebezogene Fragen (Motivation, Erwartungen, Befürchtungen)
> - Störungsspezifische Fragen (vgl. ICD-10 oder DSM-5)

Weiter ist Risikoverhalten dezidiert zu erfragen, da dieses u.a. auch aufgrund von Schuld- und Schamgefühlen nicht immer spontan berichtet wird. Psychometrische Fragebögen können den diagnostischen Prozess unterstützen (▶ Tab. 15.1). Zuletzt gilt es differenzialdiagnostische Überlegungen einfließen zu lassen, bspw. betreffend psychotische Störungen, bei denen sexuelle Fantasien Teil von Wahnvorstellungen sein können, oder Zwangsstörungen, bei denen pädophile Zwangsgedanken berichtet werden, jedoch keine sexuellen Interessen bestehen.

Einschränkungen im alltäglichen Leben verstehen

> **Good to know**
>
> Relevante Fragen bei Verdacht auf eine pädophile Störung:
>
> - Welche Altersgruppe und Geschlecht werden als sexuell anziehend beschrieben?
> - Welche Begleitfantasien werden bei der Masturbation beschrieben?
> - Wann wurde das sexuelle Interesse erstmalig bemerkt?
> - Wie beeinflussen die Fantasien Alltag und Sexualität?
> - Wurden und/oder werden Missbrauchsabbildungen (CSAM) konsumiert?
> - Bestehen Kontakte zu Kindern im Alltag? Wie werden diese erlebt?
> - Bestehen Verdachtsmomente für Grooming oder sexuelles Annäherungsverhalten?
> - Gibt es Personen, die bereits über die Präferenz/Neigung informiert wurden? Wie haben diese Personen reagiert?

> • Gibt es sexuelle Kontakte zu erwachsenen Personen? Wie werden diese erlebt?

Sollten sich im Kontext der anamnestischen Erhebungen Anhaltspunkte für eine somatische Komorbidität ergeben, ist eine fachärztliche Abklärung im entsprechenden Fachbereich zu erwägen. Relevante Aspekte umfassen dabei die Abklärung eines Suchtmittelgebrauchs, Vorliegen chronisch körperlicher Erkrankungen, genitaler Erkrankungen und Fehlbildungen, Schmerzstörungen und/oder die regelmäßige Einnahme von Medikamenten. Zudem sollten infektiologische, hormonelle, neurologische oder kardiovaskuläre Ursachen als differenzialdiagnostische Überlegung in Betracht gezogen werden (Briken & Berner, 2013).

Tab. 15.1: Psychometrische Fragebögen

Fragebögen	Kurzbeschreibung
Hypersexual Behavior Inventory (HBI-19, Klein et al., 2014)	Der HBI erfasst hypersexuelles Verhalten in drei Bereichen: Coping, Konsequenzen und Kontrolle.
Problematic Pornography Consumption Scale (PPCS, Böthe et al., 2018)	Die PPCD erlaubt eine Unterscheidung zwischen problematischer und unproblematischer Nutzung pornografischer Materialien.
Sexual Compulsivity Scale (SCS, Hammelstein, 2005)	Die SCS misst zwanghaftes sexuelles Verhalten. Sie erfasst Kontrollverlust, Gedankenkreisen und die Auswirkungen auf das Leben.
Sexual Sensation Seeking Scale (SSSS, Hammelstein, 2005)	Die SSSS erfasst die Neigung zu risikoreichem und stimulierendem sexuellem Verhalten.
Emotionale Kongruenz mit der Kinderwelt (revidiert) (EKK-R; Mack & Yundina, 2012)	Die EKK-R untersucht die emotionale Identifikation mit Kindern.
Kognitive Verzerrungen bei Missbrauch (KV-M; Feelgood et al., 2009)	Der KV-M erlaubt die Erfassung kognitiver Verzerrungen, die von pädophilen Straftätern genutzt werden, um delinquentes Verhalten zu leugnen, zu bagatellisieren und zu rationalisieren.

Fallbeispiel – Fortführung

Herr P.: Zur sexuellen Entwicklung äußerte sich Herr P. initial zurückhaltend. Er habe sich bis zum 12. Lebensjahr ausschließlich in Mädchen verliebt. Im Jugendalter sei dies für ihn noch nicht belastend gewesen, später sei ihm aufgefallen, dass er »anders« sei. Die Altersdifferenz sei immer grösser geworden. Er betrachte sich als heterosexuell. Zur Fantasietätigkeit wollte Herr P. zu Beginn keine Auskunft geben, im Verlauf verdeutlichten sich pädophile Fantasien.

Herr P. negierte jemals eine Beziehung geführt oder sexuelle Erfahrungen gemacht zu haben. Er masturbiere regelmäßig (4–5 ×/Woche) und betrachte dabei legale, heterosexuelle Erwachsenenpornografie. Anhaltspunkte für Hypersexualität oder andere paraphile Interessen ergaben sich nicht. Der Konsum von CSAM, Online-Grooming oder Hands-on-Delikte wurden negiert. Im Rahmen der psychometrischen Untersuchung verdeutlichte sich eine hohe emotionale Kongruenz mit Kindern sowie gering ausgeprägte kognitive Verzerrungen.

Herr N.: Zur sexuellen Entwicklung berichtete Herr N., dass es im Alter von 6 Jahren mit seiner 9-jährigen Schwester zu »Doktorspielen« gekommen sei. Er habe erstmals im Alter von 11 Jahren masturbiert und im Alter von 12 Jahren erstmals ejakuliert. Im Alter von 15 Jahren habe er mit männlichen Freunden gemeinsam masturbiert. Ab dem Alter von 16 Jahren sei es bei der Masturbation zu Begleitfantasien mit Mädchen im Präferenzalter gekommen. Der erste Geschlechtsverkehr habe im Alter von 20 Jahren mit einer gleichaltrigen Frau stattgefunden, wobei es zu einer situativen erektilen Dysfunktion (ED) gekommen sei. Seine Partnerinnen seien meist zierlich in der Körperstatur gewesen und die Beziehungen nur von kurzer Dauer. Diese hätten stets seine sexuellen Leistungen bemängelt und sich deshalb von ihm getrennt. Aktuell masturbiere er 1–2 × pro Woche und erlange dabei ohne Konsum von CSAM keine zufriedenstellende Erektion. Beim Konsum von CSAM bestünde keine ED.

15.3.2 Pädophilie/Pädophile Störung

Im DSM-5 und der ICD-11 erfolgten wesentliche Veränderung zur Diagnostik der Paraphilen Störungen. Diese Veränderungen berücksichtigen insbesondere, dass Sexualität und Sexualmoral stets dem kulturellen Wandel unterliegen und damit von aktuellen Wertvorstellungen, Sehnsüchten und Erfahrungen geprägt sind. Entsprechend sollen nicht die Varianz und Diversität von Geschlecht und Sexualität als störungsrelevantes Problem definiert werden. Klinische Relevanz entsteht vielmehr, wenn sich entweder erheblicher Leidensdruck, Fremd- oder Selbstgefährdung dadurch ergeben (Marchewka et al., 2023).

Merke

DSM-5 und ICD-11 unterscheiden neu zwischen Paraphilie (i. S. einer sexuellen Präferenz ohne Störungsrelevanz, nicht diagnostizierbar) und einer diagnostizierbaren paraphilen Störung im Falle der zusätzlichen Feststellung spezifischer negativer Auswirkungen (Leidensdruck, Fremdschädigung und/oder soziale Einbußen).

Im Kontext der Pädophilie bzw. Pädophilen Störung werden die Diagnosekriterien in der ▶ Tab. 15.2 vergleichend dargestellt. Analog zur Paraphilie vs. Paraphiler Störung kann nun zwischen Pädophilie und Pädophiler Störung unterschieden werden. Dies erlaubt eine Differenzierung zwischen sexueller Präferenz ohne negative Folgen sowie der Störungsrelevanz.

Tab. 15.2: Kriterien ICD-10/ICD-11/DSM-5

ICD-10: Pädophilie (F65.4)	ICD-11: Pädophile Störung (6D32)	DSM-5: Pädophile Störung (302.2)
A. Die allgemeinen Kriterien für eine Störung der Sexualpräferenz (F65) müssen erfüllt sein: G1. Wiederholt auftretende intensive sexuelle Impulse (dranghaftes Verhalten) und Fantasien, die sich auf ungewöhnliche Gegenstände oder Aktivitäten beziehen G2. Handelt entsprechend den Impulsen oder fühlt sich durch sie deutlich beeinträchtigt G3. Diese Präferenz besteht seit mindestens 6 Monaten	Erforderliche Merkmale: • Ein anhaltendes, fokussiertes und intensives Muster sexueller Erregung – manifestiert durch anhaltende sexuelle Gedanken, Fantasien, Triebe oder Verhaltensweisen –, die sich auf vorpubertäre Kinder beziehen • Der Betroffene muss diese Gedanken, Fantasien oder Triebe ausgelebt haben oder durch sie stark belastet sein. • Die Diagnose gilt nicht für sexuelle Erregung und begleitendes Verhalten zwischen prä- oder postpubertären Kindern, die sich altersmäßig nahestehen.	A. Wiederkehrende intensive sexuelle Fantasien, sexuell dranghafte Bedürfnisse oder Verhaltensweisen betreffend eines oder mehreren präpubertierenden Kindern (13 Jahre oder jünger); Zeitraum: 6 Monate
B. Anhaltende oder dominierende sexuelle Präferenz für sexuelle Handlungen mit einem oder mehreren Kindern vor deren Pubertät	Zusätzliche Merkmale: • Eine pädophile Störung sollte bei Kindern nicht und bei Jugendlichen nur mit äußerster Vorsicht diagnostiziert werden. • Ein anhaltendes Erregungsmuster ist erforderlich, belegt durch Verhalten, Vorlieben oder Messmethoden, und nicht allein durch einzelne Vorfälle. • Manche Menschen mit einer pädophilen Störung fühlen sich nur zu männlichen Personen hingezogen, andere nur zu weiblichen, wieder andere zu beiden.	B. Ausleben dieser sexuellen Bedürfnisse, erheblicher Leidensdruck aufgrund der entsprechenden sexuellen Bedürfnisse, oder deutliches Leiden oder zwischenmenschliche Schwierigkeiten.

Tab. 15.2: Kriterien ICD-10/ICD-11/DSM-5 – Fortsetzung

ICD-10: Pädophilie (F65.4)	ICD-11: Pädophile Störung (6D32)	DSM-5: Pädophile Störung (302.2)
	• Einige Personen leben ihre pädophilen Bedürfnisse nur mit Familienmitgliedern aus, während andere Opfer außerhalb ihrer unmittelbaren Familie oder beides haben.	
C. Die Betroffenen sind mindestens 16 Jahre alt und mindesten 5 Jahre älter als das Kind oder die Kinder.		C. Mindestalter: 16 Jahre mit einem Altersunterschied von mind. 5 Jahren zum entsprechenden Kind.
	Kulturbedingte Merkmale: • Die Kulturen unterscheiden sich in ihrer rechtlichen Definition dessen, was ein Kind oder ein Jugendlicher ist. • Die Kulturen unterscheiden sich hinsichtlich der Formen der Zuneigung, die zwischen Kindern und Erwachsenen als angemessen gelten.	Beachte: Spätadoleszente in einer sexuellen Beziehung mit einem bzw. einer 12- bis 13-jährigen Person, sind nicht einzubeziehen. Weiter kann zwischen ausschließlichem und nicht ausschließlichem Typus, der Orientierung auf Jungen und/oder Mädchen sowie auf eine Beschränkung auf Inzest spezifiziert werden.

Fallbeispiel – Fortführung

Herr P.: Herrn P. wurde als Diagnose eine Pädo-Hebephile Störung vergeben, da eine sexuelle Präferenz sowohl für das prä- als auch das frühpubertäre weibliche Körperschema berichtet wurde. Diese Präferenz liegt seit dem Jugendalter vor und begründete erheblichen Leidensdruck sowie auch soziale Einbußen (sozialer Rückzug/paranoid gefärbte Ängste). Anhaltspunkte für Fremdgefährdung oder für andere psychische Störungen ergaben sich nicht.

Herr N.: Herr N. zeigt seit der Pubertät wiederkehrende, sexuell erregende Fantasien und Verhaltensweisen bezüglich präpubertärer Mädchen. Aufgrund dieser sexuellen Präferenz kam es zu delinquenten Verhaltensweisen (Konsum von CSAM), und er zeigte sich belastet und beeinträchtigt. Es wurde eine pädophile Störung diagnostiziert. Es bestand eine intakte Krankheitseinsicht. Zusätzlich wurden kaum deliktbegünstigende kognitive Verzerrungen erkannt, weshalb das Risiko für

Hands-on-Delikte als niedrig eingestuft wurde. Neben der paraphilen Störung ergaben sich zum Zeitpunkt des Erstgesprächs Anhaltspunkte für ein leicht depressives Zustandsbild.

15.3.3 Ätiologie und Pathogenese

Ätiologie weitgehend unklar

Als potenzielle Einflussfaktoren werden genetische und neurobiologische Prädispositionen, eigene Missbrauchserfahrungen (Missbrauchs-Missbraucher-Hypothese) sowie Konditionierungsprozesse und soziales Lernen diskutiert (Seto, 2018). Ausgehend von diesen Einflussfaktoren, lassen sich Einzelfaktor- und multifaktorielle Theorien ableiten (Gannon, 2021). Einzelfaktortheorien fokussieren auf die Untersuchung eines einzelnen Einflussfaktors und dessen kausale Beziehung entweder zur Pädophilie selbst oder zu missbräuchlichem Verhalten. Multifaktorielle Theorien hingegen versuchen verschiedene Erklärungsfaktoren miteinander zu verknüpfen: u. a. das Motivation-Facilitation Model von Seto (2018) und das Incentive Motivational Model von Smid und Wever (2019). Die Ursachen sexuellen Kindesmissbrauchs gehen jedoch über die Diagnose der pädophilen Störung hinaus und umfassen zusätzlich Faktoren wie Impulsivität, antisoziale Einstellungen und situative Risikofaktoren (Briken et al., 2018).

> **Merke**
>
> Die Ätiologie der Pädophilie bleibt unklar. Forschungsergebnisse legen eine Wechselwirkung zwischen biologischen, psychologischen und sozialen Faktoren (bspw. genetische Prädispositionen, neurobiologische Auffälligkeiten, Konditionierungsprozesse sowie traumatische Kindheitserfahrungen) nahe.

Fallbeispiel – Fortführung

Herr P.: Für Herrn P. ergaben sich anhand der Anamnese keine Anhaltspunkte für soziale Faktoren, Konditionierungsprozesse oder traumatische Kindheitserfahrungen, die prägend gewirkt haben könnten.

Herr N.: Herr N. berichtete, dass es in der Kindheit zu wiederholten sexuellen Handlungen zwischen ihm und seiner Schwester gekommen sei (Konditionierungsprozess, soziales Lernen).

15.3.4 Epidemiologie

Prävalenz ca. 1%

Die Prävalenz der pädophilen Störungen wird auf ca. 1% geschätzt (Seto, 2018). Männer sind häufiger betroffen als Frauen. Wird nach sexuellen Fantasien/Masturbationsfantasien über Kinder gefragt, ergeben sich höhere

Prävalenzzahlen zwischen 2,7 % und 9,5 % (Ahlers et al., 2011; Alanko et al., 2013; Dombert et al., 2016).

> **Fallbeispiele – Fortführung**
>
> **Herr P.:** Herr P. isolierte sich bereits ab dem Jugendalter zunehmend und entwickelte soziale Ängste. Im Alltag beschrieb er wiederkehrende Sorgen, als pädophile Person erkannt und ausgegrenzt zu werden. Gleichzeitig wuchs der Wunsch, sich jemandem anzuvertrauen.
>
> **Herr N.:** Herr N. begann sich aufgrund seiner sexuellen Präferenz sozial zu isolieren aus Sorge, dass es zu intimen Gesprächen kommen könnte und er sich bezüglich seiner sexuellen Fantasien verraten könnte.

15.4 Forensische Aspekte

Die Behandlung von Personen mit pädophiler Präferenz im Dunkelfeld gilt vor dem Hintergrund der freiwilligen Inanspruchnahme durch die Betroffenen als Sekundärprävention (i. S. der Präventionsarbeit für eine Personengruppe mit Risikomerkmal), beinhaltet dennoch Fallkonstellationen, die vor dem Hintergrund bereits erfolgter deliktischen Handlungen der Tertiärprävention (i. S. Behandlung zur Verhinderung von deliktischen Rückfällen) zuzuordnen sind.

15.4.1 Juristischer Rahmen

Das Behandlungsangebot kann pseudonymisiert genutzt werden und sollte eigenmotiviert erfolgen. Entsprechend werden bei Kontaktaufnahme keine Personalien der Betroffenen erfragt/erfasst. Im Verlauf der Diagnostik-/Abklärungsphase wird eine Offenlegung der Personalien gegenüber dem Behandlungsteam angestrebt. Eingang in die Krankenakten finden diese Informationen jedoch nicht.

In der Schweiz sind ärztliche und psychologische Fachpersonen an die berufliche Schweigepflicht gebunden. Gemäß Art. 321 StGB dürfen sie Geheimnisse, die ihnen infolge ihres Berufes anvertraut wurden oder die sie bei Ausübung ihrer Tätigkeit wahrgenommen haben, nur dann straflos offenbaren, wenn die Patientinnen und Patienten eingewilligt haben oder eine auf Gesuch hin erteilte schriftliche Bewilligung der Aufsichtsbehörde vorliegt. Die Gesetzgebung, insbesondere § 15 Abs. 4 Gesundheitsgesetz und Art. 314c Abs. 2 ZGB, sieht im Bereich von Kindeswohlgefährdungen, vor allem durch sexuelle Übergriffe, verschiedene Melderechte, aber keine Meldepflichten vor.

Im Spannungsfeld zwischen Schweigepflicht und Melderecht

Fallbeispiel – Fortführung

Herr P.: Im Falle von Herrn P. bestanden keine Bedenken, die Personalien gegenüber dem Behandlungsteam zu offenbaren. Er wünschte jedoch explizit keinen Eingang davon in die Krankenakten.

Herr N.: Herr N. wandte sich eigeninitiativ an die Präventionsstelle. Zu Beginn legte er großen Wert auf Anonymität aufgrund seiner beruflichen Stellung. Nach wenigen Sitzungen konnte jedoch eine vertrauensvolle therapeutische Beziehung hergestellt werden, was dazu führte, dass Herr N. seinen Namen dem Behandlungsteam preisgab.

15.4.2 Forensisch-psychiatrische Diagnostik

Potenzielles Problemverhalten oder Risikokonstellationen müssen dezidiert erfragt werden. Grundlage dafür stellt insbesondere das Motivation-Facilitation Model nach Seto (2018) dar. Problemverhalten oder entsprechende Motivationen werden nicht immer eigeninitiativ berichtet, was insbesondere auf Schuld- und Schamgefühlen gründen kann.

> **Good to know**
>
> Zu berücksichtigende Problembereiche im Behandlungsverlauf:
>
> - *Soziale Isolation:* Ausprägung sowie damit verbundene Ängste/Befürchtungen
> - *Sexuelle Fantasien:* Inhalte, Qualität und Quantität; Fantasien sind nicht mit Verhalten gleichzusetzen
> - *Verhaltenssteuerung:* Abklärung der Impulskontrolle sowie von Schwierigkeiten im Umgang mit Verlangen oder Bedürfnisaufschub
> - *Grooming:* Kontakte zu Kindern real sowie virtuell
> - *Soziale und familiäre Dynamiken:* Aktuelle Konflikte und Krisen
> - *Substanzkonsum*

Dysfunktionale Coping-Strategie mit Stressoren/Wirkung auf Verhaltenskontrolle

Fallbeispiel – Fortführung

Herr P.: Im Rahmen der strukturierten Prüfung von Risikofaktoren wurden bei Herrn P. sein junges Alter sowie fehlende Beziehungen in der Vergangenheit als ungünstig beurteilt. Im Verlauf manifestierte sich zudem der Verdacht auf eine ausschließliche Pädophilie. Grundsätzlich ergaben sich jedoch zu keinem Zeitpunkt Anhaltspunkte für Grooming, Annäherungsverhalten an Kinder oder den Konsum von CSAM. Gesamthaft wurde ein geringes Risiko für sowohl Hands-on- und Hands-off-Sexualstraftaten verortet.

Herr N.: Bei Herrn N. zeigte sich zunächst, dass sein Alter legalprognostisch als günstig einzuschätzen war. Es lagen keine Hinweise auf sexuelle Übergriffe in der Vergangenheit vor. Als legalprognostisch ungünstige Faktoren umfassten der zu Beginn der Therapie fortbestehende Konsum von CSAM als sexueller Coping-Mechanismus, die Impulsivität sowie ein erheblicher sozialer Rückzug. Gesamthaft wurde ein geringes Risiko für Hands-on-, jedoch ein erhöhtes für Hands-off-Sexualstraftaten (Konsum von CSAM) erkannt.

Obwohl für diese Klientel noch keine empirisch evaluierten Prognoseinstrumente vorliegen, kann es dienlich sein, sich an etablierten Prognoseinstrumenten, wie dem Static-C (Briken, 2018), Stable-2007 (Eher et al., 2021) und CPORT (Nentzl, 2020), zur Einschätzung des Risikos für sexuelle Kindesmissbrauchsdelikte zu orientieren. Wenngleich die Anwendung nur eingeschränkt möglich ist, können damit Risikofaktoren strukturiert dargestellt und diskutiert werden.

Prüfung von Risikomerkmalen

Insbesondere Betroffene mit zusätzlichen psychischen Erkrankungen oder eigenen Missbrauchserfahrungen zeigen ein signifikant erhöhtes Risiko für Suizidgedanken und -handlungen (Dombert et al., 2016). Das Gefühl der Stigmatisierung, ein isolierter Lebensstil und der Mangel an sozialer Unterstützung können zudem zur Entwicklung von Depressionen und anderen psychischen Belastungen beitragen.

Auch selbstgefährdende Aspekte berücksichtigen

Fallbeispiel – Fortführung

Herr P.: Herr P. zeigte v. a. im Kontext der Erkenntnis, dass es sich womöglich um eine ausschließliche Pädophilie handeln könnte, einen hohen Leidensdruck mit intermittierenden Suizidgedanken. In diesem Zeitraum bedurfte es einem engmaschigeren Monitoring sowie der Besprechung möglicher Krisenszenarien und entsprechender Anlaufstellen.

Herr N.: Herrn N. wurde erst durch die anamnestischen Fragen bewusst, wie sehr er sich zurückgezogen hatte. Die sexuellen Begegnungen mit seiner Schwester erachtete Herr N. nicht als missbräuchlich im engeren Sinne, benannte jedoch, dass dies gegen seinen Willen geschah. Weiter war es im erstmals möglich, über seine passiven Todeswünsche zu sprechen, die insbesondere nach gescheiterten Beziehungsversuchen aufgekommen seien.

15.5 Therapie

15.5.1 Fallmanagement und Behandlungsrahmen

Gemeinsames Fallverständnis

Ein gemeinsames Fallverständnis mit Therapiezielen ist Grundlage einer gelingenden Behandlung. Danach erfolgt eine deliktpräventive, kognitiv-verhaltenstherapeutische, sexualtherapeutische und systemische Einzeltherapie. Dauer und Intensität orientieren sich an Behandlungszielen und Risiko. Flankierende Maßnahmen, wie bspw. der Besuch einer Therapiegruppe zur Förderung sozialer Kompetenzen (Herrn P.) oder eine medikamentöse Begleittherapie (Herrn N.) können in Betracht gezogen werden. Nach Erreichung wesentlicher Therapieziele erfolgt im Rahmen eines erweiterten Risikomanagements eine Ausweitung der Gesprächsfrequenz.

15.5.2 Forensisch-psychiatrische Behandlung

Störungsspezifische Behandlungskonzepte

Es werden die BEDIT (Beier, 2018), aber auch integrative Vorgehensweisen (Briken et al., 2018) im Rahmen der Einzeltherapien kombiniert. Oberstes Ziel ist es, die Verhaltenskontrolle der Betroffenen bezüglich deren sexueller Impulse zu fördern. Nach Vermittlung von psychoedukativen Inhalten orientiert sich die Auswahl der weiteren Behandlungsinhalte am Risikoverhalten sowie den individuellen Zielen der Betroffenen. Dabei finden auch forensische Behandlungskonzepte Berücksichtigung, wie das Risk-Need-Responsivity-Modell (Andrews & Bonta, 2010) oder das Good-Lives-Modell (Ward, 2002). Zuletzt sind in Kombination mit Psychotherapie auch medikamentöse Behandlungsoptionen zu prüfen, wobei sich die Wahl der Medikation (Selektive Serotonin-Wiederaufnahmehemmer; Antiandrogene, LHRH-Agonisten) gestuft nach Schweregrad der Störung, dem Vorliegen von Komorbiditäten und dem Fremdgefährdungsrisiko richtet. Ausführliche Informationen zur Anwendung, Dosierung und zum Monitoring finden sich bei Thibaut et al. (2020).

> **Fallbeispiel – Fortführung**
>
> **Herr N.:** Bei Herrn N. wurde aufgrund der bestehenden depressiven Symptomlage eine medikamentöse Behandlung mit SSRI in Betracht gezogen, welche er jedoch ablehnte. Es gelang ihm im Verlauf auch ohne SSRI auf den Konsum von CSAM zu verzichten.

> **Merke**
>
> Ein gestufter therapeutischer Ansatz gewährleistet eine individuelle und risikoorientierte Behandlung paraphiler Störungen, wobei Psychothe-

rapie als Basis dient und medikamentöse Optionen bei Bedarf ergänzend eingesetzt werden.

15.5.3 Verlaufskontrollen und Meilensteine

Ein erster Meilenstein stellt sich häufig nach erfolgter Psychoedukation ein. Im Vordergrund steht dabei die Erarbeitung eines differenzierten sexuellen Selbstkonzepts, das die Paraphilie einschließt.

Bei Herrn P. stand danach die Bearbeitung von sozialen Ängsten und Hemmungen (Exposition; Besuch einer Gruppentherapie, soziales Kompetenztraining) sowie der Aufbau von Ressourcen (berufliche Umorientierung, Förderung von Autonomie) im Vordergrund. Bei Herrn N. wurden Strategien im Umgang mit der erhöhten Impulsivität erarbeitet, indem auslösende Faktoren identifiziert und alternative Reaktionsweisen eingeübt wurden.

Im Umgang mit Fantasien wurden in beiden Fällen achtsamkeitsbasierte Techniken zur bewussten Steuerung und eine emotionale Distanzierung von dysfunktionalen Inhalten eingeübt. Durch die aktive Förderung prosozialer Kontakte und die Teilnahme an neuen Freizeitaktivitäten konnten im Verlauf beide Patienten ihr soziales Netzwerk erweitern.

Meilensteine und Überprüfung von Erlerntem

15.5.4 Vorgehen bei Sexualstraftaten im Behandlungsverlauf

Risikomanagement-Strategien helfen Risikosituationen vorbereitet zu begegnen. Sollten sich nicht wie in den Fallbeispielen, gute Verläufe abbilden, ist es zielführend, vorab Risikomanagement-Strategien festzulegen (▶ Tab. 15.4) sowie Vorgehensweisen bei einer Kindeswohlgefährdung zu definieren.

Risikomanagement-Strategien

Tab. 15.4: Risikomanagement bei Sexualstraftaten im Behandlungsverlauf

Ereignis	Konsequenz
Konsum von Präferenzindikatoren (legale Bilder von Kindern, bspw. Bademodebilder)	• Keine strafrechtlich relevante Handlung • Besprechung möglicher negativer Dynamiken (Zunahme von Intensität, Progredienz hinzu CSAM)
Konsum von CSAM	• Therapieschädigendes Verhalten, das therapeutisch aufgearbeitet wird (u. a. Verhaltensanalyse) • Aufklärung bezüglich rechtlicher Aspekte
(Online-)Grooming	• Therapeutische Aufarbeitung, Maßnahmen zur Kontrolle (Blocking-Software) • Evtl. Einbezug von Bezugspersonen zur Unterstützung/sozialen Kontrolle • Im Falle eines bekannten Opfers: Schaffung von Distanz/Prüfung einer Meldung

> **Good to know**
>
> Stufenweises Vorgehen im Umgang mit akuter Kindeswohlgefährdung:
>
> I. Offenheit und Transparenz in Bezug auf Risikoprognose und Interventionen
> II. Konkrete Interventionen zur Risikominimierung: Einbezug von Bezugspersonen zur sozialen Kontrolle/Schaffung von Distanz zum potenziellen Opfer/medikamentöse Interventionen/Anpassung der Terminfrequenz
> III. Involvierung Klinikleitung, Netzwerkpartner und -partnerinnen und/oder Fachpersonen
> IV. Selbsteinweisung in psychiatrische Klinik, um den Schutz für das Kind zu erhöhen
> V. Gefährdungsmeldung oder Anzeige, wenn die zuvor getroffenen Interventionen nicht ausreichen

15.6 Prognose

Therapeutische Begleitung

Nach einer intensiven Therapie kann eine Begleitung Therapieerfolge festigen. Zentral dabei ist es, die erzielten Fortschritte betreffend Reduktion von Risikomerkmalen sowie Reduktion des Leidensdrucks aufrechtzuerhalten.

Herr P. hatte nach ca. einem Jahr bereits wesentliche Fortschritte erzielt (Integration der Präferenz in sexuelles Selbstbild, Öffnung im familiären Umfeld, Veränderung der Freizeitgestaltung, Erarbeitung neuer Zukunftsperspektiven sowie Auseinandersetzung mit potenzieller Ausschließlichkeit der Präferenzstörung).

Nach fast zwei Jahren Therapie bestand bei Herrn N. kein Bedürfnis mehr nach dem Konsum von CSAM. Er begann, neue Interessen und Hobbys zu entwickeln, die ihm Freude und Erfüllung brachten, und baute gleichzeitig sein soziales Umfeld aktiv aus.

In beiden Fällen wurde die Begleitung fortgesetzt, wobei die Intervalle zwischen den Terminen schrittweise erweitert wurden. Ziel war, eine anbahnende Rückfallgefahr anhand von Risikomerkmalen frühzeitig zu erkennen und dieser entgegenzuwirken.

15.7 Diskussion

Die therapeutische Arbeit mit einer pädophilen Präferenzstörung erfordert eine Balance zwischen wohlwollendem Beziehungsaufbau und zugleich Vermittlung klarer Verhaltensregeln. Aufgrund der starken Stigmatisierung der Sexualpräferenz kann der ausschließliche Fokus auf Risikomerkmale einen Abbruch der Therapie begünstigen. Niederschwellige therapeutische Angebote sind daher essenziell, damit sich Betroffene unterstützen lassen.

Eine Verharmlosung oder gar Missachtung von allfälligen Risikomerkmalen kann jedoch andererseits bagatellisierende Tendenzen und kognitive Verzerrungen verstärken. Eine kontinuierliche Risikoevaluation und offene Kommunikation darüber sind essenziell, um frühzeitig auf negative Entwicklungen reagieren und präventiv wirken zu können.

Spagat zwischen wertfreier und risikoorientierter Behandlung

15.8 Zusammenfassung

Erfolgsfaktoren sind Veränderungsbereitschaft und eine störungs- und risikospezifische Behandlung. Auch bei Vorliegen einer Pädophilie ist es möglich, gewisse sexuelle Bedürfnisse auf legale und sozial verträgliche Weise auszuleben. Dies setzt jedoch eine kritische Auseinandersetzung mit der Präferenz voraus. Zentral sind der Abbau kognitiver Verzerrungen und Bagatellisierungen sowie die aktive Übernahme von Verantwortung für die eigenen Handlungen.

Erfolgsfaktoren

In beiden exemplarisch dargestellten Fallbeispielen wurde der erste Schritt von den Betroffenen selbst initiiert: Sie wandten sich eigenverantwortlich an die Fachstelle. Dies zeugt von einer hohen intrinsischen Motivation sowie Verantwortungsübernahme. Die Fallbeispiele verdeutlichen ebenso, dass durch die therapeutische Arbeit ein Zugang zu neuen sozialen und emotionalen Ressourcen geschaffen werden kann, was entscheidend zur Verbesserung der Lebensqualität und zur Reduktion des Rückfallrisikos beiträgt.

15.9 Literatur

Ahlers, C. J., Schaefer, G. A., Mundt, I. A. et al. (2011). How unusual are the contents of paraphilias? Paraphilia-associated sexual arousal patterns in a community-based sample of men. *The Journal of Sexual Medicine, 8*(5), 1362–1370. https://doi.org/10.1111/j.1743-6109.2009.01597.x

Alanko, K., Salo, B., Mokros, A. et al. (2013). Evidence for heritability of adult men's sexual interest in youth under age 16 from a population-based extended twin design. *The Journal of Sexual Medicine*, *10*(4), 1090–1099. https://doi.org/10.1111/jsm.12067

Andrews, D. A., Bonta, J. (2010). Rehabilitating criminal justice policy and practice. Psychology, Public Policy, and Law: An Official Law Review of the University of Arizona College of Law and the University of Miami School of Law, 16(1), 39–55. https://doi.org/10.1037/a0018362

Beier, K. M., Gieseler, H., Ulrich, H. et al. (2018). Das Berliner Präventionsprojekt Dunkelfeld. In K. M. Beier (Hrsg.), *Pädophilie, Hebephilie und sexueller Kindesmissbrauch: Die Berliner Dissexualitätstherapie* (S. 45–58). Springer.

Biedermann, L., Eher, R., Rettenberger, M. et al. (2023). Are mental disorders associated with recidivism in men convicted of sexual offenses? *Acta Psychiatrica Scandinavica*, *148*(1), 6–18. https://doi.org/10.1111/acps.13547

Bőthe, B., Demirgül, S. A., Demetrovics, Z. (2023). *In International Handbook of Behavioral Health Assessment*. Springer International Publishing.

Briken, P., Berner, M. (Hrsg.). (2013). Praxisbuch Sexuelle Störungen: Sexuelle Gesundheit, Sexualmedizin, Psychotherapie sexueller Störungen. Thieme.

Briken, P., Berner, W., Floeter, A. et al. (2018). Prevention of child sexual abuse out of the criminal law context – The Hamburg model. *Psychotherapie, Psychosomatik, Medizinische Psychologie*, *68*(3–4), 142–161.

de Tribolet-Hardy, F., Kochuparackal, T., Soldati, L. et al. (2023). Kindesmissbrauch verhindern. *Schweizerische Arztezeitung. Bulletin des medecins suisses. Bollettino dei medici svizzeri.* https://doi.org/10.4414/saez.2023.21139

de Tribolet-Hardy, F., Veitz, S., Dittli, L. et al. (2024). Perspective: Clinical care of pedophilic individuals in Zurich, Switzerland. *International Journal of Impotence Research*. https://doi.org/10.1038/s41443-024-00968-6

Dombert, B., Schmidt, A. F., Banse, R. et al. (2016). How common is men's self-reported sexual interest in prepubescent children? *Journal of Sex Research*, *53*(2), 214–223. https://doi.org/10.1080/00224499.2015.1020108

Eher, R., Domany, S., Etzler, S. et al. (2021). Die kombinierte Anwendung statischer und dynamischer Risikofaktoren bei Sexualstraftätern: Das absolute und relative Risiko kombinierter Static-99/Stable-2007 Risiko/Bedürfnislevel-Kategorien. *Recht und Psychiatrie*, *39*, 212–218.

Feelgood, S., Schaefer, G. A., Hoyer, J. (2009). KV-M-Skala zur Erfassung kognitiver Verzerrungen bei Missbrauchern[Verfahrensdokumentation aus PSYNDEX Tests-Nr. 9006094 und Fragebogen]. In Leibniz-Zentrum für Psychologische Information und Dokumentation (ZPID) (Hrsg.), Elektronisches Testarchiv. Trier: ZPID. https://doi.org/10.23668/psycharchives.395

Gannon, T. A. (2021). A compositional explanatory theory of pedophilia. *Aggression and Violent Behavior*, *61*(101662), 101662. https://doi.org/10.1016/j.avb.2021.101662

Hammelstein, P. (2005). Die deutschsprachige Version der Sexual Sensation Seeking Scale und der Sexual Compulsivity Scale. *Zeitschrift fur Sexualforschung (Stuttgart, Germany)*, *18*(2), 135–147. https://doi.org/10.1055/s-2005-836652

Klein, V., Rettenberger, M., Boom, K. D. et al. (2014). Eine Validierungsstudie der deutschen Version des Hypersexual Behavior Inventory (HBI). *PPmP-Psychotherapie• Psychosomatik Medizinische Psychologie*, 136–140.

Kuhle, L. F., Bergner-Köther, R., Beutel, M. et al. (2021). Das Präventionsnetzwerk Kein Täter werden. *Sexuologie*, *28*.

Mack, C., Yundina, E. (2012). Emotionale Kongruenz mit der Kinderwelt als mögliches diagnostisches Merkmal von Pädophilie? *EFPP Jahrbuch* (S. 71–81).

Marchewka, J., Neuvians, A., Franke, G. H. et al. (2023). Sexuelle Gesundheit, sexuelle Störungen und Geschlechtsinkongruenz im Klassifikationssystem ICD-11: Entwicklung und Veränderungen im gesellschaftlichen Kontext. *Report Psychologie*, *48*, 16–27.

Nentzl, J. S. (2020). *Deutsche Version des zweiten Bewertungsleitfadens für das Child Pornography Offender Risk Tool (CPORT)*. https://doi.org/10.13140/RG.2.2.27291.49444

Niehaus, S., Pisoni, D., Schmidt, A. F. (2020). Beiträge zur sozialen Sicherheit: Präventionsangebote für Personen mit sexuellen Interessen an Kindern und ihre Wirkung. Schweizerische Eidgenossenschaft.

Seto, M. C. (2018). Pedophilia and sexual offending against children: Theory, Assessment, and Intervention (2. Auflage). American Psychological Association.

Smid, W. J., Wever, E. C. (2019). Mixed emotions: An incentive motivational model of sexual deviance. *Sexual Abuse: A Journal of Research and Treatment, 31*(7), 731–764. https://doi.org/10.1177/1079063218775972

Thibaut, F., Cosyns, P., Fedoroff, J. P. et al. (2020). The World Federation of Societies of Biological Psychiatry (WFSBP) 2020 guidelines for the pharmacological treatment of paraphilic disorders. *The World Journal of Biological Psychiatry: The Official Journal of the World Federation of Societies of Biological Psychiatry, 21*(6), 412–490. https://doi.org/10.1080/15622975.2020.1744723

Ward, T. (2002). Good lives and the rehabilitation of offenders: Promises and problems. *Aggression and Violent Behavior, 7*(5), 513–528.

16 ADHS und Amphetaminabhängigkeit in der Forensischen Suchtmaßnahme

Friederike Höfer
unter freundlicher Mitarbeit von Martin Bischof

16.1 Einleitung

Behandlung stimulanzienabhängiger Personen mit ADHS

Der Gebrauch von Stimulanzien wie Kokain oder Amphetaminen kann nicht nur mit internistischen und neurologischen Komplikationen einhergehen, sondern auch mit sozialen Folgeerscheinungen und Delinquenz. Außerdem ist das Vorliegen eines Aufmerksamkeitsdefizit-Hyperaktivitäts-Syndroms (ADHS) nicht selten mit einem übermäßigen Stimulanzienkonsum vergesellschaftet. Diese Konstellation erschwert die Behandlung und das forensische Risikomanagement. Sowohl der illegale Substanzkonsum sowie die ADHS-Komorbidität können dabei eindrucksvolle Symptome mit herabgesetzter Impulskontrolle und Hemmungsverlusten bedingen, die wiederum Gewalthandlungen begünstigen. Eine forensisch-psychiatrische Behandlung zur Minderung kriminogener Risikofaktoren muss in diesem Falle bei der Verbesserung der Impulskontrolle ansetzen. Eine Abstinenz bzw. ein kontrollierter Einsatz von verschriebenen Stimulanzien zur Behandlung des ADHS muss Ziel der Therapie sein. Im vorliegenden Fall fand eine solche Behandlung unter ambulanten Rahmenbedingungen statt: zum Erhalt der bestehenden sozialen Einbettung, wie das Gericht argumentierte, als es eine ambulante Maßnahme unter dem Art. 63 CH-StGB anordnete (▶ Kap. 18).

16.2 Fallbeispiel

> Herr V. wird im Sommer 2022 von der Winterthurer Polizei verhaftet, während er in einer Unterführung in der Innenstadt an verschiedene Personen Kokain verkauft. Bei der Verhaftung werden sieben Mini-Grips Kokain à 1 mg in seiner Kleidung gefunden. In einem Mülleimer in der Nähe finden sich weitere zwölf Mini-Grips. Bei der Verhaftung macht er geltend, dass er an einem ADHS leide und »immer mal Stimulanzien« einnehme. Das Kokain habe er unter Druck für andere verkaufen müssen.
>
> In U-Haft imponiert Herr V. initial erregt, angespannt, unruhig und mit ausgeprägter Ein- und Durchschlafstörung. Im Verlauf verfällt er in

eine Phase von massiver Erschöpfung und Müdigkeit und weist ein depressiv anmutendes Zustandsbild auf. Von der gefängnispsychiatrischen Grundversorgung wird er mit Benzodiazepinen behandelt.

16.3 Diagnose

Herr V. weist nach eigenen Angaben zum Zeitpunkt seiner Verhaftung eine Stimulanzienabhängigkeit und ein ADHS auf, also zwei kriminogen relevante Störungen mit potenzieller Auswirkung auf die Steuerungskräfte. Die Angaben des Insassen spiegeln sich in den Befunden wider, die von der gefängnispsychiatrischen Grundversorgung beobachtet werden.

Fallbeispiel – Fortführung

Aufgrund der psychischen Auffälligkeiten im Gefängnis entsteht der Eindruck, dass bei Herrn V. die Delinquenz Folge seiner psychischen Störungen sein könnte. Er wird nach einigen Wochen von der Staatsanwaltschaft im Spezialangebot für ambulante Suchtmaßnahmen zu einem vorzeitigen Maßnahmeantritt angemeldet. Im Gespräch mit der Staatsanwaltschaft zeigt sich, dass Herr V. keinen Wohnsitz mehr hat, nachdem er bis zur Verhaftung bei seiner Freundin lebte, die ihn nun nicht mehr aufnehmen möchte. Es bestehen außerdem Schulden und Herr V. ist vorbestraft wegen Vergehen und Zuwiderhandlungen gegen das Verkehrsgesetz. Aufgrund eines fehlenden sozialen Empfangsraums wird abgesprochen, dass Herr V. zunächst stationär in einer Suchtfachklinik behandelt werden soll, bevor er in die ambulante forensische Behandlung wechselt. Dies ist im Rahmen der sog. stationären Einleitung einer ambulanten Maßnahme nach Art. 63 Abs. 3 CH-StGB möglich. Herr V. wurde auf Empfehlung des forensischen Suchtangebots in eine psychiatrische Klinik aufgenommen, die auf die Behandlung von Suchtproblemen spezialisiert ist und eng mit ambulanten Programmen zusammenarbeitet.

16.3.1 Amphetaminabhängigkeit

Bei Amphetaminen und amphetaminähnlichen Substanzen handelt es sich um Derivate von Adrenalin und Ephedrin. Zu diesen Substanzen zählen natürliche Stimulanzien wie Khat sowie Methamphetamin (»Speed«) und synthetisch veränderte Methamphetamine (»Crystal Meth«, »Yaba«). Amphetaminartige Substanzen entfalten ihre zentrale und periphere Wirkung durch eine verstärkte Freisetzung von Dopamin und Noradrenalin aus den präsynaptischen Vesikeln. Daher ist allen Stimulanzien die sympatho-

Ursprünglich zur Leistungssteigerung und als Appetitzügler

In der Szene Verkauf als »Speed« oder aufgereinigt als »Crystal«

mimetische Wirkung zu eigen: Anstieg des Blutdrucks, Steigerung von Herz- und Atemfrequenz, Pupillendilatation und Erhöhung der Köpertemperatur. Die psychischen Effekte – Antriebssteigerung, verminderte Ermüdbarkeit und Euphorisierung – werden als angenehm wahrgenommen. Der Appetit wird vermindert. Bei Methamphetamin wird eine dosisabhängige Zunahme von Gewalthandlungen beschrieben (McKetin et al., 2014) (▶ Tab. 16.1).

Merke

- Der Gebrauch von Stimulanzien hat internistische, neurologische, psychiatrische und soziale Folgen.
- Es lassen sich zwei Gruppen von Amphetamingebrauchenden beschreiben: Gelegenheitskonsumierende zur subjektiven Leistungssteigerung oder im Party-Kontext sowie chronische bzw. episodische Konsumentinnen und Konsumenten mit teils exzessivem Gebrauch.

Tab. 16.1: Symptome in Folge von Stimulanziengebrauch

Chronischer Gebrauch	Intoxikation	Entzug
Affektive Verflachung, Ermüdung, Ängstlichkeit, sozialer Rückzug, depressive Symptome, Amphetamin-Psychosen, Schädigung des Herz-Kreislauf-Systems	Erregungszustände, aggressives Verhalten, psychoseähnliche Zustände, adrenerge Krisen	Dysphorie, Müdigkeit, unangenehme Träume, Schlaflosigkeit, gesteigerter Appetit, innere Unruhe

Amphetamine können bei ADHS eingesetzt werden

Andrenerge Krisen durch Kombination von Stimulanzien und trizyklischen Antidepressiva

Amphetamine werden nicht nur als »Drogen« gebraucht, sondern spielen auch in der Behandlung psychiatrischer Erkrankungen eine Rolle, z. B. bei der Therapie der Narkolepsie oder des ADHS. Das erscheint zunächst kontraintuitiv, weil ADHS, das sog. »Zappelphilipp«-Syndrom, sich durch gesteigerte Aktivität und Unruhe auszeichnet und Amphetamine dies wiederum begünstigen können. Allerdings kann die Gabe dieser Substanzklasse bei Personen mit einer ADHS-Diagnose zu einer Verbesserung der Signalübertragung im Gehirn und in der Folge zu einer Beruhigung und Steigerung der Konzentrationsfähigkeit führen. Eine »Selbstmedikation« mit nicht ärztlich verordneten Stimulanzien bei Personen mit ADHS-Erkrankung ist daher nicht selten.

Fallbeispiel – Fortführung

Herr V. ist bereits in der Schulzeit schulpsychologisch abgeklärt worden und ein ADHS wurde diagnostiziert. Nach einigen Jahren mit einer Methylphenidat-Medikation wurde darauf verzichtet, nachdem bekannt wurde, dass Herr V. das Medikament an Klassenkameraden und im Kollegenkreis zu Pulver gemörsert verkauft hatte. Selber begann er noch minderjährig mit dem Gebrauch von Kokain und Speed, was ihm subjektiv »sehr gut getan« habe. Während einer Lehre zum Gastronomiefachmann meldete er sich bei seinem Hausarzt, um eine erneute Verschreibung von Methylphenidat zu erhalten. Eine neue Abklärung in der ADHS-Sprechstunde der Klinik ergibt das Vorliegen eines ADHS, das im Erwachsenenalter fortbesteht (Erwachsenen-ADHS, aADHS).

16.3.2 ADHS im Erwachsenenalter

Für die Diagnostik eines ADHS haben Fachverbände Leitlinien entwickelt (Banaschewski, 2021). Die Abklärung eines ADHS dauert üblicherweise über mehrere Termine. Auch bei Herrn V. kamen Selbst- und Fremdbeurteilungsfragebögen zum Einsatz. Die Diagnose kann nach den Kriterien der Weltgesundheitsorganisation (WHO) in der ICD-10/ICD-11 (WHO, 2022) oder der American Psychological Association im DSM-5 (APA, 2015) gestellt werden.

Akzeptanz der Diagnose ADHS im Erwachsenenalter

Die Kriterien in der ICD-11 orientieren sich an denen des DSM-5: Hieß es in der ICD-10 »Störungen mit Beginn in Kindheit und Jugend«, findet sich die Diagnose neu unter den »neurodevelopmental disorders«. Die Klassifikation wird hier der Heterogenität der Störung gerechter, indem ein vorwiegend unaufmerksames Erscheinungsbild oder ein vorwiegend hyperaktiv-impulsives sowie das gemischte Erscheinungsbild klassifiziert werden können.

> **Beachte**
>
> Paul Wender entwickelte Kriterien speziell für ADHS bei Erwachsenen (Wender-UTAH-Kriterien) (Rösler et al., 2008):
>
> - Aufmerksamkeitsstörung
> - Motorische Hyperaktivität
> - Affektlabilität
> - Desorganisiertes Verhalten
> - Mangelnde Affektkontrolle
> - Impulsivität
> - Emotionale Überreagibilität

Viele Personen mit einem ADHS weisen trotz starker Ausprägung der Störung keine delinquente Entwicklung auf und bewältigen ihre Leben weitgehend ohne größere Schwierigkeiten. Es kann aber durch impulsives, unüberlegtes Verhalten, plötzliche Gefühlsausbrüche und Stimmungsschwankungen zu gehäuften Konflikten mit der Umwelt und dem Gesetz kommen. Dies scheint das Risiko für Festnahmen und Inhaftierungen bei Menschen mit ADHS zu erklären (Rasmussen & Gillberg, 2000) und die Prävalenz der Diagnose in forensischen Populationen ist entsprechend hoch (Rösler & Retz, 2008).

16.3.3 Ätiologie und Pathogenese

Die Ätiologie einer Störung durch *Amphetaminabhängigkeit* ist komplex und umfasst genetische, neurobiologische, psychologische und soziale Faktoren (▶ Kap. 18, ▶ Kap. 19). Genetische Prädispositionen erhöhen das Risiko, eine Abhängigkeit zu entwickeln, wobei insbesondere Gene, die mit dem Dopamin- und Serotoninhaushalt in Verbindung stehen, eine wichtige Rolle spielen. Psychosoziale Faktoren wie die Verarbeitung traumatischer Erlebnisse, das Vorhandensein einer Angststörung oder einer Depression können eine Rolle spielen, indem sie das Verlangen nach einer Substanz als Mittel der Selbstmedikation fördern. Soziale Faktoren, wie Stress, der Gebrauch in bestimmten sozialen Kreisen oder ein erleichterter Zugang spielen ebenfalls eine zentrale Rolle bei der Entstehung einer Abhängigkeit. Die Pathogenese wird durch die wiederholte Stimulation des Belohnungssystems im Gehirn vorangetrieben, wodurch die Person mehr und mehr auf die Substanz angewiesen ist, um normale Belohnungsprozesse zu erleben. Es kann zu einer Toleranzentwicklung kommen, bei der immer höheren Dosen benötigt werden, um den gleichen Effekt zu erzielen. Bei kurzzeitiger Abstinenz können Entzugssymptome wie Depression, Müdigkeit und Reizbarkeit auftreten, was den Kreislauf weiter verstärkt. Schließlich tragen kognitive Verzerrungen und die Veränderung der Entscheidungsprozesse im Gehirn zur Aufrechterhaltung der Abhängigkeit bei.

> Multifaktorielle Entwicklung

Die Pathogenese des *ADHS* ähnelt derjenigen einer Stimulanzienabhängigkeit (Fallgatter & Jacob, 2009), wobei auch hier genetische, neurobiologische und Umweltfaktoren eine zentrale Rolle spielen. Genetische Studien belegen, dass eine starke Vererbbarkeit besteht. Dysfunktionen im frontalen Kortex und im dopaminergen System, insbesondere in den Bereichen der exekutiven Funktionen, gelten als entscheidend für die Entwicklung. Auch strukturelle und funktionelle Veränderungen im präfrontalen Kortex und dem Striatum sind bei Erwachsenen mit ADHS nachweisbar, was mit der Beeinträchtigung von Aufmerksamkeitssteuerung und Impulsregulation in Zusammenhang steht (Barth et al., 2015). Umweltfaktoren, wie pränatale Exposition gegenüber Nikotin oder Alkohol, Frühgeburtlichkeit, niedriges Geburtsgewicht sowie psychosoziale Belastungen und ungünstige Erziehungsstile können das Risiko für die Entwicklung erhöhen. Eine Schlüsselrolle spielt die Beeinträchtigung der Dopamin-Rezeptor- und Transporter-Aktivität, was zu einer verminderten neurochemischen Signalübertragung führt und das Aufmerksamkeits- und Impulsregulationssystem im Gehirn stört. Beim adulten ADHS persistiert zumindest ein Teil der Symptomatik aus dem Kindesalter. Während bei vielen Erwachsenen die Hyperaktivität im Vergleich zum Kindesalter abnimmt, bleiben Aufmerksamkeitsdefizite und Impulsivitätsprobleme oft bestehen und manifestieren sich in beruflichen und sozialen Beeinträchtigungen. Neuroimaging-Studien zeigen, dass bei Erwachsenen mit ADHS eine reduzierte Aktivität in den Bereichen der Selbstregulation und Planung im Gehirn vorliegt (Maier et al., 2019).

> Cave: ADHS ist eine Erkrankung und keine Modeerscheinung

> **Merke**
>
> Die Entwicklung eines komorbiden ADHS und Stimulanzienabhängigkeit wird durch eine ähnliche Pathogenese und ein komplexes Zusammenspiel verschiedener Faktoren geprägt. Dazu gehören die Wirkweise von Stimulanzien, ihre Verfügbarkeit, individuelle Vulnerabilitäts- und Resilienzfaktoren, Lebensumstände, intersubjektive Erfahrungen, emotionale Regulationsschwierigkeiten sowie Peereinflüsse.

Fallbeispiel – Fortführung

Die Familienanamnese von Herrn V. ergab eine Alkoholabhängigkeit des Großvaters mütterlicherseits. Der Vater habe immer als unruhig und »immer auf Achse« gegolten. Die Kindheit von Herrn V. war geprägt von einer Betreuung durch wechselnde Bezugspersonen, und es bestanden kaum sportliche Anregungen. Über Peers kam er bereits mit 16 Jahren in den Kontakt mit Kokain und Speed, was er ab diesem Zeitpunkt zunächst am Wochenende, später täglich gebrauchte. Neben den stimulierenden Aspekten sei für ihn auch die Reduktion des Appetits von Bedeutung gewesen. In der Schulzeit sei er wegen Übergewicht viel gehänselt worden.

16.3.4 Epidemiologie

Stimulanzienabhängigkeit stellt wegen der problematischen physischen, psychischen und sozialen Konsequenzen ein bedeutendes globales Gesundheitsproblem dar. Der Gebrauch ist weltweit unterschiedlich verteilt: Insbesondere in Ländern mit hohem Einkommen ist der Gebrauch von Kokain weit verbreitet, während in vielen Entwicklungsländern Amphetamine häufiger missbraucht werden (Quednow 2019). Analysen von Geldnoten in der Schweiz zeigen z. B. eine beinahe hundertprozentige Kontamination mit Kokain. In den letzten Jahren hat sich die Prävalenz von Methamphetaminmissbrauch in Deutschland besorgniserregend erhöht (Pfeiffer-Gerschel et al., 2019). Studien zeigen, dass der Gebrauch von Stimulanzien bei jungen Erwachsenen und Risikogruppen, wie Personen mit einer Vorgeschichte psychischer Erkrankungen oder sozialer Benachteiligung, überdurchschnittlich hoch ist. Der Übergang von experimentellem Gebrauch zu missbräuchlichem Konsum und schließlich zu einer Abhängigkeit erfolgt häufig in jungen Jahren. Insgesamt ist die Inzidenz von Stimulanzienabhängigkeit bei Männern höher, obwohl Frauen zunehmend betroffen sind.

Methamphetamin gilt als schneller, billiger Kick

Stimulanzien auf dem Weg zur Volksdroge?

Die globale Prävalenz von ADHS in der Allgemeinbevölkerung hat eine Spanne von etwa 5–7 % der Kinder und Jugendlichen, wobei sich die Zahlen je nach geografischer Region und diagnostischen Kriterien unterscheiden. ADHS wird häufig in der Kindheit (6 bis 12 Jahre) diagnostiziert, jedoch bleiben viele Fälle auch in der Jugend- bzw. im Erwachsenenalter bestehen. Allgemein werden zwei Subtypen unterschieden: der vorwiegend unaufmerksame (häufiger bei Mädchen) und der vorwiegend hyperaktiv-impulsive Typ (häufiger bei Jungen).

Es gibt signifikante kulturelle und soziale Unterschiede bezüglich der Diagnosestellung eines ADHS, was auf verschiedene Erkennungsraten, den Zugang zu Gesundheitsdiensten und unterschiedliche Diagnosepraktiken zurückgeführt werden kann (Praus et al., 2023).

Fallbeispiel – Fortführung

Die forensisch-psychiatrische Begutachtung von Herrn V. fand während seines stationären Aufenthalts statt. Er bestätigte die inkriminierten Anlassdelikte in dem Sinne, dass er tatsächlich in einer Phase bis April 2022 im kleinen Stil als sogenannter »Zwischenmann« gedealt habe. Dies habe dazu gedient, seinen eigenen Konsum zu decken. Sein eigener Gebrauch habe zwischen 0,5 g bis 5 g Kokain pro Woche gelegen. Er habe schon auf eigene Initiative versucht, abstinent zu werden. Nach dem Austritt aus einer Suchtfachklinik habe er aber wieder stark zu konsumieren begonnen und seine längste stabile Phase sei drei Monate gewesen. Er wolle betonen, dass er nicht gedealt habe, um sich zu bereichern, sondern seinen eigenen Bedarf zu finanzieren. Er habe nie jemanden »angefixt« oder Nichtkonsumenten Drogen angeboten.

16.4 Forensische Aspekte

Erhöhtes Deliktrisiko bei Stimulanzienabhängigkeit

Störungen durch psychotrope Substanzen sind mit verschiedenen kriminellen Risiken verbunden (▶ Kap. 7, ▶ Kap. 18, ▶ Kap. 19), die durch die psychophysiologischen Auswirkungen der Substanzen (Erhöhung der Impulsivität und Aggressionsbereitschaft) sowie durch das Verlangen nach weiterer Beschaffung der Substanzen verstärkt werden. Das impulsive Verhalten im Rahmen der Abhängigkeit begünstigt die Ausübung von Straftaten wie Diebstahl, Drogenhandel oder Betrug. Zudem können die neurobiologischen Veränderungen durch chronischen Gebrauch die Fähigkeit zur Selbstkontrolle und die Einsicht in die eigenen Handlungen beeinträchtigen, was die Wahrscheinlichkeit kriminellen Verhaltens und die Gewaltbereitschaft erhöht. In Zuge der substanzbedingten Erhöhung von Aggression und Reizbarkeit besteht insgesamt ein erhöhtes Risiko für gewalttätige Delikte (Passow, 2017).

Erhöhte Impulsivität und geringere Frustrationstoleranz bei ADHS

Die Kriminalität im Zusammenhang mit ADHS ist ebenfalls häufig mit den kognitiven und verhaltensmäßigen Symptomen der Störung verbunden. Personen mit ADHS zeigen eine höhere Impulsivität, ein geringeres

Schmerzempfinden und eine geringe Frustrationstoleranz, was zu risikobehafteten Entscheidungen und Straftaten führen kann. Studien zeigen, dass besonders junge Menschen mit ADHS, insbesondere, wenn sie unbehandelt bleiben, eine erhöhte Neigung zu antisozialem Verhalten und Delinquenz aufweisen. Die Schwierigkeiten in der Selbstregulation und die Unaufmerksamkeit können zu häufigeren Zusammenstößen mit der Justiz führen, etwa durch kleinere Diebstähle oder Verstöße gegen das Betäubungsmittelgesetz (Engel et al., 2009).

Als Komorbidität stellen die gleichzeitige Stimulanzienabhängigkeit und ein ADHS ein besonders hohes Risiko für kriminelles Verhalten dar. Die Kombination beider Störungen verstärkt die Symptome der jeweils anderen: Die Impulsivität und das Risikoverhalten, die mit ADHS einhergehen, können durch den Substanzgebrauch verstärkt werden, während die neurobiologischen Auswirkungen der Stimulanzienabhängigkeit wiederum die exekutiven Funktionen und die Fähigkeit zur Verhaltenskontrolle beeinträchtigen. Diese Interaktion kann zu einem Teufelskreis führen, in dem impulsive und unüberlegte Handlungen sowohl durch die Abhängigkeit als auch durch die Aufmerksamkeitsdefizite begünstigt werden (Retz et al., 2021). Die Behandlung beider Störungen erfordert daher ein besonders integratives, multimodales Konzept mit dem Ziel, das kriminelle Risiko zu verringern.

Stimulanzienabhängigkeit und ADHS verstärken sich

Fallbeispiel – Fortführung

Herr V. gab schon bei der Inhaftierung an, dass es ihm, unabhängig von juristischen Konsequenzen, wichtig sei, schnell eine suchtspezifische Behandlung anzutreten. Er habe seine Belastbarkeit und seine Abstinenzfähigkeit in der Vergangenheit falsch hoch eingeschätzt und wisse nun, dass er eine regelmäßige ambulante Behandlung brauche. Es sei ihm zudem wichtig, seinen Lehrplatz in der Gastronomie zu behalten.

Um den sozialen Empfangsraum zu erhalten, wurde es Herrn V. unter engmaschigen Abstinenzkontrollen ermöglicht, seine Lehre fortzusetzen, sobald er aus der stationären Einleitung entlassen wurde. Es gelang außerdem, ihn in einem niederschwelligen betreuten Wohnen unterzubringen.

16.4.1 Juristischer Rahmen

Fallbeispiel – Fortführung

Ein Jahr nach Beginn der Behandlung kam es zum Gerichtsverfahren. Herr V. konnte anhand eines positiven Therapieberichts aus der stationären Einleitung und einem positiven Bericht über das erste Jahr der ambulanten forensischen Behandlung insgesamt eine Verbesserung nachweisen (lange abstinente Phasen, kurz vor Lehrabschluss). Allerdings wurden auch wiederholte Substanzrückfälle und eine phasenweise mangelnde Adhärenz zur Behandlung deutlich. Gemäß Strafregisterauszug waren keine weiteren Delikte zu verzeichnen. Das Urteil: Die vorzeitig begonnene Maßnahme wurde bestätigt (Art. 63 CH-StGB), außerdem wird Herr V. zu einer Haftstrafe verurteilt. Der Vollzug wurde zugunsten der ambulanten Maßnahme aufgeschoben.

Ambulante Maßnahmen

Ambulante Maßnahmen können über einen Zeitraum von acht Wochen stationär eingeleitet werden. Im vorliegenden Fall hat das Gericht eine ambulante Behandlung und eine Freiheitsstrafe angeordnet, den Vollzug aber zugunsten der ambulanten Behandlung aufgeschoben. Gleichzeit wurden für die Dauer der Behandlung regelmäßige Abstinenzkontrollen angeordnet.

16.4.2 Forensisch-psychiatrische Diagnostik

Komorbiditäten mit erhöhtem Deliktrisiko genau abklären

Da das Vorliegen von antisozialen Zügen im Rahmen des Risikomanagements eine große Rolle spielt, wurde bei Herrn V. eine Abklärung einer antisozialen Persönlichkeitsstörung mittels der Psychopathy-Checklist-revised (PCL-R) von Hare (2003) gemacht. Sie beschreibt mit 20 Items eine Persönlichkeitsartung, die mit einem hohen Risiko zur Begehung von Gewaltstraftaten einhergeht. Insgesamt können 40 Punkte erreicht werden. Werte > 30 kennzeichnen einen »Psychopath« im Sinne von Hare. Psychopathie gilt als dimensionales Konstrukt, und Werte über 30 müssen keinesfalls stets mit erneuten Straftaten einhergehen. Gleichermaßen bedeuten Werte unter diesem Grenzwert nicht zwangsläufig, dass die oder der Betroffene ungefährlich ist. Insgesamt erreichte Herr V. auf der revidierten Version der Psychopathy-Checklist einen Summenwert von 9 Punkten, sodass nicht von einem Vorliegen behandlungsrelevanter antisozialer Züge ausgegangen wurde.

»Psychopathy« geht mit einem hohen Risiko für Gewaltstraftaten einher

Zusammenhang von Diagnose(n) und Delikt(en)

Aus Behandlungssicht wurde in Übereinstimmung mit dem forensischen Sachverständigengutachten als Delikthypothese ein Zusammenspiel aus ADHS und Stimulanzienabhängigkeit gesehen, wobei im vorliegenden Fall die Abhängigkeit und die Angst vor Entzug eine wichtige Rolle gespielt haben.

16.4.3 Risiken

Risiken müssen transparent adressiert werden. In einer solchen Behandlung erstrecken sich die Risiken auf Rückfälle in die alten Gebrauchs- und Delinquenzmuster, aber auch auf Delikte wie Gewalthandlungen gegenüber Dritten.

16.5 Therapie

Zur Behandlung beider Erkrankungen wurde eine stufenweise und risikoadaptierte Behandlungsplanung (▶ Kap. 18.1) erarbeitet. Die Stimulanzienabhängigkeit und das ADHS wurden durch einen integrierten, multimodalen Ansatz behandelt. Eine gute Behandlungsplanung ist die Voraussetzung einer gelingenden deliktpräventiven Therapie.

Integrierte und risikoadaptierte Behandlung

16.5.1 Fallmanagement und Behandlungsrahmen des ADHS

Da Herr V. in mehreren Lebensbereichen ausgeprägte Störungen bzw. krankheitswertige Symptome des ADHS aufwies, wurde eine Medikation (▶ Tab. 16.2) etabliert.

> **Beachte**
>
> Kriterien für die Auswahl eines ADHS-Medikaments (www.guidance.nice.org.uk):
>
> - Präferenz der Patientinnen und Patienten
> - Komorbiditäten (Abhängigkeitserkrankungen, Angst- und depressive Störungen)
> - Verbesserung der Therapietreue
> - Gefahr des Missbrauchs oder der Weitergabe der Medikation
> - Stigma-Reduktion
> - Pharmakokinetisches Profil
> - Verträglichkeit und unerwünschte Arzneimittelwirkungen
> - Vor-/Nachteile der Dosierung (Einmalgabe, verzögerte Freisetzung)

Tab. 16.2: Pharmakotherapie bei ADHS im Erwachsenenalter

Methylphenidat-basierte Psychostimulanzien (MPH)	Amphetamin-basierte Psychostimulanzien	Nicht-Psychostimulanzien
• Dopaminwiederaufnahme-Hemmer • Orale Einnahme • Firstline bei aADHS • Schnelle Anflutung (20–30 min), nachlassen nach 3–6 h, daher mehrere Gaben/d • Retardierte Produkte vorhanden • Große Dosisunterschiede von 15 mg–120 mg/d, daher Start	• Bei mangelndem Ansprechen auf MPH • z. B. Lisdexamphetamin (LDX, Elvanse®), Firstline bei aADHS • Langwirksames Prodrug mit geringem Abhängigkeitspotenzial, kein Flash • Initialdosis 30 mg am Morgen, wöchentliche Erhöhung um 20 mg bis max. 70 mg/d	• Atomoxetin (Strattera®) oder Reboxetin® (off label), Noradrenalinwiederaufnahme-Hemmer, erste Wahl bei Verdacht auf Abzweigen • Duloxetin oder Venlafaxin, duale Antidepressiva (off-label) • Agomelatin (Valdoxan®) (off-label) • Modafinil (off-label)

	Methylphenidat-basierte Psychostimulanzien (MPH)	Amphetamin-basierte Psychostimulanzien	Nicht-Psychostimulanzien
Tab. 16.2: Pharmakotherapie bei ADHS im Erwachsenenalter – Fortsetzung	mit niedrigen Dosierungen • Ko-Medikation (off-label) mit neueren Antidepressiva sinnvoll (z. B. Venlafaxin, Duloxetin, Bupropion) • Ritalin®, Concerta®, Medikinet®, Equasym®, Focalin XR®		• Bupropion, zugelassen zur Nikotinentwöhnung und als Antidepressivum (off-label) • Omega-3-Fettsäuren (geringere Wirkung als Psychostimulanzien)

Methylphenidat kann Psychosen und Angstzustände auslösen

Als dopaminerge und noradrenerge Substanz kann Methylphenidat zu Kopfschmerzen, innerer Unruhe, Schlafstörungen, Appetitminderung und Anstieg von Blutdruck und Puls führen. Eine Kontraindikation besteht bei Psychosen, Glaukom, Hyperthyreose, Hypertonie, Arrhythmien und in der Schwangerschaft sowie bei gleichzeitiger Einnahme von MAO-Hemmern.

Fallbeispiel – Fortführung

Bezüglich des ADHS wurden im Rahmen der Behandlungsplanung individuelle Therapieziele erarbeitet und hierarchisiert: Zunächst sollten ein Verständnis der Erkrankung vermittelt und die dysfunktionale Selbstmedikation durch funktionale Strategien ersetzt werden. Pharmakologisch konnte ein für den Patienten zufriedenstellendes Präparat mit einem retardierten Ritalin gefunden werden. Die Dosistitration wurde mit einer Dosis von initial 10 mg/d verteilt auf zwei Einnahmen morgens und mittags begonnen und wöchentlich in Schritten von 10 mg täglich erhöht. Eine zufriedenstellende Symptomkontrolle konnte mit 60 mg/d erzielt werden.

Beachte

- Unretardiertes Methylphenidat hat eine kurze Wirkungsdauer und ein entsprechend höheres Missbrauchspotenzial. Daher sind retardierte oder Langzeit-Präparate sinnvoll, um das Missbrauchsrisiko zu reduzieren.
- Langzeitpräparate sind z. B. Ritalin SR®, Ritalin LA® oder Ritalin adult®, Medikinet MR adult®, Equasym® oder Concerta®, das ein sog. »osmotic controlled release oral delivery system« aufweist.
- Amphetamin-basierte Psychostimulanzien werden in der Schweiz und Deutschland bei mangelndem Ansprechen auf Methylphenidat-Präparate als »second-line«-Medikamente empfohlen.

Es bestehen Bedenken gegenüber dem Einsatz von Methylphenidat, insbesondere betreffend einer möglichen Toleranzentwicklung und dem Abhängigkeitspotenzial. Dagegen argumentieren einige Autorinnen und Autoren, dass gerade eine konsequente Therapie Betroffene vor einer Suchtentwicklung schützt (Klein 2014)

Methylphenidat besitzt selbst ein Missbrauchspotenzial

16.5.2 Fallmanagement und Behandlungsrahmen der Stimulanzienabhängigkeit

Initial erfolgte eine zweimonatige stationäre Entzugsbehandlung auf einer Partnerstation des forensischen Spezialangebots Suchtmaßnahmen (Sieben et al., 2024). Im stationären Rahmen kam es im Rahmen des Entzugs u. a. zu aggressivem Verhalten. Das Entzugssyndrom entwickelte sich nach 13 Tagen deutlich zurück. Stimulanzienentzug kann depressiv-ängstliche Symptome bis zur Suizidalität hervorrufen.

Stationäre Einleitung zur Erleichterung der Entwöhnung

Neben einer Evaluation der psychosozialen Belastungsfaktoren (hier: finanzielle Engpässe, häufige interpersonelle Konflikte) und der Ressourcen (Schulabschluss, grundsätzliche Orientierung an gesellschaftlich akzeptierten Normen und Werten, Einsicht in das komorbide Krankheitsgefüge) wurde initial vor allem die Einsicht in die Problematik des Stimulanziengebrauchs gefördert (Psychoedukation, Motivational Interviewing). Ein zentrales Behandlungsziel war es, einen weiteren sozialen Abstieg zu verhindern (Wohnform, Lehre).

Fallbeispiel – Fortführung

Bezüglich der Stimulanzienabhängigkeit wurden individuelle Therapieziele erarbeitet und hierarchisiert: Erster Schritt war die Reduktion des Gebrauchs auf hedonistische Kontexte am Wochenende (kontrollierter Gebrauch), zweiter Schritt die Abstinenz. Der Versuch eines kontrollierten Konsums scheiterte, sodass zwölf Wochen nach Übertritt in die ambulante Behandlung nochmals eine stationäre Behandlung zur Abstinenzentwicklung initiiert wurde. Im Anschluss erfolgte eine hochfrequente ambulante Weiterbehandlung mit initial drei Terminen pro Woche.

Herr V. lernte schrittweise, alternative Strategien anzuwenden. Anhand von Psychoedukation und Change Talk wurde Wissen über den Zusammenhang von ADHS und Stimulanzienabhängigkeit vermittelt. Mit Pro- und Kontra-Karten wurde die Abstinenzbereitschaft laufend überprüft und aktualisiert. Hochrisikosituationen wurden eruiert und der Umgang damit trainiert, wie z. B. die Begegnung mit konsumierenden Freunden oder das Nein-Sagen im Club-Kontext. Nach acht Monaten in der Behandlung war das angeordnete Substanzscreening regelmäßig negativ. Sozial wurde Herr V. darin unterstützt, die Lehre zu beenden und eine Arbeit auf dem ersten Arbeitsmarkt zu finden. Außerdem wurde er in ein Programm zur Schuldensanierung aufgenommen.

Einsatz verschiedener Substanzklassen möglich

Pharmakologisch können neben den in den Leitlinien empfohlenen Medikamenten Antidepressiva sowie dopaminerg und GABAerg wirksame Substanzen zur Anwendung kommen, außerdem Methylphenidat, Disulfiram und Modafinil (Koopmann et al., 2012). In Analogie zur Opioidagonistentherapie bei der Opioidabhängigkeit zeigt eine Substitutionsbehandlung mit retardierten Amphetaminen nicht denselben positiven Erfolg (Miles et al., 2013).

> **Merke**
>
> - Zur Akutbehandlung der Stimulanzienabhängigkeit gehört neben dem Entzug eine medizinische Diagnostik (inklusive Hepatitis-Screening und HIV-Test).
> - Neben einem strikt abstinenzorientierten Ansatz kann auch ein schadensmindernder oder zieloffener Ansatz sinnvoll sein.

16.5.3 Forensisch-psychiatrische Behandlung

Essenziell war die Vermittlung einer tragfähigen Zukunftsperspektive

Perspektiven schaffen heißt Risiko zu mindern

Die psychosozialen Rahmenbedingungen und die Arbeit am Selbstwert nahmen gerade zu Beginn der Behandlung einen großen Stellenwert ein. Im weiteren Verlauf rückten Themen wie die Entwicklung eines stabilen Lebensentwurfs und der konstruktive Umgang mit der bestehenden Störung stärker in den Fokus. Auch sportliche Strategien zur Regulation der Unruhe wurden erarbeitet. In der Psychotherapie ging es darum, die Symptome wie Unaufmerksamkeit, Impulsivität und Hyperaktivität besser zu verstehen und zu bewältigen. Es wurden Strategien zu Selbstorganisation, Zeitmanagement und Impulskontrolle vermittelt. Mittels Verhaltensaktivierung wurden Aktivitäten gefördert, die positive Emotionen hervorriefen und negative Verhaltensweisen reduzierten. Für eine stabile Abstinenzentwicklung wurden Techniken aus der Expositionstherapie angewendet. Daneben erhielt Herr V. Problemlösetraining, um zu lernen, seine Schwierigkeiten systematisch zu analysieren und Lösungen zu erarbeiten. Achtsamkeitsübungen wurden in der Behandlung genutzt, um Herrn V. dabei zu unterstützen, sich von belastenden Gefühlen und Craving zu distanzieren, sie zu akzeptieren und sich nicht von ihnen überwältigen zu lassen. Im Rahmen des deliktpräventiven Teils der forensischen Therapie wurde darauf fokussiert, dass Herr V. nicht weiter dealt. Außerdem sollte sein Erleben von Angetriebenheit und Aggression reduziert werden. Im Sinne eines Fähigkeitentrainings wurden soziale Kompetenzen und Emotionsregulation trainiert, um Herrn V. zu unterstützen, in stressigen oder herausfordernden Situationen angemessen zu reagieren. Im Training der Selbstkontrolle lag der Fokus auf der Verbesserung der Impulskontrolle und der Fähigkeit, langfristige Ziele zu verfolgen, anstatt kurzfristigen Belohnungen nachzugeben, die zu Straftaten führen können.

16.5.4 Verlaufskontrollen und Meilensteine

Ein erster Meilenstein stellte sich nach erfolgter Psychoedukation über den Zusammenhang zwischen ADHS und Stimulanziengebrauch ein. Im Vordergrund stand dabei die Erarbeitung eines differenzierten Selbstkonzepts, das die vorhandenen Störungen einschließt.

Förderung der weiteren Behandlungsmotivation

Bei Herrn V. standen im Verlauf der Behandlung die Bearbeitung von Versagensängsten, Konsumereignissen und dysphorischen Emotionen (Entwöhnung, Emotionsregulationstraining) sowie der Aufbau von Ressourcen (berufliche Orientierung, Förderung von Selbstwirksamkeit) im Vordergrund. Außerdem wurden Strategien im Umgang mit der erhöhten Impulsivität erarbeitet, indem auslösende Faktoren identifiziert und alternative Reaktionsweisen eingeübt wurden.

Im Umgang mit Craving wurden u. a. achtsamkeitsbasierte Techniken zur bewussten Steuerung und eine emotionale Distanzierung von Substanzkonsum eingeübt.

16.5.5 Vorgehen bei deliktrelevanten Verhaltensweisen

Gerade wenn rückfallbehaftete Verläufe zu erwarten sind, ist es zielführend, vorab Risikomanagement-Strategien festzulegen sowie Vorgehensweisen bei Konsumereignissen oder deliktnahem Verhalten zu definieren.

Risikomanagement-Strategien helfen Patienten und Zuweisern

> **Good to know**
>
> Stufenweises Vorgehen im Umgang mit Konsumereignissen:
>
> I. Offenheit und Transparenz in Bezug auf Risikoprognose und Interventionen
> II. Konkrete Interventionen zur Risikominimierung: Einbezug von Bezugspersonen zur sozialen Kontrolle/medikamentöse Interventionen/Anpassung der Terminfrequenz
> III. Selbsteinweisung in stationäre Behandlung zur Krisenintervention
> IV. Einweisung in stationäre Behandlung per Fürsorgerischer Unterbringung bei akuter Selbst- oder Fremdgefährdung
> V. Gefährdungsmeldung oder Anzeige, wenn die zuvor getroffenen Interventionen nicht ausreichen

16.6 Prognose

> **Merke**
>
> Komorbide Störungen gehen mit einer schlechteren Prognose einher. Umso wichtiger erscheint die Herausarbeitung von Resilienzfaktoren.

Adressieren der Resilienzfaktoren

Gemäß Gutachten wurde bei Herrn V. ohne Behandlung von einer schlechten Prognose mit fortgesetztem impulsivem Verhalten und Substanzmissbrauch und daraus resultierenden wiederholten Straftaten ausgegangen. Auch Gewaltdelikte wurden vom Gutachter trotz einer fehlenden Gewaltbereitschaft aufgrund der erhöhten Impulsivität v. a. reaktiv nicht ausgeschlossen.

Die Intensität der Interventionsmaßnahmen hat sich in diesem Fall als tragfähig erwiesen. Allerdings benötigte die Behandlung Zeit und Vertrauen der zuständigen Behörden in die schrittweise Verbesserung. Wichtig war die Kombination von therapeutischen Interventionen, die sowohl ADHS- als auch suchtspezifische Maßnahmen integriert haben. Dennoch bleibt die Behandlung eine Herausforderung, da die komorbiden Störungen sich gegenseitig verstärken und die Therapieadhärenz beeinträchtigen können.

16.7 Diskussion

Erfolgsfaktoren: eine störungs- und risikospezifische Behandlung und Veränderungsbereitschaft

Das vorliegende Beispiel zeigt eindrücklich, wie (sich) Risikofaktoren im Sinne einer Dualdiagnose kumulierten und eine kriminogene Entwicklung begünstigt haben – wobei die Behandlung nicht ausschließlich im ambulanten Rahmen durchgeführt werden konnte. Hilfreich hierbei war die enge Zusammenarbeit mit einer allgemeinpsychiatrischen Partnerstation, sodass gerade zu Beginn der Behandlung Krisen aufgefangen und Konsumereignisse bearbeitet werden konnten, ohne dass es zu längeren Phasen der Rückfälligkeit kam.

16.8 Zusammenfassung

Auch bei Vorliegen einer Dualdiagnose ist es möglich, Fortschritte im ambulanten Rahmen zu verzeichnen. Dies setzt jedoch eine kritische Auseinandersetzung mit den Risikofaktoren und eine gute Vernetzung mit unterstützenden stationären Strukturen voraus. Oft weisen Patienten und Patientinnen schon vor einer forensischen Therapie einen Veränderungswunsch auf, es gelingt ihnen jedoch nicht, diesen umzusetzen. In dem exemplarisch dargestellten Fallbeispiel wurde der Schritt in die Behandlung von der Staatsanwaltschaft initiiert. Das Durchhalten und Mitarbeiten in der ambulanten Behandlung und das Einwilligen in stationäre Kriseninterventionen zeugt von einer zunehmenden Eigenverantwortung und einer steigenden intrinsischen Motivation. Das Fallbeispiel verdeutlicht, dass durch therapeutische Arbeit ein Zugang zu funktionaleren Strategien gefunden werden kann, was entscheidend zu einer Reduktion des Rückfallrisikos und einer Verbesserung der Lebensqualität beiträgt.

Enge Zusammenarbeit mit der Allgemeinpsychiatrie entscheidend

16.9 Literatur

APA. (2015). *DSM-5. Diagnostisches und Statistisches Manual Psychischer Störungen*. Döpfner, M., Gaebel, W., Maier, W., et al. (Hrsg.), American Psychiatric Association. Hogrefe.

Banaschewski, T. (2021). S3-Leitlinie: ADHS bei Kindern, Jugendlichen und Erwachsenen. AWMF.

Barth, B., Kroczek, A., Deppermann, S. et al. (2015). Epidemiologie und Pathogenese der Komorbidität von Aufmerksamkeitsdefizit-Hyperaktivitätsstörung (ADHS) und Sucht–Die Rolle der Exekutivfunktionen. *SUCHT*, 61(5), 279–291.

Drogenbeauftragte der Bundesregierung, Bundesministerium für Gesundheit (BMG), Bundesärztekammer (BÄK), DGPPN (Hrsg.). (2016). *S3-Leitlinie Methamphetamin-bezogene Störungen*. Springer.

Engel, J., Neumeyer, M., Habermeyer, E. et al. (2008). ADHS im forensisch-psychiatrischen Kontext. In F. Häßler (Hrsg.), *DAS Kaleidoskop*. Medizinisch Wissenschaftliche Verlagsgesellschaft.

Fallgatter, A. J., Jacob, C. P. (2009). Comorbidity of substance use disorders and attention-deficit hyperactivity disorders: Pathogenesis and therapy. *Der Nervenarzt*, 80, 1015–1021.

Hare R.D. (2003). Hare Psychopathy Checklist – Revised (PCL-R): Technical manual. Multi Health Systems.

Klein, F. (2014). ADHS–Stimulanzien reduzieren Risiko für Substanzmissbrauch. *Fortschritte der Neurologie·Psychiatrie*, 82(01), 1–1.

Koopmann, A., Fehr, C., Kiefer, F. (2012). Kokain, Amphetamin und andere Stimulanzien: Klinische Psychopharmakotherapie. *Handbuch der psychiatrischen Pharmakotherapie*, 903–911.

Maier, S., Nickel, K., Endres, D. et al. (2019). Strukturelle, funktionelle und neurochemische Bildgebung bei der Aufmerksamkeitsdefizit – Hyperaktivitätsstörung. *Nervenheilkunde*, 38(09), 667–675.

McKetin, R., Lubman, D. I., Najman, J. M. et al. (2014). Does methamphetamine use increase violent behaviour? Evidence from a prospective longitudinal study. *Addiction*, *109*(5), 798–806.

Miles, S. W., Sheridan, J., Russell, B. et al. (2013). Extended-release methylphenidate for treatment of amphetamine/methamphetamine dependence: a randomized, double-blind, placebo-controlled trial. *Addiction*, *108*(7), 1279–1286.

Mischkowitz, R., Möller, M. R., Hartung, M. (1996). *Drogen und Kriminalität: Gefährdung durch Drogen*. BKA Forschungsberichte.

Passow, D., Schläfke, D. (2017). *Delinquenz und Sucht: Eine Einführung in die forensisch-psychiatrische Praxis*. Kohlhammer.

Pfeiffer-Gerschel, T., Schneider, F., Dammer, E. et al. (2019). Methamphetaminkonsum in Deutschland: Verbreitung und Problemlage. *Sucht*, *65*(4), 1664–2856.

Praus, P., Moldavski, A., Alm, B. et al. (2023). Epidemiologie, Diagnostik und Therapie der Aufmerksamkeitsdefizit-Hyperaktivitäts-Störung (ADHS) im höheren Lebensalter. *Der Nervenarzt*, *94*(11), 1043–1049.

Quednow, B. B. (2019). Der gebrauch illegaler Substanzen im deutschsprachigen Raum. *Forensische Psychiatrie, Psychologie, Kriminologie*, *13*(3), 214–224.

Rasmussen, P., Gillberg, C. (2000). Natural outcome of ADHD with developmental coordination disorder at age 22 years: a controlled, longitudinal, community-based study. *Journal of the American Academy of Child & Adolescent Psychiatry*, *39*(11), 1424–1431.

Retz, W., Ginsberg, Y., Turner, D. et al. (2021). Attention-Deficit/Hyperactivity Disorder (ADHD), antisociality and delinquent behavior over the lifespan. *Neuroscience & Biobehavioral Reviews*, *120*, 236–248.

Silva de Lima, M., Farrell, M., AA, L. R., & Soares, B. (2010). WITHDRAWN: Antidepressants for cocaine dependence. *The Cochrane database of systematic reviews*, (2), CD002950–CD002950.

Rösler, M., Retz, W., Retz-Junginger, P. et al. (2008). ADHS-diagnose bei erwachsenen: Nach DSM-IV, ICD-10 und den UTAH-Kriterien. *Der Nervenarzt*, *79*(3), 320–327.

Rösler, M., Retz, W. (2008). ADHS, Antisoziale Persönlichkeitsstörung und Delinquenz: Welche Zusammenhänge sind erkennbar? *Zeitschrift für Psychiatrie, Psychologie und Psychotherapie*, *56*(2), 121–132.

Sieben, R. A., Brackmann, N., Habermeyer, E. et al. (2025). 7 Jahre Ambulante Suchtbehandlungen im strafrechtlich angeordneten Maßnahmenvollzug in Zürich–eine Bilanz. *Forensische Psychiatrie, Psychologie, Kriminologie*, 1–11.

WHO. (2022). *ICD-11: International classification of diseases* (11th revision). https://icd.who.int/

17 Paraphile Störungen in der ambulanten Behandlung

Andreas Hill

17.1 Einleitung

In diesem Kapitel werden anhand eines Fallbeispiels die Besonderheiten einer ambulanten Behandlung bei einer Person mit einer paraphilen Störung, hier in Kombination mit einer zwanghaften sexuellen Verhaltensstörung (häufig verwendete Synonyme dafür sind »hypersexuelle Störung« oder »Sexsucht«), erläutert.

17.2 Fallbeispiel

Herr O. ist ein 38-jähriger Versicherungsmakler, der mit einer gleichalten Krankenschwester, einem 10-jährigen Sohn und einer 14-jährigen Tochter zusammenlebt. Er kommt zum Erstgespräch in die Praxis, nachdem er zuvor zwei Wochen wegen einer mittelgradigen depressiven Episode mit Suizidgedanken stationär psychiatrisch behandelt worden war. Die depressive Symptomatik war nur kurz mit einem schlafanstoßenden Antidepressivum behandelt worden und rasch abgeklungen.

Auslöser für die depressive Symptomatik war ein polizeiliches Ermittlungsverfahren: Herr O. war dabei erwischt worden, wie er in einer Umkleidekabine eines Strandbads heimlich Fotos von Personen in benachbarten Kabinen machte, vorwiegend von erwachsenen Frauen, aber z. T. auch von Männern und Kindern beiderlei Geschlechts. Auf seinem Smartphone und Computer hätten sich laut seinen Angaben mehrere tausende solcher Foto- und Videoaufnahmen befunden. Die wenigen auf seinem Computer gefundenen Fotos von nackten oder halbbekleideten Kindern seien »Beifang«: Er habe manchmal Fotos gemacht, ohne zu wissen, wer sich in der Nachbarkabine aufgehalten habe. Herr O. habe oft wahllos solche Aufnahmen gemacht, manchmal aber auch gezielt, z. B. am Strand. Das heimliche Beobachten habe ihn sexuell erregt, teilweise habe er dabei auch masturbiert, ebenfalls wenn er sich später zu Hause dieses Material angeschaut habe. Erstmals – und nur wenige Male – habe er dies während der Beziehung mit seiner ersten Freundin, mit Anfang 20, getan, dann erneut und verstärkt während einer schwierigen Phase in seiner Ehe. Er habe die beobachteten und aufgenommenen Personen nicht gekannt.

Zudem habe er in den letzten Jahren zunehmend Zeit mit dem Suchen nach und Konsum von Pornografie im Internet verbracht, sowohl mit voyeuristischen Inhalten, aber auch »ganz normalen« sexuellen Darstellungen. Er habe sich dazu oft abends zurückgezogen, seine Frau gehe wegen Schichtdienst häufig früh zu Bett. Teilweise habe er auch tagsüber in seinem Büro Pornografie konsumiert, wenn ihm langweilig gewesen sei, nach erfolglosen Gesprächen mit Kundinnen und Kunden oder bei Konflikten mit seinem Vorgesetzten. Dies habe in den letzten Jahren – im Rahmen einer längeren beruflichen und ehelichen Krise – deutlich zugenommen. Zuletzt habe er mehrere Stunden pro Tag mit Pornografiekonsum oder voyeuristischen Aktivitäten verbracht. Er habe dies zunehmend wie eine Sucht erlebt. Zweimal habe er den Pornografiekonsum reduziert und das voyeuristische Verhalten eingestellt, was ihm jedoch nur für ein paar Wochen gelungen sei. Gegenüber seiner Frau und seinen Kindern fühle er sich schuldig und schäme sich fürchterlich. Er habe Angst, dass seine Frau ihn verlasse.

17.3 Diagnose

17.3.1 Diagnostische Merkmale der voyeuristischen Störung

Während in der ICD-10 »Voyeurismus« als diagnostischer Begriff verwendet wird, lautet in der ICD-11 die Diagnose »voyeuristische Störung« (6D31), um damit voyeuristisches Verhalten, das keinen Störungswert hat, nicht zu pathologisieren.

> **Good to know**
>
> Diagnostische Kriterien der voyeuristischen Störung nach ICD-11 (WHO 2024, eigene, gekürzte Übersetzung aus dem Englischen):
>
> - Anhaltendes, fokussiertes und intensives Muster sexueller Erregung, das sich durch sexuelle Gedanken, Fantasien, dranghafte Bedürfnisse oder Verhaltensweisen äußert, bei denen eine ahnungslose Person beobachtet wird, die nackt ist, sich gerade entkleidet oder sexuelle Handlungen vornimmt.
> - Die Person muss diese Gedanken, Fantasien oder dranghaften Bedürfnisse ausgelebt haben oder durch sie stark beeinträchtigt sein.

> Ausgeschlossen sind ausdrücklich einvernehmliche voyeuristische Verhaltensweisen, die mit dem Einverständnis der beobachteten Person bzw. Personen erfolgen.
> Die Diagnose sollte nicht bei Kindern und nur mit äußerster Vorsicht bei Adoleszenten gestellt werden.

Die Diagnose in der ICD-11 entspricht im Wesentlichen den Kriterien für die voyeuristische Störung im DSM-5 (Falkai & Wittchen, 2020). Die Symptomatik muss über mindestens sechs Monate bestehen und die Person mindestens 18 Jahre alt sein.

In der ICD-10 wird Voyeurismus (F65.3) als eine wiederholte oder andauernde Neigung definiert, anderen Menschen bei sexuellen oder intimen Tätigkeiten, z. B. beim Entkleiden, zuzuschauen, verbunden mit sexueller Erregung und Masturbation. Es besteht nicht der Wunsch, die eigene Anwesenheit zu offenbaren und mit den Beobachteten eine sexuelle Beziehung einzugehen. Die betroffene Person handelt entsprechend dieser Neigung oder fühlt sich durch sie deutlich beeinträchtigt. Die Neigung besteht seit mindestens sechs Monaten (Dilling et al., 2004).

Zudem ist es notwendig, dass die betroffene Person aus einer sexuellen Motivation heraus andere Personen beobachtet und dies zur sexuellen Erregung dient, und z. B. nicht zum Ausspionieren und Nachstellen aus Eifersucht. Das heimliche Beobachten kann sowohl direkt mit physischer Präsenz der voyeuristischen Person oder elektronisch bzw. digital vermittelt erfolgen, z. B. durch installierte und von der Ferne nutz- und steuerbare Kameras (z. B. in öffentlichen Toiletten oder Umkleideräumen). Auf solche, technisch vermittelten Verhaltensweisen beziehen sich Begriffe wie »Video-Voyeurismus« oder »Upskirting« (heimliche Aufnahmen von unten bei Frauen in Röcken, Wdowiak et al., 2025). Solches Material kann dann z. B. über Pornografie-Webseiten verbreitet werden, was Opfer zusätzlich belasten kann.

Fehlende Einwilligung der beobachteten Person entscheidend

Fallbeispiel – Fortführung

Herr O. war oft bei dem Beobachten, Fotografieren und Filmen (am Strand, in Umkleidekabinen) erregt und masturbierte dabei, auch zu Hause beim Anschauen des selbst erstellten Materials oder entsprechender Pornografie aus dem Internet. Die Personen willigten somit nicht ein. Einmal fertigte er in vorheriger Absprache mit seiner Ehefrau einen Film an, als die beiden miteinander Sex hatten. Diese Verhaltensweise erfüllt nicht das o. g. diagnostische Kriterium der voyeuristischen Störung.

Merke

Wenn kein deutlicher subjektiver Leidensdruck oder keine deutlichen psychosozialen Beeinträchtigungen aus dem voyeuristischen Verhalten

> resultieren, reicht es für die Diagnosestellung, dass die Betroffenen einmal ihre voyeuristischen Bedürfnisse – ohne Einwilligung der beobachteten Person – ausgelebt haben.

17.3.2 Diagnostische Merkmale der zwanghaften sexuellen Verhaltensstörung

In der aktuell noch gültigen ICD-10 wird die Diagnose »Gesteigertes sexuelles Verlangen« (F52.7) im Kapitel der sexuellen, nicht durch eine organische Störung oder Krankheit verursachten Funktionsstörungen aufgeführt. Die Definition beinhaltete jedoch nicht nur veraltete und abwertende Termini (als Synonyme werden die Begriffe »Nymphomanie« und »Satyriasis« genannt), sondern war nicht durch diagnostische Kriterien operationalisiert. Im Entwicklungsprozess des DSM-5 wurde zwar eine »hypersexuelle Störung« als eine neue Diagnose vorgeschlagen, aber letztlich nicht in das Diagnosemanual aufgenommen. In der ICD-11 findet sich erstmals die Diagnose »zwanghafte sexuelle Verhaltensstörung« (englisch: Compulsive Sexual Behaviour Disorder, CSBD, 6C72) mit operationalisierten diagnostischen Kriterien (s. folgender »Good to know«-Kasten). Diese findet sich nicht bei paraphilen oder den sexuellen Störungen, sondern im Kapitel der Impulskontrollstörungen (Hill et al., 2023).

Good to know

Diagnostische Kriterien der zwanghaften sexuellen Verhaltensstörung nach ICD-11 (WHO 2024, eigene, gekürzte Übersetzung aus dem Englischen):
Das zwanghafte sexuelle Verhalten ist charakterisiert durch ein Unvermögen, andauernde und wiederkehrende sexuelle Impulse und dranghafte Bedürfnisse zu kontrollieren, was zu wiederholtem sexuellem Verhalten führt. Dieses Verhalten zeigt sich in mindestens einem der folgenden Merkmale:

- Das sexuelle Verhalten ist zu einem zentralen Inhalt im Leben der betroffenen Person geworden, sodass die eigene Gesundheit oder andere wichtige Interessen, Aktivitäten und Verantwortlichkeiten vernachlässigt werden.
- Zahlreiche Versuche, dieses sexuelle Verhalten zu kontrollieren oder zu reduzieren, sind gescheitert.
- Das sexuelle Verhalten wird trotz negativer Konsequenzen (z. B. Ehekonflikte, berufliche oder juristische Konsequenzen, gesundheitliche Schädigungen) fortgeführt.
- Das sexuelle Verhalten wird fortgesetzt, obwohl daraus wenig oder keine Befriedigung resultiert.

- Das Verhaltensmuster besteht über einen längeren Zeitraum (z. B. sechs Monate oder mehr).
- Es verursacht ausgeprägten Leidensdruck oder signifikante Einschränkungen in persönlichen, familiären, sozialen, ausbildungsbezogenen, beruflichen oder anderen bedeutenden Lebensbereichen. Wenn die Funktionsfähigkeit erhalten bleibt, dann nur mithilfe erheblicher zusätzlicher Anstrengungen. Leidensdruck, der allein aufgrund moralischer Verurteilungen und Ablehnung sexueller Impulse und Verhaltensweisen resultiert, reicht nicht.
- Das Verhalten kann nicht besser durch eine andere psychische Störung (z. B. eine manische Episode) oder eine somatische Störung erklärt oder auf die Wirkung einer psychotropen Substanz oder Medikation zurückgeführt werden.

Das problematische Verhalten kann sich z. B. in sexuellen Kontakten mit anderen Personen, Masturbation, Pornografiekonsum oder Cyber- oder Telefonsex manifestieren.

Es gibt keinen quantitativen Schwellenwert von sexuellem Verhalten zur Diagnose einer CSBD. Beispielsweise kann ein Individuum fast täglich ein bis zwei Stunden Pornografie konsumieren, dies aber gut steuern, z. B. Konsum nur in angemessenen Situationen (alleine, nicht während der Arbeitszeit) und ohne in seinem psychischen Befinden und seinen zwischenmenschlichen Beziehungen beeinträchtigt zu sein. Eine andere Person dagegen kann bei der gleichen Menge und Häufigkeit die Kontrolle darüber verloren haben, z. B. Fortsetzen des Verhaltens trotz negativer beruflicher Konsequenzen, wiederholter Trennungen in Intimbeziehungen oder starken Scham- und Schuldgefühlen. Entscheidend ist, dass die betroffene Person anhaltend nicht mehr in der Lage ist, intensive, sich wiederholende sexuelle Impulse oder Triebe zu kontrollieren.

Kein quantitativer Schwellenwert

Merke

Das problematische, nicht kontrollierbare sexuelle Verhalten kann sich sowohl auf übliche sexuelle Stimuli und Praktiken beziehen (z. B. sexuelle Handlungen mit erwachsenen Personen, legalen Pornografiekonsum) als auch auf paraphile Inhalte und Praktiken. Daher können bei der gleichen Person – wenn die jeweiligen diagnostischen Kriterien erfüllt sind – parallel eine zwanghafte sexuelle Verhaltensstörung und eine paraphile Störung diagnostiziert werden. In früheren Fassungen war zunächst die Diagnose einer paraphilen Störung als Ausschlusskriterium für eine zwanghafte sexuelle Verhaltensstörung aufgeführt worden, dies wurde jedoch in der offiziellen aktuellen Fassung der ICD-10 fallen gelassen (WHO 2024, S. 529–530).

Fallbeispiel – Fortführung

Während Herr O. vor und in den ersten Jahren seiner Ehe seinen Pornografiekonsum gut auf Zeiten begrenzen konnte, in denen er allein war (ca. zweimal pro Woche für maximal eine halbe Stunde, z. B., wenn seine Frau nicht zu Hause war oder schon schlief), nahm der Pornografiekonsum in den letzten Jahren deutlich zu, auf fast täglich drei bis vier Stunden, auch oft auf der Arbeit. Er habe nachts oft nur noch vier bis sechs Stunden geschlafen, seinen Mannschaftssport aufgegeben, gemeinsame Aktivitäten mit seiner Frau und den Kindern vernachlässigt und sei von seinem Chef wegen Konsum von Pornografie am Arbeitsplatz abgemahnt worden. Trotz Kritik seiner Frau, die ihn einmal beim Anschauen von voyeuristischer Pornografie erwischt habe, und einer Abmahnung durch seinen Chef sei er wiederholt nach kurzen Versuchen, seinen Pornografiekonsum einzuschränken, wieder in sein altes Muster zurückgefallen. Den ausufernden Pornografiekonsum habe er als zunehmend unbefriedigend erlebt und stärkere »Kicks« gesucht.

In diesem Zusammenhang habe auch sein voyeuristisches Verhalten deutlich zugenommen. Während er bis dahin nur selten, z. B., wenn er mal allein am FKK-Strand gewesen sei, nackte Frauen heimlich fotografiert habe, sei er dann regelmäßig bewusst an geeignete Orte gegangen (Strand, Schwimmbäder, öffentliche Toiletten). Er habe dabei in Kauf genommen, ggf. auch Kinder (oder Männer) zu fotografieren. Manchmal habe er sich krankgemeldet, um »auf die Pirsch zu gehen«. Er habe sich eine aus der Ferne steuerbare Minikamera besorgt und überlegt, wo er diese versteckt installieren könnte. Nachdem er zweimal dabei erwischt und beschimpft worden sei (einmal in einer Umkleidekabine, einmal am Strand), habe er zwar versucht, die voyeuristischen Aktivitäten einzustellen, und alle heimlich gemachten Aufnahmen gelöscht, aber nach wenigen Wochen sein voyeuristisches Verhalten wieder fortgesetzt und darüber hinaus zunehmend riskantere Orte aufgesucht. Gleichzeitig hätten sich seine Scham- und Schuldgefühle verstärkt und er habe sich sozial zurückgezogen. Die Sexualität mit seiner Ehefrau sei praktisch zum Erliegen gekommen, sie hätten sich regelmäßig gestritten, was wiederum seine voyeuristischen Impulse verstärkt habe.

17.3.3 Epidemiologie

Voyeuristisches Verhalten ist relativ häufig

In einer repräsentativen Kohorte von finnischen Zwillingen (im Alter von 18 bis 33 Jahren) gaben 18 % der Männer und 6 % der Frauen an, sich mindestens einmal voyeuristisch verhalten zu haben (Baur et al., 2016). In einer repräsentativen Bevölkerungsstudie in Kanada (Alter 18–64 Jahre) berichteten 50,3 % der Männer und 21,2 % der Frauen, schon einmal eine voyeuristische Handlung ausgeführt zu haben (Joyal & Carpentier, 2017). In einer österreichischen Stichprobe von zu einer mindestens vierjährigen

Haftstrafe verurteilten Sexualstraftätern war bei 3,7 % eine voyeuristische Störung zu diagnostizieren (Eher et al., 2019).

Für die zwanghafte sexuelle Verhaltensstörung (CSBD) liegen mehr empirische Befunde vor. In einer repräsentativen Bevölkerungsstudie in Deutschland erfüllten 4,9 % der Männer und 3,0 % der Frauen die diagnostischen Kriterien irgendwann in ihrem Leben (Lebenszeit-Prävalenz, Briken et al., 2022).

> **Merke**
>
> Die voyeuristische Störung und die CSBD finden sich – wie alle paraphile Störungen – häufiger bei Männern als bei Frauen.

17.3.4 Ätiologie und Pathogenese

Voyeurismus

Häufig lässt sich der Beginn der voyeuristischen Symptomatik schon in der Adoleszenz erkennen. Allerdings kann sich das Verhalten auch erst später, im Rahmen besonderer Belastungen und Lebenskrisen, manifestieren. Zu den Ursachen und zur Entwicklung der voyeuristischen Störung existieren bis heute eher theoretische Modelle (vgl. Lavin, 2008).

Beginn der voyeuristischen Symptomatik

Von psychoanalytischer Seite wurden »Kastrationsangst« (worunter im weiteren Sinne die Angst vor Depotenzierung durch den Vater bzw. elterliche Objekte und später durch ein etwaiges Sexualobjekt verstanden wird), Angst bzw. Vermeidung vor genitaler Sexualität, frühe traumatische Erfahrungen in der Mutter-Kind-Beziehung und Fixierung in der prägenitalen Entwicklungsphase postuliert (Lavin, 2008). Kognitiv-behaviorale Theorien gehen beim Voyeurismus (wie bei anderen paraphilen Störungen) von operanten Konditionierungsprozessen aus. Demnach wird die (mehr oder weniger zufällige) Koppelung eines Stimulus bzw. einer Handlung (hier Beobachten einer nackten Person) mit sexueller Erregung z. B. durch Masturbation und Orgasmus verstärkt (positiver Verstärker). Zudem können negative Verstärker (Verringerung von negativen Emotionen wie Langeweile, Einsamkeit, Traurigkeit, Ärger) zur Verfestigung eines paraphilen Verhaltensmusters beitragen. Eine stärkere sexuelle Erregbarkeit oder Dranghaftigkeit begünstigt eine solche Entwicklung (Lavin, 2008).

In einer Stichprobe von 17 wegen voyeuristischen Verhaltens inhaftierten Straftätern in Großbritannien wurden als biografische Hintergrundfaktoren u. a. negative Beziehungen mit den primären Bezugspersonen (i. d. R. Eltern), traumatische Erfahrungen, negative Peer-Beziehungen, Antisozialität, emotionale Dysregulation, schlechte psychische Gesundheit, mangelnde emotionale Unterstützung und dysfunktionale Coping-Mechanismen (inkl. Substanzkonsum) identifiziert (Lister & Gannon, 2024). Zudem wurden als sog. distale Einflussfaktoren Hypersexualität, sexuelle

Gewöhnungsprozesse (mit Suche nach stärkeren sexuellen Stimuli), schlechte Intimbeziehungen und bedeutsame Lebensereignisse beschrieben, während als proximale und das voyeuristische Verhalten aufrechterhaltende Faktoren Rechtfertigungen (im Sinne kognitiver Verzerrungen wie Verharmlosung, vermeintliche Einwilligung des Opfers, Externalisierung), sexuelle Erregung, die Suche nach einem »Thrill« sowie sexuelle Zwanghaftigkeit/Impulsivität fungierten. Die Autorinnen leiten daraus drei zentrale Entwicklungspfade und Motivationslagen für diese voyeuristischen Täter ab: 1. sexuelle Gratifikation, 2. maladaptive Bindung/Beziehung, 3. Zugang zu inadäquaten bzw. nicht erreichbaren Personen (z. B. Kindern, Verwandten, Nachbarn). Diese Befunde weisen auf Übereinstimmungen mit ätiologischen und pathogenetischen Faktoren für paraphile Störungen und (andere) Sexualstraftäter hin.

Merke

Da voyeuristisches Verhalten häufig nicht entdeckt wird, bleiben negative Konsequenzen und Sanktionen oft aus. Dies trägt zur Verfestigung des Verhaltensmusters bei. Zudem werden dadurch kognitive Verzerrungen der Betroffenen verstärkt (z. B. »mein Verhalten schadet den beobachteten Personen nicht«).

Zwanghafte sexuelle Verhaltensstörung

Die Bedeutung von Hypersexualität bzw. sexueller Dranghaftigkeit bei der Entwicklung einer voyeuristischen Störung weist bereits auf Überlappungen mit der zwanghaften sexuellen Verhaltensstörung hin. Die dazu vorliegenden empirischen Befunde lassen sich in einem integrierten Erklärungsmodell zusammenfassen (vgl. Höfer et al., 2023; s. folgender »Good to know«-Kasten).

Good to know

Integriertes Erklärungsmodell für die zwanghafte sexuelle Verhaltensstörung (Höfer et al., 2023):

- Es ist von einer neurobiologischen Dysbalance exhibitorischer und inhibitorischer Faktoren auszugehen, die durch dopaminerge und serotonerge Transmission vermittelt wird und Erregungszustände begünstigt. Testosteron ist für sexuelle Erregbarkeit, besonders bei Männern, notwendig und kann diese steigern.
- Andere psychische Störungen, die mit einer verminderten Fähigkeit zur Impulskontrolle einhergehen, können zu Problemen der sexuellen Kontrolle beitragen.

- Sexuelles Verhalten kann als Kompensationsmechanismus für unangenehme Emotionen oder zur Stressregulation eingesetzt werden und wird positiv, aber auch negativ verstärkt (Orgasmus als Belohnung, Abnahme unangenehmer Emotionen).
- Gewöhnungsmechanismen verursachen eine Zunahme der sexuellen Aktivität zum Preis der Abnahme von Befriedigung.
- Wiederholtes und zunehmendes sexuelles Verhalten führt schließlich zu Leidensdruck und psychosozialen Beeinträchtigungen.
- Die leichte Verfügbarkeit externer Stimuli – wie Pornografie – kann diese Entwicklung begünstigen.
- Neben biologischen und psychosozialen Faktoren können negative gesellschaftliche Einflüsse, wie eine ablehnende Haltung gegenüber Sexualität und/oder Pornografie, eine Rolle spielen.

Fallbeispiel – Fortführung

Bei Herrn O. sind keine traumatischen Erfahrungen in Kindheit und Jugend bekannt. Er sei in sehr behüteten Verhältnissen aufgewachsen. Der Patient schildert jedoch eine sehr enge Beziehung zur Mutter, von der er sich eingeengt und kontrolliert fühlte, und einen schwachen, sich der Mutter unterordnenden Vater. Es gelang Herrn O. nicht, sich gegenüber der Mutter zu behaupten und ihr gegenüber negative Gefühle und Gedanken offen zu zeigen. Der Auszug aus dem Elternhaus gelang ihm nur, indem er rasch mit seiner ersten Freundin zusammenzog. Diese ebenfalls enge Beziehung erlebte er emotional und sexuell distanziert.

Herr O. beschreibt sich selbst als schüchtern, gepaart mit einem starken sexuellen Verlangen. Schon als Jugendlicher habe er bei gedrückter Stimmung, Frustration oder Ärger – auch gegenüber der Partnerin – längere Zeit Pornofilme geschaut oder sich voyeuristisch betätigt. Der Konsum von voyeuristischer Pornografie und später der Austausch mit anderen Männern mit ähnlichen Neigungen im Internet hätten sein voyeuristisches Bedürfnis verstärkt.

Er habe sich damit beruhigt, dass die beobachteten Frauen gar nichts gemerkt hätten und er ihnen nicht schade. Insbesondere bei größerem Frust habe er gelegentlich Alkohol getrunken, um letzte Hemmungen zu überwinden und loszugehen, um Frauen zu beobachten und zu fotografieren.

Mit der Zeit habe ihn normale Pornografie zunehmend weniger erregt und er habe den Kick von voyeuristischem Material oder dem »Auf-die-Pirsch-Gehen« gebraucht. Die Gefahr, dabei ertappt zu werden, sei ein besonderer Thrill gewesen und habe seine Erregung gesteigert. Es habe ihm gefallen, dass er die selbstgefertigten Bilder und Videos zur freien Verfügung gehabt habe.

Verstärkt hätten sich seine voyeuristischen Impulse und Handlungen im Rahmen einer Ehekrise, in der er sich von seiner sehr selbstbewussten und dominanten Ehefrau bevormundet und nicht ernst genommen gefühlt habe. Zudem habe sie sich in dieser Zeit sexuell von ihm zurückgezogen. Es sei ihm nicht gelungen, sein Gefühl von Zurückweisung und seinen Ärger offen zu äußern.

17.3.5 Diagnostisches Vorgehen

Sexual- und Beziehungsanamnese

Das wichtigste diagnostische Instrument ist eine ausführliche Sexual- und Beziehungsanamnese. Dabei ist ein konfrontatives Vorgehen, z. B. bzgl. strafrechtlicher relevanter Verhaltensweisen, zu vermeiden, da dies oft dazu führt, dass sich die Patientin oder der Patient, z. B. aus Scham- und Schuldgefühlen, verschließt, Dinge verheimlicht oder in eine Abwehr- oder Rechtfertigungshaltung verfällt. Die Gespräche sollten mit einer offenen, wohlwollenden, nicht wertenden oder verurteilenden Haltung geführt werden. Für eine Struktur der Sexual- und Beziehungsanamnese kann auf ▶ Kap. 15.3.1 verwiesen werden. Es sollten dabei explizit nach anderen sexuell devianten bzw. paraphilen Fantasien, Impulsen und Verhaltensweisen gefragt werden, weil diese ebenfalls oft nicht spontan berichtet werden und häufig mehrere Paraphilien bei einer Person im Sinne einer Komorbidität bestehen, z. B. Voyeurismus, Frotteurismus, Urophilie, Pädophilie oder sexueller Sadismus (Wdowiak et al., 2025). Der bzw. die Betroffene ist von Beginn an auf etwaige Grenzen der Schweigepflicht hinzuweisen (s. u., vgl. ▶ Kap 15.4.1). Bei der Anamnese ist auf andere psychische Störungen zu achten, insbes. Substanzkonsumstörungen, affektive Störungen, Persönlichkeitsstörungen oder ein ADHS, da diese häufig komorbide bestehen und die paraphile oder zwanghafte sexuelle Symptomatik beeinflussen können (z. B. Verstärkung während depressiver Episode als dysfunktionaler Coping-Versuch). Differenzialdiagnostisch sind etwaige organische Störungen (z. B. demenzielle Entwicklung) und der Einfluss von Substanzkonsum (z. B. sexuelle Stimulanzien) bzw. Medikamenten (z. B. L-Dopa) zu erfragen, die zu sexuell enthemmtem oder dranghaftem Verhalten führen können. Zudem ist etwaiges anderes delinquentes Verhalten zu explorieren.

Soweit vorhanden, sollten relevante Akten (z. B. Anklageschrift, frühere Verurteilungen und Behandlungsberichte) herangezogen werden – mit schriftlicher Schweigepflichtsentbindung der oder des Betroffenen. In manchen Fällen kann es sinnvoll sein, auch Angehörige (z. B. Ehepartnerinnen bzw. Ehepartner) mit in die Diagnostik und Behandlung miteinzubeziehen.

Häufig keine speziellen testpsychologischen Untersuchungen notwendig

In unklaren Fällen, manchmal auch, wenn die oder der Betroffene im direkten Gespräch sehr beschämt ist, können Fragebögen oder strukturierte Interviews hilfreich sein. Zur Erhebung von paraphilen Verhaltensweisen und strafrechtlich relevantem Sexualverhalten ist für den deutschsprachigen Raum das Multiphasic Sex Inventory (MSI, Fehringer et al., 2016) validiert. Für die Erhebung einer zwanghaften bzw. hypersexuellen Symptomatik liegen verschiedene Instrumente vor, z. B. das Hypersexual

Behavior Inventory (HBI-19, Reid et al., 2011) und die Compulsive Sexual Behavior Disorder Scale (CSBD-19, Böthe et al., 2020).

> **Merke**
>
> Wenn keine aktuellen somatischen Befunde vorliegen, sollte – besonders bei Hinweisen auf eine relevante somatische Erkrankung – eine orientierende internistisch-neurologische Untersuchung (inkl. der primären Geschlechtsorgane) durchgeführt bzw. veranlasst werden. Bei begründetem Verdacht kann die Erhebung von Routinelaborwerten, Geschlechtshormonen (freies und Gesamt-Testosteron, LH, FSH, Prolaktin) oder weiteren Befunden (z. B. Bildgebung des Gehirns, genetische Untersuchungen) erwogen werden.

Fallbeispiel – Fortführung

Die von Herrn O. ausgehändigten polizeilichen Auswertungen seines Computers, Smartphones und seiner Kamera und die spätere Anklageschrift bestätigten im Wesentlich seine Angaben. Er ist nicht vorbestraft.

Bei einem Paargespräch schilderte die Ehefrau einerseits ihren Vertrauensverlust, ihre Sorgen und Ängste, berichtete aber – in Übereinstimmung mit ihrem Mann – dass über viele Jahre die gemeinsame Sexualität für beide befriedigend gewesen sei. Sie räumte ein, ihren Mann öfters nicht ausreden zu lassen und zu maßregeln.

Die in der psychiatrischen Klinik durchgeführten Routinelaborwerte und die körperliche Untersuchung von Herrn O. waren unauffällig. Eine Bestimmung der Geschlechtshormone blieb ohne pathologischen Befund. Anamnestisch ergab sich kein Anhalt für eine hirnorganische Störung oder eine Substanzkonsumstörung.

17.4 Forensische Aspekte

17.4.1 Juristischer Rahmen

Im deutschen, österreichischen und Schweizer Strafrecht gibt es – im Gegensatz zu exhibitionistischem Verhalten – keinen Straftatbestand der voyeuristischen Handlung, anders als in England und Wales, Kanada, einigen US-Bundesstaaten oder China (Lister & Gannon, 2024). Voyeuristische Handlungen, insbes. Bildaufnahmen, können jedoch in Deutschland als Verstöße gegen den § 201a StGB geahndet werden, der die »Verletzung des höchstpersönlichen Lebensbereichs und von Persönlichkeitsrechten durch Bildaufnahmen« regelt (analog dazu in der Schweiz der § 179quater

Kein Straftatsbestand Voyeurismus oder voyeuristische Handlungen

StGB bzgl. Verletzung des Geheim- oder Privatbereichs durch Aufnahmegeräte). Zudem können voyeuristische Handlungen je nach Art und Ort als Hausfriedensbruch oder sexuelle Belästigung bestraft werden. Bei Aufnahmen von nackten Kindern kann der Straftatbestand der Herstellung und des Konsums von Kinderpornografie erfüllt sein.

Bzgl. der Schweigepflicht über im Rahmen der Therapie offenbarte Straftaten sei auf die Ausführungen im ▶ Kap. 15.4.1 hingewiesen.

Fallbeispiel – Fortführung

Gegen Herrn O. wurde wegen der unbefugten Herstellung von Bildaufnahmen von Personen, die sich in einem gegen Einblick besonders geschützten Raum befanden (§ 201a) und wegen des Besitzes von kinderpornografischen Schriften (§ 184b) ein unter Zahlung einer Geldstrafe ein Strafbefehl auf Bewährung (drei Jahre Bewährungszeit) erlassen. Ihm wurde die Auflage erteilt, die schon über anderthalb Jahr laufende Therapie für mindestens ein Jahr fortzuführen.

17.4.2 Forensisch-psychiatrische Diagnostik

Sowohl voyeuristisches als auch phasenweise starkes sexuelles Verlangen sind nicht selten. Daher sollten diese nicht voreilig als eine behandlungsbedürftige psychische Störung eingeordnet und das Risiko für sexuell übergriffiges bzw. straffälliges Verhalten überschätzt werden.

Gleichzeitig ist genau zu explorieren, ob und unter welchen Umständen es zu grenzüberschreitendem, ggf. strafrechtlich relevantem Verhalten gekommen ist bzw. kommen könnte. Ein Augenmerk sollte darauf gerichtet sein, ob es zu weitergehenden Impulsen oder Verhaltensweisen mit körperlicher Annäherung, Berührung oder Eindringen in die Wohnung eines Opfers, Verabreichung von Betäubungsmitteln (z. B. Schlafmittel, sog. K.-o.-Tropfen) gekommen ist, im Sinne einer Progredienz hin zu Hands-on-Delikten.

Zur Einschätzung des Risikos zukünftiger Sexualdelikte ist bei Personen, die wegen eines Sexualdelikts verurteilt wurden – unabhängig davon, ob dies im Zusammenhang mit einer paraphilen Störung oder einer zwanghaften sexuellen Verhaltensstörung stand –, eine Einschätzung mittels standardisierter Prognoseinstrumente bzw. Risk-Assessment-Instrumenten sinnvoll. Empirisch gut validiert und praktikabel sind z. T. der Static-99 (Eher et al., 2020) und der Stable-2007 (Fernandez et al., 2012). Diese Instrumente eigenen sich zudem für die Fallkonzeption und die Behandlungsplanung. Ein kriminalprognostisch wichtiger Faktor ist das Ausmaß von Antisozialität, das z. B. mittels der Psychopathy-Checklist Revised (PCL-R, Mokros et al., 2017) erfasst werden kann.

17.5 Therapie

17.5.1 Behandlungsplan und therapeutischer Rahmen

Ausgangspunkt einer Behandlung bei Personen mit forensisch relevanten Störungen sollte die Entwicklung einer individuellen Delikthypothese sein. Damit sind alle relevanten Einflussfaktoren – im skizzierten Fall neben dem Voyeurismus und der CSBD – in ihrer unterschiedlichen Gewichtung zu berücksichtigen, z. B. Substanzkonsum, negative Einflüsse im sozialen Umfeld, und situative Stressoren. Dies ermöglicht zudem die Berücksichtigung der Risk-Need-Responsivity-Prinzipien als Grundlage für eine effektive Behandlung von Straftäterinnen und Straftätern (Andrews & Bonta, 2010). Hilfreich und motivationsfördernd ist die Integration des sog. Good-Lives-Models in ein Therapiekonzept (Ward, 2002).

Ausgangspunkt Delikthypothese

> **Merke**
>
> Bei einer Behandlung im ambulanten Setting ergeben sich zwei Besonderheiten: Einerseits handelt es sich – v. a., wenn die Behandlung im Rahmen einer Bewährungsauflage erfolgt – dabei oft um Personen, bei denen ein relativ geringes Risiko für Hands-on-Delikte besteht. Andererseits sind alle Beteiligten deutlich stärker als in einer stationären oder gesicherten Einrichtung mit Risikosituationen konfrontiert und die äußeren Kontrollmöglichkeiten sind beschränkter.

17.5.2 Psychotherapie

Empirisch validierte, spezifische Behandlungsprogramme für Personen mit voyeuristischer Störung liegen nicht vor (Lister & Gannon, 2024; Wdowiak et al., 2025; Mann et al., 2008). Allerdings kann auf etablierte therapeutische Interventionen für Personen mit paraphilen Störungen und für Sexualstraftäterinnen und -straftäter zurückgegriffen werden. Die o. g. Erläuterungen zur Pathogenese weisen auf Überschneidungen mit der Behandlung der CSBD hin, für die effektive Behandlungsprogramme vorliegen (Hill & Briken, 2023). Als wirksam haben sich motivationsfördernde und kognitiv-verhaltenstherapeutische Ansätze gezeigt (▶ Tab. 17.1).

Behandlungsphasen	Inhalte, Ziele und Techniken
1. Phase	• Umfassende biografische, somatische, psychiatrische und Sexualanamnese • Klärung und Förderung der Motivation und Änderungsbereitschaft (z. B. mittels motivationaler Gesprächsführung) • Psychoedukation • Klärung und Priorisierung der Therapieziele

Tab. 17.1: Behandlungsphasen bei Patientinnen und Patienten mit einer zwanghaften sexuellen Verhaltensstörung (nach Hill & Briken, 2023)

Tab. 17.1: Behandlungsphasen bei Patientinnen und Patienten mit einer zwanghaften sexuellen Verhaltensstörung (nach Hill & Briken, 2023) – Fortsetzung

Behandlungsphasen	Inhalte, Ziele und Techniken
	• Funktionsanalyse des problematischen sexuellen Verhaltens • Stimuluskontrolle und -reduktion, z. B. mithilfe von Filter- und Blocking-Software • Ggf. medikamentöse Behandlung

2. Phase	• Verbesserung der Kontrolle über sexuelles Verhalten, z. B. »Urge Surfing« mit wiederholtem Aufschieben oder Unterbinden von sexuellem Verhalten
	• Entwicklung und Etablierung von funktionalen Bewältigungsstrategien für die zugrunde liegenden Probleme, Bedürfnisse und Konflikte, z. B.:
	  – Verbesserung der Emotionsregulation, v. a. bzgl. Selbstwert, Wut, Ärger und Langeweile
	  – Verbesserung sozialer Kompetenzen, Selbstsicherheitstraining
	  – Verbesserung von Problemlösestrategien
	  – Konstruktive Bearbeitung von Rückfällen sowie Scham- und Schuldgefühlen
	  – Förderung von Selbstwirksamkeit

3. Phase	• Vertiefung der bisher erreichten Therapiefortschritte • Bearbeitung von Intimitätswünschen und -defiziten • Ggf. Einbeziehung der Partnerin oder des Partners • Behandlung von komorbiden Störungen (z. B. sexuelle Funktionsstörungen, affektive oder Angststörungen), ggf. sexualtherapeutisch (z. B. Sensate-Fokus-Übungen) und medikamentös • Wiederaufbau bzw. Verbesserung sozialer Beziehungen • Bearbeitung von persönlichkeitsstrukturellen Defiziten, z. B. anhand der Analyse von Übertragungs- und Gegenübertragungsprozessen
4. Phase	• Ggf. Rückfallprophylaxe und Konsolidierung der Verhaltensänderungen • Ggf. Erstellung eines Rückfallvermeidungs- und managementplans • Aufbau eines Unterstützungsnetzes (Angehörige, Freundinnen und Freunde, Selbsthilfegruppen) • Klärung von weiterem Therapiebedarf • Ggf. niederfrequente therapeutische Begleitung (Nachsorge)

Während der Behandlung ist immer wieder die aktuelle Sexualität zu thematisieren (Fantasien, Impulse, Verhaltensweise), u. a. um problematische Entwicklungen und Auslöser rechtzeitig zu erkennen und bearbeiten zu können.

Insbesondere bei der voyeuristischen Störung kann es hilfreich sein, kognitive Verzerrungen (z. B. »das Verhalten schadet den beobachteten Personen nicht«) zu bearbeiten und Empathie bzw. Perspektivwechsel zu fördern.

> **Merke**
>
> Sowohl bei paraphilen Störungen als auch bei der zwanghaften sexuellen Verhaltensstörung ist insbesondere zu Behandlungsbeginn oft eine Begrenzung und Kontrolle externer sexueller Stimuli notwendig, z. B. durch technische Hilfsmittel (Filter- und Blocking-Software auf internetfähigen Geräten), Nutzung solcher Geräte nur in sozial kontrollierten Situationen und Vermeidung von Risikosituationen (z. B. Schwimmbäder, Badestrände).

17.5.3 Medikamentöse Behandlung

Bei starker sexueller Dranghaftigkeit und geringer Kontrolle über sexuelle Fantasien und Impulse kann, insbesondere zu Beginn der Behandlung oder bei Verstärkung einer paraphilen oder zwanghaften sexuellen Symptomatik im weiteren Verlauf eine medikamentöse Therapie sinnvoll und notwendig sein. Gerade bei voyeuristischen Störungen – mit geringem Risiko für Hands-on-Delikte – wie auch bei der CSBD sind dafür am ehesten Selektive Serotonin-Wiederaufnahme-Hemmer (SSRI) indiziert. Als wirksam hat sich bei der zwanghaften sexuellen Verhaltensstörung auch der Opioid-Antagonist Naltrexon erwiesen. Nur in seltenen Ausnahmefällen (bei hohem Risiko für Hands-on-Delikte oder erheblicher Selbstschädigung, z. B. infolge von sexuell übertragbaren Erkrankungen) kann auch eine testosteronsenkende Medikation erwogen werden (für Übersichten s. Thibaut et al., 2020; Turner et al., 2022).

> **Fallbeispiel – Fortführung**
>
> Nach Erarbeitung eines gemeinsamen Verständnisses der sexuellen Störungen und des voyeuristischen Verhaltens (Delikthypothese) setzte Herr O. rasch Maßnahmen zur Reduzierung von externen sexuellen Stimuli und Vermeidung von Risikosituationen um (Filter-Software auf den internetfähigen Geräten, Anschaffung eines Mobiltelefons ohne Kamera, Nutzung des Computers zu Hause nur im Wohnzimmer, Vermeidung von Besuchen in Schwimmbädern u. ä. Orten). Er lernte, sich bei der Selbstbefriedigung wieder ohne Pornografie zu stimulieren, nutzte dabei nur ab und zu ein begrenztes Set von Pornomagazinen oder Pornofilmen.
>
> Gegenüber seiner Ehefrau sprach er eigene Bedürfnisse und Konflikte offener an und ordnete sich weniger unter. Herr O. entwickelte adäquatere Strategien im Umgang mit Langeweile, Frustration und Ärger, wie Joggen, Musikhören und offene Konfliktklärung. Die Beziehung zu seiner Ehefrau stabilisierte sich und es gelang beiden wieder, eine gemeinsame befriedigende Sexualität zu leben.

Im Rahmen einer beruflichen Krise, bei der er sich von einer Vorgesetzten herabgesetzt und bevormundet fühlte, kam es zu einem Rückfall mit voyeuristischem Verhalten (Beobachten von Frauen am Badestand mit einem Fernglas). Er legte dies gegenüber seiner Ehefrau offen. Auf Wunsch beider Partner erfolgten zwei klärende und stützende Paargespräche. Aufgrund einer stärkeren sexuellen Dranghaftigkeit wünschte sich Herr O. eine medikamentöse Entlastung mit einem SSRI. Diese konnte nach einem halben Jahr wieder ausgeschlichen werden. Die Therapie wurde nach insgesamt drei Jahren – mit 80 Sitzungen, inkl. einer einjährigen Schlussphase mit niederfrequenten Sitzungen alle 4–6 Wochen – abgeschlossen. Das Angebot einer erneuten Kontaktaufnahme nahm der Herr O. an, als er im Rahmen eines Konflikts mit seiner Ehefrau stärkere voyeuristische Impulse entwickelte, die jedoch durch wenige klärende Einzelsitzungen wieder zurückgingen und für ihn gut kontrollierbar waren.

17.5.4 Vorgehen bei Sexualstraftaten im Behandlungsverlauf

Rückfälle in ein strafrechtlich relevantes Verhalten sollten zunächst analysiert werden. Ggf. sind weitergehende Schutzmaßnahmen wie Einbezug von Angehörigen, Verstärkung von Stimuluskontrolle und medikamentöse Behandlungsoptionen zu ergreifen.

> **Merke**
>
> Nur im Falle von schwersten Straftaten gegen Leib, Leben und Freiheit und bestehender Wiederholungsgefahr kann im Rahmen einer individuellen Güterabwägung die Schweigepflicht der Behandelnden gegenüber einem Offenbarungsbefugnis zurücktreten, im Sinne eines sog. rechtfertigenden Notstands (§ 34 StGB im deutschen Strafgesetzbuch). Diese Voraussetzungen sind bei reinen Hands-on-Delikten, wie sie im Rahmen einer voyeuristischen Störung zu erwarten sind, i.d.R. nicht erfüllt.

17.6 Prognose

Mangelnde Datenlage zur Rückfälligkeit bei Voyeurismus

Empirische Daten zur Rückfälligkeit bei wegen voyeuristischen Handlungen verurteilter Straftäterinnen und Straftäter liegen m.W. nicht vor (vgl. Mann et al., 2008). Dies ist wahrscheinlich dadurch bedingt, dass es in vielen Ländern keinen spezifischen voyeuristischen Straftatbestand gibt.

Dennoch ist allein aufgrund der hohen Prävalenz voyeuristischen Verhaltens von einem relativ hohen Risiko für erneutes voyeuristisches Verhalten auszugehen. In einzelnen Fällen ist auch eine Progredienz hin zu schwereren Straftaten bis hin zu Hands-on-Sexualdelikten möglich (s. o.).

Hypersexualität bzw. sexuelle Dranghaftigkeit oder sexuelle Überbeschäftigung (»sexual preoccupation«) – und damit auch eine CSBD – ist ein empirisch belegter Risikofaktor für die Rückfälligkeit bei Sexualstraftäterinnen und -straftätern. Gleiches gilt für sexuelle Devianz, z. B. in Form einer paraphilen Störung (Hanson & Morton-Bourgon, 2005). Daher werden diese Faktoren auch in operationalisierten Instrumenten zur Einschätzung des Rückfallrisikos erhoben (z. B. Stable-2007, Fernandez et al., 2012).

17.7 Diskussion

Trotz der dürftigen empirischen Datenlage zur voyeuristischen Störung und zu voyeuristischem Verhalten lässt sich – wie anhand des Beispiels erläutert – ein individuelles Fallverständnis und eine erfolgversprechende Behandlung etablieren. Dabei kann auf die Evidenz zur Ätiologie und Therapie von paraphilen Störungen und von Sexualstraftätern zurückgegriffen werden. Da in vielen Fällen – wie im Fallbeispiel – Überschneidungen oder Komorbidität mit einem zwanghaften sexuellen Verhalten vorliegen, können diesbezügliche Erklärungsmodelle und Behandlungsansätze hilfreich sein.

17.8 Zusammenfassung

Das Fallbeispiel beschreibt, wie sinnvoll und ausreichend eine ambulante Behandlung gerade bei Personen mit einer paraphilen Störung mit niedrigem Risiko für Hands-on-Delikte sein kann. Wie bei Herrn O. manifestieren bzw. verstärken sich paraphile Wünsche und Impulse bis hin zu wiederholtem und strafrechtlich relevantem Verhalten, wenn zusätzlich eine hohe sexuelle Dranghaftigkeit besteht. In anderen Fällen können eine Persönlichkeitsstörung (z. B. eine dissoziale oder emotional instabile) oder eine Substanzkonsumstörung relevante Faktoren sein, die dazu beitragen, dass die betroffene Person schließlich ein Sexualdelikt begeht. Grundlage einer Behandlung ist eine ausführliche Diagnostik und die Entwicklung einer Delikthypothese. Neben einer psychotherapeutischen Behandlung (inkl. Stimuluskontrolle) sind medikamentöse Behandlungsoptionen zu prüfen, gerade bei sexueller Dranghaftigkeit und/oder hohem Risiko für zukünftige und schwerere Delikte.

17.9 Literatur

Andrews, D. A., Bonta, J. (2010). Rehabilitating criminal justice policy and practice. *Psychology, Public Policy, and Law, 16*, 39–55. https://psycnet.apa.org/doi/10.1037/a0018362

Baur, E., Forsman, M., Santtila, P. et al. (2016). Paraphilic sexual interests and sexually coercive behavior: a population-based twin study. *Archives of Sexual Behavior, 45*, 1163–1172. https://doi.org/10.1007/s10508-015-0674-2

Böthe, B., Potenza, M. N., Griffiths, M. D. et al. (2020). The development of the compulsive sexual behavior disorder scale (CSBD-19): An ICD-11 based screening measure across three languages. *Journal of Behavioral Addictions, 9*, 247–258. https://doi.org/10.1556/2006.2020.00034

Briken, P., Wiessner, C., Stulhofer, A. et al. (2022). Who feels affected by »out of control« sexual behavior? Prevalence and correlates of indicators for ICD-11 Compulsive Sexual Behavior Disorder in the German Health and Sexuality Survey (GeSiD). *Journal of Behavioral Addictions, 11*, 900–911. https://doi.org/10.1556/2006.2022.00060

Dilling, H., Mombour, W., Schmidt, M. H. et al. (Hrsg.) (2004). Weltgesundheitsorganisation. Internationale Klassifikation psychischer Störungen. ICD-10 Kapitel V (F). Diagnostische Kriterien für Forschung und Praxis (3. Aufl.). Hans Huber.

Eher, R., Rettenberger, M., Turner, D. (2019). The prevalence of mental disorders in incarcerated contact sexual offenders. *Acta Psychiatrica Scandinavica, 139*, 572–581. https://doi.org/10.1111/acps.13024

Eher, R., Neubauer, O., Rettenberger, M. (2020). *Die revidierten Kodierungsrichtlinien der Static-99* (Version 2016). Deutsche Übersetzung und Adaptierung Static-99R Coding Rules Revised 2016, nach A. Phenix, Y. Fernandez, A. Harris, M. Helmus, R.K. Hanson und D. Thornton. Institut für Gewaltforschung und Prävention (IGF).

Falkai, P., Wittchen, H.-U. (Hrsg.). (2020). *American Psychiatric Association. Diagnostische Kriterien DSM-5* (2. Aufl.). Hogrefe.

Fehringer, B., Habermann, N., Becker, N., Deegener, G. (2016). Multiphasic Sex Inventory. Fragebogen zur Erfassung psychosexueller Merkmale bei Sexualtätern (2. Aufl.). Hogrefe.

Fernandez, Y., Harris. a. J. R., Hanson, R. K. et al. (2012). *Stable-2007 Coding Manual Revised 2012*. Deutsche Übersetzung und Bearbeitung: A. Matthes, M. Rettenberger, R. Eher. Institut für Gewaltforschung und Prävention (IGF).

Freund, K., Blanchard, R. (1986). The concept of courtship disorder. *Journal of Sex & Marital Therapy, 12*, 79–92. https://doi.org/10.1080/00926238608415397

Fehringer, B., Habermann, N., Becker, N. et al. (2016). Multiphasic Sex Inventory. Fragebogen zur Erfassung psychosexueller Merkmale bei Sexualtätern (2. Aufl.). Hogrefe.

Hanson, R. K., Morton-Bourgon, K. E. (2005). The characteristics of persistent sexual offenders: a meta-analysis of recidivism studies. *Journal of Consulting and Clinical Psychology, 73*, 1154–1163. https://doi.org/10.1037/0022-006x.73.6.1154

Hill, A., Briken, P., Habermeyer, E. et al. (2023a). Historische Entwicklung und Definitionen von sexuell süchtigem bzw. zwanghaftem Verhalten. In A. Hill, E. Habermeyer, & P. Briken (Hrsg.), *Süchtiges und zwanghaftes Sexualverhalten* (S. 15–31). Kohlhammer.

Hill, A., Briken, P. (2023) Psychotherapie und andere psychosoziale Behandlungsmaßnahmen. . In A. Hill, E. Habermeyer, & P. Briken (Hrsg.), *Süchtiges und zwanghaftes Sexualverhalten* (S. 110–142). Kohlhammer.

Höfer, F. X. E., de Tribolet-Hardy, F., Hill, A. (2023). Ätiologie – ein integrativer, interdisziplinärer Ansatz. In A. Hill, E. Habermeyer, & P. Briken (Hrsg.), *Süchtiges und zwanghaftes Sexualverhalten* (S. 81–92). Kohlhammer.

Joyal, C.C., Carpentier, J. (2017) The prevalence of paraphilic interests and behaviors in the general population: a provincial survey. *Journal of Sex Research*, 54, 161–171. https://doi.org/10.1080/00224499.2016.1139034

Lavin, M. (2008). Voyeurism. Psychopathology and Theory. In D. R. Laws & W. T. O'Donohue (Hrsg.), *Sexual Deviance. Theory, Assessment, and Treatment* (2. Aufl., S. 305–319). Guilford Press.

Lister, V. P. M., Gannon, T. A. (2024). A descriptive model of voyeuristic behavior. *Sexual Abuse*, 36, 320–348. https://doi.org/10.1177/10790632231168072

Mann, R. E., Ainsworth, F., Al-Attar, Z. et al. (2008). Voyeurism. Assessment and Treatment. In D. R. Laws & W. T. O'Donohue (Hrsg.), *Sexual Deviance. Theory, Assessment, and Treatment* (2. Aufl., S. 320–335). Guilford Press.

Mokros, A., Hollerbach, P., Nitschke, J. et al. (2017). *PCL-R Hare Psychopathy Checklist Revised. Deutsche Version*. Hogrefe.

Reid, R. C., Garos, S., Carpenter, B. N. (2011). Reliability, validity, and psychometric development of the Hypersexual Behavior Inventory in an outpatient sample of men. *Sexual Addiction & Compulsivity*, 18, 30–51. https://doi.org/10.1080/10720162.2011.555709

Thibaut, F., Cosyns, P., Fedoroff, J. P. et al. (2020). The World Federation of Societies of Biological Psychiatry (WFSBP) 2020 guidelines for the pharmacological treatment of paraphilic disorders. *The World Journal of Biological Psychiatry*, 21, 412–490. https://doi.org/10.1080/15622975.2020.1744723

Turner, D., Briken, P., Grubbs, J. et al. (2022). The World Federation of Societies of Biological Psychiatry guidelines on the assessment and pharmacological treatment of compulsive sexual behavior. *Dialogues in Clinical Neuroscience*, 24, 10–69. https://doi.org/10.1080/19585969.2022.2134739

Ward, T. (2002). Good lives and the rehabilitation of offenders: Promises and problems. *Aggression and Violent Behavior*, 7, 513–528. https://doi.org/10.1016/S1359-1789(01)00076-3

Wdowiak, K., Maciocha, A., Waz, J. et al. (2025). Exploring voyeurism: a review of research. *Journal of Education, Health and Sport*, 77, 56925. https://doi.org/10.12775/JEHS.2025.77.56925

World Health Organization. (2024): Clinical descriptions and diagnostic requirements for ICD-11 mental, behavioural and neurodevelopmental disorders. World Health Organization, Licence: CC BY-NC-ND 3.0 IGO.

18 Aus der deutschen Suchtmaßregel

Daniel Passow und Friederike Höfer

18.1 Einleitung

Unterbringung nach § 64 StGB in einer Entziehungsanstalt

In Deutschland kann bei symptomatischem Zusammenhang einer schweren Abhängigkeitserkrankung mit negativer Kriminalprognose für erhebliche Straftaten die Unterbringung nach § 64 StGB in einer Entziehungsanstalt erfolgen. Nachdem sich die Anordnungszahl seit der letzten größeren Novelle ab 2007 für diese Sanktionenform verdoppelt hatten, wurde § 64 StGB nach hitzigen Debatten in der forensisch-psychiatrischen Welt und in Bund-Länder-Arbeitsgruppen per 01.10.2023 novelliert (Bauer et al., 2022). Ziel der Reform war es, die Anordnungszahlen deutlich und nachhaltig zu senken. Prinzipiell stimmten Fachverbände, Experten aus der psychiatrischen und juristischen Praxis sowie der Wissenschaft dieser Prämisse zu, weil verurteilte Straftäterinnen und Straftäter mangels geeigneter Behandlungsplätze in überfüllten Maßregelvollzugskliniken bisweilen unmittelbar aus einer ohnehin rechtlich höchst kritischen Organisationshaft unbehandelt in die Freiheit entlassen werden mussten. Die Unterbringung in einer Entziehungsanstalt soll zukünftig solchen Angeklagten vorbehalten sein, die einer forensischen Suchtbehandlung zustimmen und ihre Motivation durch aktive Teilnahme in vorgeschalteten Behandlungsangeboten der Justizvollzugsanstalten unter Beweis stellen.

Nachbehandlung in einer Forensischen Ambulanz

Einen Sonderfall stellt die Aussetzung dieser – primär stationär in Krankenhäusern des Maßregelvollzugs durchgeführten und auf zwei Jahre ausgerichteten – Behandlung zur Bewährung dar. Im Rahmen sich anschließender Führungsaufsicht, als Beobachtung der Legalbewährung nach Aussetzung zur Bewährung oder Erledigung der Maßregel, wird unter anderem regelhaft die richterliche Weisung zur Vorstellung in einer Forensischen Ambulanz erfolgen. Dies ist essenziell zum Transfer der Behandlungsergebnisse aus der stationären Therapie und kann die Redelinquenzrate reduzieren (Passow et al., 2015).

Es soll hier vor dem Hintergrund der Novellierung des § 64 StGB ein Fall aus der Begutachtung zur Kriminalprognose bei angedachter, erneuter Aussetzung der Maßregel § 64 StGB zur Bewährung rekonstruiert werden. Der Proband wurde zum Ende einer Wiederinvollzugsetzung einer zunächst zur Bewährung ausgesetzten Unterbringung nach § 64 StGB begutachtet.

18.2 Fallbeispiel

Herr H. ist bei einer alleinerziehenden Mutter aufgewachsen, die als Reinigungsfachkraft gearbeitet hat. Eine Halbschwester (+ 10 Jahre) hat die Erziehungsrolle bis zu ihrem Auszug übernommen. Zu einer weiteren Schwester besteht eine gute Verbindung. Notfalls könnte er bei ihr leben. Er strebe jedoch eigenen Wohnraum an. Die Idee, den Kontakt zu ihr zu intensivieren, sei hauptsächlich darin begründet, ein Umfeldwechsel anzustreben und sie als Bezugsperson in der Nähe zu haben.

Er habe keine Verzögerungen in der Entwicklung berichtet bekommen. Er sei mit sechs Jahren eingeschult worden und habe die erste bis vierte Klasse ohne Probleme absolviert. Ab der fünften Klasse sei er dann auf die Realschule gekommen. In der fünften/sechsten Klasse habe dann auch der Konsum (vgl. ausführliche Suchtanamnese unten) begonnen, es sei zu Schulverweigerung gekommen wegen Unlust und dem Bedürfnis ausschlafen zu wollen. Die Fehltage hätten sich gehäuft, und in der siebten Klasse hätte er ein Halbjahr wiederholen und zurückgestuft werden sollen. Das habe nicht funktioniert. Er habe sich selbst abgewertet, sei selbstkritisch gewesen und sei dann nicht mehr zur Schule gegangen. Von der Realschule aus sei er in verschiedenen Sportarten involviert gewesen. Das sei dann jedoch immer von zu Hause abbestellt worden, da er sich um seine Schulsachen kümmern sollte. Erste Freundschaften würden bis heute anhalten. Aus den sich entwickelnden gleichaltrigen Kontakten seien dann größtenteils auch die Konsum-Kontakte geworden. Mit dem Konsum sei dann auch eine nähere Fokussierung auf den Konsumentenkreis gekommen. Er sei »Mitläufer gewesen«, er habe dazugehören wollen und habe auch einen Reiz darin gesehen, »dass ein bis zwei Personen mit dem Gesetz in Konflikt waren«. Bis zum etwa 17. Lebensjahr habe es dann eine Abnahme vom Sport gegeben. Der Konsum habe überhandgenommen. Seine Mutter habe veranlasst, dass er mit 18 Jahren gegen seinen Wunsch habe ausziehen müssen. Er sei dann in die Jugend-WGs gekommen, dort jedoch wegen Konsums rausgeflogen, auch wiederkehrend obdachlos gewesen. Mit 19 Jahren in eigener Wohnung habe er sich frei und unabhängig gefühlt, jedoch den Konsum weiter betrieben. Eine Partnerschaft über drei Jahre sei gescheitert durch den fortgesetzten Konsum, und er sei erneut obdachlos gewesen. Ab einem Alter von 25 Jahren habe eine Alkoholkonsum-Hochphase bestanden. Eine erneute eigene Wohnung habe er wegen anstehender Haftbefehle gemieden und dadurch verloren. Dann seien mehrere Wechsel aus Haft und Obdachlosigkeit gefolgt. Er habe aus einem Rucksack gelebt, bis er dann aus Gründen der Anlasstat festgenommen wurde. Die Ämter habe er auch aus Angst vor Festnahmen gemieden. Er habe mit der Flucht versucht, sich allem zu entziehen. Trotzdem habe er beim »Feiern Gas gegeben« und auch neue Leute und Freunde kennengelernt, wo er dann wiederum teilweise hätte unterkommen können.

Für die Anlasstat habe Herr H. zunächst fünf Jahre in Haft und Maßregelvollzug verbracht. Es wurde eine schwere räuberische Erpressung abgeurteilt. Sowohl die Tätergruppe als auch das Opfer waren im konsumierenden Milieu. Herr H. befand sich in einer Phase andauernden Konsums und wies in der Rückschau führend einen stark erhöhten Alkoholkonsum auf, jedoch mit ausgeprägter Toleranzentwicklung. Die Einsichts- und Steuerungsfähigkeit wurde nicht als aufgehoben oder erheblich gemindert gewertet. Gleichwohl erschien die Suchterkrankung als relevanter konstellativer Faktor, und neben der Freiheitsstrafe wurde vom Gericht eine Unterbringung nach § 64 StGB angeordnet.

Fallbeispiel – Fortführung

Zur Suchtanamnese machte Herr H. folgende Angaben:

> Die Suchtanamnese sollte alle gebrauchten Substanzen umfassen

- Nikotin: Erstkontakt achtes Lebensjahr, regelmäßig ab dem zehnten bis elften Lebensjahr
- Alkohol: Erstkontakt zehntes bis elftes Lebensjahr, »gleich berauscht, vergiftet und dann gemieden«; er sei extrem gegen Alkohol gewesen, weil er auch negative Veränderungen bei anderen Personen bemerkt hatte. In der Familie habe es widrige Erfahrungen gegeben, so seien der Vater und der Onkel Alkoholiker. Ab dem 17. Lebensjahr habe er jedoch Alkohol in steigender Menge getrunken. Der Maximalkonsum habe drei bis vier Flaschen Wodka und einen Kasten Bier betragen. Es sei auch zum Leberversagen gekommen. In den Haftzeiten habe er dann jeweils einen kalten Entzug gemacht. Er habe auch mal einen Krampfanfall gehabt, wobei dieser auch von einem Spice-Konsum gekommen sein könnte.
- THC: Erstkontakt im zwölften Lebensjahr; er habe über eine Bong konsumiert, bis zu 5 g maximal täglich. An unerwünschten Wirkungen habe er Übelkeit und Erbrechen erlebt, jedoch keine Psychosen. Die Wirkung sei »anfangs breit und cool« gewesen. Es sei initial auch »ein Mitläuferding« gewesen. Entgiftungsversuche seien eher fremdmotiviert gewesen, er habe dann die Entgiftungsversuche jedoch abgebrochen.
- Chemische Drogen: Ab dem 14. Lebensjahr hätte er verschiedene chemische Substanzen (wie Amphetamine, Ecstasy, Kokain, aber auch Heroin) konsumiert. Intravenösen Konsum habe er nie praktiziert. Phasenweise habe er täglich Amphetamine oder Kokain konsumiert, »das hat mir jedoch nie etwas gebracht«. Unter Amphetaminen sei er hektischer und aufgedrehter gewesen, nie ruhiger. Die Stimulanzien habe er auch konsumiert, um die Alkoholdämpfung zu kompensieren. »Probiert habe ich fast alles, aber oft in Kombination mit Alkohol fast alles genommen, um die gewünschten Effekte zu erreichen.« Benzodiazepine habe er ab dem 17./18. Lebensjahr sporadisch genommen, einzeln ohne Alkohol hätte er es jedoch nicht genommen.

Als Suchtfolgeschäden beschreibt Herr H. eine chronische Gastritis und mögliche Konzentrationsschäden, Gedächtnisstörungen habe er jedoch keine (»Heidenfroh, dass noch alles bei Verstand ist«).

Merke

Der Verlauf von Abhängigkeitserkrankungen ist vielfältig in seinem Erscheinungsbild und dem Ausmaß an biologischen, psychischen und sozialen Folgen. Neben der häufigen, jedoch falschen Einschätzung von Sucht als gesetzmäßig chronisch-fortschreitendes Krankheitsbild kommen sowohl wellenförmige Verlaufsformen zwischen Verschlechterung und Gebrauchskontrolle, aber auch länger anhaltende Abstinenz und Spontanremission vor. Rückfälle gehören in der Mehrzahl der Fälle zum Verlauf von Suchterkrankungen, müssen jedoch je nach Ausmaß, Folgen und Aufnahmen von Interventionsmaßnahmen unterschiedlich betrachtet werden (Engeln & Ahmed, 2024).

Fallbeispiel – Fortsetzung

Zur Delinquenzanamnese berichtete Herr H., erstmals mit etwa acht Jahren in der Familie Zigaretten geklaut zu haben, oder auch mal Geld. Seine Schwester habe zu Hause Recht und Ordnung durchgesetzt, und er habe auch öfter gelogen, um keine Strafe zu bekommen. Seine Schwester würde ihn auch heute noch erreichen. Die Mutter sei eher lockerer gewesen, sei jedoch durch ihre Tätigkeit kaum präsent gewesen. In der Schule habe er häufig gestört und habe deswegen viele Einträge bekommen. So habe er seinen ersten Diebstahl mit etwa 15 Jahren begangen und von der Schwester dann noch fünf Wochen Hausarrest als Sanktion bekommen. Später sei dies dann nicht mehr der Fall gewesen. Zudem sei auch der Einfluss der Freunde immer größer geworden. Da auch seine schulischen Leistungen nachgelassen hätten, habe er auch nicht mehr in Sportkurse oder Sportvereine gehen dürfen, wenngleich er hierzu talentiert gewesen sei.

Befragt nach seiner schlimmsten Tat berichtete er, dass dies die Anlasstat sei. Er sei froh, gefasst worden zu sein, sonst hätte er es gegebenenfalls wieder gemacht, oder es wäre vielleicht auch eskaliert. Befragt zur Rückfallfrequenz und Rückfällen allgemein berichtete er, dass er nicht genau sagen könne, womit das zusammenhänge. Es sei teils durch den Konsum bedingt und dadurch, dass er in den Tag hineinlebe. Er habe das Geld für Fahrscheine etc. eher in den Konsum gesteckt. Zudem sei es auch Leichtsinn gewesen. So habe er oft nach einer Haftzeit wegen neuen Verhandlungen auch aus älteren Sachen rasch wieder eine neue Haftstrafe bekommen.

Befragt zum Umgang mit Waffen berichtete er mal mit einer Waffe überfallen worden zu sein. Gegebenenfalls habe er mal auch zu Vertei-

Waffenaffinität als wichtiger Risikofaktor

digungszwecken ein Messer gehabt, jetzt sei das für ihn keine Option mehr.

18.3 Diagnose

Es besteht die Diagnose eines Abhängigkeitssyndroms. Gemäß ICD-10 sollten für die Diagnose eines Abhängigkeitssyndroms drei oder mehr der folgenden Kriterien zusammen mindestens einen Monat lang bestanden haben. Falls sie nur für eine kürzere Zeit gemeinsam aufgetreten sind, sollten sie innerhalb von zwölf Monaten wiederholt bestanden haben.

1. Ein starkes Verlangen oder eine Art Zwang, die Substanz zu konsumieren
2. Verminderte Kontrolle über den Substanzgebrauch, das heißt über Beginn, Beendigung oder die Menge des Konsums, deutlich daran zu merken, dass oft mehr von der Substanz konsumiert wird oder über einen längeren Zeitraum als geplant oder an dem anhaltenden Wunsch oder an erfolglosen Versuchen, den Substanzkonsum zu verringern oder zu kontrollieren
3. Ein körperliches Entzugssyndrom, wenn die Substanz reduziert oder abgesetzt wird, mit den für die Substanz typischen Entzugssymptomen oder auch nachweisbar durch den Gebrauch derselben oder einer sehr ähnlichen Substanz, um Entzugssymptome zu mildern oder zu vermeiden
4. Toleranzentwicklung gegenüber den Wirkungen der Substanz: Für eine Intoxikation oder um den gewünschten Effekt zu erreichen, müssen größere Mengen der Substanz konsumiert werden oder es treten bei fortgesetztem Konsum derselben Menge deutlich geringere Effekte auf.
5. Einengung auf den Substanzgebrauch, deutlich zu merken an der Aufgabe oder Vernachlässigung anderer wichtiger Vergnügen oder Interessenbereiche wegen des Substanzgebrauches, oder es wird viel Zeit darauf verwandt, die Substanz zu beschaffen, zu konsumieren oder sich davon zu erholen.
6. Anhaltender Substanzgebrauch trotz eindeutig schädlicher Folgen, zeigt sich im fortgesetzten Gebrauch, obwohl die oder der Betreffende sich über die Art und das Ausmaß des Schadens bewusst ist oder bewusst sein könnte.

Für den Konsum von Alkohol beschreibt Herr H. in Bezug auf die Vergangenheit sowohl einen Suchtdruck, eine verminderte Kontrolle über den Substanzgebrauch, körperliche Entzugserscheinungen als auch eine Gewöhnung mit Toleranzentwicklung. Zudem beschreibt er einen fortgesetzten Konsum trotz stattgehabter Schädigung, beispielsweise dem Leberversagen. Auch unter abstinenten Bedingungen beschreibt er einen fortwährenden Suchtdruck und besorgt einen raschen Rückfall in alte Konsummuster, bspw. erneutes Konsumieren von Alkohol. Dies entspricht auch seinen Beschreibungen zu Trinkvorfällen in der vorangegangenen Aussetzung der Maßregel zur Bewährung. In der Konsequenz dieser Tatsachen soll die Diagnose des Alkoholabhängigkeitssyndroms als klinisch schwerer Ausprägungsgrad differenziert werden.

Darüber hinaus sind auch die Abhängigkeitskriterien Gewöhnung beziehungsweise Toleranzentwicklung, Vernachlässigung oder Aufgabe anderer wichtiger Vergnügungen oder Interessenbereiche sowie fortgesetzter Konsum trotz deutlicher, vor allem sozialer Schäden für Cannabis als erfüllt zu betrachten. Gegenüber dem Alkoholgebrauch kann hier jedoch nur eine leicht- bis mittelgradige klinische Schweregradbeurteilung festgestellt werden.

Herr H. weist auch darauf hin, dass er phasenweise Mischkonsum, beispielsweise mit Amphetaminen oder Kokain, betrieben habe sowie die Neigung aufweise, rasch auch *nicht* stoffgebundene süchtige Verhaltensweisen zu entwickeln, bspw. Automatenspiele. Auch wenn für die sonstigen, nicht abschließend zu benennenden psychotropen Substanzen nicht die Kriterien für eine Abhängigkeit gemäß ICD-10 zu verifizieren sind, ist daher die Gefahr der Entwicklung abhängiger Konsummuster auch anderer psychotroper Substanzen als hoch anzusehen.

Diese diagnostische Differenzierung verdeutlicht, dass es sich um eine insgesamt schwere Abhängigkeitserkrankung handelt. Die Behandlungsprognose für eine fortdauernde Abstinenz ist dabei zunächst ungünstig. Daraus ergibt sich ein hoher Unterstützungsbedarf auf verschiedenen Ebenen.

> **Merke**
>
> Psychiatrische Störungen im Zusammenhang mit Konsum psychotroper Substanzen sind vielfältig. Neben unmittelbaren Intoxikationen und Rauschzuständen sowie Entwicklung von schädlichem Gebrauch und Abhängigkeit mit etwaigen Komplikationen (Entzug, Delir) können Persönlichkeitsveränderungen und psychotische Störungen manifest werden. Wichtig ist zudem die Abgrenzung zu häufig parallel vorliegenden weiteren psychischen Störungen (vgl. ▶ Kap. 7, ▶ Kap. 17 und ▶ Kap. 18).

Weitere forensisch relevante psychiatrische Erkrankungen liegen nicht vor. Auf Epidemiologie, Ätiologie und Pathogenese wurde bereits in den vorangegangenen Kapiteln betreffend Abhängigkeitserkrankungen eingegangen.

18.4 Forensische Aspekte

Zur Risikoprognostik wurden der PCL-R und der HCR-20 angewendet.

18.4.1 Forensisch-psychiatrische Diagnostik

Die PCL-R von Hare (2003) beschreibt mit 20 Items eine Persönlichkeitsartung, die mit einem hohen Risiko zur Begehung von Gewaltstraftaten einhergeht. Das Instrument liegt seit 2017 in einer deutschen Übersetzung und Normierung vor (Mokros et al., 2017). Werte > 30 kennzeichnen den »Psychopath« im Sinne von Hare (Mokros et al., 2017). Allerdings müssen Werte über 30 keinesfalls stets mit erneuten Straftaten einhergehen und Werte unter diesem Grenzwert bedeuten nicht unbedingt, dass die oder der Betroffene ungefährlich ist. Bezogen auf Herrn H. ergab sich folgende Interpretation: Herr H. weist unter manualgetreuer Bewertung der einzelnen Items zehn Punkte auf und liegt damit deutlich unterhalb des Bereiches, in dem von einer forensisch relevanten Psychopathie gesprochen werden kann.

Das HCR-20^{V3}-Schema (Bolzmacher et al., 2014) erfasst in 20 Items Risikofaktoren, die eine Vorhersage von Gewaltstraftaten psychisch kranker Personen ermöglichen. Dabei werden Aspekte aus der Vergangenheit, der Gegenwart und mögliche Risikoszenarien der Zukunft berücksichtigt. Das Instrument definiert keine Grenzwerte, ab denen von einer Gefahr auszugehen ist. Vielmehr dient es dazu, strukturiert und durch ein Manual geleitet prognostisch relevante Problembereiche abzuklären und auf der Basis der dabei gewonnenen Erkenntnisse über Risiken, aber auch Interventionsmöglichkeiten nachzudenken. Bei Herrn H. zeigen sich die Belastungen vor allem in den historischen Items.

In die Delikthypothese sollen alle Risikofaktoren einfließen

Zusammenfassend verdeutlicht die Bearbeitung des HCR-20-Schemas, dass Herr H. eine Vorgeschichte polytroper Delinquenz aufweist, die eng mit dem Bestehen und der Entwicklung einer schweren Abhängigkeitserkrankung verknüpft ist und deren Fortbestehen auch eine Abkehr von delinquenten Verhaltensweisen erschwert. Gleichzeitig bestehen Hinweise auf Antisozialität und teils sozial desintegrierte Lebensweisen, die ebenfalls delinquenzfördernd wirkten. Dem gegenüber steht, dass Herr H. auf Behandlungsmaßnahmen im klinisch geschützten Setting gut anspricht und unter engmaschiger Unterstützung und Kontrolle auch prosoziale Fähigkeiten beweist, welche eine Abkehr von delinquenten Verhaltensweisen realistisch erscheinen lassen.

Aufgrund der Schwere der Abhängigkeitserkrankung wurde jedoch auch deutlich, dass auch jenseits geschützter stationärer Maßnahmen ein hoher Kontroll- und therapeutischer Rahmen zur Verfügung gestellt werden muss, um dem zukünftigen Risiko erneuter Gewaltstraftaten zu begegnen. Aufgrund eben dieser Komplexität ist die Priorität des Falles als hoch einzuschätzen.

Es wird eine Vielzahl an Ressourcen des Nachsorgesystems (forensische Institutsambulanz hochfrequent, Bewährungshilfe hochfrequent, Abstinenzkontrollen hochfrequent) vorgehalten werden müssen. Dies ist erforderlich, da sich aus der Vielzahl der vorab genannten Risikofaktoren ansonsten ein hohes Risiko erneuter zukünftiger Gewalttätigkeit ergeben würde ohne kriminaltherapeutische Einflussnahme. Dabei ist aufgrund der zurückliegenden Ereignisse unter dem Einsatz von Waffen auch eine potenziell schwere körperliche Schädigung möglich. Eine unmittelbar drohende Gewalt ist per se nicht zu attestieren. Vorrangig unter Wiederaufkommen abhängiger Substanzkonsummuster ist jedoch mit einer dann auch hohen/raschen Re-Delinquenz-Wahrscheinlichkeit zu rechnen.

Merke

Ein großer Teil der Delinquenz suchtmittelabhängiger Menschen kann nicht allein mit der Sucht erklärt werden. Suchtverhalten kann in vielen Fällen Kriminalität verstärken und aufrechterhalten sowie andersherum. Weitere soziale Problembelastungen scheinen das Ausmaß der Delinquenzbelastung eher zu beeinflussen. Insbesondere (psycho-)soziale Faktoren in der Entstehung von Sucht und kriminellem Verhalten weisen eine große gemeinsame Schnittmenge auf.

18.5 Therapie

Fallbeispiel – Fortsetzung

Im Vorwegvollzug habe er noch die mittlere Reife absolviert. Bis zur Untersuchungshaft habe er auch noch konsumiert, unter anderem Spice, und einen Krampfanfall erlitten. Ab der Untersuchungshaft habe er nicht mehr konsumiert, habe »fit auf Therapie gehen« wollen.

Er sei danach zwei Jahre im Maßregelvollzug gewesen. Dort habe er keinen Konsumrückfall gehabt. Es sei zu keinerlei sicherheitsrelevanten Vorkommnissen gekommen. Er habe sich bis in die hohen Lockerungsstufen bewähren können. Nach einem Berufspraktikum habe sich sein Wunsch zu einer Handwerkslehre konkretisiert. Aus der Sozialtherapie wurde eine stabile positive Entwicklung beschrieben. Er habe sich orientiert an prosozialen freundschaftlichen Kontakten. Auch habe er die Orientierung gehabt, außerhalb der Großstadt eine Wohnung zu beziehen. In der Psychotherapie sei es Herrn H. gelungen, seine teils zwanghaften und narzisstischen Persönlichkeitsanteile selbstkritisch zu betrachten und dysfunktionales Interaktionsverhalten schrittweise abzubauen. Misstrauische, überkorrekte Verhaltensweisen oder unangenehme Kränkungsreaktionen habe er beinahe vollständig überwunden. Er sei in der Lage gewesen, Schwierigkeiten rechtzeitig zu antizipieren und eigenständig flexible funktionale Lösungsmöglichkeiten zu entwickeln. Es sei ihm nunmehr fast immer gelungen, Frustration hinzunehmen und aufkommenden Ärger mittels Entkatastrophisierung, positiver Umdeutung sowie Selbstkontrollstrategien zu regulieren. Er sei zudem darin geübt, Ärgergefühle im jeweiligen situativen Kontext auf deren Angemessenheit hin zu überprüfen. Bei der Straftataufarbeitung habe er das Unrecht der Tat vollständig eingesehen und habe engagiert an der Rückfallprophylaxe gearbeitet. Er habe das soziale Kompetenztraining sowie die Suchtgruppe abgeschlossen. In den unbegleiteten Ausgängen sei es zu keinerlei sicherheitsrelevanten Vorkommnissen gekommen.

Es wurde insgesamt eine positive Kriminal- und Sozialprognose gestellt und die Aussetzung der Unterbringung zur Bewährung beschlossen. Neben Abstinenzweisungen wurde ebenfalls angeordnet, dass eine regelmäßige Vorstellung bei Bewährungshilfe und forensischer Ambulanz zu erfolgen habe. Vor der Aussetzung habe er bereits ganztägig die Klinik verlassen können. Er sei danach in eine eigene Wohnung entlassen worden, allerdings ohne Ausbildung oder bestimmtem Praktikum und habe keine Tätigkeitsperspektive gehabt. Er habe die Langweile zwei bis drei Wochen ausgehalten und anschließend wieder Kontakt zu »Konsumententrauben« aufgenommen. Er habe alte Bekannte aufgesucht, vorrangig zur allgemeinen Kontaktaufnahme, und um nicht allein zu sein. »Dann hat das eine das andere ergeben«, und er habe wieder unregelmäßig Cannabis geraucht. Mit dem ersten Alkoholkonsum habe dann ein Kontrollverlust eingesetzt, etwa einen Monat nach der Aussetzung zur Bewährung. Er glaube, den Alkohol- und Cannabisrückfall selbst bei der Forensischen Ambulanz berichtet zu haben. Auch die ersten Rückfälle mit Ketamin und Kokain habe er offengelegt, Cannabis habe er eher nebenbei genommen. Bei den Anhörungen bei der Führungsaufsichtsstelle seien die »Weisungen angezogen« worden.

Zusammen mit der forensischen Ambulanz wurden zunächst allgemeinpsychiatrische Unterstützungs- und Behandlungsangebote ausgeschöpft. Nach teilstationärer Entgiftung sei Herr H. abstinent gewesen und habe eine Anstellung für 40 Stunden bekommen. Er sei meist von montags bis donnerstags auf Montage gewesen, »volle Kanne, war gestresst«. Herr H. berichtet, in der Zeit versucht zu haben, viel Ruhe zu bekommen. Er sei letztlich nach dem Arbeiten einkaufen gegangen, habe Filme geschaut und sei spazieren gegangen. Das Wochenende sei meist gut verlaufen. Er sei drei Monate in der Firma gewesen und sei dabei »komplett« abstinent gewesen. Er habe dann einmal verschlafen und in kurzfristiger Rücksprache mit dem Vorarbeiter so viel Stress empfunden, dass er einen Trinkrückfall damit begründet habe. Danach habe er sich abgeschottet. Es sei eine zweite Entgiftung über die forensische Ambulanz organisiert worden, jedoch habe er nach der dortigen Entgiftung gleich am ersten Wochenende wieder getrunken. Es habe dann durch den Rückfall in alte Konsummuster weitere Führungsaufsichtsanhörungen gegeben, er habe wöchentlich Urinabgaben machen müssen. Das habe ihn nicht dazu bringen können, aufzuhören. In der Folge wurde die Bewährungsaussetzung der Maßregel widerrufen und Herr H. erneut in das Setting des stationären Maßregelvollzugs aufgenommen.

Noch in der (Wieder-)Aufnahmephase habe Herr H. so schnell wie möglich in ein Therapiesetting gewollt. Es habe keine ausgesprochenen Übernahmeschwierigkeiten auf die Therapiestation gegeben. Herr H. hätte die deliktorientierte Suchttherapie schwerpunktmäßig wiederholt. Die eigenen Maßstäbe des Patienten erscheinen aus Sicht der Klinik bisweilen unangemessen hoch, was zu Schwierigkeiten führen könne, sich selbst Ziele zu setzen und diese zu erreichen. Aufgrund der zunehmenden Freiheitsgrade und Selbstverantwortung in der Therapie durch die höheren Lockerungsstufen erschien er zugänglicher und weniger unter Druck. Letztlich habe Herr H. sich bereits mehrfach an den Wochenenden mittels Übernachtung außerhalb der Klinik erproben können. Er sei aktiv auf Wohnungssuche gewesen, was sich aufgrund der Mietschulden jedoch als schwierig erweise. Ein einmaliger Cannabis-Konsum erfolgte in einer Stress-Hochphase aus kurzfristigen Überschneidungen. Er habe das Gefühl gehabt, er komme nicht mehr zur Ruhe. Er habe abgewogen, ob er den Konsum offenbare oder verheimliche, habe aber mitbekommen, dass er sich nicht verstecken könne und den Stress nicht ausgehalten. Den Konsum habe er inzwischen mit der forensischen Ambulanz aufgearbeitet, diese habe settingübergreifend die Behandlung des Probanden begleitet. Er habe weiter ab und zu Suchtdruck nach Alkohol, aber nicht nach Cannabis. Das habe er besser unter Kontrolle. Aufgrund des Konsumvorfalls seien die zwischenzeitlich wieder genehmigten Wochenendbeurlaubungen kurzzeitig zurückgestuft worden. Er habe zuvor ein- bis zweimal monatlich weitere Beurlaubungen über das Wochenende erhalten. Insgesamt stellte sich erneut ein eher unkomplizierter stationärer Behandlungsverlauf mit raschem Lockerungsfortschritt dar. So habe Herr H. auch trotz Konsumvorfall weiter in dem bewilligten Außenwohnen der Maßregelvollzugsklinik verbleiben können.

18.6 Prognose

Die Anlasstat erscheint von der Konstellation eingebettet in die Bedingungen suchtassoziierter sozialer Desintegration. Herr H. habe vorrangig aus dem Rucksack gelebt und keinen strukturierten Tagesablauf oder prosoziale Einbindung aufgewiesen. Aus den Milieu-Kontakten ergab sich dann auch das Mitwirken an der Anlasstat. Herr H. machte geltend, dass er im Nachhinein froh war, durch die Maßregelintervention eine Möglichkeit zu längerer Abstinenz bekommen zu haben. Bereits in der vorangehenden Haftzeit hat er nach eigenen Angaben den Realschulabschluss nachgeholt und im Laufe der sich anschließenden stationären Unterbringung keine gravierenden Zwischenfälle geboten. Man kann auch davon sprechen, dass der bei Anlasstat 28-jährige Herr H. damit die Möglichkeit einer Persönlichkeitsnachreifung erhielt, die so unter seinem bisherigen Lebensstil aus Unbeständigkeit, Berauschtsein und Abkehr von sozialer Unterstützung durch Ämter und Behörden aus Angst vor Festnahmen nicht möglich war.

Offenkundig wurde der schweren Abhängigkeitserkrankung zunächst im Rahmen der ambulanten Kriminaltherapie nach stationärer Maßregel nicht hinreichend begegnet, was durch die Weisungsintensivierung deutlich wird. Es kann auch geltend gemacht werden, dass der prämorbid intellektuell und körperlich gut ausgestattete Herr H. unter stationärer Stabilisierung und Abstinenz den Anschein erweckte, ein stabil belastbares und hinreichendes soziales Funktionsniveau innezuhaben. Dem gegenüber stand jedoch die langwierige Sozialisation ohne soziale Verbindlichkeiten mit einem eher antisozialen Lebensstil. In der Konsequenz zeigten sich rasch sowohl Suchtmittelrückfälle als auch Überlastungs- und Überforderungserleben bei Einbindung in eine Vollzeittätigkeit. Umfangreiche Bemühungen, Herrn H. unter nichtforensischen Bedingungen suchtmedizinische Behandlung zukommen zu lassen, scheiterten. In Folge der dann angeordneten Wiederaufnahme der Maßregel konnte Herr H. dann rasch an sein eigentlich verfügbares Leistungspotenzial anknüpfen, bis hin zur erfolgreichen Bewährung in hohen Lockerungsstufen des Außenwohnens. Erneut zeigen sich jedoch bei Stresszunahme die hohe Rückfallneigung in Folge der Schwere der Abhängigkeitserkrankung. Gleichwohl macht Herr H. geltend, nach dem letzten Konsum nach der letzten Anhörung seine bisher erreichten Erfolge nicht erneut gefährden zu wollen. Er beschreibt formal auch eine hinreichende Abstinenzmotivation und benennt kognitiv voll funktionstüchtig zahlreiche Bedingungen für Abstinenz und Delinquenz-Freiheit. Andererseits ist bis zum Zeitpunkt der Gutachtenerstellung davon jedoch noch nichts belastbar etabliert gewesen. Herr H. ist weiterhin formal wohnungslos und nicht in eine prosoziale Freizeit oder berufliche Aktivität eingebunden.

Die Bearbeitung der standardisierten Kriminalprognose ergab, dass Herr H. keine ausgeprägte Psychopathie aufweist. Dem gegenüber erfüllt er von den Allgemeinkriterien für Rückfälligkeit in kriminelle Verhaltensweisen jedoch vorangehendes antisoziales Verhalten, Umgang mit antisozialen Dritten und auch Defizite in den Bereichen Arbeit und familiäre Einbindung. In der Längsschnittbetrachtung zeigte sich zwar eine gewisse Abkehr von der polytropen Jugenddelinquenz, gleichzeitig war auch nach einer mehrjährigen Phase vorrangiger Bagatell-Delinquenz dann ein – unter rechtlicher Würdigung – schweres Anlassdelikt erfolgt.

> **Merke**
>
> Es ist in der Praxis wichtig, nicht allein auf die Sanktionsgeltung des Strafrechts zu vertrauen, wenn eine tiefgreifende Verhaltensänderung bei Sucht, Kriminalität oder gar einem Komplex von beidem hin zu normkonformen Verhalten erwartet werden soll. Das vielfach benannte prosoziale oder antisoziale Milieu einer ehemaligen straffälligen Person wird den entscheidenden Einfluss auf die Einhaltung der Normen nehmen, die in diesem Umfeld als relevant erachtet werden.

Aufrechterhaltend für die bereits in der Jugend etablierte Delinquenzneigung ist die Abhängigkeitsentwicklung von psychotropen Substanzen auszumachen. Hier hat sich eine schwere Alkoholabhängigkeit eingestellt. Unter weiterer Betrachtung der Kriminalprognose mit dem HCR-20 wurde jedoch auch deutlich, dass Herr H. durchaus über Fähigkeiten verfügt, unter abstinenten Bedingungen von sucht- und kriminaltherapeutischer Einflussnahme zu profitieren, sodass eine soziale Reintegration möglich wäre. Dies insbesondere, da keine sonstige fortdauernde schwere Antisozialität oder Störungen mit sonstiger klinischer oder forensischer Relevanz vorliegen. Aus Sachverständigensicht werden jedoch sowohl von Herrn H. als auch von weiteren ambulanten kriminaltherapeutischen Maßnahmen hohe Anstrengungen erforderlich sein, um dem hohen Rückfallrisiko sowohl in süchtiges als auch delinquentes Verhalten zu begegnen. Ausweislich der stationären erfolgreichen Einflussnahme erscheint dies im ambulanten Setting nicht per se unmöglich. Unter Betrachtung des gegenwärtig zur Verfügung stehenden sozialen Rahmens (Obdachlosigkeit, fehlende finanzielle Bezüge, nicht belastbare prosoziale Anbindungen) kann jedoch aus Sachverständigensicht zum gegenwärtigen Zeitpunkt keine positive Gesamteinschätzung formuliert werden. Es muss daher nach aktuellem Kenntnisstand formuliert werden, dass bei dem Verurteilten die Gefahr besteht, dass dessen durch die Tat zutage getretene Gefährlichkeit fortbesteht.

Aufrechterhaltung der Deliquenzneigung durch Alkoholabhängigkeit

Dieser Gesamteinschätzung ist sich auch Herr H. bewusst und er versucht daher, mit allen Mitteln eine eigene Wohnung zu finden. Aus Sachverständigensicht wäre es jedoch darüber hinaus mindestens erforderlich, dass Herr H. hochfrequente sozial- und kriminaltherapeutische Weisungen annimmt, welche auch aufsuchenden Charakter hätten und auch Möglichkeiten engmaschiger Abstinenzkontrollen beinhalten (aufsuchende und empfangende Kontakte in der forensischen Institutsambulanz und der Bewährungshilfe, bis zu zwölf unangekündigte Abstinenzkontrollen im ersten Halbjahr nach Entlassung). Wünschenswert wäre auch der Nachweis prosozialer Einbindungen (beispielsweise im Sportverein). Sollten diese Rahmenbedingungen umgesetzt werden können, ließe sich am ehesten eine günstigere Legalprognose formulieren.

Ansicht des Sachverständigers

18.7 Diskussion

Im vorliegenden Gutachtenfall verdeutlicht sich, wie sehr auslösende und aufrechterhaltende Bedingungen in der Entstehung und im Verlauf von Sucht und Delinquenz verknüpft sein können. Insbesondere bei frühen delinquenten Auffälligkeiten und Suchtbeginn werden meist nur wenige belastbare prosoziale Problemlösestrategien sowie Stress- und Emotionsbewältigungsmechanismen etabliert. In der Konsequenz kann sich dann die unmittelbare Zeit nach stationär stabilisierendem Setting als sehr vulnerabel für Rückfälligkeit erweisen. Bereits vor diesem Hintergrund allein konnte bei bislang fehlendem etabliertem sozialem Empfangsraum für den Probanden keine erneute Aussetzung der Maßregel aus Sachverständigensicht empfohlen werden, obwohl sucht- und kriminaltherapeutische Interventionen ausgereizt erscheinen. Gleichzeitig wurde alternativ benannt, dass sich bei prosozialer Einbindung und Wohnraum eine günstigere Einschätzung treffen ließe und trotz erhöhter Risikobelastung eine erneute Aussetzung befürwortet werden könnte.

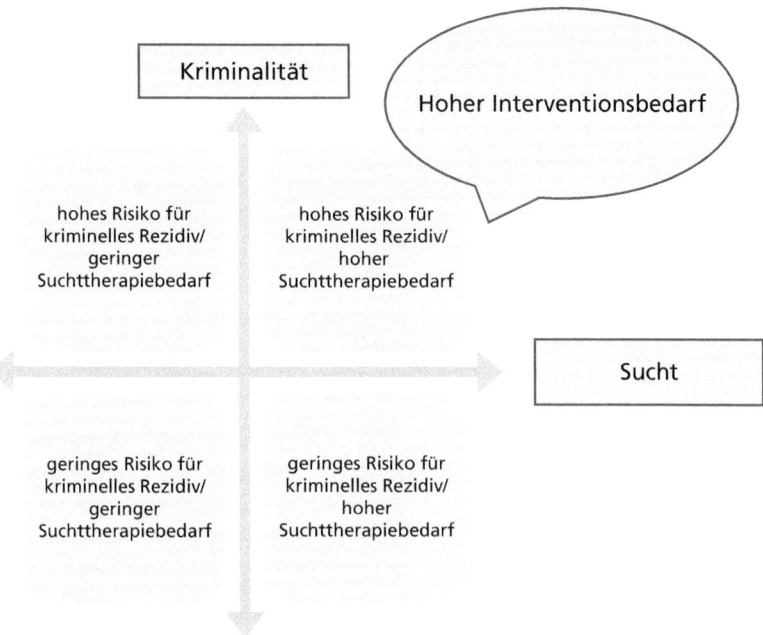

Abb. 18.1: Behandlungsbedarf und Risiko in Abhängigkeit von Kriminalität und Sucht (modifiziert nach Stübner, S., Werner, R., Groß, G. et al. (2024). Die Novellierung des § 64 StGB – Vorschläge zur Anwendung aus rechts- und erfahrungswissenschaftlicher Sicht. Forens Psychiatr Psychol Kriminol, 18, 202–238. https://doi.org/10.1007/s11757-024-00833-8; lizensiert nach CC BY 4.0, https://creativecommons.org/licenses/by/4.0/)

Zur Frage der medizinischen Voraussetzungen der Anwendung von § 64 im Sinne des Hangs lassen sich bei Herrn H. verschiedene Indikatoren antreffen, darunter früher Konsumbeginn, langjähriger Konsum, Gebrauch verschiedener Substanzklassen, kurze Abstinenzphasen mit rascher Rückfälligkeit, überwiegend soziale Bezugspersonen mit Suchtmittelproblematik und ein fehlendes Gefühl von Selbstwirksamkeit. Einige dieser Faktoren haben sich auch in den entsprechenden Prognoseinstrumenten niedergeschlagen. Vor diesem Hintergrund stellt sich die Frage, ob er sich als Kandidat zur Aussetzung der Maßregel zur Bewährung tatsächlich geeignet hat oder damit eine Überforderungssituation geschaffen wurde, die den Sinn der Behandlung letztendlich konterkarierte.

Aus der Fallgeschichte wird deutlich, dass auch in Zukunft eine Bedürfnislage von Herrn H. erwartet werden dürfte, die Substanzkonsum begünstigt, der zur Beruhigung, Emotionsregulation, Zugehörigkeit zu Peers und aus eskapistischen Gründen motiviert sein dürfte. Sein weiterer Behandlungsbedarf kann entsprechend als hoch eingestuft werden (vgl. ▶ Abb. 18.1).

18.8 Zusammenfassung

Der vorliegende Fall thematisiert die Bedeutung der Novellierung der Suchtmaßregel hinsichtlich dessen Charakters als Fehlanreiz. Ziel der Neuregelung war es unter anderem zu verhindern, weiter von für die Behandlung ungeeigneten Tatpersonen als Verteidigungsstrategie missbraucht zu werden. Gleichzeitig macht der Fall deutlich, dass eine zu frühe Aussetzung zur Bewährung bereits erreichte Behandlungserfolge bedrohen kann.

Ob die gesetzlichen Ziele einer Behandlung nach § 64 erreicht werden konnten, wird die Zukunft zeigen müssen. Eine Remission seiner Grundproblematik konnte nur teilweise erreicht werden, aber vielleicht wird ihn die Behandlung von der Begehung rechtswidriger Taten abhalten, die in Zusammenhang mit seiner Substanzkonsumstörung stehen.

> **Merke**
>
> Bei manifester Sucht oder Delinquenzentwicklung ergänzen sich schadensmindernde, rückfallpräventive und rehabilitative, reintegrative Maßnahmen.

Es wird deutlich, dass die Novellierung des § 64 insbesondere für den Übertritt in eine ambulante Behandlungsphase unzureichend ist. Adressiert werden sollten Herausforderungen, wie die großzügige Einweisungspraxis, die steigende Zahl der Neuanordnungen bei einer veränderten Klientel (ältere Patientinnen und Patienten, mehr Klientel mit Migrationshintergrund, geringere Deliktschwere), hohe Abbruchquoten, Missbrauch als Haftvermeidungsstrategie und schließlich regionale Unterschiede. Hilfreich wäre eine Ausdifferenzierung der Sanktionsmöglichkeiten auf Ebene des Strafrechts (darunter initial ambulante oder teilstationärer Behandlungsmöglichkeiten, wie in der Schweiz unter Art. 63 StGB möglich) sowie die Schaffung bedarfsgerechterer und leichterer Übergangsmöglichkeiten zwischen Haft und Maßregelvollzug.

18.9 Literatur

Baur, A., Querengässer, J., Bertol, D. (2022). Skizze eines neuen § 64 StGB–Alternativen und Ergänzungen zum Reformvorschlag der BundLänder-Arbeitsgruppe.

Bolzmacher, M., Born, S., Eucker, F. et al. (2014). *Die Vorhersage von Gewalttaten mit dem HCR-20 V³* (Douglas, K. S., Hart, S. D., Webster, C. D. & Belfrage, H., Trans.). Institut für Forensische Psychiatrie Haina eV, IFPH.

Douglas, K. S., Hart, S. D., Webster, C. D. et al. (2014). *Die Vorhersage von Gewalttaten mit dem HCR-20 V3: Benutzerhandbuch; deutsche Version.* Institut für Forensische Psychiatrie Haina eV, IFPH.

Engeln, M., Ahmed, S. H. (2024). Remission from addiction: erasing the wrong circuits or making new ones? *Nature Reviews Neuroscience*, 1–16.

Hare, R. D. (2003). Hare Psychopathy Checklist-Revised (PCL-R): 2nd Edition. Multi-Health Systems.

Mokros, A. (2013). PCL-R/PCL:SV Psychopathy Checklist-Revised / Psychopathy Checklist: Screening Version. In M. Rettenberger & F. von Franqué (Hrsg.), *Handbuch kriminalprognostischer Verfahren* (S. 83–107). Hogrefe.

Mokros A., Hollerbach P., Nitschke J. et al. (2017). Hare Psychopathy Checklist-Revised (PCL-R): Deutsche Version der Hare Psychopathy Checklist-Revised (PCL-R) von R. D. Hare. Hogrefe

Neubacher, F. (2014). *Kriminologie* (2. Aufl.). Nomos.

Passow, D., Prinz, E., Maass, C. et al. (2016). Reconvictions and Substance Use of Clients of Forensic Outpatient Treatment after Detention in Addiction Rehabilitaion Centers (64 of the German Penal Code). *SUCHTTHERAPIE*, 17(2), 90–95.

19 Ein substanzabhängiger Sexualstraftäter in der ambulanten forensischen Behandlung

Friederike Höfer

19.1 Einleitung

Delinquenz und Substanzkonsum sind nicht selten miteinander vergesellschaftet. Alkohol und Kokain sind bei der Begehung von Sexualdelikten am häufigsten im Spiel. Eine forensisch-psychiatrische Behandlung muss zur Minderung kriminogener Risikofaktoren folglich bei der Behandlung der Störung durch psychotrope Substanzen ansetzen. Während sich eine solche Behandlung in Deutschland noch schwierig gestaltet, kann diese Behandlung in der Schweiz bereits ambulant unter dem Art. 63 CH-StGB durchgeführt werden: Ist eine Tatperson von Suchtstoffen oder in anderer Weise abhängig und von ihr geht eine Sozialgefährlichkeit aus, so kann das Gericht anordnen, dass sie ambulant behandelt wird. Dafür muss die verübte Tat mit ihrem Zustand in Zusammenhang gestanden haben. Außerdem muss die Aussicht bestehen, man könne der Gefahr weiterer Taten durch eine ambulante Behandlung begegnen.

Ambulante Behandlung auch bei Sexualstraftätern mit schwerer Suchterkrankung

19.2 Fallbeispiel

Herr Z. kann sich bis heute nicht erinnern, was er in einer Sommernacht im Juli 2017 getan hat. Es war an einer Bushaltestelle in einem Vorort von Zürich in den frühen Morgenstunden: Er wacht in einer Polizeizelle auf und weiß nicht, warum er hinter Gittern gelandet ist, stattdessen hat er einen Filmriss wegen des Kokain- und Alkoholkonsums am Abend zuvor. Dann wird er mit den Geschehnissen in der Nacht konfrontiert und erfährt von den Schilderungen der Geschädigten: Laut Polizeibericht hat er die Unbekannte zufällig auf dem Heimweg aus einer durchzechten Partynacht gesehen und verfolgt. Dann verlangte Herr Z. von der unbegleiteten Frau Oralsex. Sie flüchtete zu einer Bushaltestelle, er entblößte sich, prügelte auf sie ein, drohte mit Vergewaltigung. Ein Anwohner eilte schließlich herbei und verhinderte Schlimmeres.

In U-Haft denkt Herr Z., dass das nicht sein kann, denn zu so etwas ist er doch gar nicht in der Lage. Dennoch bleibt er in U-Haft, die Vorwürfe erhärten sich. Er fängt an, der Geschädigten zu glauben. Warum sollte sie lügen? Aber wie soll er mit so einer Tat weiterleben?

Eine engagierte Staatsanwältin sieht, dass sich Herr Z. in der U-Haft quält, etwas ändern will. Sie schickt ihn zügig in den vorzeitigen Antritt einer ambulanten Suchtmaßnahme – ein kleines Spezialangebot der Forensischen Klinik in Zürich.

19.3 Diagnose

Fallbeispiel – Fortführung

Im Frühsommer 2017 sterben kurz hintereinander der Vater und dann der Großvater von Herrn Z. – er verliert den Boden unter den Füßen. Dann steht ein Feiertag in Zürich an und Herr Z. muss nicht zur Arbeit: Über zwei Tage trinkt er in großen Mengen Wodka und Bier und schnupft dazu mengenweise Kokain. In dieser Verfassung stolpert er nachts durch Zürich – es kommt zum Anlassdelikt.

Herr Z. wies zum Zeitpunkt des Anlassdelikts eine Kokain- und Alkoholabhängigkeit auf, folglich zwei kriminogen relevante Substanzstörungen.

19.3.1 Kokainabhängigkeit

Verständnis aller Substanzen statt »polytrope Abhängigkeit«

Die Substanzgebrauchsstörung von Kokain war bei Herrn Z. als schwerwiegend einzustufen, denn alle Kriterien waren erfüllt – und dies schon über einen Zeitraum von mehreren Jahren. Im Gutachten wurde eine entsprechende Diagnose nach ICD-10 gestellt und in der Behandlung mit dem Konzept der Substanzgebrauchsstörung nach DSM-5 gearbeitet, um die Kriterien gleichzeitig als Indikatoren für Behandlungsfortschritte zu nutzen (▶ Tab. 19.1).

Merke

Das dimensionale DSM-5 beschreibt den gleitenden Übergang vom genussorientierten Substanzgebrauch zur Abhängigkeit anschaulicher als die ICD.

ICD-10: Abhängigkeitssyndrom	ICD-11: Abhängigkeit	DSM-5: Substanzgebrauchsstörung	Tab. 19.1: Abhängigkeit in den verschiedenen Diagnose-Manualen (APA, 2015; WHO, 2004; WHO, 2022)
Drei oder mehr Kriterien mindestens einen Monat lang gleichzeitig oder wiederholt innerhalb von zwölf Monaten	Zwei oder mehr der drei zentralen Kriterien über einen Zeitraum von mindestens zwölf Monaten/ Substanz wird mindestens einen Monat kontinuierlich konsumiert	Mindestens zwei Merkmale müssen innerhalb eines 12-Monats-Zeitraums erfüllt sein. 2–3 Kriterien: moderat; ≥ 4 Kriterien: schwer	
A) Starkes oder zwanghaftes Verlangen zu konsumieren (Craving) B) Verminderte Kontrollfähigkeit bzgl. Menge, Beginn oder Ende des Konsums C) Körperliche Entzugserscheinungen bei Konsumstopp oder Konsumreduktion D) Nachweis einer Toleranz E) Einengung des Denkens auf Alkohol F) Anhaltender Substanzkonsum trotz gesundheitlicher und sozialer Folgeschäden für den Konsumenten, obwohl die oder der Betroffene sich über die Art und das Ausmaß des Schadens bewusst ist	A) Physiologische Merkmale: (i) Toleranz, (ii) Entzugserscheinungen nach Konsumstopp oder -reduktion oder (iii) wiederholter Konsum der Substanz, um Entzugserscheinungen zu mindern oder zu verhindern B) Substanzkonsum wird fortschreitend zur Priorität im Leben Anders als im DSM-5 werden in der ICD-11 die diagnostischen Kategorien für den schädlichen Gebrauch und die Abhängigkeitserkrankung der ICD-10 aufrechterhalten.	A) Wiederholter Substanzgebrauch mit Vernachlässigung wichtiger Verpflichtungen B) Wiederholter Substanzgebrauch in somatisch gefährdenden Situationen C) Fortgesetzter Substanzgebrauch trotz rezidivierender sozialer Schwierigkeiten D) Toleranzentwicklung E) Entzugssymptome F) Einnahme der Substanz in größerer Quantität und Qualität als intendiert G) Anhaltender Wunsch bzw. gescheiterte Versuche, den Substanzgebrauch zu unterbinden oder zu reduzieren H) Hoher Zeitaufwand für Beschaffung und Gebrauch, protrahierte Erholung I) Reduktion wesentlicher Aktivitäten aufgrund des Substanzgebrauchs J) Fortgesetzter Gebrauch trotz körperlicher oder psychischer Probleme K) Craving	

Trotz einer Gewöhnung an Kokain zeigte Herr Z. während des Anlassdelikts eine Antriebssteigerung, Aggressivität und eine Reduktion von Hemmmechanismen. Diese bis zu Grandiositäts- und Allmachtsgefühlen

Addition enthemmender Faktoren besonders gefährlich

reichende Veränderung begünstigt Delikte, bei denen Grenzen Dritter nicht respektiert werden – so wie bei Herrn Z.

Bei ihm waren zu Beginn der Behandlung außerdem typische Symptome einer Kokainabhängigkeit zu beobachten, die sich bei abklingender Kokainwirkung und im Entzug zeigten: depressive Symptome (bis hin zu Suizidalität), erhebliche Dysphorie, Unruhe und Erschöpfung. Kokainkonsum korreliert dosisabhängig mit der Zunahme von Gewalthandlungen (Pego, 2022) und Sexualdelinquenz.

19.3.2 Alkoholabhängigkeit

Alkohol ist akut und chronisch eine gefährliche Substanz

Herr Z. wies neben der Kokainabhängigkeit außerdem eine Alkoholabhängigkeit auf. Für das Delinquenzkonzept und vor allem für das Risikomanagement war es von Bedeutung, beide Substanzstörungen zu erfassen, denn einerseits ist Alkohol, wie auch Kokain, ein wesentlicher kriminogener Faktor, andererseits war es wichtig, zu verstehen, dass Alkohol über lange Zeit als Gegenmittel zum Kokain-Arousal eingenommen wurde und erst in der peridelikischen Zeit zum Betäuben über den ganzen Tag.

Relevante Alkoholdelikte erstrecken sich von Trunkenheitsfahrten über schwere Gewalttaten (Passow, 2019) bis hin zu – aufgrund seines enthemmenden Mechanismus – sexuellen Übergriffen. Ältere Übersichtsarbeiten legen nahe, dass mehr als 50 % der Vergewaltigungstäter und bis zu 40 % der Missbrauchstäter zum Zeitpunkt der Tat regelmäßig, d. h. zumeist täglich, größere Mengen Alkohol konsumiert haben (Kraanen & Emmelkamp, 2011).

> **Beachte**
>
> Das Ausmaß einer Alkoholvergiftung (Ethanolintoxikation) variiert individuell stark, sodass weder chronischer Alkoholkonsum noch akute Intoxikationen immer oder im gleichen Ausmaß zu Gewaltverhalten führen (Kröber, 2001). Die Auswirkungen des Alkoholkonsums sind von Faktoren wie Gewöhnung, psychophysischer Verfassung, Schlafmangel, Medikamenteneinfluss, Gebrauch weiterer Substanzen und Affekt abhängig.
>
> Entsprechend dem Erklärungsmodell für die Assoziation zwischen Alkoholintoxikation und Sexualdelinquenz von Seto und Babaree (1995) war die Steuerungsfähigkeit von Herrn Z. zum Zeitpunkt des Anlassdelikts deutlich verringert. Aus unserer Sicht bestand außerdem eine schwerwiegende Labilisierung durch die beiden Todesfälle im perideliktischen Zeitraum. Das Vorliegen einer Mischintoxikation von Alkohol und Kokain war besonders ungünstig, denn durch den Mischkonsum bildet sich Cocaethylen, das die originäre Kokainwirkung deutlich verstärkt. Der Mischkonsum von Herrn Z. reduzierte seine Angstaffekte (sich unangepasst zu benehmen, entdeckt zu werden), führte zu einer liberaleren Einstellung bzgl. sozialer Normen (Durch-

setzung eigener Bedürfnisse auf Kosten Dritter) und reduzierte die Wahrnehmung sozialer Interaktionen (hier die Zurückweisung der Geschädigten). Abwägende Überlegungen konnten auf der Verhaltensebene nicht umgesetzt werden.

> **Good to know**
>
> Kokain-Alkohol-Mischgebrauch:
>
> - Wirkung des Alkohols wird nicht wahrgenommen, Risiko einer Alkoholüberdosierung
> - Trotz des Gefühls der Nüchternheit vermindertes Reaktionsvermögen
> - Selbstüberschätzung, aggressives Verhalten
> - Bei langfristigem und hochdosiertem Mischkonsum emotionale Verhärtung
> - Bei Kokainkonsum *nach* Alkoholgebrauch: Bildung von Cocaethylen, wodurch eine deutliche Verstärkung der originären Kokainwirkung eintritt

19.3.3 Ätiologie und Pathogenese

Bei einer Substanzgebrauchsstörung besteht ein starkes Verlangen nach einem bestimmten Erlebniszustand, der durch den Gebrauch legaler (z. B. Alkohol) oder illegaler psychotroper Substanzen (»Droge«) oder durch ein Verhalten (z. B. Gambling, Gaming) herbeigeführt werden kann. Substanzgebrauchsstörungen werden heute aus einem Zusammenspiel biopsychosozialer Faktoren heraus verstanden und das Verständnis wird Dank neurobiologischer Forschung immer detailreicher.

Die Disposition für die Entwicklung einer Substanzgebrauchsstörung ist vererbbar (Ball, 2008). Auch eine hohe Ausschüttung von »Stresshormonen« (Kortisol) führt zu einer erhöhten Empfindlichkeit des Gehirns für psychotrope Substanzen und dies schon intrauterin (Richardson et al., 2008). Die sprichwörtliche »schlimme Kindheit« hat also tatsächlich einen ungünstigen Einfluss auf die Entwicklung einer Substanzgebrauchsstörung. Dabei ist die Adoleszenz eine besonders vulnerable Phase für Traumata und andere Faktoren, die die psychische Entwicklung negativ beeinflussen. Ein früher Beginn des Gebrauchs psychotroper Substanzen kann die Weiterentwicklung des Gehirns beeinträchtigen (Crews & Hodge, 2007) und begünstigt Suchtprobleme im Erwachsenenalter.

Cave: Substanzgebrauchsstörungen sind eine Erkrankung und keine Willensschwäche!

Merke

Die Entwicklung einer Abhängigkeitserkrankung wird durch ein komplexes Zusammenspiel aus der Wirkweise der Substanz und ihrer Verfügbarkeit, individuellen Vulnerabilitäts- und Resilienzfaktoren, Lebensumständen, intersubjektiven Erfahrungen, emotionalen Regulationsschwierigkeiten und Peereinflüssen konstelliert.

Fallbeispiel – Fortführung

Bezogen auf Herrn Z. ergab die Familienanamnese eine Alkoholabhängigkeit des Vaters. Seine Kindheit war geprägt von einer überhöhten Leistungserwartung bei gleichzeitiger emotionaler Vernachlässigung. Nach nie vollständig transparent gemachten Missbrauchsvorwürfen der Schwester von Herrn Z. gegenüber dem gemeinsamen Vater trennte sich die Mutter. Die Schwester flüchtete in ein Frauenschutzhaus, Herr Z. blieb allein bei seiner emotional nicht erreichbaren Mutter zurück.

Incentive Salience Theory

Psychotrope Substanzen sind dadurch definiert, dass sie die Wirkung endogener Moleküle nachahmen und so das Gleichgewicht dieser Neurotransmitter im Gehirn verändern oder stören. Bei fortgesetztem Gebrauch versucht das Gehirn, das Gleichgewicht durch Adaptionsmechanismen, wie der Verringerung von Rezeptoren, der Veränderung der Sensitivität der Rezeptoren oder der Verringerung der Ausschüttung bestimmter Neurotransmitter, wiederherzustellen. Durch die anhaltenden Adaptionsprozesse wird der ursprüngliche Substanzeffekt trotz Dosissteigerung immer geringer. Dieser Prozess begünstigt eine Toleranzentwicklung: Immer größere Mengen einer Substanz müssen in immer kürzeren Abständen eingenommen werden, um die ursprüngliche Wirkung (zumindest annähernd) zu erzielen. Das zentrale Moment einer Abhängigkeitsentwicklung, das sog. »Craving« (engl. Begierde, Verlangen), entsteht.

Fallbeispiel – Fortführung

Herr Z. begann nach dem Auseinanderbrechen seiner Familie im Alter von 16 Jahren Cannabis zu konsumieren, der Mutter war dies egal. Seine bis dahin sehr erfolgreich verlaufende beginnende Sportkarriere vernachlässigt er, niemand unterstützte ihn. Die Mutter zog weg, er blieb allein zurück. Über neue Freunde bekam er Kokain angeboten – zum ersten Mal, seit er sich erinnern konnte, fühlte er sich wieder gut, wertvoll und stark. Das war der Beginn einer Spirale aus Kokain- und Alkoholkonsum sowie Schulden bis hin zur Obdachlosigkeit.

> **Good to know**
>
> Die Toleranzentwicklung veranschaulicht die in der Suchtforschung gemeinhin anerkannte »Incentive Salience Theory« (Berridge & Robinson 2016), die zwischen »liking« und »wanting« unterscheidet. Sie geht davon aus, dass der Rubikon zur Entwicklung einer Abhängigkeit nicht das von einer Substanz oder einem Verhalten direkt hervorgerufene Wohlbefinden (»liking«) ist, sondern die Antizipation bzw. das Ausbleiben des Wohlbefindens ohne den Konsum (»wanting«).

Fallbeispiel – Fortführung

Bald schon konsumierte Herr Z. Kokain morgens, um es zur Arbeit zu schaffen, mittags, um den hohen Pace bei der Arbeit zu halten, und abends trank er Alkohol, der ihn beruhigen sollte. Bald reichte das Geld nur noch für den Kokainbedarf. Herr Z. verlor seine Wohnung und schlief im Bauwagen auf der Arbeit.

19.3.4 Epidemiologie

Substanzgebrauchsstörungen gehen mit großem Leid für die Betroffenen und deren Umfeld einher, verursachen immense Kosten in den Gesundheitssystemen (Gustavsson et al., 2011) und sind mit forensisch-psychiatrischen Risiken behaftet (Fazel et al., 2006). Weltweit leben über 100 Mio. Menschen mit einer Abhängigkeitserkrankung (ohne Nikotinabhängigkeit), im deutschsprachigen Raum (Schweiz, Deutschland, Österreich) sind es 2,9 Mio. Personen (Degenhardt & Hall, 2012). Der Zusammenhang zwischen dem Vorliegen von Substanzstörungen, insbesondere von Substanzintoxikationen und Kriminalität, ist inzwischen gut belegt und es sind insbesondere Männer zwischen 20 und 29 Jahren, die das höchste Risiko für Substanzstörungen wie auch die höchste Krankheitsbelastung aufweisen (Degenhardt et al., 2013).

Substanzgebrauchsstörungen verursachen erhebliche Probleme

Fallbeispiel – Fortführung

Herr Z. geriet in eine Abwärtsspirale. Freunde wendeten sich ab. Der Appetit ging verloren und er verlor zunehmend an Gewicht. Schließlich beging er ein Delikt, das ihn selbst zutiefst schockierte.

19.4 Forensische Aspekte

Verständnis für die »Selbstmedikationsfunktion« der Substanz

Der Gebrauch der meisten psychotropen Substanzen, die im Deutschen Betäubungsmittelgesetz aufgeführt sind, ist ebenso wie in Österreich und der Schweiz nicht strafbar. Verboten ist aber der Anbau, Besitz, Handel sowie die Herstellung, Lagerung, Aufbewahrung, Beschaffung und Finanzierung. Zuwiderhandlungen werden mit Freiheitsstrafen bis zu drei Jahren oder Geldstrafen geahndet.

Psychotrope Substanzen als kriminogene Risikofaktoren

Kriminalstatistiken sowie zahlreiche Studien zeigen aber einen starken Zusammenhang zwischen dem Gebrauch psychotroper Substanzen, insbesondere von Alkohol, und der Begehung von Gewaltdelikten. Straftäterinnen und Straftäter mit Substanzstörung begehen 4- bis 10-mal häufiger Gewaltdelikate als Personen ohne diese Störung (Zhong et al., 2020). So ist die Prävalenz von Substanzstörungen im Vollzug hoch (Fazel et al., 2017).

»Central Eight«

Substanzmissbrauch gehört zu den sog. »Central Eight« mit dem stärksten Einfluss auf kriminelles Verhalten. Im Zusammenspiel mit psychotropen Substanzen kommt es zu einer ganzen Reihe von Delikten. Der im Volksmund gern verwendete Begriff »Drogenkriminalität« ist daher sehr unspezifisch, denn Personen mit Substanzgebrauchsstörungen weisen ein erhöhtes Delinquenzrisiko bzgl. Beschaffungskriminalität, aber auch allgemeiner Kriminalität auf (Leygraf, 2015).

Intoxikationen verursachen das größte kriminogene Risiko

Für die Begehung von Gewaltdelikten werden in der Literatur am häufigsten Intoxikationen (und nicht die Abhängigkeit) verantwortlich gemacht, der Zusammenhang ist bei Alkohol- und Stimulanzienintoxikationen besonders hoch.

> **Merke**
> - Der ungünstigste psychotrope Einflussfaktor auf Gewaltdelikte ist Alkohol (ca. 25 % aller Gewaltdelikte).
> - Einige psychotrope Substanzen haben v. a. einen negativen Einfluss auf die Morbidität und Mortalität (Nikotin), andere auf kriminogen relevante Verhaltensweisen (Alkohol, Kokain).

Bei der Beurteilung der Steuerungsfähigkeit ist instrumentelle Gewalt von reaktiver Gewalt zu unterscheiden. Für instrumentelle Gewalt im Rahmen von Substanzgebrauch sprechen eine längerfristige Tatplanung, Vorbereitungshandlungen, das Ausmaß der Möglichkeit, sich in der Situation zu orientieren, und das Vorliegen vorbestehender Einstellungen. Dagegenzusetzen wären reaktive, also substanzbedingte Handlungsmotive oder durch Provokationen entstandene Verluste des Hemmungsvermögens.

Fallbeispiel – Fortführung

Bei Herrn Z. waren unter dem Einfluss der Mischintoxikation massive Einbußen der Selbststeuerung zu verzeichnen. Post hoc kann man die Hypothese wagen, das Delikt als hochproblematischen Versuch zu werten, in einer emotional destabilisierten Verfassung Gefühle der Zurückweisung, Einsamkeit und Unwichtigkeit zu kompensieren und einen Schlussstrich unter die defizitäre Entwicklung zu ziehen. Herr Z. selbst gibt an, dass er erst »so tief« fallen musste, um bereit zu sein, seine Hilfsbedürftigkeit anzuerkennen und Hilfe anzunehmen. Für Herrn Z. war Kokain sicherlich eine Substanz, die ihm subjektiv initial gegen sein mangelndes Selbstwertgefühl half, während der Alkohol als Antidot am Abend zum Dämpfen geholfen hat. Im peridelitischen Zeitraum wurde der Gebrauch beider Substanzen aber nur noch eingesetzt, um sich zu betäuben.

19.4.1 Juristischer Rahmen

Fallbeispiel – Fortführung

Drei Jahre nach dem Beginn der Behandlung kommt es – endlich – zum Gerichtsverfahren. Herr Z. kann dort anhand seiner Therapieberichte und Angaben des Gewaltschutzes seine Progression während der Therapie im Status des vorzeitigen Maßnahmeantritts deutlich machen. Er ist seit der Untersuchungshaft abstinent, stabil im Beruf verankert und es sind keine neuen Delikte zu verzeichnen. In der Therapie erweist er sich als erreichbar. Das Urteil: Die vorzeitig begonnene Maßnahme wird bestätigt (Art. 63 CH-StGB), außerdem wird Herr Z. zu einer unbedingten Haftstrafe verurteilt. Der Vollzug wird zugunsten der ambulanten Maßnahme aufgeschoben.

»Ambulante« Maßnahmen können in der Schweiz haftbegleitend oder wirklich ambulant vollzogen werden. Eine solche ambulante Maßnahme kann – begrifflich auf den ersten Blick etwas verwirrend – vollzugsbegleitend, d. h. während einer Haftstrafe, durchgeführt werden. Im vorliegenden Fall hat das Gericht den Vollzug einer zugleich ausgesprochenen unbedingten Freiheitsstrafe aber zugunsten der ambulanten Behandlung aufgeschoben. Gleichzeitig können für die Dauer der Behandlung Bewährungshilfe und begleitende Auflagen, wie regelmäßige Drogentests oder Medikamentenspiegelkontrollen, angeordnet werden, hier z. B. die Termine beim Gewaltschutz. Juristisch wäre für Herrn Z. im Rahmen des Art. 63 CH-StGB außerdem eine initiale stationäre Behandlung für maximal zwei Monate möglich gewesen, wenn dies zur Einleitung hilfreich erschienen wäre. Er hatte allerdings bereits in Haft ohne eine medikamentöse Unterstützung (im Widerspruch zu dem Anspruch nach einer äquivalenten medizinischen Behandlung extra- und intramural) einen kalten Entzug durchgemacht sodass eine stationäre Einleitung nicht als notwendig erachtet wurde.

> **Good to know**
>
> Dass es in der Schweiz – anders als in Deutschland – eine ambulante Suchtmaßnahme gibt, aber kaum Einrichtungen, die der deutschen Maßregelklinik nach § 64 entsprechen, ist kein Zufall. Vielmehr spiegeln sich darin traumatische Erfahrungen mit einer lange zu repressiven Drogenpolitik gegenüber der Opioidepidemie (und konsekutiv eine HIV- und Hepatitis-Epidemie) der 1970er bis 1990er Jahre wider. Die Repressionspolitik manifestierte sich 1986 in offenen Drogenszenen, die den berüchtigten Berliner Bahnhof Zoo in den Schatten stellten.

Opioidepidemie in Zürich

Als eines der wenigen Länder hat die Schweiz Schadensminderung in ihrer Drogenpolitik verankert. So ist das vorliegende Fallbeispiel auch eine Erfolgsgeschichte der Teilrevision des Betäubungsmittelgesetzes 2008, die im sogenannten »Vier-Säulen-Modell« neben Repression nun auch Prävention, Behandlung und Schadensminderung verankerte.

Schadensminderung in der Schweizer Drogenpolitik

Fallbeispiel – Fortführung

Weitere zwei Jahre später wurde Herrn Z. eine gute Prognose attestiert und die Maßnahme beendet. Sie gilt als Erfolg. Die Freiheitsstrafe wird daher nicht mehr vollzogen. Herr Z. ist ein freier Mann.

19.4.2 Forensisch-psychiatrische Diagnostik

In einem forensisch-psychiatrischen Sachverständigengutachten wurde Herrn Z. eine depressive Störung sowie eine Abhängigkeit von Kokain und Alkohol diagnostiziert. Außerdem wurde eine emotionale Vernachlässigung bei krisenhafter Elternsituation und eine defizitäre Entwicklung des Selbstbildes attestiert. Es habe ein hohes Leistungsmotiv ohne ausreichende Emotionsregulation bestanden.

Von der Aktenlage zur Delinquenzhypothese

Von Seiten der Züricher Bewährungs- und Vollzugsdienste (Behörde, die Maßnahmen in Vollzug setzen und führen) wurde ebenfalls eine Risikoabklärung vorgenommen, die Veränderungsbedarf hinsichtlich 1) des risikorelevanten Alkohol- und Kokainkonsums, 2) einer passiven Steuerungsschwäche und 3) einer mangelhaften Akzeptanz sexueller Selbstbestimmung definierte.

Fremdbeurteilungen und eine eigene Diagnostik

Aus Behandlungssicht wurde als Delinquenzmechanismus ein Zusammenspiel aus der Wirkung von Alkohol und Kokain einerseits und einer desolaten affektiven Gemütslage (emotionale Labilisierung durch den Tod zweier wesentlicher Identifikationsfiguren – Vater, Großvater – in den Wochen zuvor) andererseits gesehen. Damit einhergehend wurde eine Betäubung von Angstaffekten, eine Zunahme der Bereitschaft, eigene Bedürfnisse gegen den Willen anderer durchzusetzen, und eine reduzierte Wahrnehmung sozialer Interaktionen (hier die Zurückweisung der Geschädigten) angenommen.

Als weitere behandlungsrelevante Themen vom Patienten selbst wurde der Umgang im sozialen Umfeld, Finanzen bzw. Schulden, die Arbeits- und die Wohnsituation sowie die Angst vor neuen Beziehungen zu Frauen als Sexualstraftäter eingebracht.

Innerhalb des Behandlungsteams der Suchtmaßnahme wurden als Targets schließlich

Verknüpfung von Behandlungszielen mit konkreten Interventionen

- die Behandlung der Dualdiagnose (Kokain- und Alkoholabhängigkeit),
- die Reduktion von deliktrelevantem Problemverhalten sowie
- die Arbeit an entwicklungsbedingten Defiziten (Selbstbild, Selbstwert, Leistungsmotivation)

definiert. Die depressive Symptomatik wurde im Gegensatz zu dem forensischen Gutachten als Begleiterscheinung der Haftsituation sowie im Nachklang des Entzugs im Gefängnis eingeordnet und nicht als eigene Entität angesehen.

Zur Behandlungsplanung und zum regelmäßigen (jährlichen) Risikomonitoring wurde als eines der möglichen strukturierten klinischen Prognoseinstrumente das HCR-20 V^3-Schema (Kötter et al., 2014) angewendet (▶ Tab. 19.2). Dieses Schema erfasst in 20 Items Risikofaktoren, die eine Vorhersage von Gewaltstraftaten psychisch kranker Personen ermöglichen. Dabei werden Aspekte aus der Vergangenheit, der Gegenwart und mögliche Risikoszenarien der Zukunft berücksichtigt. Das Instrument definiert keine Grenzwerte, ab denen von einer Gefahr auszugehen ist. Vielmehr dient es dazu, strukturiert und durch ein Manual geleitet prognostisch relevante Problembereiche abzuklären und auf der Basis der dabei gewonnenen Erkenntnisse über Risiken, aber auch Interventionsmöglichkeiten nachzudenken.

Historische Probleme	Klinische Probleme
Gewalt/Gewalttätigkeit	Einsicht
Andere antisoziale Verhaltensweisen	Gewalttätige Fantasien oder Absichten
Intime und/oder nicht intime Beziehungen	Symptome einer schwerwiegenden psychischen Störung
Arbeit/Beschäftigung	Instabilität (affektiv, im Verhalten und/oder kognitiv)
Substanzgebrauch	Ansprechen, Compliance/Adhärenz/Ansprechbarkeit/Behandlungserfolg
Schwerwiegende psychische Störung	Klinische Probleme
Persönlichkeitsstörung	Einsicht

Tab. 19.2: HCR-20^{V3} (in kursiver Schrift sind die Items dargestellt, die Herr Z. aus dem Fallbeispiel erfüllt)

Tab. 19.2: HCR-20^{V3} (in kursiver Schrift sind die Items dargestellt, die Herr Z. aus dem Fallbeispiel erfüllt)

Tab. 19.2:
HCR-20^V3 (in kursiver Schrift sind die Items dargestellt, die Herr Z. aus dem Fallbeispiel erfüllt) – Fortsetzung

Historische Probleme	Klinische Probleme
Traumatische Erfahrung/Viktimisierung/Erziehungsmängel	Gewalttätige Fantasien oder Absichten
Gewaltfördernde Einstellungen	
Ansprechen auf Behandlungs- oder Kontrollmaßnahmen	

19.4.3 Risiken

Risiken und ihr Management müssen im ganzen Helfernetz bekannt sein

Risiken in einer solchen Behandlung erstrecken sich auf Rückfälle in die attestierte psychische Störung und auf statistisch zu erwartende Delikte: Es wurden also Konsumereignisse bzw. Rückfälle in den Substanzgebrauch einhergehend mit einem erhöhten Risiko neuerlicher Sexual- und Gewaltdelikte erwartet. Als Motivatoren künftiger Delikte wurde eine erneute affektive Labilisierung, ein Rückfall in den Substanzgebrauch (insbesondere von Kokain), eine Selbstwertbedrohung und das Wegfallen stützender Strukturen gesehen.

19.5 Therapie

Von der Einzelfallanalyse zur risikoadaptierten Behandlungsplanung

Forensische Therapien sollten das Risk-Need-Responsivity-Modell berücksichtigen (Andrews et al., 2011). Dafür dient eine kalkulierte und risikoadaptierte Behandlungsplanung (▶ Tab. 19.3). Dabei müssen aktuarische Risikoszenarien und klinische Befunde in einer individuellen Einzelfallanalyse zusammengeführt werden.

Tab. 19.3: Behandlungsplanung

Vorbereitung	Haupttherapiephase	Abschlussphase
• Diagnostik • Risikoprognostik • Krankheitskonzept • Delinquenzkonzept • Behandlungsvertrag • Auflagen • Rollenklärung • Therapieziele • Therapeutische Beziehung • Motivation	• Ausgestaltung der therapeutischen Beziehung • Abbau von störendem Verhalten • Aufbau von Fertigkeiten • Übernahme von Ich-Funktionen • Setzen von Grenzen • Störungsarbeit • Erprobung neuer Fertigkeiten • Evaluation und Anpassung des Vorgehens • Soziale Ziele	• Validierung der Veränderung • Beurteilung des Erreichten • Rückblick • Nachsorge • Abschied

19 Ein substanzabhängiger Sexualstraftäter in der ambulanten Behandlung

Vorbereitung	Haupttherapiephase	Abschlussphase	Tab. 19.3: Behandlungsplanung – Fortsetzung
	• Angehörigengespräche • Helfernetz-Arbeit		

Bei Personen mit Störungen durch psychotrope Substanzen kann eine Entzugsbehandlungsphase vor der Entwöhnungsphase, auch stationär, sinnvoll sein. Herr Z. hatte den körperlichen Entzug von Alkohol und Kokain schon in Haft ohne eine ärztliche Unterstützung hinter sich gebracht.

Beachte

- Eine Entzugsbehandlung dient der Vermeidung von Komplikationen (z. B. Delir, Suizid).
- Der Alkoholentzug erfolgt medikamentengestützt und symptomgesteuert, z. B. anhand einer Beurteilungsskala (bspw. Revised Clinical Institute Withdrawal Assessment Scale).

19.5.1 Fallmanagement und Behandlungsrahmen

Das Behandlungssetting umfasste eine forensisch-psychiatrische Behandlung mit 50-minütigen Einzeltherapiegesprächen zunächst zweimal und ab dem zweiten Jahr einmal pro Woche. Gleichzeitig musste sich Herr Z. wöchentlich sowie nach randomisierten Aufforderungen bei der Fachstelle Gewaltschutz der Kantonspolizei vorstellen, um dort Urinproben abzugeben und alltagsrelevante Probleme zu besprechen. Laborchemische Abstinenzkontrollen wurden zusätzlich im Rahmen der Behandlung durchgeführt und verliefen stets unauffällig. Regelmäßig erhielt das Behandlungsteam aktuelle Strafregisterauszüge (unauffällig).

Behandlungsplanung als Voraussetzung einer gelingenden deliktpräventiven Therapie

Scham- und Schuldzuweisungen in der Behandlung lösen nur Reaktanz aus. Außerdem wurde Herr Z. mit regelmäßigen Terminen bei einer entsprechenden Beratungsstelle bei seiner Schuldensanierung unterstützt.

Scham- und Schuldzuweisungen

Merke

- Konsumereignisse gehören in einer Suchtbehandlung zum Alltag und sollten therapeutisch aufgegriffen, aber nicht bestraft werden.
- Neben abstinenzorientierten Therapien kann auch ein schadensmindernder oder zieloffener Ansatz sinnvoll sein.

Halbjährlich und später jährlich fanden Standorttermine mit der Vollzugsbehörde statt, die außerdem regelmäßig Berichte und eine Risikoprognostik einholte.

19.5.2 Forensisch-psychiatrische Behandlung

Psychopharmakologisch wurde wegen der depressiven Symptomatik im Nachklang der Alkohol- und Kokainabstinenz eine orale antidepressive Medikation mit Mirtazapin begonnen, die nach zwei Jahren ausschleichend und ohne Relapse abgesetzt wurde.

Zusammenspiel forensisch-psychiatrischer, psychotherapeutischer und psychosozialer Strategien

Die psychosozialen Rahmenbedingungen nahmen einen großen Stellenwert ein: Herr Z. wurde dabei unterstützt, in seinen erlernten Beruf zurückzukehren. Außerdem wurde mit sozialarbeiterischer Unterstützung eine neue Wohnform gefunden, nachdem er monatelang in einer WG gelebt hatte, in der zwei der drei Mitbewohner offen Kokain konsumierten. Gleichzeitig wurde Herr Z. dabei unterstützt, einen prosozialen Freundeskreis aufzubauen und ehemalige Kontakte außerhalb des Drogenmilieus zu reaktivieren.

Daneben konzentrierte sich die Therapie auf die Stabilisierung seiner Abstinenz sowie soziale Themen, wie Selbstwert, Autonomie, eigener Lebensentwurf und Umgang mit der eigenen Leistungsbereitschaft.

Integrierter Therapieansatz hilfreicher als ein apodiktisches Vorgehen

Als therapeutische Techniken kamen initial Motivational Interviewing und später Prinzipien der Emotionsregulation aus der DBT-Sucht zum Einsatz (Zimmermann et al., 2021), außerdem freie Assoziation und Gesprächstherapie. Mit diesen Verfahren wurden kognitive Verzerrungen, selbstkritische Gedanken, Vorstellungen und Erwartungen und deren Einfluss auf das emotionale Befinden bearbeitet.

> **Good to know**
>
> Die Grundhaltung in der Suchtbehandlung beinhaltet:
>
> - Empathische und autonomiefördernde Grundhaltung
> - Kooperative, patientenzentrierte Beziehungsgestaltung
> - Ressourcenaktivierung zur Veränderungsmotivation
> - Diskrepanzen zwischen dem Jetzt und den Zielen aufzeigen
> - Förderung der Selbstwirksamkeit entlang des Widerstands
> - Rückfallprophylaxe

Da sich die Abstinenz von Herrn Z. auch unter Exposition als tragfähig erwies, wurde auf eine abstinenzfördernde Medikation verzichtet.

Fallbeispiel – Fortführung

Zunehmend gelang es dem Patienten, dysfunktionale Kognitionen zu benennen, die negative Emotionen auslösen, und er formulierte eigenständig Verhaltensalternativen. Eine intensive Auseinandersetzung bestand zu Themen wie Partnerschaft, Familie, Einsamkeit, Trauer um die familiäre Geschichte und Rollenkonflikte.

> **Beachte**
>
> - Alkoholabstinenz kann medikamentös unterstützt werden, z. B. mit Acamprosat, Naltrexon oder Nalmefen, in der Schweiz auch Antabus®.
> - Eine Opioidagonistentherapie (»Substitution«) sollte auch in der forensischen Behandlung bei entsprechender Indikation angeboten werden.

19.5.3 Verlaufskontrollen und Meilensteine

Auch wenn es sich dabei nicht um eine etablierte forensische Behandlungsstrategie handelt, erwies sich im Rahmen der Deliktbearbeitung die Teilnahme als Auskunftsperson bzw. Proband an Studentenunterricht und in Weiterbildungsveranstaltungen für angehende Ärztinnen und Ärzte als hilfreich für Herrn Z.

Durch diese Veranstaltungen kam es zu einer vermehrten Exposition des Patienten, sich gegenüber Unbekannten – und somit unvertrauten Dritten – hinsichtlich seines Delikts zu äußern und zu behaupten. Dabei konnten aufkommende Schuld- und Schamgefühle zugänglich gemacht und bearbeitet werden. Außerdem wurde Herrn Z. in einem solchen geschützten Kontext die Erfahrung ermöglicht, trotz Schilderung seines Delikts nicht grundsätzlich als Mensch abgelehnt zu werden. Diese Integration der eigenen deliktischen Verhaltensweisen in eine facettenreiche Persönlichkeit diente der Stabilisierung des Selbstwerts und einer Definition, die nicht ausschließlich über Täterattribute erfolgt. Auch die Schuldensanierung konnte ein Jahr vor Ende der Behandlung erfolgreich abgeschlossen werden.

Erprobung erlernter Verhaltensweisen in vivo

19.5.4 Vorgehen bei deliktrelevanten Verhaltensweisen

Das vorliegende Beispiel zeigt einen außergewöhnlich guten Behandlungsverlauf. Das ist leider in der Behandlungspraxis nicht immer der Fall. Daher ist es notwendig, zu Beginn der Behandlung Risikomanagement-Strategien festzulegen. Diese können z. B. mithilfe des HCR-20 eruiert werden. Bei Herrn Z. wurden diese wie folgt hierarchisiert (▶ Tab. 19.4):

Risikomanagement-Strategien

Ereignis	Konsequenz
Substanzgebrauch (»Konsumereignis«)	• Besprechung in der Behandlung und therapeutische Bearbeitung
Rückfall in alte Gebrauchsmuster	• Besprechung in der Behandlung und therapeutische Bearbeitung

Tab. 19.4: Risikomanagement-Strategien

Tab. 19.4:
Risikomanagement-Strategien
– Fortsetzung

Ereignis	Konsequenz
	• Freiwilliger Aufenthalt in stationärer Suchtbehandlung • Stationäre Einleitung in stationärer Suchtbehandlung (angeordnet), solange juristisch möglich • Intensivierung des Behandlungsrahmens • Evtl. Platzierung in einer geschützten Wohnform
Deliktnahes Verhalten	• Besprechung in der Behandlung und therapeutische Bearbeitung • Freiwilliger stationärer Aufenthalt in der Allgemeinpsychiatrie • Ggf. Rückversetzung in Haft
Akutsituation	• Unterbringung per Fürsorgerischer Unterbringung (FU) (entspricht Psych-KG in Deutschland) • Ggf. Sicherheitshaft
Erneutes Delikt	• Rückversetzung in Haft

Abkehr vom (totalitären) Abstinenzparadigma

Dass ein Patient nach einer so langen Phase der Abhängigkeit ohne Rückfälle abstinent bleibt, ist selten. Therapierende, die mit Personen arbeiten, die unter Störungen durch psychotrope Substanzen leiden, sollten auf Substanzvor- und -rückfälle eingestellt sein. Häufig ist es zu Beginn der Behandlung für die Klientinnen und Klienten einfacher, den Gebrauch *einer* Substanz aufzugeben oder die Menge zu reduzieren. Ein solcher Ansatz der Schadenminderung sollte auch in der forensischen Praxis zum Zuge kommen (Höfer et al., 2023).

> **Good to know**
>
> Umgang mit Craving:
>
> - Vorbereitung der Patientinnen und Patienten darauf, dass Suchtdruck häufig ist
> - Suchtdruck ist zeitlich begrenzt, er kommt, geht aber auch wieder.
> - Anleiten zu Bewältigungsstrategien: ablenken, darüber sprechen, Situation verändern
> - Ggf. Reservemedikation
> - Nach der Bewältigung der Situation validieren und konsolidieren

19.6 Prognose

> **Merke**
>
> Mittels aktuarischer Instrumente erhobene schlechte Prognosen können sich im Verlauf und anhand einer individuellen Einzelfallbetrachtung als günstig erweisen.

Zusammenfassend kann der Verlauf als sehr positiv bezeichnet werden. Der Veränderungsbedarf betreffend des risikorelevanten Alkohol- und Kokainkonsums wurde erreicht. Herr Z. erwies sich als tragfähig abstinent, trotz psychosozialer Stressoren, und verfügt über eine bessere Kenntnis eigener Bedürfnisse und Emotionen bei zunehmender Lebensqualität. Zu weiteren Delikten ist es gemäß Strafregisterauszügen und nach hiesiger Kenntnis nicht gekommen. Herr Z. setzte sich inhaltlich mit biografischen, perspektivischen und deliktspezifischen Fragestellungen auseinander. Es besteht eine hohe intrinsische Motivation, in Deliktfreiheit und mit einer reflektierenden Lebensführung zu leben. In der Behandlung des Patienten wurden über einen Zeitraum von fünf Jahren alle Ziele erreicht, die im Rahmen der forensisch-psychiatrischen Maßnahmebehandlung adressiert werden sollten. Die passive Steuerungsschwäche, die ihm von Seiten der Bewährungsdienste attestiert wurde, war aufgrund der Abstinenz, seiner verbesserten Impulskontrolle und einer prosozialen Ausrichtung nicht mehr gegeben. Eine Akzeptanz sexueller Selbstbestimmung konnte thematisiert und bearbeitet werden. Herr Z. erlebt die von ihm begangenen deliktischen Verhaltensweisen als ich-dyston. Bei Behandlungsende bestand ein größeres und prosoziales Umfeld, die Finanzen hatten sich konsolidiert. Die Arbeitssituation stellte sich tragfähig dar, die Wohnsituation als langfristig zufriedenstellend.

Resilienzfaktoren tragen bei einer aktuarisch ungünstigen Prognose zu einem positiven Verlauf bei

19.7 Diskussion

Das vorliegende Beispiel zeigt eindrücklich, wie sich verschiedene Risikofaktoren für die Entstehung einer Substanzgebrauchsstörung und eine kriminogene Entwicklung realisiert haben – aber auch, wie man wieder davon loskommen kann.

19.8 Zusammenfassung

Erfolgsfaktoren: spezifische Behandlung, Zeit und Behandlungsbereitschaft von Patientenseite

Problematische Verhaltensweisen sind veränderbar – sofern man die Zeit hat, die es braucht, um daran zu arbeiten, und sofern Delinquentinnen und Delinquenten dazu in der Lage sind. Begünstigend wirken ein Umfeld, eine Arbeitsstelle, ein halbwegs geregeltes Leben sowie eine gute therapeutische Erreichbarkeit. Je nach Studie gilt das für etwa ein Drittel der forensischen Patientinnen und Patienten. Herr Z. gehört sicherlich in diese Gruppe und mit der Möglichkeit »Therapie statt Gefängnis« hat er eine Chance bekommen. Die Justiz lag hier richtig mit ihrer Einschätzung, dass Herr Z. von seinem Delikt schockiert war. Herr Z. wollte nicht für immer der kokain- und alkoholabhängige Sexualstraftäter sein. Er wollte sein Leben ändern und hat dies tatsächlich – zumindest bis heute – geschafft.

19.9 Literatur

Andrews, D. A., Bonta, J., Wormith, J. S. (2011). The risk-need-responsivity (RNR) model: Does adding the Good-Lives-Modell contribute to effective crime prevention? *Criminal justice and behavior, 38*(7), 735–755.

APA (2015). *DSM-5. Diagnostisches und Statistisches Manual Psychischer Störungen.* Döpfner, M., Gaebel, W., Maier, W. et al. (Hrsg.), American Psychiatric Association. Hogrefe.

Ball, D. (2008). Addiction science and its genetics. *Addiction, 103*(3), 360–367.

Berridge, K. C., Robinson, T. E. (2016). Liking, wanting, and the incentive-sensitization theory of addiction. *American Psychologist, 71*(8), 670.

Crews, F., He, J., Hodge, C. (2007). Adolescent cortical development: a critical period of vulnerability for ad- diction. Pharmacol. Biochem. *Behav., 86*(2), 189–99.

Degenhardt, L., Hall, W. (2012). Extent of illicit drug use and dependence, and their contribution to the global burden of disease. *The Lancet, 379*(9810), 55–70.

Degenhardt, L., Whiteford, H. A., Ferrari, A. J. et al. (2013). Global burden of disease attributable to illicit drug use and dependence: findings from the Global Burden of Disease Study 2010. *The Lancet, 382*(9904), 1564–1574.

Fazel, S., Bains, P., Doll, H. (2006). Substance abuse and dependence in prisoners: a systematic review. *Addiction, 101*(2), 181–191.

Fazel, S., Yoon, I. A., Hayes, A. J. (2017). Substance use disorders in prisoners: an updated systematic review and meta-regression analysis in recently incarcerated men and women. *Addiction, 112*(10), 1725–1739.

Gustavsson, A., Svensson, M., Jacobi, F. et al. (2011). Cost of disorders of the brain in Europe 2010. *European neuropsychopharmacology, 21*(10), 718–779.

Höfer, F. X., Sieben, R., Habermeyer, E. (2023). Zieloffenheit im Schweizer Sucht-Maßregelvollzug. *Recht & Psychiatrie, 41*(1), 32–38.

Kötter, S., von Franqué, F., Bolzmacher, M. et al. (2014). The HCR-20 V3 in Germany. *International Journal of Forensic Mental Health, 13*(2), 122–129.

Kraanen, F. L., Emmelkamp, P. M. (2011). Substance misuse and substance use disorders in sex offenders: A review. *Clinical Psychology Review, 31*(3), 478–489.

Kröber, H. L. (2001). Die Beeinflussung der Schuldfähigkeit durch Alkoholkonsum. *Sucht, 47*(5), 341–349.

Leygraf, N. (2015). Sucht und Kriminalität. Forensische Psychiatrie, Psychologie, Kriminologie, 9, 1–2.

Passow, D., Prinz, E., Maaß, C. et al. (2016). Legalbewährung und Konsumverhalten bei Probanden der forensischen Nachsorge nach Unterbringung in einer Entziehungsanstalt (§ 64 StGB). *Suchttherapie*, *17*(02), 90–95.

Pego, A. M. F. (2023). Cocaine, genes, and violent behaviors. In: *Handbook of Anger, Aggression, and Violence* (pp. 1585–1598). Springer International Publishing.

Richardson H. N., Zhao Y., Fekete E. M. et al. (2008). MPZP: a novel small molecule corticotropin- releasing factor type 1 receptor (CRF1) antagonist. *Pharmacol. Biochem. Behav.*, *88*(4), 497–510.

Schwarzenegger, C., Manzoni, P., Baur, M. (2013). Modellversuch Risikoorientierter Sanktionenvollzug (ROS): Ergebnisevaluation Schlussbericht. Universität Zürich.

Seto, M. C., Barbaree, H. E. (1995). The role of alcohol in sexual aggression. *Clinical Psychology Review*, *15*(6), 545–566.

Wendt, F., Kröber, H. L. (2003). Persönlichkeitsbedingte Sucht oder drogenbedingte Persönlichkeitsveränderung. *Blutalkohol*, *40*, 21–28.

WHO (2004). Internationale Klassifikation psychischer Störungen. ICD-10. Diagnostische Kriterien für Forschung und Praxis (3., korrigierte Aufl.). Hans Huber.

WHO (2022). *ICD-11: International classification of diseases* (11th revision). https://icd.who.int/

Zhong, S., Yu, R., Fazel, S. (2020). Drug use disorders and violence: associations with individual drug categories. *Epidemiologic reviews*, *42*(1), 103–116.

Zimmermann, P., Förster, J., Reiske, S. (Hrsg.). (2021). DBT-Sucht: Dialektisch-Behaviorale Therapie bei Borderline-und Substanzgebrauchsstörungen (DBT-S). Hogrefe.

Verzeichnisse

Verzeichnis der Autorinnen und Autoren

Andrea Aemmer, M. Sc.
Leitende Psychologin, Ambulante Erwachsenenforensik
Psychiatrisch- Psychologischer Dienst
Justizvollzug und Wiedereingliederung
Hohlstrasse 552, CH-8090 Zürich
andrea.aemmer@ji.zh.ch

Dr. med. Raphaela Basdekis-Jozsa
Fachärztin für Psychiatrie und Psychotherapie
Schwerpunkt Forensische Psychiatrie
Praxis für Psychotherapie am Klosterstern
Oderfelder Straße 4, D-20149 Hamburg
raphaela.basdekis@gmail.com

Christina Berger, M. Sc.
Psychologin und Psychologische Psychotherapeutin
Leitende Psychologin
Niederrhein Therapiezentrum Duisburg
Dahlingstraße 250, D-47229 Duisburg
christina.berger@ntz-duisburg.de

May Beyli, M. Sc.
Fachpsychologin für Rechtspsychologie und Psychotherapie FSP
Leitung Fachstelle Forensic Assessment & Risk Management (FFA)
Psychiatrische Universitätsklinik Zürich/Forensische Psychiatrie und Psychotherapie
Lenggstraße 31, CH-8032 Zürich
may.beyli@pukzh.ch

Dr. med. Martin Bischof
Facharzt für Psychiatrie und Psychotherapie
Psychiatrische Universitätsklinik Zürich, Forensische Psychiatrie und Psychotherapie, Zentrum für Ambulante Forensische Therapie, Spezialangebot Ambulante Schutzmaßnahmen
Selnaustraße 9, CH-8001 Zürich
martin.bischof@pukzh.ch

Dr. med. Friederike Boudriot
Klinikleitung und Chefärztin
Psychiatrische Dienste Aargau AG
Klinik für Forensische Psychiatrie
Königsfelderstrasse 1, CH-5210 Windsich
friederike.boudriot@pdag.ch

Reinhard Brunner, Major
Chef Präventionsabteilung
Kantonspolizei Zürich
Reitergasse 1, Postfach, CH-8010 Zürich
bnr@kapo.zh.ch

Dr. med Deniz Cerci, MBA MRC Psych M. Sc.
Leitender Oberarzt
Klinik für Forensische Psychiatrie
Universitätsmedizin Rostock
Gehlsheimer Str. 20, D-18147 Rostock
deniz.cerci@med.uni-rostock.de

Fanny de Tribolet-Hardy, M. Sc.
Ltg. Präventionsstelle Pädosexualität
Psychiatrische Universitätsklinik Zürich
Thurgauerstrasse 36/38, CH-8050 Zürich
fanny.detribolet@pukzh.ch

Prof. Dr. med. Elmar Habermeyer
Direktor
Psychiatrische Universitätsklinik Zürich
Forensische Psychiatrie und Psychotherapie
Lenggstrasse 31, CH-8032 Zürich
elmar.habermeyer@pukzh.ch

Dr. phil. Nicole Hauser
Leitende Psychologin, Zentrum für Ambulante Forensische Therapie
Psychiatrische Universitätsklinik Zürich
Thurgauerstrasse 36/38, CH-8050 Zürich
nicole.hauser@pukzh.ch

Priv.-Doz. Dr. med. Andreas Hill
Leitender Arzt
Psychiatrische Universitätsklinik Zürich
Klinik für Forensische Psychiatrie
Lenggstrasse 31, Postfach 1931, CH-8032 Zürich
andreas.hill@pukzh.ch
Und
Rothenbaumchaussee 7, D-20148 Hamburg
andreas.g.hill@t-online.de

Dr. med. Friederike Höfer
Fachärztin für Psychiatrie und Psychotherapie, Schwerpunkt Forensische Psychiatrie und Psychotherapie
Psychiatrische Universitätsklinik Zürich, Forensische Psychiatrie und Psychotherapie, Zentrum für Ambulante Forensische Therapie
Lenggstrasse 31, CH-8032 Zürich
friederike.hoefer@pukzh.ch

Prof. Dr. Christian Huchzermeier
Direktor
Institut für Sexualmedizin und Forensische Psychiatrie,
Universitätsklinikum Schleswig-Holstein, ZIP, Campus Kiel
Niemannsweg 147, D-24105 Kiel
christian.huchzermeier@uksh.de

Dr. med. Michael Katzfuß
Leitender Arzt
Psychiatrische Universitätsklinik Zürich
Lenggstrasse 31, Postfach CH-8032 Zürich
michael.katzfuss@pukzh.ch

Christin Krüger, M. Sc.
Psychologin
Station 4a
Klinik für Forensische Psychiatrie
Zentrum für Nervenheilkunde
Universitätsmedizin Rostock
Gehlsheimer Str. 20, D-18147 Rostock
christin.krueger@med.uni-rostock.de

Simon Kurzhals
Facharzt für Psychiatrie und Psychotherapie
Oberarzt Akut- und Notfallpsychatrie
Kliniken Essen Mitte
Klinik für Psychiatrie, Psychotherapie, Psychosomatik und Suchtmedizin
Henricistr. 92, D-45136 Essen
s.kurzhals@kem-med.com

Dr. med. Carolin Opgen-Rhein
Psychiatrische Universitätsklinik Zürich
Forensische Psychiatrie und Psychotherapie
Zentrum für Ambulante Forensische Therapie
Im Quadro
Thurgauerstrasse 36/38 im Maintower, CH-8050 Oerlikon
carolin.opgen-rhein@pukzh.ch

Dr. med. Daniel Passow
Facharzt für Psychiatrie und Psychotherapie
Medizinisches Versorgungszentrum der GGP GmbH
Kirchenplatz 13, D-18119 Rostock | Warnemünde
daniel.passow@ggp-gruppe.de

Michèle Rubli
Geschäftsleitung & Pflegedienstleitung
Occasio GmbH
Gewerbestrasse 3, D-8252 Schlatt
m.rubli@occasio.ch

Alessio Rubli
Studentische Hilfskraft
Psychiatrische Universitätsklinik Zürich
Thurgauerstrasse 36/38, CH-8050 Zürich
alessio.rubli@pukzh.ch

Simon Veitz, M. Sc.
Oberpsychologe, Präventionsstelle Pädosexualität
Psychiatrische Universitätsklinik Zürich
Thurgauerstrasse 36/38, CH-8050 Zürich
simon.veitz@pukzh.ch

Dr. med. Tatjana Voß
Leiterin Forensisch-Therapeutische Ambulanz
Stellvertretende Leitung des Instituts für Forensische Psychiatrie
C05 Institut für Forensische Psychiatrie
Forensisch-Therapeutische Ambulanz
Campus Charité Virchow-Klinikum
Augustenburger Platz, D-13353 Berlin
tatjana.voss@charite.de

Dr. rer. hum. Anne Wettermann
Psychologische Psychotherapeutin
Leitende Psychologin
Klinik für Forensische Psychiatrie
Zentrum für Nervenheilkunde
Universitätsmedizin Rostock
Gehlsheimer Str. 20, D-18 147 Rostock
anne.wettermann@med.uni-rostock.de

Sachwortverzeichnis

0

§ 63 StGB   209
§ 64 StGB   106, 116, 298

A

Abhängigkeit   17
Abhängigkeitserkrankung   301
Abstinenzfähigkeit   165
Abwehrmechanismus   231
Achtsamkeit   114
Achtsamkeitsgruppe   113
Achtsamkeitstechnik   147
Acute-2007   236
ADHS   262
Affektdelikt   64
Aggressivität   108
Alkohol   300
Alkoholabhängigkeitssyndrom   179
Ambivalenz   53
Amphetamin   263
Anankasmus   109
Anpassungsstörung   60
Anspannung   108, 109
Antiandrogene Therapie   176, 184
Antidepressivum   236
Antisoziale Persönlichkeitsstörung
   105, 117, 229
Art. 59 CH-StGB   141
Art. 59 StGB   38
– Stationäre Maßnahme   19
Art. 63 CH-StGB   262
Art. 63 StGB   28
– Ambulante Maßnahme   19
Ausschaffung   102
Autismus-Spektrum-Störung   29

B

Basisgruppe   113, 114
Basissymptom   127
Bedrohungsmanagement   46
Begleitete Besuche   57
Behandlungsadhärenz   112

Behandlungsmotivation   131
Behandlungsplanung   324
Behandlungsstabilität   95
Beistandschaft   56
Belastungsfaktor   273
Belastungstraining   92
Betreuung   56, 88
Bewährungs- und Vollzugsdienst   322
Bewältigungsstrategie   99
Bezugspflege   113, 115
Bindungsstörung   194, 230
Borderline-Persönlichkeitsstörung
   105, 108, 111, 116, 117, 194

C

Cannabidiol   166
Cannabisabhängigkeit   157, 162
Cannabiskonsum   90, 160
CBD-Cannabisprodukt   167
Clozapin   166
Coping
– Coping-Mechanismus   235
– Coping-Strategie   103
– Sexuelles Coping   230
CSAM   245
Cybergrooming   246
Cyproteronacetat   239

D

DBT   111
DBT-F   105, 111, 113, 114, 117
DBT-S   105, 116, 117
Deliktbearbeitung   112
Delikthypothese   112, 143, 214
Deliktorientierte Therapie   219
Deliktpräventive Therapie   23, 67
Deliktpräventive Verhaltensänderung
   98
Deliktrisiko   268
Delinquenz   305
Delinquenzanamnese   301
Delinquenzfördernder Risikofaktor
   35

Delinquenzhypothese 37, 162
Depression 60, 236
– Männlich 62
Depressive Erkrankung 32
Diagnostik 140
Dienst Gewaltschutz der Kantonspolizei Zürich 46
Differenzierte Diagnostik 196
Dissoziale Persönlichkeitsstörung 110
Dissozialität 109
Dokumentationspflicht 50
Doppeldiagnose 165
Doppelmandat 145
DSM-5 107, 229
DSM-IV 108
Dualistisch-vikariierendes Prinzip 20
Dunkelfeld 253
Dysfunktionale Bewältigungsstrategie 213

E

Eingliederungshilfe 177
Einsichtsfähigkeit 18, 163
Eintrittsprozess 95
Einzeltherapie 238
Emotional-instabile Persönlichkeitsakzentuierung 107
Emotional-instabile Persönlichkeitsstörung 67
Emotionsregulation 110, 113, 235
Emotionswahrnehmung 115
Empathiedefizit 235
Enthemmung 109
Entlassung 89
Entlassungsvorbereitung 99, 101
Entwicklungsziel 97
Entwöhnungsbehandlung 106
Entwöhnungsmaßnahme 18
Entziehungsanstalt 106, 298
Entzug 264
Entzugserscheinung 107
Erhebliche Steuerungsverminderung 228
Exhibitionismus 234

F

Fachstelle Forensic Assessment & Risk Management 46
Fallverständnis 48
Fetischismus 234
Flare-up-Effekt 239
Forensifizierung 72
Forensische Konsilberatung 84
Forensische Nachsorge 174, 238

Forensische Nachsorgeambulanz 235
Freiheitsstrafe 67
Fremdaggressives Verhalten 112
Frühwarnzeichen 95
Frustrationstoleranz 268
Führungsaufsicht 187, 235

G

Gebrauch
– Riskant 107
– Schädlich 107
Gefährdende Personen 46
Gefährdete Personen 46
Geleitetes Entdecken 147
Gewaltdelikt 117
Gewaltfantasie 222
Gewaltschutzgesetz (GSG) 46
Gewaltstraftat 270
GnRH-Analoga 220, 236
Good-Lives-Modell 93, 149, 185, 234, 256
Grooming 246
Gruppenstatistisches Risiko 224
Gruppentherapeutisches Setting 238
GSG-Maßnahmen 46
Gutachten 38

H

Haftanstalt 241
Haftfähigkeit 65
Halluzination 128
Hands-off 45, 246, 254
Hands-on 238, 246, 254
Hang 19, 310
Harm-Reduction 165
Häusliche Gewalt 46
HCR-20 152, 304
HCR-20V3 37
Hebephilie 16
Hebephren 164
Histrionische Persönlichkeitsstörung 195
Homizidal-suizidales Syndrom 63
Homosexuelle Pädophilie 179
Hypersexualität 282
Hypersexuelle Störung 224, 229

I

ICD-10 32, 229
ICD-11 107–109, 160, 229, 289
Ich-Störung 128
Identitätsstörung 109

Impulsiv-aufbrausendes Verhalten 117
Impulsivität 109, 231, 268
Impulskontrollstörung 286
Incentive Salience Theory 319
Individuelle Risiko- und Schutzfaktoren 224
Informationsaustausch 52
Integrierte Neurokognitive Therapie 151
Integriertes Psychologisches Therapieprogramm 151
Interventionsempfehlung 50
Intoxikation 105, 264
Inzidenzrate 139

K

Kantonales Bedrohungsmanagement 46
Kein Täter Werden 245
Kernpädophilie 16
Kindeswohlgefährdung 258
Knochendichtemessung 239
Kognitive Remediation 144
Kognitive Verhaltenstherapie 111, 144
Kokain 314
Komorbidität 230, 292
Konsultationsteam 115
Kontakt- und Rayonverbot 52
Krankheitseinsicht 131
Kriminalität 105
Krisenbewältigung 114

L

Laborkontrolle 239
Langeweile 292
Langzeitprognose 88
Lebensqualität 188
Lebenszeitprävalenz 139
Legalprognose 37, 90, 161
Leidensdruck 283, 287
Lernprogramm 55
Libidomindernde Medikation 238
Lockerung 22, 240
Lockerungserprobung 165
Lockerungsschritt 97

M

Malcompliance 131
Maßnahme für junge Erwachsene 15
Maßnahmenrecht 14
Maßnahmevollzug 91, 165

Maßnahmevollzugseinrichtung 92
Maßregelvollzug 105, 106, 116, 233
Masturbationsfrequenz 234
Medikamentöse Behandlung 292
Mentalisierung 231
Mentalisierungsbasierte Psychotherapie 105
Metakognitive Verfahren 144
Metakognitives Training 151
Mischkonsum 303
Mitbetroffenheit 55
Mord 67
Motivation-Facilitation Model 252
Motivierende Gesprächsführung 146
Multiprofessioneller Therapieansatz 169
Multiprofessionelles Team 92

N

Nachsorge 88, 89
Nachsorgemöglichkeit 103
Narzisstische Objektbeziehungen 231
Narzisstische Persönlichkeitsstörung 17
Negative Affektivität 109
Negativsymptom 129

O

Offener Vollzug 91
Opferberatungsstelle 55
Opioidepidemie 322
Orgasmus 287

P

Pädophile Störung 180, 244
Pädophilie 16, 229, 244
Pädosexuelle Ansprechbarkeit 24
Pädosexuelle Fantasien 234
Paranoide Schizophrenie 90
Paraphilie 249
Partnerschaftsgewalt 49
PCL-R 23, 270, 304
Persönlichkeitsfehlentwicklung 211
Persönlichkeitsstörung 15, 181, 212
Plombenfunktion 236
Polizeigesetz 50
Pornografie 287
Positivsymptomatik 128, 161
Präferenzindikator 257
Prägenitale Konflikte 231
Prodromalphase 127, 161
Prognoseinstrument 170, 236, 255
Protektive Faktoren 240

Psychiatrisch komplex gestörte Sexualstraftäter 177
Psychiatrischer Maßregelvollzug 209
Psychische Störung 286
PsychKG 75
Psychodrama 236
Psychoedukation 144, 147, 152, 291
Psychoedukationsgruppe 150
Psychopathie 26, 231
Psychopathologischer Zustand 42

R

Reasoning and Rehabilitation 151
Recovery-Ansatz 144
Redelinquenzrisiko 156
Reintegration 89, 91, 100
Remediationstherapie 152
Remission der sexuell sadistischen Störung 220
Resozialisierung 88, 91, 95, 103
Risiko- und Ressourcenanalyse 142
Risikoeinschätzung 49
Risikofaktor 38, 50, 162, 169, 262
Risikomanagement 167, 328
Risikoorientierung 52, 171
Risk-Need-Responsivity-Modell 93, 256
Risk-Need-Responsivity-Prinzip 39
RNR-Konzept 234
Rückfall 88, 292
– Prävention 292
– Risiko 89, 92
– Rückfälligkeit 89
– Vermeidung 292
– Vermeidungsplan 240
– Wahrscheinlichkeit 171
Runder Tisch 56

S

Sadismus 234
SAPROF 236
Schädlicher Alkoholgebrauch 60
Schematherapie 105, 236
Schizophrenie 92, 125, 158
Schizophrenie-Spektrum-Störungen 156
Schlafstörung 62
Schuldfähigkeit 18, 163
Schutzfaktor 38, 170
Selbstbild 109
Selbstmedikation 266
Selbstverletzendes Verhalten 117, 192
Selbstvertauschungsagieren 232
Selbstwertproblematik 212

Selbstwirksamkeit 184, 236, 292
Settingwechsel 91, 96
Sexual Sadism Scale 222
Sexualanamnese 247, 291
Sexualdelinquenz 16, 316
Sexualpathologie 224
Sexualpathologische Entwicklung 219
Sexualstraftat 176
Sexualstraftäter 313
Sexuell zwanghaftes Verhalten 282
Sexuelle Funktionsstörungen 230
Sexueller Missbrauch 227
Sexueller Sadismus 217
Sicherheitsmaßnahme 53
Sicherungsverwahrung 24, 228
Skills-Gruppe 113
Skills-Training 113, 116, 144
SORAG 236
Soziales Kompetenztraining 151, 236
Sozialpsychiatrisches Wohnheim 91
Sozialtherapeutische Anstalt 228
Soziomoralische Nachreifung 188
SSRI 236
Stable-2007 236
Standardisierte Kriminalprognose 308
Static-99 19, 236
Stationäre Maßnahme 92
Stationäre therapeutische Maßnahme 90
Steuerungsfähigkeit 18, 65, 163
Stimulanzien 262
Störung der Intelligenzentwicklung 175
– Bedürfnisse 175
– Leicht 179
– Sexuelle Missbrauchshandlung 177
Störung der Sexualpräferenz 15
Störung des Sozialverhaltens 230
Störung durch psychotrope Substanzen 313
Störungen durch Substanzgebrauch 160
Strafrechtliche Verantwortlichkeit 163
Strafrückfälligkeit 110, 118
Straftatbestand 164
Stressmanagement 146
Stressregulation 115, 287
Stresstoleranz 111, 113
Substanzabhängigkeit 105
Substanzgebrauchsstörung 116, 314
Substanzkonsum 99, 105, 213
Substanzkonsumstörung 110
Suizid 66

Suizidalität 105, 111
Systemsprenger 191

T

Testosteron 286
Testosteronspiegel 239
Therapeutische Beziehung 202
Therapieadhärenz 162, 165
Therapiebeziehung 145
Therapiekooperation 97
Therapiemotivation 40
Therapieziel 112
Toleranz 107, 108
Totalabstinenz 168
Triangulierung 231
Triebdämpfende Pharmakotherapie 220
Triptorelin 237

U

Übergangsmanagement 88, 89, 91, 93, 95, 103
Übergangsschritt 101
Übergangssetting 97, 99
Übertragungsfokussierte Psychotherapie 105
Übertrittsvorbereitung 93
Unterbringung 228
Untersuchungshaft 66
Urge-Surfing 116

V

Verbundsaufgabe 46
Verhaltensanalyse 115, 117
Vertrauensaufbau 95
Verwahrung 24
Vollzugsbehörde 100
Vollzugslockerung 93, 100
Vulnerabilitäts-Stress-Modell 128

W

Waffenaffinität 301
Wahn 128
Wahndynamik 171
Werteorientierung 163
Wiedereingliederung 89
Wochenprotokoll 113

Z

Zwangsmedikation 90